听觉植入外科学
耳蜗植入与其他听觉植入

Surgery for Cochlear and Other Auditory Implants

编　著　［意］Mario Sanna　　　　　　［荷］Rolien Free
　　　　［荷］Paul Merkus　　　　　　［意］Maurizio Falcioni
　　　　［意］Antonio Caruso　　　　　［意］Giuseppe De Donato
　　　　［意］Anna Lisa Giannuzzi　　　［意］Maurizio Guida
　　　　［意］Lorenzo Lauda　　　　　 ［意］Fernando Mancini
　　　　［意］Enrico Piccirillo　　　　　［意］Sampath Chandra Prasad
　　　　［美］J.Thomas Roland Jr.　　　［意］Alessandra Russo
　　　　［意］Abdelkader Taibah

主　译　杨　军　何景春
主　审　殷善开

世界图书出版公司

西安　北京　广州　上海

图书在版编目（CIP）数据

听觉植入外科学：耳蜗植入与其他听觉植入 /（意）马里奥·桑纳（Mario Sanna）等编著；杨军，何景春主译 . —西安：世界图书出版西安有限公司，2019.1

书名原文：Surgery for Cochlear and Other Auditory Implants

ISBN 978-7-5192-5142-0

Ⅰ. ①听… Ⅱ. ①马… ②杨… ③何… Ⅲ. ①人工耳—听觉—植入术 Ⅳ. ① R764.9

中国版本图书馆 CIP 数据核字（2018）第 297003 号

Copyright © of the original English language edition 2016 by Georg Thieme Verlag KG, Stuttgart, Germany.
（由德国斯图加特 Georg Thieme Verlag KG 公司 2016 年英文原版授权）

Original title（原书名）： Surgery for Cochlear and Other Auditory Implants

by（原书编著者）Mario Sanna / Rolien Free / Paul Merkus / Maurizio Falcioni / Antonio Caruso / Giuseppe De Donato / Anna Lisa Giannuzzi / Maurizio Guida / Lorenzo Lauda / Fernando Mancini / Enrico Piccirillo / Sampath Chandra Prasad / J.Thomas Roland Jr. / Alessandra Russo / Abdelkader Taibah

书　　名	听觉植入外科学：耳蜗植入与其他听觉植入 TINGJUE ZHIRU WAIKEXUE: ERWO ZHIRU YU QITA TINGJUE ZHIRU
编　　著	[意] Mario Sanna 等
主　　译	杨　军　何景春
责任编辑	胡玉平
装帧设计	新纪元文化传播
出版发行	世界图书出版西安有限公司
地　　址	西安市北大街 85 号
邮　　编	710003
电　　话	029-87214941　87233647（市场营销部） 029-87234767（总编室）
网　　址	http://www.wpcxa.com
邮　　箱	xast@wpcxa.com
经　　销	新华书店
印　　刷	陕西金和印务有限公司
开　　本	889mm×1194mm　1/16
印　　张	27
字　　数	300 千字
版次印次	2019 年 1 月第 1 版　2019 年 1 月第 1 次印刷
版权登记	25-2017-0094
国际书号	ISBN 978-7-5192-5142-0
定　　价	398.00 元

医学投稿　xastyx@163.com　‖　029-87279745　87284035

☆如有印装错误，请寄回本公司更换☆

听觉植入手术演示视频请登录网站
MediaCenter.Thieme.com

只需访问 MediaCenter.Thieme.com，并在注册过程中出现提示时，输入下面的刮除代码即可开始使用。

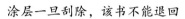

涂层一旦刮除，该书不能退回

	WINDOWS 系统	MAC 系统	TABLET 系统
推荐浏览器 **	IE 8.0 及以上版本； Firefox 3.×。	Firefox 3.×； Safari 4.×。	支持 HTML5 的手机浏览器； iPad—Safari； Opera Mobile—建议平板电脑使用。
	** 所有浏览器均需启用 JavaScript		
Flash 播放器插件	Flash 9 及以上版本播放器 *； *Mac 用户：ATI RAGE 128 GPU 不支持全屏模式下的硬件缩放。		平板电脑的安卓操作系统需支持 Flash 10.1。
最低硬件配置	Intel® Pentium® II 450MHz； AMD Athlon™ 600MHz 或更快的处理器； 内存大于 512MB。	PowerPC® G3 500MHz 或更快的中央处理器； Intel Core™ Duo 1.33GHz 或更快的处理器； 内存大于 512MB。	CPU 运行速度大于 800MHz； 内存大于 256MB DDR2。
推荐的优化配置	显示器分辨率： ·正常（4:3）：1024×768 或更高 ·宽屏（16:9）：1280×720 或更高 ·宽屏（16:10）：1440×900 或更高 DSL 或有线互联网网速大于 384.0kbps, WiFi 推荐使用 802.11b/g 协议。		7 英寸和 10 英寸平板电脑建议调到最大分辨率； 需要 WiFi 连接。

重要提示

医学是一门不断变化且持续发展的科学。研究和临床经验不断扩展着我们的知识，特别是关于正确处理和药物治疗的认识。本书中提及的任何剂量或应用，读者均可以放心，作者、编辑和出版者已经尽一切努力确保其符合图书出版时的知识状态。

尽管如此，这并不涉及、暗示或表达出版者对书中所述的任何药物剂量说明和应用形式有任何的保证或责任。每位读者都应仔细阅读产品随附的每种药物说明书，并在必要时咨询医生或专家是否制造商所提到的剂量表或禁忌证与本书所陈述的不同。这种检查对于那些很少使用或新近上市的药物尤其重要。每种剂量或每种形式的应用都完全由使用者自己承担风险和责任。作者和出版者要求每位读者可向出版者报告任何不符或不准确之处。如果本书的错误于出版后发现，我们将在www.thieme.com的作品说明页面发布勘误表。

本书中所提到的一些产品名称、专利和注册设计实际上是注册商标或专有名称，并未在文中特别标注。因此，书中出现未被指定的专有名称不应解释为出版者不受版权限制。

本书，包括其所有部分，均受版权法律保护。未经出版者许可，在版权法律范围以外的任何使用、开发或商业化均属非法，且可能被起诉。这尤其适用于任何形式的影印复制、复印、打印或复制、翻译、制作缩微胶卷、电子数据处理和存储。

译者名单

主　译

杨　军（上海交通大学医学院附属新华医院耳鼻咽喉头颈外科）

何景春（上海交通大学医学院附属新华医院耳鼻咽喉头颈外科）

主　审

殷善开（上海交通大学附属第六人民医院耳鼻喉科）

译　者

贾　欢（上海交通大学医学院附属第九人民医院耳鼻咽喉头颈外科）

张治华（上海交通大学医学院附属第九人民医院耳鼻咽喉头颈外科）

汪照炎（上海交通大学医学院附属第九人民医院耳鼻咽喉头颈外科）

刘宇鹏（上海交通大学医学院附属新华医院耳鼻咽喉头颈外科）

胡凌翔（上海交通大学医学院附属新华医院耳鼻咽喉头颈外科）

李　磊（上海交通大学医学院附属新华医院耳鼻咽喉头颈外科）

蔡林彬（上海交通大学医学院附属新华医院耳鼻咽喉头颈外科）

胡澜也（上海交通大学医学院附属新华医院耳鼻咽喉头颈外科）

樊碧云（上海交通大学医学院附属新华医院耳鼻咽喉头颈外科）

陈　斌（上海交通大学医学院附属第九人民医院耳鼻咽喉头颈外科）

陈　颖（上海交通大学医学院附属第九人民医院耳鼻咽喉头颈外科）

朱伟栋（上海交通大学医学院附属第九人民医院耳鼻咽喉头颈外科）

主要作者
Authors

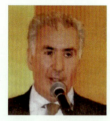

Mario Sanna，意大利 Cheiti 大学耳鼻咽喉科主任、教授，具有国际声誉的耳科、听觉植入、颅底外科中心 Gruppo Otologico（意大利皮亚琴察－罗马）的创始人、主任。Sanna 教授是一位杰出的大师，在耳科及颅底外科领域有许多开创性工作，在全球享有盛誉。他是欧洲颅底协会和意大利颅底协会的创始人之一，同时也是法国和西班牙耳鼻咽喉科学会的名誉会员。Sanna 教授撰写了 15 本专著和 375 篇同行评议期刊论文。他的插图专著极受欢迎，有些已获得国际奖项。他曾受邀在 200 多场学术会议上做专题报告。有超过 100 位专科医师及 500 位访问学者在 Gruppo Otologico 接受过培训。Sanna 教授对耳科及颅底外科做出了巨大的贡献，被认为是现代颅底外科学的先驱之一。

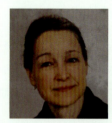

Rolien Free 是一名荷兰耳鼻咽喉科医生，在荷兰 Groningen 大学医学中心接受过培训，师从 Frans Albers 教授。她的专业特长是耳科/耳神经外科及小儿耳鼻咽喉，并且在耳蜗植入、耳科学和小儿耳鼻咽喉领域发表了数篇论文。从 2010 年起担任荷兰北部耳蜗植入小组共同负责人。她在成人和儿童耳蜗植入手术方面有长达 10 年的丰富经验。2011—2012 年，她作为耳神经外科专科医师在意大利皮亚琴察 Sanna 教授的 Gruppo Otologico 工作。她受益于 Heinsius Houbolt 基金会（荷兰瓦森纳）耳神经外科奖学金和 A.I.N.O.T.（意大利耳神经科学协会）的资助。曾在瑞士苏黎世 Ugo Fisch 教授的耳科及颅底显微外科课程班上做指导教师，并且正在南非比勒陀利亚 Louis Hofmeyr 教授的耳蜗植入和高级颞骨解剖班上作指导。她目前担任 CI-ON（荷兰耳蜗植入团队全国委员会）和荷兰 Flemish 小儿耳鼻咽喉学会的秘书。

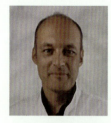

Paul Merkus 是一名在成人和儿童耳蜗植入手术方面具有丰富经验的荷兰耳鼻咽喉科医生（荷兰阿姆斯特丹 VUmc），已发表了数篇关于耳蜗植入及听觉脑干植入方面的论文，他的团队在疑难病例的决策中经验丰富。他在影像学和耳外科方面的知识以及他的教育才能在这本书里得到了充分体现和证明。

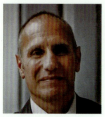

Maurizio Falcioni 是一名意大利耳鼻咽喉科医生，在中耳及颅底手术领域有超过 20 年的临床经验，已发表了数篇关于耳蜗植入和听觉脑干植入的论文。他在耳蜗植入疑难病例（伴慢性中耳炎、耳蜗骨化、畸形）方面具有丰富的经验。

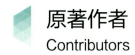

原著作者
Contributors

Antonio Caruso, MD
Otologist and Skull Base Surgeon
Gruppo Otologico
Piacenza and Rome, Italy

Giuseppe De Donato, MD
ENT and Skull Base Surgeon
Gruppo Otologico
Piacenza and Rome, Italy

Maurizio Falcioni, MD
Otologist and Skull Base Surgeon
Affiliated with the Department of Otolaryngology
University of Parma
Parma, Italy

Rolien Free, MD, PhD
ENT Surgeon, Otologist, and Pediatric ENT Surgeon
University Medical Center Groningen
University of Groningen
Director of Cochlear Implant Team Northern Netherlands
Groningen, The Netherlands

Anna Lisa Giannuzzi, MD, PhD
Otologist and Skull Base Surgeon
Gruppo Otologico
Piacenza and Rome, Italy

Maurizio Guida, MD
Audiologist
Gruppo Otologico
Piacenza and Rome, Italy

Lorenzo Lauda, MD
ENT and Skull Base Surgeon
Gruppo Otologico
Piacenza and Rome, Italy

Fernando Mancini, MD
ENT and Skull Base Surgeon
Gruppo Otologico
Piacenza and Rome, Italy

Paul Merkus, MD, PhD
ENT Surgeon and Neurotologist
Department of Otolaryngology, Section Ear & Hearing
VU University Medical Center & EMGO Institute for
  Health and Care Research
Amsterdam, The Netherlands

Enrico Piccirillo, MD
ENT and Skull Base Surgeon
Gruppo Otologico
Piacenza and Rome, Italy

Sampath Chandra Prasad, MS, DNB, FEB-ORLHNS
ENT and Skull Base Surgeon
Gruppo Otologico
Piacenza and Rome, Italy

J. Thomas Roland Jr., MD, FACS
ENT and Skull Base Surgeon
NYU Langone Medical Center and NYU School of Medicine
New York, USA

Alessandra Russo, MD
Otologist and Skull Base Surgeon
Gruppo Otologico
Piacenza and Rome, Italy

Mario Sanna, MD, PhD
Professor of Otolaryngology
Department of Head and Neck Surgery
University of Chieti
Chieti, Italy
Director
Gruppo Otologico
Piacenza and Rome, Italy

Abdelkader Taibah, MD
Neurosurgeon, Otologist, and Skull Base Surgeon
Gruppo Otologico
Piacenza and Rome, Italy

序 一
Preface

随着人类预期寿命的延长，全球听力障碍人数逐年递增。在国内，听力障碍为第二大致残疾病，给患者个人、家庭及社会带来了沉重的负担。伴随着现代科学技术的发展与进步，听觉植入技术发展迅猛，人工耳蜗、听觉脑干植入、中耳植入相继问世，为全世界耳聋患者的听力康复和人生幸福带来了巨大的转机。在 20 世纪，继美国 William House 与其合作工程师 Jack Urban 发明首个获美国食品与药品管理局（FDA）批准的单通道人工耳蜗后，澳大利亚和美欧等国先后发明了多通道人工耳蜗。21 世纪初，由我领衔的耳科学家、听力学家和工程师等组成的科研团队也研发出了国产多通道人工耳蜗。

Mario Sanna 教授是享誉世界的颅底外科学专家，是欧洲颅底协会奠基人之一、意大利颅底协会主席、法国和西班牙耳鼻咽喉头颈外科协会荣誉会员。曾师从耳神经外科和侧颅底外科学界泰斗——Ugo Fisch 教授和 William House 教授。Mario Sanna 教授为了更好地服务于侧颅底患者和听障人士，成立了 Gruppo Otologico 私人专科医院，经过三十多年的发展，目前患者已遍布欧洲、亚洲、美洲及非洲等众多国家和地区。

本书展示了 Mario Sanna 教授及其领导的 Gruppo Otologico 团队从事听觉植入外科二十多年的经验和成果，字里行间体现了他们的理念与思考。介绍了不同适应证下，以及各种疑难情况下的听觉植入手术。从临床实用性出发，文字简洁，图片质量高，深入浅出，详细阐述了术前影像、评估决策、手术技巧和注意事项等。在全书翻译中，杨军教授领衔的团队不仅使用了全国科学技术名词审定委员会制定的最新标准，而且在忠实原著的前提下，尽可能按照汉语的文化习惯进行了表述。相信本书一定会对那些致力于听觉植入外科的耳科医生有所帮助，为推动我国听觉植入外科学的发展发挥重要作用。

中国科学院院士

序 二
Preface

自从20世纪60年代美国House耳研所的William House教授首次为全聋患者植入单通道人工耳蜗开始，听觉植入技术就进入了迅速发展阶段。经过多领域学者们卓越且富有成效的不断努力，针对不同的听力障碍病因、程度、性质，先后研发出多道人工耳蜗、BAHA/PONTO骨导植入体、听觉脑干植入装置、振动声桥、骨桥等听觉植入设备。在国内，很多中心均已开展了耳蜗植入术，并形成了国人自己的耳蜗植入工作指南与实践操作体系。

本书由国际著名的耳神经及侧颅底外科学家Mario Sanna教授带领其团队所撰写，详细并系统阐述了听觉植入相关的手术解剖、影像学、各类听觉植入体的手术过程及并发症的预防和处理。本书凝结了Sanna教授团队二十多年来在听觉植入外科领域的丰硕成果，为广大读者的临床实践提供了一本非常好的参考书。本书对一些少见且疑难的听觉障碍病例，比如耳蜗骨化、内耳畸形、单侧耳聋、神经纤维瘤病2型患者的耳蜗植入等，也给予了详尽的解析；并以图文并茂的形式，深入浅出，便于读者从手术适应证、手术路径到手术技巧，以及围手术期处理等知识要点的领悟。

本书由上海交通大学医学院附属新华医院杨军教授领衔的团队翻译成中文，相信本书会成为我国听觉植入外科同道的良师益友，为此欣然作序。

序 三
Preface

  Mario Sanna 教授是当今世界著名的耳神经及侧颅底外科学家之一，也是我的良师益友，我曾多次邀请 Sanna 教授来国内讲学授课，也经常一起组织或参加国际学术交流，非常敬佩 Sanna 教授的学术水平和手术经验。

  本书共计 19 个章节，涵盖了听觉植入的历史、耳蜗植入、听觉脑干植入、骨导植入体植入、中耳植入，以及耳神经外科学、侧颅底外科学等范畴，集中反映了当今听觉植入相关领域最主要的成就和进展。该书内容围绕临床实际听觉问题，并辅以影像学和术中图片、视频，以图文并茂的形式对临床案例进行了详细解析，使复杂的手术过程易于理解。该书集科学性、实用性、可读性于一体，是 Sanna 教授团队集体智慧和经验的结晶。

  杨军教授和何景春博士曾在 Mario Sanna 教授工作的意大利 Gruppo Otologico 专科医院研修学习，因此对 Sanna 教授团队的听觉植入路径和手术方式有充分的理解。在翻译过程中，曾得到 Sanna 教授及其团队的指点和答疑，又承蒙殷善开教授对本书的认真审校。我非常高兴地看到本书的面世，并乐于为之作序，相信本书非常有助于从事听觉植入外科的医生提高手术技能，并且可为从事耳神经外科、侧颅底外科的临床医师提供有价值的参考。

原 序
Preface

也许没有其他任何医学分支能够像听觉植入和康复一样在如此短的时间内取得如此快速的发展。半个多世纪前，自从 1961 年 William House 发明第一个人工耳蜗并通过圆窗植入以来，我们走过了漫长的道路，迈入了听觉脑干植入和一系列其他植入式听力装置的时代。我们在耳聋的认识和治疗技术方面均取得了巨大进步。研究人员发表了非常详尽的文章，在过去十年间更是如此。基于此，我们决定编写这本书。如今，我非常高兴地看到本书编写完成，这是皮亚琴察和罗马的 Gruppo Otologico 团队共同努力的成果。最重要的是，本书谨向传奇人物、外科医生、发明家、杰出教师 William House 致敬。正是由于他在耳蜗植入和听觉脑干植入方面的开创性工作，我们才得以取得今天的成就。William House 和许许多多在他之前、之后杰出的内外科医生不懈的努力令人缅怀，不可磨灭。

本书是基于我们二十多年来在耳蜗植入、听觉脑干植入及其他植入式听力康复设备方面非常丰富的经验。本书的目标读者是对听觉植入感兴趣的耳外科医生，因此，本书聚焦于听觉植入的手术而非电生理学和康复治疗，后者在其他优秀的书籍中已有介绍。话虽如此，我们仍不遗余力地囊括了与手术有关的所有方面，使这本书成为一个详尽的手术汇编，其中包括术前的流程、影像学、决策、术中技巧、手术面临的困难、并发症和植入方面的特殊考虑。该书涵盖了所有可植入的听觉植入装置的手术，包括耳蜗植入、听觉脑干植入、中耳植入和骨锚式听力设备植入。本书同时讨论了各种手术情况，从常规到更具挑战性的适应证，例如内耳畸形、先天性蜗神经缺如、神经纤维瘤病 2 型、散发听神经瘤患者唯一听力耳、慢性中耳炎和脑脊液漏患者的植入。书中特别强调了内耳畸形的影像学，详细讨论了岩骨次全切除术在听觉植入中的作用。有一个特殊的章节是关于术后单侧耳聋及其骨锚式助听器的听力康复。我们为读者展示了各种情况下的治疗决策流程，便于读者理解。最后，所有这些都以高质量的插图呈现，这些插图备受广大读者欢迎，已经成为我们出版物品质的标志。

在本书的编写和出版中，Cochlear、Med-El、Advanced Bionics、Neurelec、Oticon Medical 和 Sophono 多家公司提供了重要的支持，我在此表示感谢！同时感谢来自荷兰的 Paul Merkus 和 Rolien Free 医生，感谢他们极具价值的帮助以及与 Gruppo Otologico 成员的协同工作！感谢美国的 Thomas Roland 参与本书的编写！最后也是最重要的，感谢我的合作者过去数年孜孜不倦的工作，使得本书能够成为令读者极为满意的作品。

Mario Sanna, MD, PhD

目 录
Contents

第1章 听觉植入的历史
1.1 先驱时代
  1.1.1 Alessandro Volta（1745—1827） /1
  1.1.2 Homer Dudley：声码器 /2
  1.1.3 Wever 和 Bray：耳蜗微音电位 /2
  1.1.4 S.S. Stevens：电子听力 /2
1.2 开拓与试验阶段
  1.2.1 法国 /2
  1.2.2 美国早期 /3
  1.2.3 美国后期 /5
1.3 可行性、安全性及评估研究 /6
  1.3.1 Bilger 报告 /6
1.4 多通道人工耳蜗的发展 /6
  1.4.1 美国、澳大利亚、奥地利及法国 /6
  1.4.2 Graeme Clark，澳大利亚墨尔本大学（1935 年） /7
  1.4.3 耳聋人群的焦虑与敌意 /7
1.5 听觉脑干植入的发展 /8
  1.5.1 听觉脑干植入术 /8
  1.5.2 发现和发展的总结 /9
  1.5.3 新的发展和未来 /9

第2章 听觉植入的手术解剖
2.1 中耳与乳突的解剖 /11
  2.1.1 乳突 /11
  2.1.2 鼓窦 /11
  2.1.3 鼓室 /11
  2.1.4 听小骨 /12
  2.1.5 卵圆窗 /12
  2.1.6 面神经 /12
  2.1.7 鼓索神经 /13
  2.1.8 匙突和鼓膜张肌 /13
  2.1.9 圆窗 /14
  2.1.10 面神经隐窝和后鼓室 /15
  2.1.11 迷路 /15
  2.1.12 乙状窦和颈静脉球 /18
  2.1.13 颈内动脉 /19
  2.1.14 面神经隐窝和岩骨次全切除 /19
2.2 耳蜗植入术相关的颞骨解剖（左侧） /20
2.3 侧颅底、脑干及耳蜗核的解剖 /22
  2.3.1 内听道 /22
  2.3.2 听觉脑干植入术相关的后颅窝解剖 /22

第3章 听觉植入影像学
3.1 颞骨影像学概述 /31
  3.1.1 CT /31
  3.1.2 MRI /31
3.2 耳蜗植入的影像学 /32
3.3 听觉脑干植入的影像学 /32
3.4 轴位与冠状位 CT 影像 /33
  3.4.1 乳突轴位 CT 影像 /34
  3.4.2 乳突冠状位 CT 影像 /37
3.5 MRI /38
  3.5.1 耳蜗和听觉脑干植入体的 MRI 伪影 /38

第 4 章 手术器械与植入体

4.1 耳蜗植入：手术器械、术中监测及植入体 /46

    4.1.1 耳蜗植入手术器械 /46

    4.1.2 耳蜗植入围手术期药物治疗 /46

    4.1.3 耳蜗植入术中监测和电生理测试 /52

    4.1.4 耳蜗植入与当前所用电极 /54

4.2 听觉脑干植入：手术器械、术中监测及植入体 /57

    4.2.1 听觉脑干植入的手术器械 /57

    4.2.2 听觉脑干植入术中出血处理 /59

    4.2.3 听觉脑干植入术或耳蜗植入术中面神经与蜗神经监测 /61

    4.2.4 术中蜗神经监测（ABR 和 CNAP）/63

    4.2.5 听觉脑干植入围手术期药物治疗与护理 /67

    4.2.6 脑干植入术的植入体 /68

第 5 章 耳蜗植入

5.1 耳蜗植入适应人群 /71

5.2 听力障碍的病因 /72

5.3 目前耳蜗植入的适应证 /72

    5.3.1 耳蜗植入的禁忌证 /72

    5.3.2 特殊适应证、不同的检查评估和特殊的手术技术 /72

5.4 手术步骤 /73

    5.4.1 皮肤切口 /73

    5.4.2 肌骨膜层 /74

    5.4.3 乳突切除和后鼓室切开 /74

    5.4.4 暴露圆窗 /75

    5.4.5 磨出接收器骨床 /75

    5.4.6 固定植入体 /75

    5.4.7 耳蜗开窗 /75

    5.4.8 电极植入 /76

    5.4.9 电生理检测 /79

    5.4.10 固定植入体 /79

    5.4.11 关闭切口 /79

病例 5.1~5.2 /80

5.5 耳蜗植入术的风险与并发症 /94

第 6 章 儿童耳蜗植入中的特殊考虑

6.1 面神经位置 /96

6.2 儿童面隐窝、圆窗与耳蜗底转的解剖关系 /96

6.3 颞骨发育 /96

6.4 骨髓与出血 /96

6.5 接收 - 刺激器固定 /97

6.6 麻醉技术 /97

6.7 电生理测试 /97

6.8 儿童双侧耳蜗植入 /97

    6.8.1 双侧耳蜗植入术的注意事项 /98

    6.8.2 双侧耳蜗植入术的特殊步骤 /105

第 7 章 耳蜗植入术的并发症与修正手术

7.1 严重并发症 /111

7.2 一般并发症 /111

7.3 装置故障 /111

    7.3.1 硬装置故障 /112

    7.3.2 软装置故障 /112

7.4 儿童与成人的并发症比例 /112

7.5 双侧与单侧植入的并发症比例 /112

7.6 几种并发症的治疗选择 /113

    7.6.1 皮瓣感染 / 皮下血肿或积液 /113

    7.6.2 接收 - 刺激器或电极脱出 /113

    7.6.3 面神经刺激 /113

    7.6.4 面神经损伤 /114

    7.6.5 电极放置 /114

    7.6.6 脑脊液井喷 / 脑脊液漏 /114

    7.6.7 修正手术 / 再次植入 /115

病例 7.1~7.10 /115

第 8 章 听觉脑干植入

8.1 基本原理 /144

8.2 适应证 /144

    8.2.1 神经纤维瘤病 2 型 /144

    8.2.2 脑膜炎后耳蜗骨化 /144

8.2.3 内耳畸形 /145
8.2.4 蜗神经未发育/蜗神经缺如 /145
8.3 有争议的适应证 /145
8.3.1 耳囊骨折和蜗神经撕脱 /145
8.3.2 双侧或单侧耳蜗通畅 /145
8.8.3 唯一听力耳的前庭神经鞘瘤 /145
8.3.4 自身免疫性内耳病 /146
8.3.5 Von Hippel-Lindau 病 /146
8.3.6 听神经病 /146
8.3.7 耳硬化症 /146
8.4 听觉脑干/耳蜗植入的适应证：小结 /146
8.5 听觉脑干植入的手术步骤 /147
8.5.1 手术解剖 /147
8.5.2 手术方法 /147
8.5.3 术中监测 /147
8.6 听觉脑干植入的手术解剖 /148
8.7 听觉脑干植入的手术步骤 /148
8.8 不同适应证下听觉脑干植入的手术步骤 /150
8.9 听觉脑干植入小结 /155

第9章 声电刺激

9.1 听力保留与声电刺激 /158
9.2 EAS 的适应证 /159
9.3 听力保留的影响因素 /159
9.3.1 无创手术技术 /159
9.3.2 无创电极设计 /159
9.3.3 围手术期的药物使用 /159

病例 9.1~9.2 /160

第10章 耳蜗植入术中的岩骨次全切除术

10.1 手术适应证 /165
10.1.1 慢性中耳炎/胆脂瘤/颞骨放射性骨坏死 /165
10.1.2 存在乳突根治腔/开放式乳突切除术腔 /166
10.1.3 耳蜗骨化/闭塞 /166
10.1.4 内耳畸形 /167

10.1.5 颞骨骨折累及耳囊 /167
10.1.6 修正手术 /167
10.1.7 对后鼓室切开不利的解剖条件 /167
10.2 手术禁忌证 /167
10.3 手术步骤 /168
10.3.1 皮肤切口 /168
10.3.2 蒂在前的瓣 /168
10.3.3 盲囊技术关闭外耳道 /168
10.3.4 去除外耳道外侧部分皮肤 /168
10.3.5 开放式乳突切除术 /168
10.3.6 去除外耳道内侧部分皮肤、鼓环、锤骨及砧骨 /168
10.3.7 暴露并封闭咽鼓管 /168
10.3.8 磨出接收器骨床 /168
10.3.9 腹部取脂 /168
10.3.10 暴露圆窗 /169
10.3.11 植入耳蜗电极 /169
10.3.12 电生理测试 /169
10.3.13 固定植入体 /169
10.3.14 脂肪充填术腔 /169
10.3.15 关闭切口 /169

病例 10.1 /169

10.4 岩骨次全切除术的风险与并发症 /182
10.5 术后影像学检查 /182

第11章 耳蜗骨化的耳蜗植入

11.1 纤维化与骨化过程 /187
11.2 术前评估 /188
11.2.1 快速诊断检查 /188
11.2.2 扩展的诊断检查 /189
11.3 听力评估 /189
11.4 CT 与 MRI 检查 /189
11.4.1 纤维化和骨化的影像学表现 /190
11.5 手术方案 /190
11.5.1 骨化分级与手术策略 /190
11.5.2 自身免疫性内耳疾病 /190
11.6 双侧植入的指征 /193
11.7 提高认知 /193

11.8 耳蜗骨化的手术步骤 /193
    11.8.1 底转部分开放 /194
    11.8.2 前庭阶植入 /194
    11.8.3 全底转打开 /194
    11.8.4 耳蜗中转开孔与双电极植入 /195
    11.8.5 耳蜗中转打开与双排电极植入 /196
    11.8.6 无管腔：听觉脑干植入的适应证 /196
11.9 电极类型 /196
    11.9.1 假电极 /196
病例 11.1~11.3 /197
11.10 耳蜗骨化手术的风险 /202

第 12 章 脑膜炎与耳蜗植入

12.1 引 言 /204
12.2 细菌性脑膜炎后听力障碍 /204
12.3 脑膜炎后听力学随访 /204
12.4 脑膜炎后听力评估与处理流程 /205
    12.4.1 首次听力评估 /205
    12.4.2 地塞米松 /205
    12.4.3 管腔闭塞 /205
    12.4.4 30dB 以上的听力下降 /205
    12.4.5 炎症、纤维化及骨化的影像学分期 /207
12.5 脑膜炎后早期影像学评估与决策 /207
    12.5.1 单侧听力下降与影像学 /207
    12.5.2 双侧听力下降 0~30dB 与影像学 /207
    12.5.3 双侧听力下降 30~70dB 与影像学 /207
    12.5.4 双侧听力下降 >70dB 与影像学 /207
12.6 评估阶段的难点 /211
    12.6.1 婴幼儿的听力评估 /211
    12.6.2 婴幼儿的影像学检查 /211
    12.6.3 脑膜炎的其他后遗症 /211
    12.6.4 与家长的协商 /212
12.7 策略选择 /212
    12.7.1 听力与 MRI 评估 /212
    12.7.2 骨 化 /212
    12.7.3 脑膜炎后的听觉脑干植入 /212
病例 12.1~12.6 /213

第 13 章 耳硬化症患者的听觉植入

13.1 耳硬化症 /235
13.2 耳硬化症的 CT 分级 /235
13.3 耳硬化症的治疗策略 /235
13.4 治疗方案 /237
13.5 晚期耳硬化症患者的耳蜗植入手术难点及处理 /237
病例 13.1~13.8 /240

第 14 章 中耳乳突炎与耳蜗植入

14.1 慢性化脓性中耳炎 /269
    14.1.1 术前评估 /269
    14.1.2 手术治疗 /270
    14.1.3 术后影像学检查 /270
    14.1.4 特殊人群 /271
14.2 分泌性中耳炎 /272
14.3 术后慢性中耳乳突疾病 /272
14.4 术后急性中耳乳突感染 /274
14.5 耳蜗电极移除与电极模型的使用 /274
    14.5.1 电极模型 /274
病例 14.1~14.3 /275

第 15 章 内耳畸形与听觉植入

15.1 引 言 /285
15.2 胚胎学 /285
15.3 畸形分类 /285
    15.3.1 膜迷路畸形 /285
    15.3.2 膜迷路与骨迷路畸形 /286
    15.3.3 蜗神经与内听道畸形 /294
15.4 内耳畸形的耳蜗植入与听觉脑干植入 /296
    15.4.1 IP-2 的耳蜗植入 /296
    15.4.2 IP-3 的耳蜗植入 /296
    15.4.3 耳蜗发育不全的耳蜗植入 /297
    15.4.4 IP-1 的耳蜗植入 /297
    15.4.5 共同腔畸形的耳蜗植入 /298
    15.4.6 CHARGE 综合征的耳蜗植入 /298
    15.4.7 共同腔畸形或耳蜗未发育的听觉脑干植入或耳蜗植入 /298

15.4.8 蜗神经未发育或内听道狭窄的听觉脑干植入或耳蜗植入 /299

15.4.9 迷路未发育（Michel 畸形）的听觉脑干植入 /299

15.5 内耳畸形患者耳蜗植入的手术风险 /299

 15.5.1 面神经损伤 /299

 15.5.2 面神经刺激 /299

 15.5.3 脑脊液井喷 /299

 15.5.4 脑膜炎 /300

 15.5.5 并发症 /300

 15.5.6 无听觉效果 / 不使用 /300

15.6 小 结 /300

 15.6.1 内耳畸形 /300

 15.6.2 内听道与前庭蜗神经畸形 /300

 15.6.3 耳蜗植入或听觉脑干植入 /300

 15.6.4 植入效果 /300

病例 15.1~15.7 /301

第 16 章 神经纤维瘤病 2 型与听觉植入

16.1 与单侧前庭神经鞘瘤的差异 /335

16.2 临床诊断 /335

16.3 临床表现 /336

16.4 处 理 /336

16.5 前庭神经鞘瘤 /336

16.6 其他肿瘤 /337

16.7 随访监测 /337

16.8 策略选择 /338

 16.8.1 肿瘤大小 /338

 16.8.2 术前听力 /339

 16.8.3 肿瘤的并发症 /339

16.9 手术方式 /339

16.10 手术侧别 /339

16.11 NF2 患者的听觉脑干植入 /340

16.12 听觉脑干植入的适应证与禁忌证 /340

16.13 听觉脑干植入体的可拆卸磁铁 /340

16.14 第一侧手术与第二侧手术对比 /340

16.15 鼓岬试验 /341

16.16 手术注意事项 /341

 16.16.1 术中监测 /341

病例 16.1~16.5 342

16.17 NF2 与听觉植入小结 /356

第 17 章 颅底与颞骨病变中的听觉植入

17.1 耳蜗植入与听觉脑干植入对比 /359

17.2 术前条件 /359

17.3 术中听力测试 /360

17.4 适应证 /360

 17.4.1 颅底病变 /360

 17.4.2 既往放射性治疗 /361

 17.4.3 非颅底病变 /361

17.5 听觉植入在颅底外科 / 神经耳科学中的禁忌证及风险 /362

病例 17.1~17.4 /363

第 18 章 骨导植入体

18.1 适应证 /376

 18.1.1 听力学适应证 /376

 18.1.2 耳科学适应证 /376

18.2 禁忌证 /377

18.3 带有经皮桥基的可植入装置 /377

 18.3.1 术前评估 /377

 18.3.2 关键部件 /378

 18.3.3 特殊适应证 /378

 18.3.4 禁忌证 /378

 18.3.5 手术方式 /378

 18.3.6 术后处理与随访 /378

 18.3.7 使用皮肤削薄技术安装带有经皮桥基的可植入设备：手术步骤 /378

病例 18.1 /380

 18.3.8 使用全层皮肤技术安装带有经皮桥基的可植入设备：手术步骤 /384

病例 18.2 /385

18.4 并发症 /389

 18.4.1 术中并发症 /389

 18.4.2 术后并发症 /389

18.5 不带有经皮桥基的可植入设备 /389

 18.5.1 术前评估 /389

- 18.5.2 关键部件 /390
- 18.5.3 特殊适应证 /390
- 18.5.4 禁忌证 /390
- 18.5.5 术后处理与随访 /390
- 18.5.6 骨桥系统植入：手术步骤 /390

病例 18.3 /391

- 18.5.7 α 系统植入：手术步骤 /393

病例 18.4 /394

第 19 章 主动式中耳植入体：振动声桥

- 19.1 适应证 /397
- 19.2 禁忌证 /398
- 19.3 术前评估 /399
- 19.4 术后处理与随访 /399
- 19.5 砧骨振动声桥成形术：手术步骤 /399
  - 19.5.1 皮肤和软组织切开 /399
  - 19.5.2 乳突切除和后鼓室切开术 /399
  - 19.5.3 植入体定位 /399
  - 19.5.4 听力学测试 /400
  - 19.5.5 术腔关闭 /400

病例 19.1 /400

- 19.6 圆窗振动声桥成形术：手术步骤 /404
  - 19.6.1 皮肤和软组织切开 /404
  - 19.6.2 岩骨次全切除术 /405
  - 19.6.3 植入体定位 /405
  - 19.6.4 听力学测试 /405
  - 19.6.5 术腔关闭 /405

病例 19.2 /406

- 19.7 振动声桥的效果与并发症 /408

缩略语

病 例
Cases

第 5 章　耳蜗植入

病例 5.1　手术步骤：标准耳蜗植入术（左耳）　/80

病例 5.2　手术步骤：标准耳蜗植入术（左耳）　/87

第 7 章　耳蜗植入术的并发症与修正手术

病例 7.1　电极脱出（左耳）　/115

病例 7.2　电极误入颈内动脉管后再次手术（右耳）　/117

病例 7.3　胆脂瘤和电极扭曲　/120

病例 7.4　耳蜗电极植入后 6 个月耳蜗感染　/124

病例 7.5　耳蜗植入后乳突炎　/128

病例 7.6　装置故障后再次行耳蜗植入　/131

病例 7.7　植入体移位　/134

病例 7.8　植入体移位　/135

病例 7.9　术腔感染的再次手术　/136

病例 7.10　耳蜗植入体移除和同期再植入　/139

第 9 章　声电刺激

病例 9.1　耳蜗植入术中使用常规细直电极保留残余听力　/160

病例 9.2　耳蜗植入术中使用 Hybrid 电极保留残余听力　/162

第 10 章　耳蜗植入术中的岩骨次全切除

病例 10.1　手术步骤：岩骨次全切除术伴耳蜗植入　/169

第 11 章　耳蜗骨化的耳蜗植入

病例 11.1　圆窗打开：左耳开放式术腔，耳蜗植入及圆窗封闭（ⅠA 级）　/197

病例 11.2　底转打开：发育不良、右耳底转骨化（ⅡB 级）患者的耳蜗植入，开放式乳突切除　/199

病例 11.3　鼓阶电极植入，可见前庭鼓阶（左耳）　/200

第 12 章　脑膜炎与耳蜗植入

病例 12.1　幼儿脑膜炎后急性期耳蜗增强，双侧耳蜗植入　/213

病例 12.2　脑膜炎后急性炎症期耳蜗纤维化，双侧耳蜗植入　/216

病例 12.3　幼儿前庭阶耳蜗植入　/220

病例 12.4　脑膜炎后耳蜗纤维化骨化，双电极植入　/222

病例 12.5　耳蜗植入失败后磨出耳蜗底转　/225

病例 12.6　耳蜗底转磨出失败后的听觉脑干植入　/229

第 13 章　耳硬化症患者的听觉植入

病例 13.1　符合耳蜗植入适应证的耳硬化症患者行镫骨开窗术　/240

病例 13.2　圆窗骨化的窗后型耳硬化症（右耳）　/242

病例 13.3　圆窗和卵圆窗骨化：岩骨次全切除术和耳蜗植入　/245

病例 13.4　耳蜗底转鼓阶骨化患者的耳蜗植入　/247

病例 13.5　耳蜗底转骨化患者行岩骨次全切除径路耳蜗植入　/250

病例 13.6　耳硬化 2 级，术中电极误入双环　/255

病例 13.7　严重的蜗型耳硬化症（3 级）：双耳先后行耳蜗植入，其中一侧电极误入内听道　/257

病例 13.8　镫骨开窗术后耳蜗骨化的修正手术　/264

第 14 章　中耳乳突炎和耳蜗植入

病例 14.1　根治腔患者的耳蜗植入（右耳）　/275

病例 14.2　慢性中耳炎伴鼓膜穿孔患者的耳蜗植入（右耳）　/281

病例 14.3　根治腔患者的耳蜗植入（左耳）　/282

第 15 章　内耳畸形与听觉植入

病例 15.1　IP-2 患者的双侧耳蜗植入　/301

病例 15.2　CHARGE 综合征患者的耳蜗植入和岩骨次全切除术　/303

病例 15.3　耳蜗发育不全患儿的耳蜗植入　/308

病例 15.4　IP-1 患者的耳蜗植入和岩骨次全切除术　/309

病例 15.5　单侧 IP-1 畸形两次尝试耳蜗植入　/313

病例 15.6　X 连锁 IP-3 畸形：因脑脊液井喷行岩骨次全切除术联合耳蜗植入　/320

病例 15.7　蜗神经未发育患者，耳蜗植入转换为听觉脑干植入　/324

第 16 章　神经纤维瘤病 2 型与听觉植入

病例 16.1　NF2 患者小前庭神经鞘瘤的耳蜗植入　/342

病例 16.2　双侧耳聋的 NF2 患者在右侧肿瘤切除术（第二侧手术）中行听觉脑干植入　/343

病例 16.3　左耳聋、右耳听力正常的 NF2 患者行左侧听觉脑干植入　/352

病例 16.4　NF2 患者右侧（第一侧）肿瘤切除和听觉脑干植入　/354

病例 16.5　NF2 患者经迷路径路耳蜗植入及脑膜瘤切除术　/355

第 17 章　颅底与颞骨病变中的听觉植入

病例 17.1　耳蜗植入联合左耳小前庭神经鞘瘤切除　/363

病例 17.2　梅尼埃病患者耳蜗植入联合左耳迷路切除术　/367

病例 17.3　双侧耳囊骨折伴双侧耳聋　/370

病例 17.4　迷路上型岩骨胆脂瘤：右耳去除胆脂瘤并同期耳蜗植入　/371

第 18 章　骨导植入体

病例 18.1　骨锚式助听器　/380

病例 18.2　骨锚式助听器　/385

病例 18.3　骨　桥　/391

病例 18.4　磁耦合听力系统（α2 系统）/394

第 19 章　主动式中耳植入体：振动声桥

病例 19.1　砧骨振动声桥成形术　/400

病例 19.2　圆窗振动声桥成形术　/406

视　频
Videos

视频 5.1：极重度感音神经性听力障碍成人患者的耳蜗植入（Cochlear 公司）

视频 5.2：极重度感音神经性听力障碍成人患者的耳蜗植入（Med-El 公司）

视频 5.3：极重度感音神经性听力障碍成人患者的耳蜗植入（Neurelec 公司）

视频 7.1：耳蜗植入的修正手术

视频 8.1：蜗神经未发育的改良迷路径路听觉脑干植入

视频 10.1：岩骨胆脂瘤行岩骨次全切除术的耳蜗植入

视频 11.1：耳蜗骨化的耳蜗植入

视频 14.1：胆脂瘤行岩骨次全切除术的耳蜗植入

视频 15.1：岩骨次全切除术伴耳蜗畸形的耳蜗植入

视频 16.1：扩大迷路径路切除前庭神经鞘瘤的听觉脑干植入

视频 17.1：扩大迷路径路切除前庭神经鞘瘤的耳蜗植入

视频 18.1：骨锚式助听器：BAHA（Cochlear 公司）

视频 18.2：骨锚式助听器：BAHA（Ponto：Oticon 公司）

视频 19.1：听骨链振动声桥植入

视频 19.2：圆窗振动声桥植入

第1章
听觉植入的历史

在回顾听觉植入短短50年的发展历程时，我们感受到世界各地的科学家们所拥有的勇气、远见和毅力，不禁为之振奋。它也使我们认识到人工耳蜗的发展是在多学科的共同努力下取得的，如果没有其他相关领域的进展铺平道路，就不会有今天的人工耳蜗。例如，如果没有硅胶膜导线在心脏起搏器中的应用经验、生物相容性的研究和抗生素的发现，人工耳蜗就不可能发展。这些新进展曾因威胁和冒犯了原有的文化和生活方式，引起听力学专业人士的不信任和怀疑，以及随后耳聋患者的焦虑和愤怒，这也说明人工耳蜗在过去和现在都有着相当大的社会影响。最后，如果没有运气的成分和那些与医生充分沟通之后勇于接受这种新疗法的患者，人工耳蜗也不会取得这一系列的发展。

> **听觉植入发展的 5 个时代**
> - 先驱时代
> - 开拓和试验时代：1957 年至 20 世纪 60 年代
> - 可行性研究、安全性研究及听觉增益评估的时代：20 世纪 70 年代
> - 商品化多通道人工耳蜗开发时代：20 世纪 80 年代
> - 听觉脑干植入装置的开发时代：20 世纪 90 年代

1.1 先驱时代

1.1.1 Alessandro Volta（1745—1827）
（图 1.1）

Alessandro Volta 是一名意大利物理学家，也是意大利北部伦巴蒂大区的伯爵。1790 年，当他发现将两根有约 50V 电位差的金属棒插入耳道可使自己的听觉系统受到刺激后，就对电刺激产生听力发生了兴趣。他将其头脑里出现的声音描述为"隆隆声"和"汤沸腾嘶嘶声"，但这种体验令人相当不适，而且声音的音质不佳！

Volta 在年轻时就对电力产生了兴趣，18 岁时就已经结识了该领域的许多专家和学者。他发明了电池（伏特电池，1800 年），并逐渐对化学产生了兴趣。沼泽中的气体甲烷可作为

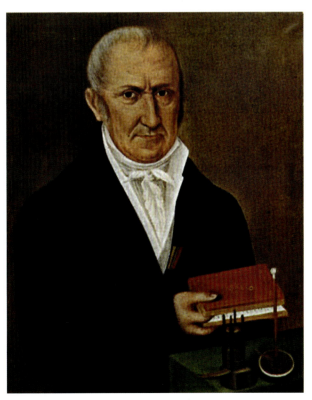

图 1.1　Alessandro Volta 和他的伏特电池

燃料也是他发现的（1778年）。Volta 出生于一个有9个孩子的大家庭，父母原本期望他能像另外5位兄弟一样成为牧师，可他却成了一名贡献巨大的科学家，并于1779年成为帕维亚大学的物理学教授，于1815年在帕多瓦市成为哲学教授。为表彰他的贡献，从1881年起，电位差（也称为电压）的单位以他的名字——伏特——命名。

那些年也有其他一些利用电刺激听觉系统来产生声音的实验报道，但产生的声音音质普遍不佳。1855年，来自法国布伦的 Duchenne（1806—1875）在巴黎用交流电代替直流电刺激耳朵，使人听到类似"苍蝇翅膀拍打"的声音，但其音质仍然无法令人满意。

20世纪早期（20世纪30年代左右），在那个电话开发的时代，终于有了一些推动听觉植入最终进展的发明[1]。

1.1.2 Homer Dudley：声码器

作为纽约贝尔电话实验室的科研人员，Dudley 于1939年描述并设计了一种可产生能够理解语言的实时语音合成器。利用一种特别设计的电子回路，将言语的基础频率、音谱强度以及总功率都能表达出来。这种合成器称为声码器（编码声音），并且它的工作原理成为听觉植入的早期语音处理方案的基础[2]。

1.1.3 Wever 和 Bray：耳蜗微音电位

1930年，Ernest Glen Wever 和 Charles Bray 描述了耳蜗中记录到的一种电位，这种电位可以再现刺激声，这种现象后来被称为 Wever-Bray 效应[3]。这些试验通过一根引入猫听神经的电极进行。他们当时认为所记录到的是听神经的放电，遵循"电话学说"（信号是沿着耳部的神经即听神经传递的），但事实上他们记录到的是耳蜗外毛细胞产生的微音器电位。电话学说不久就被学界否定，但是 Wever 和 Bray 的研究却着实鼓舞了一些人工耳蜗的先驱者[4]。

1.1.4 S.S. Stevens：电子听力

在20世纪30年代，Stanley Smith Stevens 及其同事描述了"电听觉"，认为电刺激结构完整的耳蜗可产生听力。但如今"电听觉"已被证实是电压变化导致基底膜产生反应性机械振荡的结果。1957年以前，这些电刺激产生听力的尝试在一些至少耳蜗功能部分残留的患者中进行。虽然这些早期的先驱学者试图去证明这些听觉植入是刺激听神经，但实际上是基于电听觉。

1.2 开拓与试验阶段

1.2.1 法　国

Andre Djourno 和 Charles Eyries（1957年）

20世纪50年代，两位法国籍阿尔及利亚裔外科医生 Andre Djourno（1904—1996）和 Charles Eyries（1908—1996）首次实施了直接电刺激听神经。他们两人有着不同的兴趣和专业背景。Djourno 是一位有医学背景的科学家，长期对电的医学应用和神经刺激有浓厚兴趣；Eyries 是一名资深耳鼻喉科医师，更多工作于临床，对面神经的胚胎学和功能，以及面神经功能的修复重建更感兴趣。

在两人展开合作前，Djourno 已经制造出了一种可以持续监测脉搏的仪器，利用脑电图来研究发作性睡眠症，并首次利用电流取出骨骼中的金属片。他还发明了通过直接刺激膈神经来产生某种人工呼吸的方法。这些发明显示出他对通过植入体进行神经刺激领域的浓厚兴趣。而他的下一步计划是制造和测试"可植入的感应线圈"（他称之为"微线圈"）。他亲自制作了这些用于"远程刺激"的线圈，并在兔子身上进行了实验。他将感应线圈植入兔子皮下，经皮进行刺激。结果显示，刺激兔子的坐骨神经可使兔子跳起来。他从多方面研究远程刺激，包括电极的生物相容性、长期远程刺激神经的影响及刺激频率的影响。研究发现过高的刺激频率会导致肌肉无法收缩，而过低的刺激频率又可导致肌肉收缩疼痛，而理想的刺激频率大约为450Hz，最终他选择了自己的声音作为远程刺激，因为这样才是最合适的频率。这个发现可能促使他产生了通过刺激听神经来恢复听力的想法。

一位57岁的男性患者使得Djourno和Eyries走到了一起，这是一名双侧巨大胆脂瘤切除术后双侧耳聋和双侧面瘫的患者。当时Eyries正在寻找合适的神经移植材料，并在巴黎的一所医学院实验室遇见了Djourno，随后他们决定一起做一个手术希望能同时恢复面神经功能和听神经功能。

手术于1957年2月25日进行，由Eyries主刀，他将感应线圈放置在颞肌下方，而将记录电极放置在听神经的残端，同期还进行了面神经移植物重建。患者术后的面神经功能得到了恢复。而术后及部分术中的听觉结果也获得了鼓舞人心的结果。经过言语治疗师的系列康复训练，患者恢复了听觉感受，能区分音频的高低，但无法识别言语。遗憾的是，植入的电极在几周后损坏，而第二次植入的电极也再次损坏。Eyries认为Djourno应该为电极的损坏负责并拒绝进行第三次植入手术，这标志着两人合作关系的终结。

尽管如此，Djourno仍继续这项研究，而他的一个同事建议他与企业合作以获得资金及改进植入体工艺的工程学技术支持。但作为一名真正的学者，Djourno拒绝了该建议，他对通过发明来获利毫无兴趣，且厌恶企业的逐利行为。随后他又和另一个医生进行合作并对一位患者进行植入手术。这次植入没有获得成功，并且由于缺乏资金，Djourno最终也停止了自己在听觉植入体领域的研究工作。

Djourno和Eyries的研究被Eyries实验室的一名学生Claude-Henri Chouard在巴黎继续了下去。他促进了第一代功能性多通道人工耳蜗之一——Chorimac-12（现在的Neurelec/MXM-Oticon）——的发展。他将Charles Eyries视为自己灵感的主要来源。由于Djourno和Eyries两人的突出工作及植入手术，1957年被视为听觉植入开发的元年。

1.2.2 美国早期

Djourno和Eyries的发现并未迅速被外界和美国的学者所了解，一方面因为他们是在一本法语医学杂志上发表了该项发现，另一方面是因为Djourno作为科学家而非外科医生，与美国的耳鼻喉科医生联系不多。尽管Eyries是一名临床医生，但他对研发人工耳蜗这个计划没有多少热情，哪怕有也是暂时的。1959年，加利福尼亚州的William House通过一位患者偶然获得了这篇法语论文的英文摘要。文章中提到的发现十分令人振奋，House也因此获得了灵感。

William F. House（图1.2）

那时候，House（1923—2012）还是一名年轻的牙医转行耳科医生，并在1956年完成了住院医师实习，随后和他的同父异母的兄弟Howard House在洛杉矶的耳科医疗集团刚刚开始工作。在其职业生涯的早期，House就通过发展面隐窝径路及此后的颅中窝入路为耳科学及神经耳科学做出了巨大贡献。用于定位面神经迷路段的标志，内听道底的"Bill嵴"就是以他的昵称命名的。

当这篇来自巴黎的论文到达House手上时，他正与神经外科医生John Doyle进行颅中窝入路的手术。他们正在进行记录蜗神经对耳鸣相关声音的反应。John Doyle的兄弟James Doyle是一名电气工程师，他负责在术中记录电活动变化。当他们成功在耳蜗神经上记录到声音诱发的电位变化后，他们计划通过刺激神经来恢复听力。

最初他们尝试在镫骨手术时通过鼓岬或开

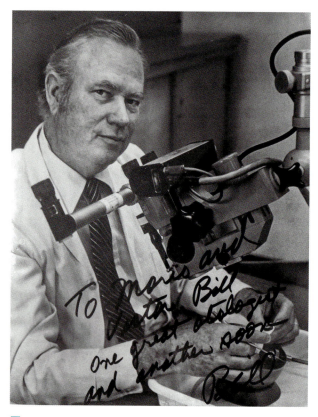

图 1.2　William F. House

放的卵圆窗（前庭窗）实施电刺激来恢复听力。试验非常成功：这些患者说他们可以听到刺激声。该试验的成功激励他们给一位患者植入一个装置。

第一个同意植入手术的是一位 40 岁的男性患者，他因为耳硬化症而患有严重的耳聋。1961 年 1 月 5 日，这名患者右耳的鼓岬刺激能诱发反应，4d 后，患者在局麻下经耳后径路通过圆窗向耳蜗植入一根金制丝状电极。电极另一端经耳后皮肤引出。这名患者可以听到电刺激声但是无法忍受巨大的噪音。因此电极植入几周后就被取出了。接下来在同一个月，第二名患者是一位先天性梅毒的女患者：她也听到了刺激声。最终还是因为害怕感染而取出了电极。为了能够获得听力及研究高频的分辨率，第一名患者被再次植入了电极，这次植入的是一个五根丝的电极，但是结果却并不令人鼓舞，并同样因为感染的风险而取出电极。所使用的植入材料的生物相容性问题成为他们试验期间随访时关注的重点。

植入五根丝电极的设想是通过空间结构分离的电极刺激神经纤维亚群，最终汇总产生可沿着整根神经传播的高频刺激信号。1961 年，James Doyle 和 Earle Ballentyne 为这种多电极植入体进行了早期专利的申请。专利申请花费了大量时间，直至 1969 年才被接受。但是，该专利的支持理论最终却被证明是错误的，因为所有电极都施加了同样的信号，其结果是无法辨别音调。

在此期间，新闻媒体抓住这两名患者的故事，发表了一些对该项研究成果过于热情的文章，导致耳聋患者将 House 医生和 Doyle 医生称为"他们治愈耳聋的曙光"。同时，一些投资者也对通过这种新的医疗装置来获利产生了兴趣。由于电极组织相容性的研究停滞不前，House 对于这些开发者的过于乐观非常担忧。因为对如何进行后续试验及处理当时这种形势产生了分歧，House 和 Doyle 兄弟结束了合作关系。由于繁忙的耳科手术，植入体的进一步开发并非 House 的主要工作，而 Doyle 兄弟在洛杉矶耳科医生 Frederick Turnbull 的帮助下继续着试验和植入工作。尽管他们发表了乐观的实验结果，但从未实施系统性的分析。1968 年，James 和 John Doyle 因为缺乏经费而放弃了他们的研究。

斯坦福大学的 F. Blair Simmons

1962 年，F. Blair Simmons（1930—1998）在美国第一个进行了刺激蜗神经的试验。

在哈佛医学院期间，Simmons 是 S.S. Stevens 实验室的研究助理，后来在他开始参加斯坦福大学耳鼻咽喉科的住院医师培训前，也在沃尔特里德学院工作。于 1962 年成为斯坦福大学的助理教授，并且没过 1 个月就获得了对一位年仅 18 岁的小脑室管膜瘤男性患者进行蜗神经刺激的机会。这个复发的肿瘤表现为轻度的听力下降。该患者按计划在局麻下接受开颅探查术，从而提供了一个刺激蜗神经并获取患者反馈的机会。在向患者告知了试验意图后，患者同意进行术中试验，并接受了术前的培训。术中患者在接受直接作用于听神经的双极方波刺激后听到了声音，并且可以分辨高至1kHz频率的刺激。随后Simmons的第一个植入试验在1964年开展，患者是一名60岁的单耳失聪男性，他听力较好的耳朵也正在出现听力下降，同时还因色素性视网膜炎导致严重的视力下降。他同意全身心投入该项研究。患者在局麻下经耳后－耳道联合径路植入了一个由Simmons开发的6通道经皮装置。先在耳蜗底转开一个2mm的骨窗，然后在蜗轴上钻一个0.1mm的小孔以便到达耳蜗和听神经。检测试验分别在斯坦福大学和贝尔实验室进行。由于患者的联合残疾，试验进行得非常困难，但是Simmons通过对每个电极分别施加刺激证明，刺激耳蜗的6个不同部位可以产生不同的频率和音调。他开发的植入体是一种经皮装置，可以分别刺激所有的6个电极，不同于House的五根丝电极，所有电极在同一时间接收到的是相同的信号。

在进行了这些试验并获取这些试验结果后，Simmons对通过刺激蜗神经获得言语识别的可能性感到悲观，并认为在进一步发展人工耳蜗植入体前必须首先进行生物相容性方面的研究。

1.2.3 美国后期

William House 的回归

20世纪60年代，尽管House因为挫折离开了听觉植入体开发领域，并潜心于临床实践，但随着心脏起搏器和脑室腹腔分流术的发展，他认为医学装置的生物相容性问题似乎已经解决，重返耳蜗植入领域似乎是可能的。于是在20世纪70年代，他和工程师Jack Urban共同开发了一种单通道装置。这一装置于1972年发展为House/3M单通道人工耳蜗，并于1984年获得美国食品与药品管理局（FDA）认证。这是世界范围内第一种被大量植入患者体内的人工耳蜗[5]。

Robert Michelson

在美国听觉植入领域第三位开展植入手术的是在洛杉矶工作的Robert Michelson。他在美国耳鼻喉科学会关于3例患者金丝电极耳蜗植入的初步报道引发了抗议风暴；旧学派的听觉理论无法解释为何电刺激神经组织可以产生听觉皮层感知。他没有先行动物试验而直接在人身上进行手术的做法进一步招致别人的批判。

他的部分试验是在加州大学的Coleman实验室实施的，在那里他遇到了Francis Sooy。

加州大学的听觉植入团队

Francis Sooy是加州大学洛杉矶分校（UCSF）大学医院耳鼻喉科新任命的主任，那时他正在洛杉矶组建自己的耳蜗植入团队。他希望召集有不同的、有多学科背景的人，最终他找到并聘用了Robin Michelson、C. Robert Petit、Mel Bartz（一名电气工程师）和Michael Merzenich（一名神经生理学家）来一起工作。

在那个时代，听力学及耳鼻喉科学界存在严重的怀疑论，不相信这些植入体能获得成功。外行的媒体报道主要在描述奇迹，但尚未在任何科学杂志上发表具体分析。一位学生助手Robert Petit在Michelson的实验室遇到他以后，加入了这个团队，并告诉Michelson，他深信这个试验结果，并梦想着多通道电极的问世。但Michelson并不认为多通道是必要的。尽管如此，他们仍合作致力于开发一种后来被硅胶包裹的双通道电子耳蜗。神经生理学家Merzenich在由Michelson和Petit植入耳蜗的猫身上开展了神经生理学测试：这些猫一侧有正常听力，另一侧被植入了人工耳蜗。一开始持怀疑态度的Merzenich后来确信来自植入体的听觉刺激可以到达猫的大脑，但离能够准确理解人类听到的声音仍困难重重。Petit探索新的测试方法，他雇用了一名音乐教授,让他将不同的声音包络、不同的音调和音量水平谱成一些简单的曲调。在严格控制和拍摄影像的实验室条件下,让一名刚刚植入耳蜗的患者通过人工耳蜗听一首歌:记录视频显示患者边哼着旋律,边用铅笔打着节拍。这段影片促使 Francis Sooy 去进一步支持人工耳蜗植入团队,并在 1972 年的一次耳科医师会议上播放。这些进展最终使这个专业领域的专家相信,尽管担忧和质疑仍然存在,通过刺激耳蜗神经产生听觉皮层感知确实是可能的。

1.3 可行性、安全性及评估研究

1.3.1 Bilger 报告

1974 年,Francis Sooy 负责组织由美国国立卫生研究院(NIH)主办的一次会议。会上达成 3 点共识:人工耳蜗植入手术目前依然是实验性的;首先需要明确患者的入组标准;在对已植入人工耳蜗患者的听力结果和手术成功与否经过进行严格而科学的评估之前,所有植入手术都应该暂停。

1975 年,美国国立卫生研究院对迄今在美国接受了人工耳蜗植入术的患者进行了这样一次评估:所有患者中有 13 例由 Robin Michelson(2 例)和 William House(11 例)植入了单通道人工耳蜗。这项评估工作的合同被交给了由 Robert Bilger 领导的来自匹兹堡大学的团队。所有患者被送到匹兹堡大学接受为期一周的全面评估:心理声学评估、听力学评估和前庭测试。

对这 13 例患者进行研究评估后,得到三点结论:①人工耳蜗植入对提高唇读技能有帮助;②人工耳蜗植入改善了患者的生活质量;③令人惊讶的是,患者接受耳蜗植入后提高了言语生成能力。总的来说,Bilger 报告得出的结论是:单通道人工耳蜗可以以最小的风险帮助耳聋患者。这个结论使政府财政和经费开始共同支持研发一种多通道的人工耳蜗。而且单通道人工耳蜗也暂时获得了官方许可。

1.4 多通道人工耳蜗的发展

1.4.1 美国、澳大利亚、奥地利及法国

Bilger 报告及其结论公布后,人工耳蜗研究及资金支持都变得更加合法。长远来看,关于电刺激听神经的安全性和可行性问题需要获得答案,而且也需要找到最适合电生物刺激的材料。多个团队开始致力于多通道人工耳蜗的研发:其中 Francis Sooy 领导的加州大学洛杉矶分校团队,成员包括 Merzenich、Michelson、Robert Schindler 及 Graeme Clark 领导的墨尔本团队。受益于计算机和航空航天工业的技术进步,他们致力于将接收装置体积最小化,同时提高电极阵列的安全性和耐用性。在美国国家航空航天局(NASA)/肯尼迪宇航中心工作的物理学家 Adam Kissiah 在这一研发中发挥了重要作用,他于 1977 年获得了电子数字式助听器的专利,其设计直到现在仍被使用。

差不多同时,多通道人工耳蜗的研制工作在奥地利维也纳进行,并于 1977 年 12 月由维也纳大学耳鼻喉科主任 Kurt Burian 教授完成了第一种多通道人工耳蜗(3M/Vienna)的植入手术。该人工耳蜗由 Ingeborg 和 Erwin Hochmair 开发。这两人在 1989 年创立了 Med-El 公司,1988 年之前两人与美国 3M 公司合作,并在斯坦福大学成立团队。

在法国,Claude-Henri Chouard 和 Patrick MacLeod 一起也在致力于研发多通道人工耳蜗。早在 1976 年,Pialoux、Chouard 和 MacLeod 就发表了一篇法语论文,详细介绍了他们研发一种多通道(8 通道和 12 通道)人工耳蜗的经验,即 Chouard-Bertin 人工耳蜗(也称为 Chorimac-8 和 Chorimac-12)[6]。1977 年这种多

通道人工耳蜗和使用的电生理技术获得了专利。在法国政府的帮助下，这个团队进一步发展了自己的人工耳蜗植入系统，就是后来为人们所知的 Neurelec/MXM（现在的 Neurelec/Oticon）植入系统（本书编写时尚未通过 FDA 认证）。

此时，William House 仍在研发他的单通道人工耳蜗，并与 Jack Urban 一起进一步改善了 House 3M 单通道人工耳蜗，使其成为第一个通过 FDA 认证的人工耳蜗。1972—1985 年，有超过 1000 名患者植入了该人工耳蜗。此后，FDA 的人工耳蜗植入年龄标准开始降低。

> **FDA 批准时间表**
> - 1984：用于成人的单通道电极阵列（House/3M）
> - 1985：用于成人的多通道电极阵列（Cochlear Nucleus 22）
> - 1985：第一个儿童植入人工耳蜗（5 岁和 10 岁）
> - 1990：2 岁后准予植入多通道人工耳蜗（Cochlear Nucleus）
> - 1996：准予成人植入 Clarion 人工耳蜗（Advanced Bionics）
> - 1997：准予儿童植入 Clarion 人工耳蜗（Advanced Bionics）
> - 1998：18 月龄后准予植入多通道人工耳蜗（Cochlear Nucleus）
> - 2000：12 月龄后准予植入多通道人工耳蜗（Cochlear Nucleus）
> - 2000：准予使用多通道听觉脑干植入装置（ABI）（Cochlear Nucleus）
> - 2001：准予使用 Med-El Combi 40+ 人工耳蜗

这些在澳大利亚（墨尔本团队）和美国（加州大学洛杉矶分校团队）的研发活动最终分别诞生了澳大利亚的 Cochlear Nucleus 人工耳蜗和美国的 Advanced Bionics Clarion 人工耳蜗。两大人工耳蜗产品诞生于 1984 年以后，并因在成人的大样本临床试验中被证明可使患者获得更好的频谱感知和言语识别能力而取代了单通道人工耳蜗。1985 年 FDA 首先准予人工耳蜗应用于成人（Cochlear Nucleus），1990 年 2 岁以后的儿童也被准予使用人工耳蜗（Cochlear Nucleus）。

鉴于 FDA 的认证，植入体的安全性已经不是研究的主要问题，研究人员的注意力被引导到其他问题上：言语处理就是诸多关注点中的一个；而先天性耳聋儿童的早期人工耳蜗植入是另一个关注点。

此后，各项关于新生儿听力普查、耳聋的早期诊断、团队协作模式、植入人群的教育和康复工作稳步开展，耳聋人群对植入手术的接受程度也在不断增长。

1.4.2 Graeme Clark，澳大利亚墨尔本大学（1935 年）

在地球的另一边，有一位名为 Graeme Clark 的耳鼻喉科医生，他的父亲是一位药剂师，也是一位耳聋患者。从小他目睹了父亲在交流上遇到的巨大困难，激励着他将改善耳聋患者的交流作为自己将来的目标。还是一名医学生时，他就了解到 Blair Simmons 的工作及他在耳蜗音频定位上的发现。1969 年他在悉尼大学通过动物实验研究比较了单通道和多通道人工耳蜗后，他在毕业论文中指出，单通道人工耳蜗的实用性有限。他希望通过一种系统而科学的方法来发展多通道人工耳蜗，并着眼于言语处理策略和电极阵列设计，并开发一种可靠的可植入式的接收器。他的工作成就了世界上首批之一的多通道人工耳蜗（于 1978 年植入），也获得后来发展为 Cochlear 公司的企业、墨尔本大学及澳大利亚政府的资助。

Clark 和他的团队有几个重要发现是经圆窗插入电极创伤较小和使用铂制电极可以产生最安全的长期刺激。1981 年，Clark 证明使用多通道人工耳蜗在开放环境中不借助唇读获得言语理解是可能的[7]。

1.4.3 耳聋人群的焦虑与敌意

在人工耳蜗开发的开始和早期阶段，受制于观念和对听觉系统的认识，专业人员并不相信人工耳蜗正在取得进步的报道，他们是人工耳蜗和植入技术反对的群体，再后来是耳聋人群自己提出了反对。20世纪80年代晚期和20世纪90年代早期，关于人工耳蜗植入的会议招来了诸多抗议。在人工耳蜗研究领域的专业人员可以感受到强烈而活跃的反对意见。尤其是在遗传性耳聋患儿还非常年幼时植入人工耳蜗的决定被认为是很冒犯的，因为手术并未获得患儿本身的许可，且暗示了患儿的残疾。"文化灭绝"这样的词汇甚至被耳聋人群用来描绘自己受到威胁的感觉，这部分人群主要由使用手语的语前聋患者组成。来自"聋文化"的批评认为，人工耳蜗植入手术和康复训练专注于听和言语能力的掌握，与一位自豪地使用手语的聋人相比，接受人工耳蜗植入的儿童会因为以为"残疾"而对自己产生不好的自我形象认识。这种反感在纽约和英国甚至演变成对抗。

目前，人工耳蜗已成主流，许多早期植入人工耳蜗的遗传性耳聋儿童可以接受主流教育，而不是聋哑学校或针对听力丧失儿童的专门学校。

1.5 听觉脑干植入的发展

1.5.1 听觉脑干植入术

尽管早在听觉植入的开拓年代就已经有几位外科医生直接在蜗轴、桥小脑角刺激耳蜗神经或者刺激下丘[8]，但听觉脑干植入装置（ABI）的开发始于1979年。在那一年，一名身患神经纤维瘤病2型（NF2）的女性患者要求在她的大脑植入单通道电极来重建听力。虽然最终的结局被认为非常不稳定，但这名患者的坚持最终使William House和神经外科医生William Hitselberger在House耳研所完成了第一例听觉脑干植入手术[9-10]。术中一根球形电极被置入耳蜗核复合体并产生了听觉。但是，可能是因为电极的移位，产生的听觉又消失了。于是，一种更适合局部解剖特点的电极被开发出来，并发展为一种涤纶网/铂带制成的双电极阵列（通过与亨廷顿医学研究院合作）。大约25例患者植入了这种装置，而且他们的效果和单通道人工耳蜗的植入效果相似（对声音的感知和对唇读技巧的帮助）。当ABI的电极增加到3个时，听力效果更佳，尤其是音调的识别效果，会因电极的植入位置而有所差异，这表明耳蜗神经核也存在音频定位特性。第一例多通道ABI的使用见于1991年[11]，并在1993年对装置进行了微调[12]。微调后患者获得了更好的言语感知表现和音质。多通道ABI（Nucleus Multichannel ABI，Cochlear）的多中心临床研究始于1994年。ABI于1994年6月作为一种临床试验装置通过了FDA认证，但这种装置最终成为NF2患者的听力解决方案。在美国使用的ABI刚开始是2个或3个电极，后来变为8个电极。现在Cochlear公司的统一标准ABI就是1991—1993年开发的European ABI，带有21个电极。

目前，听觉脑干植入已达1000例，其中大约有100例为先天性耳聋儿童。与NF2患者一样，先天性耳蜗畸形、耳蜗神经发育不全、耳蜗神经管狭窄以及耳蜗广泛骨化的非NF2患者也被植入了ABI。最终FDA于2000年通过授权仅允许ABI应用于成人（年龄≥18岁）和NF2患者。但是现在已经准予应用于年龄≥12岁、有"合理期望值"的NF2患者。在欧洲和亚洲，至少有144例儿童和成人因NF2之外的适应证被植入了ABI[13]。

目前ABI仍存在的一个问题是其表面电极并未触及耳蜗神经核，以及其音频定位效果不如人工耳蜗好。位于耳蜗神经核表面之下的高频反应区域，电极更加难以到达。为了解决这个问题，一种穿透式ABI（PABI）被开发出来（House耳研所，Cochlear公司，亨廷顿研究所；2008年）。在12个表面电极的基础上，再添加一个由 10 个微电极制成的阵列刺入耳蜗神经核（2mm×8mm）约 1~2mm。尽管降低了阈值，激活了高音区域，并且获得了更具选择性的刺激，但总体的言语理解率与原来的 ABI 相比并未明显提高[14]。

此外，对耳蜗神经核或脑干受损（多数是因为 NF2）的患者而言，还有听觉中脑植入（AMI；2015）或下丘植入（ICI）的方法。大约 6 例患者已经植入，尽管与早期的 ABI 相比，NF2 患者接受两种植入装置后在声音感知和提高唇读技巧的效果上相似，但是结果仍不能令人满意[15-16]。

1.5.2 发现和发展的总结

听觉植入的发展确实是多学科、国际化协作努力的结果。随着听觉植入技术的发展、耳蜗和听觉通路的生理和功能的知识增长，人们对言语识别过程的认识也随着材料和电气技术的进步逐步加深。关于听觉植入领域最有意义的发现和最重要的专业人士在图 1.3 的时间表上做了汇总。

1.5.3 新的发展和未来

听觉植入技术的发展仍未止步。由于听力保留和电声学刺激已经成为主流，接下来的目标将会是全植入式人工耳蜗（TICI）、积累非 NF2 患者使用 ABI 的经验、大量患者的常规调机服务、提高人工耳蜗的音乐感知水平，以及提高发展中国家患者获取听力康复的便利性。

目前已经有超过 30 万例的人工耳蜗植入，有大约 1000 例听觉脑干植入。因为双侧植入可带来更好的随机学习条件和环境听力，西方国家儿童接受双侧人工耳蜗植入已经成为标准方案。听觉植入领域在过去 50 年间的发展确实

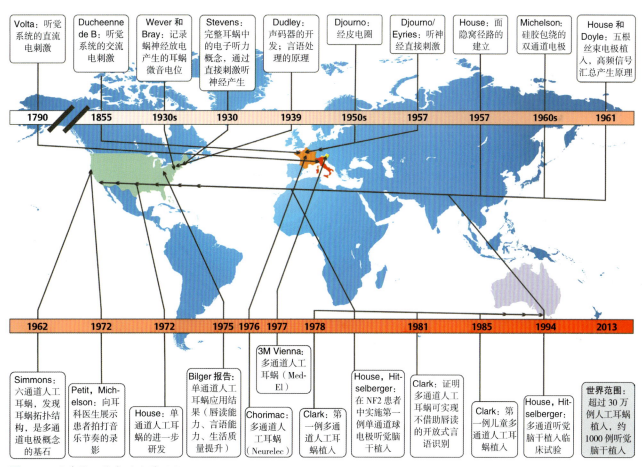

图 1.3 听觉植入技术的发展历程

是引人注目的，它为耳聋和听力剥夺患者的日常生活、工作条件和生活质量带来了深刻的变化。

参考文献

[1] Eisen MD. The history of cochlear implants. In: Niparko JK, ed. Cochlear Implants: Principles & Practices. 2nd ed. Philadelphia: Lippincott Williams & Wilkins, Wolters Kluwer, 2009

[2] Dudley H. The automatic synthesis of speech. Proc Natl Acad Sci USA, 1939, 25(7): 377-383

[3] Wever EG, Bray CW. Action currents in the auditory nerve in response to acoustical stimulation. Proc Natl Acad Sci USA, 1930, 16(5): 344-350

[4] Hallpike CS, Rawdon-Smith AF. The origin of the Wever and Bray phenomenon. J Physiol, 1934, 83(2): 243-254

[5] House WF. Cochlear implants. Ann Otol Rhinol Laryngol, 1976, 85 (3Pt2, supp127): 1-93

[6] Pialoux P, Chouard CH, MacLeod P. Physiological and clinical aspects of the rehabilitation of total deafness by implantation of multiple intracochlear electrodes. Acta Otolaryngol, 1976, 81(5-6): 436-441

[7] Clark GM, Tong YC, Martin LFA, et al. A multiple-channel cochlear implant. An evaluation using an open-set word test. Acta Otolaryngol, 1981, 91(3-4): 173-175

[8] Simmons FB, Mongeon CJ, Lewis WR, et al. Electrical stimulation of acoustical nerve and inferior colliculus (results in man). Arch Otolaryngol, 1964, 79: 559-568

[9] Edgerton BJ, House WF, Hitselberger W. Hearing by cochlear nucleus stimulation in humans. Ann Otol Rhinol Laryngol Suppl, 1982, 91(2 Pt 3): 117-124

[10] Hitselberger WE, House WF, Edgerton BJ, et al. Cochlear nucleus implants. Otolaryngol Head Neck Surg, 1984, 92(1): 52-54

[11] Laszig R, Kuzma J, Seifert V, et al. The Hannover auditory brainstem implant: a multiple-electrode prosthesis. Eur Arch Otorhinolaryngol, 1991, 248(7): 420-421

[12] Laszig R, Sollmann WP, Marangos N. The restoration of hearing in neurofibromatosis type 2. J Laryngol Otol, 1995, 109(5): 385-389

[13] Merkus P, Di Lella F, Di Trapani G, et al. Indications and contraindications of auditory brainstem implants: systematic review and illustrative cases. Eur Arch Otorhinolaryngol, 2014, 271(1): 3-13. doi:10.1007/s00405-013-2378-3. Epub, 2013

[14] Otto SR, Shannon RV, Wilkinson EP, et al. Audiologic outcomes with the penetrating electrode auditory brainstem implant. Otol Neurotol, 2008, 29(8): 1147-1154

[15] Lenarz T, Lim HH, Reuter G, et al. The auditory mid-brain implant: a new auditory prosthesis for neural deafness-concept and device description. Otol Neurotol, 2006, 27(6): 838-843

[16] Lim HH, Lenarz T. Auditory midbrain implant: Research and development towards a second clinical trial. Hear Res, 2015. doi:10.1016/j.heares.2015.01.006. [Epub ahead of print]

延伸阅读

Berliner KI. The controversial beginnings of neurotology: William F. House's struggles as a medical innovator. Otol Neurotol, 2011, 32(9): 1399-1406

Blume SS. Histories of cochlear implantation. Soc Sci Med, 1999, 49(9): 1257-1268

Clark G. Cochlear Implants: Fundamentals & Applications. New York: Springer-Verlag, 2003

Colletti L, Shannon R, Colletti V. Auditory brainstem implants for neuro-fibromatosis type 2. Curr Opin Otolaryngol Head Neck Surg, 2012, 20(5): 353-3570

Djourno A, Eyries C, Vallancien P. [Preliminary attempts of electrical excitation of the auditory nerve in man, by permanently inserted micro-apparatus]. Bull Acad Natl Med, 1957, 141(21-23): 481-483

Eisen MD. History of Cochlear Implants. In: Waltzman SB, Roland JT, eds. Cochlear Implants. 2nd ed. Stuttgart: Thieme, 2006

House WF, Urban J. Long term results of electrode implantation and electronic stimulation of the cochlea in man. Ann Otol Rhinol Laryngol, 1973, 82(4):504-517

Michel J, Verain A. [Sound sensations produced by electric stimulation of the structures of the middle ear and the tympanic chord]. Ann Otolaryngol Chir Cervicofac, 1975, 92(1-2): 33-60

Möller AR. History of cochlear implants and auditory hrainstem implants. In: Moller AR, ed. Cochlear and Brainstem Implants. Basel: Karger, 2006:1-10

Möller AR. Physiological basis for cochlear and auditory brainstem implants. In: Möller AR, ed. Cochlear and Brainstem Implants. Basel: Karger, 2006: 206-223

Otto SR, Brackmann DE, Hitselberger WE, et al. Multi-channel auditory brainstem implant: update on performance in 61 patients. J Neurosurg, 2002, 96(6): 1063-1071

Rubinstein JT. How cochlear implants encode speech. Curt Opin Otolaryngol Head Neck Surg, 2004, 12(5): 444-448

Shannon RV. Advances in auditory prostheses. Curr Opin Neurol, 2012, 25(1): 61-66

Wilson BS, Dorman MF. Cochlear implants: a remarkable past and a brilliant future. Hear Res, 2008, 242(1-2): 3-21

Wilson BS, Lawson DT, Müller JM, et al. Cochlear implants: some likely next steps. Annu Rev Biomed Eng, 2003, 5: 207-249

第 2 章
听觉植入的手术解剖

听觉植入需要对中耳植入术、人工耳蜗植入术、听觉脑干植入术所涉及的解剖结构非常熟悉。由于中耳、颞骨、耳蜗、桥小脑角和脑干的三维解剖结构非常复杂，单纯从书本上难以对这些结构有充分认识。必须经过颞骨解剖室里的强化训练和颞骨教学视频的学习，来获得这些解剖关系更深入的认识。本章所显示的解剖特别为理解听觉植入术中涉及的解剖关系而做。

2.1 中耳与乳突的解剖

2.1.1 乳突（图 2.1）

通常气化良好的乳突和鼓窦是进入中耳和上鼓室的完美手术路径。开放乳突腔的解剖标志如下：向后为乙状窦和后颅窝硬脑膜，向上为中颅窝硬脑膜，向前为外耳道后壁。尽可能磨薄外耳道后壁可以更方便地进入面神经隐窝。乳突腔最下方的解剖标志为二腹肌嵴，其前内侧即为茎乳孔，是面神经从乳突穿出经过的径路。

对于气化良好没有病变的乳突，有限的乳突切开足以为耳蜗植入提供适当的径路。而对于有病变的乳突，所有病变组织均需要被仔细清理。

2.1.2 鼓窦（图 2.1）

鼓窦是最大的一个乳突气房，其通过鼓窦入口连接鼓室和乳突气房。鼓窦位于上鼓室后方、中颅窝脑板下方以及迷路的后外侧。由于鼓窦解剖结构非常恒定，其外侧没有重要的组织结构，故被作为乳突切开术早期阶段最重要的标志之一。鼓窦内侧壁即外半规管凸，是定位面神经和砧骨最重要的标志之一。通过外半规管凸与二腹肌嵴可定位面神经垂直段。开放后鼓室之前可借助上述两个结构来确定面神经位置。

2.1.3 鼓 室

中鼓室是鼓室中间部分，恰位于鼓膜内侧（图 2.2）。其上方为上鼓室，内含锤骨体及砧骨，下方为下鼓室，始于圆窗下缘的下外侧。中鼓室和上鼓室被面神经鼓室段分隔。前鼓室位于鼓室前部，咽鼓管鼓室端开口于此，位于鼓膜张肌半管下方，在颈内动脉膝段外侧。上鼓室顶部有一骨嵴称齿突（James's cog），其前方为前上鼓室。因齿突指向面神经，因此有时被认为是定位面神经的一个标志。

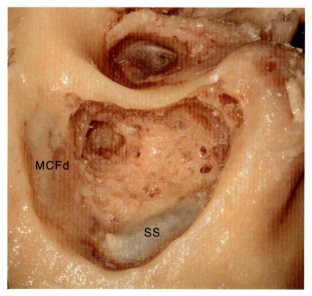

图 2.1 乳突和鼓窦。SS：乙状窦；MCFd：中颅窝硬脑膜

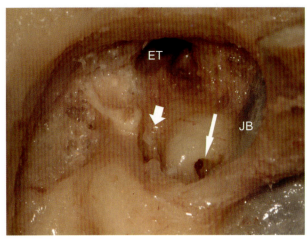 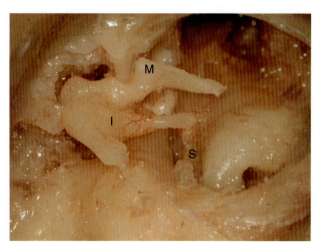

图2.2 外耳道后壁切除后的中耳腔。卵圆窗（前庭窗）（短箭头）、圆窗龛（长箭头）、咽鼓管开口（ET）及颈静脉球（JB）清晰可见

图2.3 开放式乳突切开后中耳腔中的听小骨。M：锤骨；I：砧骨；S：镫骨

2.1.4 听小骨

锤骨

锤骨位于听骨链最外侧，是听觉植入术中一个次要的解剖标志（图2.3）。鼓膜张肌腱起自匙突，附着于锤骨颈，是中耳腔中定位面神经水平段一个重要的解剖标志。鼓膜张肌位于前上鼓室内侧壁匙突前方的鼓膜张肌半管。

砧骨

砧骨短脚指向后方，倒伏于外半规管凸前外侧的砧骨窝。这是开放后鼓室暴露面隐窝时一个重要的解剖标志。长脚则指向鼓室，与镫骨通过豆状突形成砧镫关节（图2.3）。砧骨前部借助锤砧关节支撑，后方则借助砧骨后韧带予以支撑。

镫骨和镫骨肌

镫骨是人体最小的骨头，位于前庭窗，镫骨底板上有前脚和后脚。镫骨底板位于前庭窗上。镫骨底板与前庭窗缘之间的结缔组织称为环韧带。镫骨肌发自中鼓室后壁、面神经前内侧的锥隆起（此处镫骨肌位于骨管内），附着于镫骨头和后脚，其长度变异较大。当开放后鼓室时，为了更好地暴露圆窗，有时需要观察镫骨肌锥隆起处骨管的轮廓，甚至去除骨片暴露该肌肉。

镫骨肌收缩使镫骨及足板倾斜，拉紧环韧带，减少声音传入内耳，在一定程度上保护了内耳免受噪音损害。该肌肉在耳蜗和蜗神经末段受80~100dB的声刺激时收缩，这就是镫骨肌反射的生理功能。而且，在人工耳蜗手术中镫骨肌反射可用来检测插入耳蜗的电极位置是否正确，即电镫骨肌反射（参见第4章）。

2.1.5 卵圆窗

卵圆窗位于众多骨性突起间的小凹深部：下方是鼓岬，上方是面神经鼓室段骨管，前上是匙突，后方则是锥隆起和镫骨肌腱（图2.4）。面神经鼓室段从卵圆窗上方紧贴后缘经过，转向延续为垂直段。卵圆窗和镫骨（如果存在）是定位圆窗的解剖标志。通过面隐窝可见镫骨和卵圆窗，而圆窗并不容易总被窥及。圆窗位于更内侧，在卵圆窗尾端，二者朝向几乎垂直。尤其在圆窗骨化时，卵圆窗、镫骨和鼓岬就成为人工耳蜗手术时在耳蜗底转钻孔最重要的解剖标志（参见第11章）。

2.1.6 面神经

面神经鼓室段斜向走形于鼓室内侧壁，将上鼓室和中鼓室分隔开来（图2.5）。面神经鼓室段起自匙突和鼓膜张肌上方的膝状神经节第

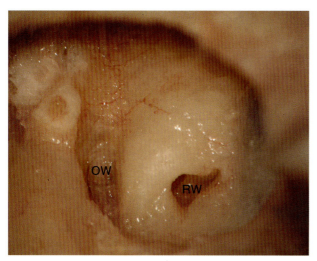

图 2.4 近距离观察卵圆窗（OW）和圆窗（RW）

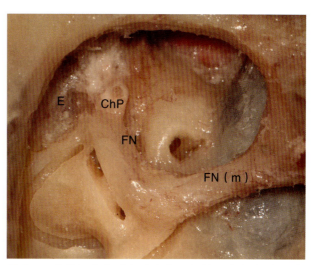

图 2.5 面神经在中耳内的走向。它将上鼓室（E）和中鼓室予以分开。ChP：匙突；FN：面神经鼓室段；FN（m）：面神经乳突段

一膝部，然后途径卵圆窗上外侧。在卵圆窗后缘，面神经从鼓室的内侧壁逐渐向下外方折至中鼓室的后壁，形成了第二膝部。在第二膝部，面神经位于外半规管下内侧，几乎与之平行。砧骨短脚位于面神经和外半规管外侧，后鼓室开始切开时应牢记此解剖位置。无论有畸形或综合征的患者，均需要注意面神经垂直段恰于第二膝部之后的解剖位置变异较大。有时面神经甚至从卵圆窗下方经过，或者出现分叉。冠状位计算机断层扫描（CT）影像对个体的解剖和面神经的走行能提供有价值的术前信息（参见第 3 章）。

面神经定位的解剖学标志
• 匙突
• 砧骨
• 外半规管
• 后半规管
• 二腹肌嵴

2.1.7 鼓索神经（图 2.6）

鼓索神经是面神经一个分支，于中耳后壁后脊处发出后进入鼓室，途经锤骨柄内侧、砧骨长脚外侧。该神经的感觉纤维司味觉，分泌

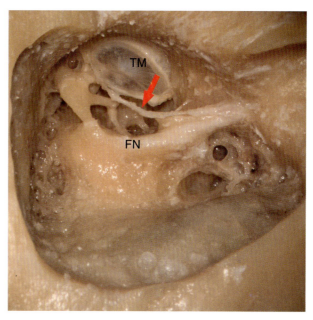

图 2.6 后鼓室的解剖学关系。本例充分暴露了后鼓室和下鼓室。注意鼓环和鼓索神经（箭头）的密切关系。TM：鼓膜；FN：面神经

纤维支配舌下腺、下颌下腺。鼓索神经可以从面神经乳突段不同水平分支，可从茎乳孔以上，或更高、更低水平发出。

后鼓室大小（手术入口）是通过鼓索神经和面神经的夹角大小予以定义的（参见后文详解）。

2.1.8 匙突和鼓膜张肌（图 2.7 和图 2.8）

鼓膜张肌位于鼓膜张肌半管内，在咽鼓管

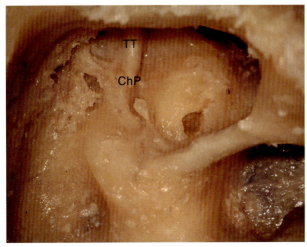

图 2.7 匙突（ChP）和鼓膜张肌半管（TT）

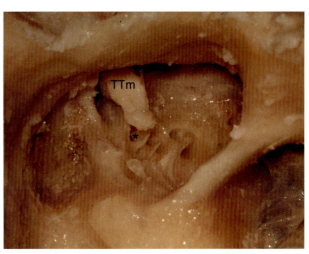

图 2.8 鼓膜张肌（TTm）从鼓膜张肌半管中游离出来。该肌肉可以移位用于覆盖咽鼓管。注意耳蜗顶转（星号）和匙突位置的相互关系

上方与之平行，朝向匙突走形。在匙突处，鼓膜张肌腱直角转向外侧，附着于锤骨颈。匙突即鼓膜张肌半管的后末端，位于卵圆窗前上部、面神经鼓室段和第一膝部的下外侧。匙突是重要的颞骨解剖标志，在听骨缺如时尤为重要，因为借此可定位面神经鼓室段。在骨化的耳蜗上钻孔时，匙突是定位紧邻其内侧的耳蜗顶转的主要解剖标志。匙突如果被病变破坏，附着于上鼓室顶且与匙突位于同一平面的骨性突起——齿突——就成为重要的解剖标志[1-3]。

2.1.9 圆窗

圆窗位于卵圆窗下方的圆窗龛。圆窗上方被一个骨性突起（称之为"悬骨"）遮挡，尤其是后上方，从而形成圆窗龛。圆窗大体上位于水平位，略微向前倾斜。圆窗龛前下缘亦有一个骨性突起（"唇"）。两个骨性突起使得圆窗膜通常不易被直接看到，通常需要去除之以完全暴露圆窗[4]。圆窗龛经常被一层黏膜构成的白色假膜所遮盖（图 2.9），而真正的圆窗膜为黑灰色（图 2.10）。圆窗位于耳蜗底转后下方，同底转平行，看起来更像是一个"侧门"。

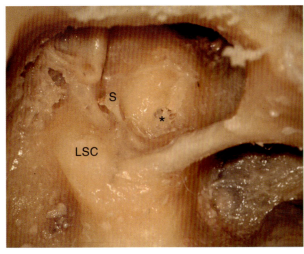

图 2.9 圆窗龛被一层假膜（星号）所覆盖。LSC：外半规管；S：镫骨

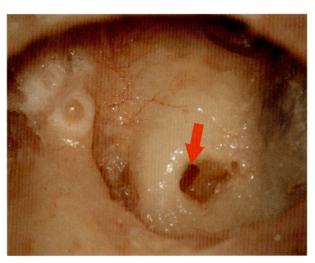

图 2.10 去除假膜之后可以看到真正的圆窗膜。注意红色箭头所指的黑灰色圆窗膜

为求更好理解圆窗的角度，可以试想0°视野为圆窗完美的垂直视角，其下缘和上缘同面神经垂直段的距离相等[5]。成人的圆窗角度有所倾斜，下缘向前偏移约48°（±9°）[5]。圆窗面积约为1.35mm^2，但可在0.8~1.75mm^{2}变异[2,4,6]。

> **圆窗与周边解剖结构的关系**
>
> 在磨除圆窗周围骨性突起时，需要注意以下几个重要的解剖关系：
> - 为求彻底暴露圆窗，需磨除其上方和下方的骨性突起。
> - 圆窗上缘距离基底膜和骨螺旋板非常近[7-8]。
> - 耳蜗导水管开口距离圆窗膜边缘仅0.5mm；耳蜗导水管向下止于鼓阶[4]。
> - 圆窗的耳蜗内下缘，即窗嵴（crista fenestrae），同螺旋韧带、基底膜或骨螺旋板关系不密切，但圆窗前缘和前下缘同上述结构密切相关[8-9]。

2.1.10 面神经隐窝和后鼓室

中鼓室后方有一个较深的隐窝。面神经从中间穿过，将其分为内侧的鼓室窦和外侧的面神经隐窝。面神经隐窝内侧是面神经管垂直段，外侧为鼓环。面神经隐窝被一称为鼓索嵴（chordal crest）的骨桥分为两部分，鼓索嵴连接锥隆起与鼓索隆起（图2.11）。在术中鼓索嵴是进入鼓室前遇见的后鼓室内最后一个内外走向的层面。面神经隐窝向下延伸至下鼓室，其与鼓索神经自面神经分叉处的位置无关。

通过鼓室开放术，面神经隐窝被打开，使乳突腔和鼓室腔相通。该步骤操作时切不可损伤鼓索神经外侧仅几毫米的鼓环（图2.6和图2.12）。鼓室继续向下切开可到达下鼓室，即从鼓索神经下方扩大面隐窝。

> **后鼓室切开的范围如下**
> - 上界：砧骨短脚
> - 后内侧界：面神经垂直段
> - 下界：鼓索神经-面神经分叉处
> - 前外侧界：鼓索神经

继续进行，可见鼓索神经自后下至前上走行，同面神经形成V形角。去除鼓索嵴后，鼓室即可完全暴露，可见镫骨和鼓岬。面神经与圆窗间的角度变异较大[10]。耳蜗植入术中，需要充分轮廓化面神经，从而清晰暴露圆窗并获得电极插入的最佳角度[11]。

2.1.11 迷 路

半规管（图2.13）

位于鼓窦内侧壁的外半规管凸与真实水平线/手术视野倾斜30°，自前上向后下走行。

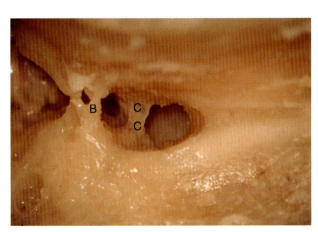

图2.11 鼓索嵴（CC）和拱柱（B）清晰可见

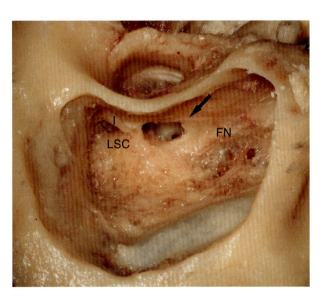

图2.12 通过后鼓室开放暴露圆窗龛。FN：面神经；I：砧骨；LSC：外半规管；箭头：鼓索神经

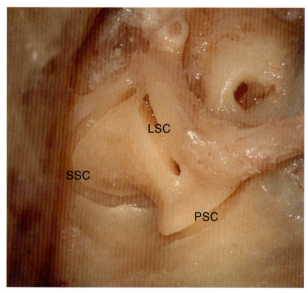

图 2.13 本例半规管均已开放。LSC：外半规管；PSC：后半规管；SSC：上半规管

分）。后半规管几乎与后颅窝硬脑膜平行。其壶腹位于下端，紧邻面神经乳突段内侧。后半规管上脚融入上半规管形成总脚。

上半规管紧邻中颅窝骨板下方，其壶腹位于前端，紧邻外半规管壶腹的上内侧。上半规管平面中央可见弓下动脉，为内听动脉的分支，为迷路提供血供。

前庭（图 2.14）

前庭是位于颞骨岩部、面神经第二膝内侧的空腔，包含椭圆囊和球囊。它位于半规管前内侧、卵圆窗内侧、内听道底外侧和耳蜗后方。其后外侧面与半规管五个开口相通，前庭与鼓阶不相通，而向前与前庭阶相通。

耳蜗和鼓岬（图 2.15）

鼓岬是卵圆窗前下方、圆窗前方突出的隆起。它对应耳蜗的底转。可见 Jacobson 神经，即舌咽神经在鼓室的分支，横穿鼓岬表面。

耳蜗位于中耳内侧，通过鼓岬、卵圆窗龛和圆窗龛等重要解剖标志可以定位。耳蜗顶端向前上倾斜（图 2.16 和图 2.17）。耳蜗起自内听道底，围着蜗轴这一锥形骨性结构盘旋 2.5 圈，其内包含耳蜗神经和螺旋神经节细胞。蜗

外半规管前端扩大形成外侧壶腹，内含感觉细胞，并通向椭圆囊，其位于上鼓室后方的内侧壁。

其他两个半规管同外半规管几乎垂直。后半规管紧邻外半规管后方，外半规管后缘指向后半规管中心（Donaldson 线，外半规管中线的假想延长线，将后半规管均匀分成上下两部

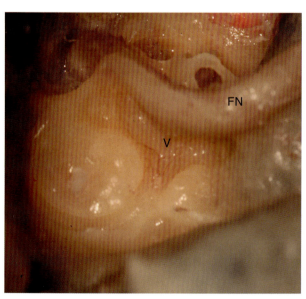

图 2.14 磨除半规管后暴露出前庭（V）。FN：面神经

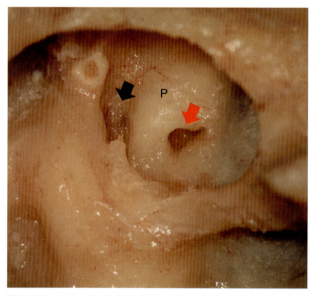

图 2.15 鼓岬（P）位于卵圆窗前下方（黑色箭头）和圆窗的前方（红色箭头）

轴发出骨性板状突起，即骨螺旋板，伸入部分蜗圈。基底膜和延续的膜性螺旋韧带将骨螺旋板边缘同骨蜗管外侧壁相连，将骨蜗管分成前庭阶和鼓阶。二者之间的膜性结构即中阶，位于骨螺旋板的外侧。此即为 Corti 器所在处。此外，圆窗与鼓阶相连，卵圆窗同前庭阶相连（图 2.18）。

耳蜗前端距离颈内动脉很近，所以在耳蜗底转钻孔时需防止损伤颈内动脉。耳蜗中转位于镫骨底板前方仅 3~4mm 处，而顶转位于匙突内侧。去除鼓膜张肌可更好地暴露耳蜗顶转（图 2.8）。耳蜗内部解剖详见图 2.16 及之后的图。

耳蜗蜗圈（图 2.16~ 图 2.22）

在耳蜗内，螺旋韧带和血管纹位于外侧壁。底转基底膜一开始与圆窗非常接近且与之平行，在底转中段逐渐形成上下走向的平面。随着基底膜平面的变化，底转鼓阶的位置也随之变化。在接近圆窗处，鼓阶位于最后方，但是在底转水平，鼓阶逐渐位于内下方。该解剖对耳蜗植入手术具有重要意义。打开圆窗时应该在前下方，远离就在圆窗上部之后的基底膜（图

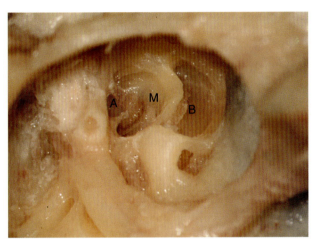

图 2.16 耳蜗底转（B）、中转（M）和顶转（A）均已开放

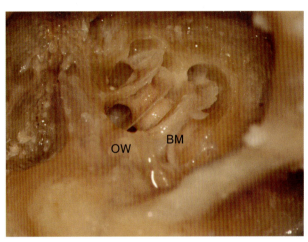

图 2.17 注意耳蜗底转基底膜（BM）的位置，以及卵圆窗（OW）和耳蜗中转的密切关系

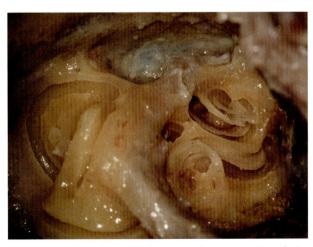

图 2.18 耳蜗已经完全开放，底转、中转和顶转完全暴露。耳蜗内可清晰见到骨螺旋板分隔前庭阶和鼓阶。圆窗后部及耳蜗底转下部的骨螺旋板位置也发生改变（从前后向变为上下向）亦可见

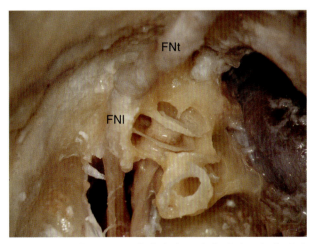

图 2.19 该图显示了一个完全磨开的右耳耳蜗与内听道的解剖关系。面神经鼓室段（FNt）已经游离并向前移位，与面神经迷路段（FNl）成一直线，此时可充分暴露蜗孔。注意耳蜗是向前上方倾斜的

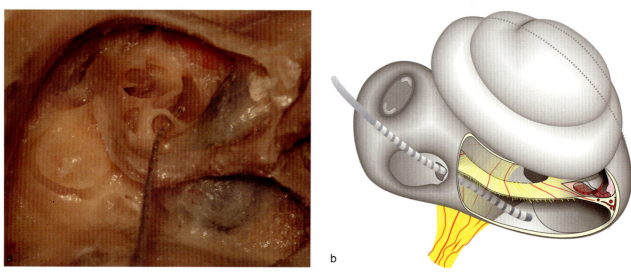

图 2.20 a~b　a. 将耳蜗电极阵列插入耳蜗底转的鼓阶，沿蜗轴右侧导入。电极导入朝向前下，这样可以最大限度降低耳蜗基底膜损伤的可能。b. 示意图

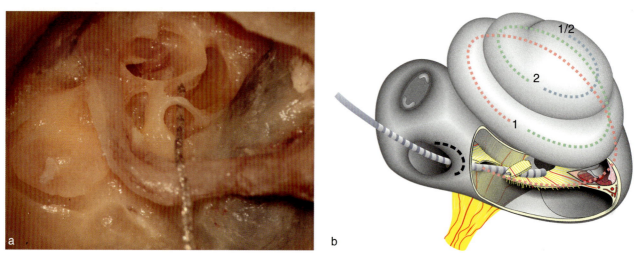

图 2.21 a~b　a. 此例患者电极阵列插入过于向前上方，直接同基底膜接触，有可能会损伤基底膜（图中未显示）、骨性螺旋韧带和蜗轴。b. 示意图

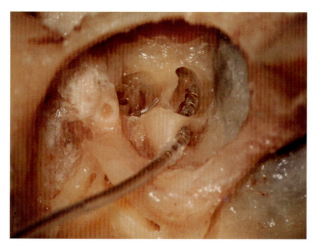

图 2.22　本例圆窗龛上部的悬骨移除不足，电极阵列在圆窗龛处扭结，可能使电极受损

2.17）。耳蜗电极插入的方向也应向前下方，以避免刺穿基底膜或损伤骨性螺旋韧带（图 2.20 和图 2.21）。

2.1.12 乙状窦和颈静脉球

乙状窦将横窦与颈静脉球相连，位于硬脑膜内外层之间。它接纳岩上窦的静脉回流，并通过导静脉与耳后静脉相通。耳蜗植入术中制备接收器时骨床有时会见到导静脉。颈静脉球位于颈静脉孔内，连接乙状窦和颈内静脉，外邻面神经乳突段，上邻半规管和耳蜗。颈静脉球与面神经距离的变异较大，其在下鼓室的位

置也变异较大（图 2.22）。有时颈静脉球可到达耳蜗下缘（颈静脉球高位）。有时下鼓室处颈静脉球骨质缺如。应注意Ⅸ～Ⅺ后组脑神经于颈静脉球内侧从颈静脉孔穿出颅底。

岩上窦连接海绵窦，接受大脑和小脑下静脉以及鼓室内的静脉回流。它行经小脑幕附着边缘的岩上窦沟。

岩下窦也向颈静脉球回流，并连接海绵窦。它接受内听道、脑桥、延髓及小脑底面的静脉回流。

2.1.13 颈内动脉

颈内动脉通过颈内动脉孔进入颞骨。它紧邻耳蜗前下方垂直上升。然后向前内侧几乎以直角转向至岩尖，形成紧邻咽鼓管内下方的颈内动脉水平段。颈内动脉水平段在咽鼓管下方穿行，经由破裂孔进入颅内。2% 的病例中，分隔颈内动脉和咽鼓管的骨壁缺如[12-13]。耳蜗和颈内动脉的距离从 1mm 至数毫米不等。在进行耳蜗钻孔、岩骨次全切除及其他更大范围的颞骨手术时，需要非常熟悉颈内动脉的解剖位置（图 2.20、图 2.22 和图 2.23）。

2.1.14 面神经隐窝和岩骨次全切除

通常采用面神经隐窝径路暴露圆窗（图 2.24）。必要时，可采用岩骨次全切除术，以更好地暴露解剖结构（图 2.25）。

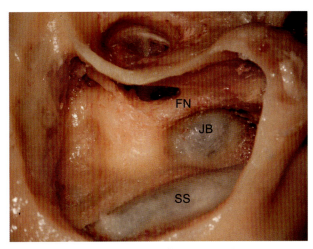

图 2.24 通过后鼓室切开，清晰暴露圆窗龛。FN：面神经；SS：乙状窦；JB：颈静脉球

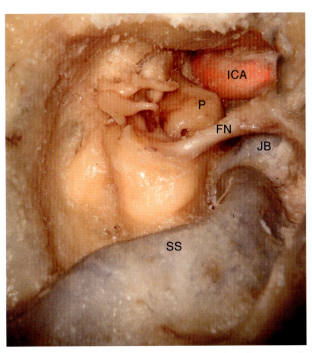

图 2.23 在本例扩大开放式乳突切除病例中，乙状窦（SS）和颈内动脉（ICA）上升段完全轮廓化，清晰可见。鼓岬（P）和上述两个结构的关系易于理解。注意颈静脉球（JB）和面神经乳突段的关系（FN）

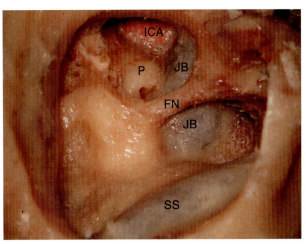

图 2.25 耳蜗植入联合颞骨岩骨次全切除手术中，外耳道后壁完全磨除，从而更清晰地暴露中耳和耳蜗。注意颈内动脉（ICA）、位于面神经（FN）深部前后的高位颈静脉球（JB）及其与鼓岬（P）的关系。SS：乙状窦

2.2 耳蜗植入术相关的颞骨解剖（左侧）（图2.26~图2.36）

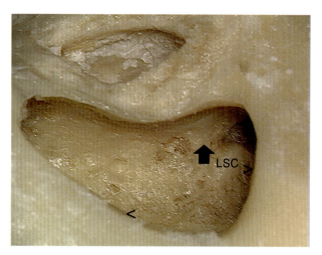

图2.26 耳蜗植入术的乳突切除步骤已完成。因为手术目的并非清除病灶，小范围的乳突切除已经足够。扩大乳突腔并无必要，因为直角边缘（>和<）可以将电极阵列限制在乳突腔内。外耳道后壁要磨薄。要找到面神经的两个解剖标志：外半规管（LSC）和砧骨短脚（I）。上鼓室切开并不需要，但能提高术腔的光照条件，使手术视野更清晰。透过半透明的轮廓化骨质可见面神经（箭头）

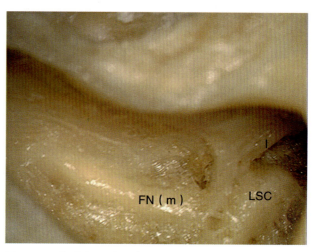

图2.27 在紧邻砧骨短脚下方、面神经的外侧行后鼓室切开。在这个区域，电钻要平行于面神经走行方向移动，并要注意冲水，防止面神经热损伤。I：砧骨；LSC：外半规管；FN（m）：面神经乳突段

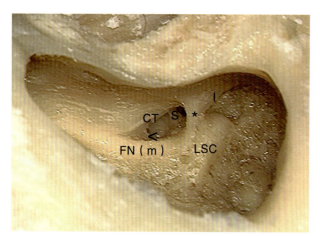

图2.28 后鼓室切开过程中，可在砧骨后方保留一个称为拱柱的小骨桥（星号），在面神经的外侧可见鼓索神经（CT）。在某些后鼓室狭小的病例中，为了获得足够的手术空间以确保手术安全，鼓索神经可以不予保留。鼓索神经从面神经分叉出来的位置可以有很大的变异（<）。沿外耳道后壁磨除骨质时尤其不要太向前及向外，以免损伤鼓环。I：砧骨；LSC：外半规管；FN（m）：面神经乳突段；S：镫骨

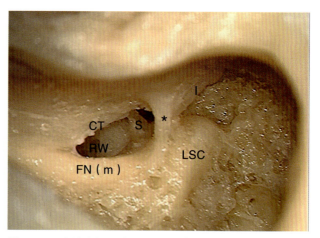

图2.29 后鼓室切开向下扩大以暴露圆窗龛（RW），圆窗龛上方可见镫骨（S）。星号：拱柱；I：砧骨；CT：鼓索神经；LSC：外半规管；FN（m）：面神经乳突段

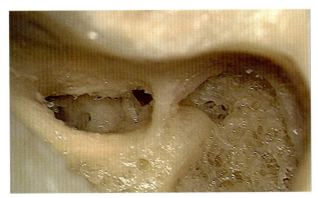

图 2.30 高倍镜下的圆窗龛（>）和镫骨更加清晰。注意圆窗龛上后缘骨质会妨碍圆窗膜的暴露和圆窗径路的完成。下方可见一鼓室下气房，因其很像圆窗龛，有时会误认圆窗位于其内，从而导致耳蜗电极错误插入

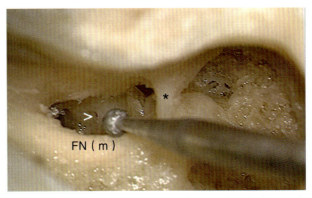

图 2.31 用小的金刚钻将遮挡圆窗膜的骨质磨除。注意避免损伤镫骨和圆窗。由于示教需要，本例中鼓索神经予以去除。应避免旋转的钻柄与面神经接触。即使没有直接损伤，热损伤也会发生。星号：拱柱；FN（m）：面神经乳突段；>：圆窗

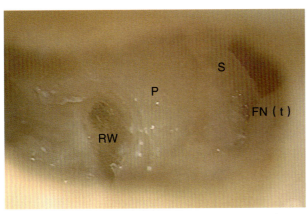

图 2.32 圆窗膜清晰可见，呈灰黑色。假圆窗膜（此图中未见）呈白色，可被剥离，从而暴露真正的圆窗膜。RW：圆窗；P：鼓岬；FN（t）：面神经鼓室段；LSC：外半规管；FN（m）：面神经鼓室段；S：镫骨

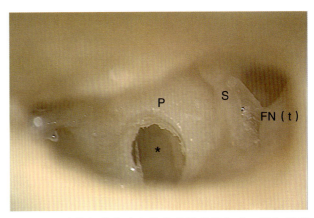

图 2.33 动作轻柔地用小钩针将圆窗膜打开，掀起圆窗膜使鼓阶暴露（星号）。P：鼓岬；S：镫骨；FN（t）：面神经鼓室段

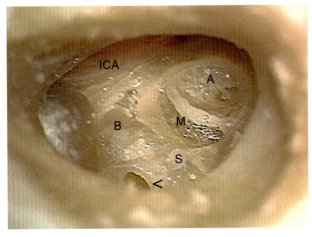

图 2.34 去除鼓膜和听小骨后，将耳蜗底转轮廓化，打开耳蜗中转和顶转。颈内动脉垂直段也被轮廓化。由于耳蜗底转自圆窗处朝前下走行，因此行鼓岬开窗打开耳蜗时，电钻需在圆窗下方进行，以免损伤螺旋韧带和血管纹。ICA：颈内动脉；B：耳蜗底转；M：耳蜗中转；A：耳蜗顶转；S：镫骨；<：圆窗

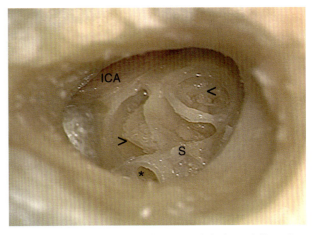

图 2.35 磨除耳蜗侧壁后暴露耳蜗内部解剖结构。耳蜗每圈都包括鼓阶和前庭阶，两者由螺旋板（>）的骨性结构和中阶的膜性结构分隔。中阶位于骨螺旋板的外侧（图中中阶已被去除）。圆窗通向鼓阶、卵圆窗通向前庭阶。ICA：颈内动脉；S：镫骨；<：蜗轴顶端；星号：圆窗

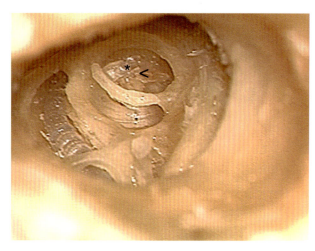

图 2.36 耳蜗电极已被植入，紧抱蜗轴，到达耳蜗中转。星号：电极的尖端；<：蜗轴的尖端

2.3 侧颅底、脑干及耳蜗核的解剖

2.3.1 内听道

内听道是一条长约 1cm 的骨性管道，其走形为从桥小脑角向外经岩骨到达前庭。内听道的长轴和外耳道长轴一致。内听道口可从岩骨的颅内侧观察到。内听道口后缘呈锐角，前缘较宽。后颅窝的硬脑膜延伸进入内听道，覆衬其全长，与内听道所包含的神经在进入相应的神经孔处融合并止于内听道底（图 2.37）。内听动脉和静脉、有时小脑前下动脉的动脉袢也会出现在内听道。

在内听道底，即内听道最外侧可见横嵴，亦称水平嵴，将整个内听道分为上下两半。下半部分的前方是耳蜗神经，后方是前庭下神经（图 2.38）。一个被称为 Bill 嵴的垂直骨嵴将内听道上半部分进一步划分为前后两部分，后方是前庭上神经，前方是面神经（图 2.39 和图 2.40）。单孔神经（singular nerve）位于前庭下神经的后下方，在到达内听道底前从前庭下神经分出。单孔神经通过一个单独的管道到达后半规管的壶腹，该孔在内听道后下壁靠近中间的位置可以被找到。

2.3.2 听觉脑干植入术相关的后颅窝解剖

听觉脑干植入相关的重要解剖结构主要是 V～XII 脑神经及其神经核团、绒球和脉络丛、Luschka 孔和侧隐窝，以及该区域的滋养和回流血管（图 2.41~图 2.48）。

桥小脑角和脑干

桥小脑角是后颅窝的一部分区域，外侧为岩骨的后表面，前方为桥前池，后内侧为小脑、小脑中下脚、脑桥和延髓。后四个结构看起来似乎被小脑"包裹"[14]，这个区域也被称为小脑延髓或脑桥小脑裂。桥小脑角前后观呈三角形。

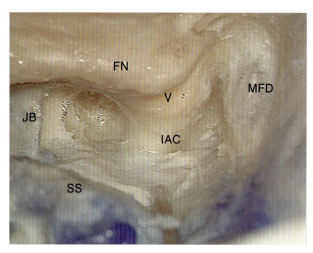

图 2.37 （左耳）内听道（IAC）充分轮廓化。V：前庭；FN：面神经；MFD：中颅窝硬脑膜；JB：颈静脉球；SS：乙状窦

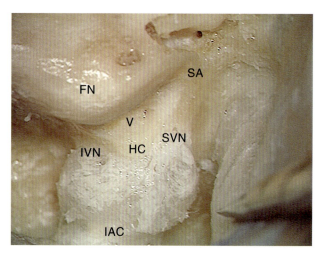

图 2.38 （左耳）内听道（IAC）完全打开。V：前庭；HC：水平嵴；SVN：前庭上神经；IVN：前庭下神经；SA：上壶腹；FN：面神经

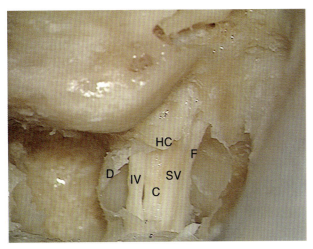

图 2.39 打开硬脑膜后内听道内的神经（左耳）。F：面神经；SV：前庭上神经；C：蜗神经；IV：前庭下神经；D：硬脑膜；HC：水平嵴

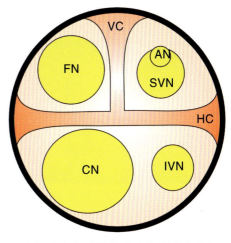

图 2.40 近内听道底的横截面示意图（右耳）。图中可见上壶腹神经（AN）与前庭上神经（SVN）重叠。CN：蜗神经；FN：面神经；HC：水平嵴；IVN：前庭下神经；VC：垂直嵴（Bill 嵴）

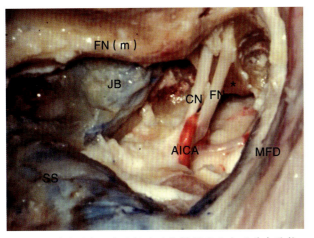

图 2.41 （左耳）经迷路径路尸体解剖显示内听道内结构。需要注意的是本例标本的小脑前下动脉在面神经和耳蜗神经之间走行。FN（m）：面神经乳突段；JB：颈静脉球；SS：乙状窦；MFD：中颅窝硬脑膜；AICA：小脑前下动脉；CN：蜗神经；FN：内听道段面神经；星号：内听道前壁

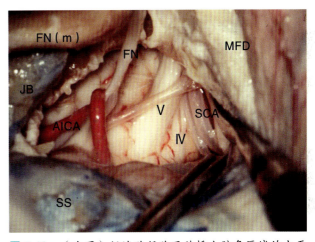

图 2.42 （左耳）经迷路径路开放桥小脑角区域的上面观。图中可见滑车神经（IV）和小脑上动脉（SCA）。AICA：小脑前下动脉；FN：面神经；FN（m）：面神经乳突段；JB：颈静脉球；SS：乙状窦；V：三叉神经；MFD：中颅窝硬脑膜

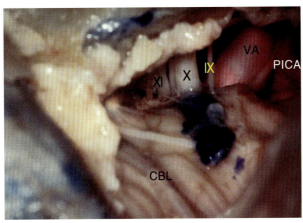

图 2.43 （左耳）经迷路径路开放桥小脑角区域的下面观。图中可见舌咽神经（Ⅸ）、迷走神经（Ⅹ）、副神经（Ⅺ）、小脑后下动脉（PICA）和椎动脉（VA）。CBL：小脑

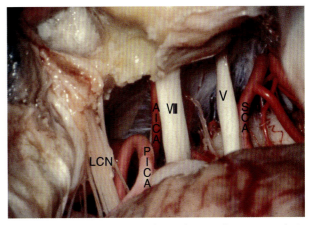

图 2.44 桥小脑角的全貌（左耳）。图中显示了 3 条主要的小脑动脉及其与脑神经的关系。LCN：后组脑神经；PICA：小脑后下动脉；AICA：小脑前下动脉；Ⅷ：前庭蜗神经；V：三叉神经；SCA：小脑上动脉

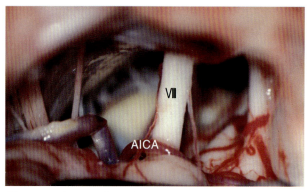

图2.45　前庭蜗神经束（Ⅷ）周围的小脑前下动脉（AICA）环

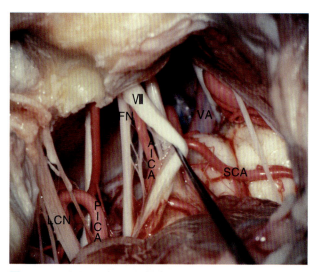

图2.46　前庭蜗神经与其前内侧面神经的位置关系。小脑前下动脉可在二者之间经过。LCN：后组脑神经；PICA：小脑后下动脉；FN：面神经；AICA：小脑前下动脉；Ⅷ：前庭蜗神经；VA：椎动脉；SCA：小脑上动脉

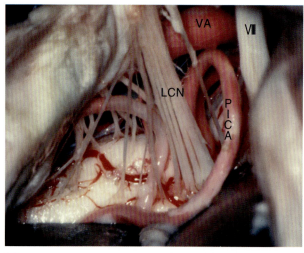

图2.47　下方，小脑后下动脉起源于椎动脉。需要注意该动脉与后组脑神经的密切关系。LCN：后组脑神经；PICA：小脑后下动脉；Ⅷ：前庭蜗神经；VA：椎动脉

一般认为桥小脑角的上界是三叉神经（Ⅴ）经过的水平面，下界是舌咽神经（Ⅸ）经过的水平面。Ⅹ～Ⅻ脑神经位于桥小脑角下方（图2.43），而滑车神经位于桥小脑角上方，与小脑上动脉关系密切（图2.42）。

神经与神经核

（图2.42～图2.49。为了清晰描述，仅描述单侧神经的走行和神经核的位置。）

三叉神经（Ⅴ）起源于中脑、脑桥和髓质中的不同神经核，是直径最大的脑神经，在中脑桥的前外侧发出，向前走行，随后进入位于Meckel腔的半月神经节，之后分成三条神经。

外展神经是一条细小的神经，自桥延沟前侧发出，向前上方走行，横过桥前池，进入朝向海绵窦的Dorello管，在那里走行于颈内动脉外侧。外展神经核位于脑桥位置较低的部分，与面神经核在同一水平，在耳蜗核的前上方，正好位于第四脑室中部水平的后方。

面神经（Ⅶ）起自面神经核，面神经核位于耳蜗核的内上后方靠近脑桥中央内侧的位置，面神经离开脑桥后向前外侧走行通过桥延沟，前庭耳蜗神经自沟内侧出桥延沟。

前庭蜗神经（Ⅷ）在脑桥延髓连接处以神经束的形式离开脑干。面神经和前庭蜗神经一起略向斜上出脑干[15]。两根神经经过桥小脑角池，进入内听道的内耳门，形成面神经和前庭蜗神经束两个独立结构。第八脑神经的前庭和耳蜗成分同时进入内听道，在距内听道最外侧3~4mm处分成独立、可分辨的两根神经，但个体间有差异。

耳蜗核位于脑桥后外侧表面，靠近脑桥延髓连接处；前庭神经核（每侧有四个）位于耳蜗核的上内侧、侧隐窝的前方。

舌咽神经（Ⅸ）和迷走神经（Ⅹ）核位于靠近第四脑室的延髓背侧表面。从延髓后外侧或者延髓橄榄后沟发出，正好位于脑桥延髓连接处的下方。舌咽神经通常包含1个神经根，

极少数有 2 个，位于迷走神经的上方，迷走神经有很多神经根（7 根或者更多），易于辨认。

副神经（Ⅺ）的脑神经根起自位于延髓的神经核，是较小的神经根，包含 4 根或者 5 根纤细的神经根，位于迷走神经根的下方。副神经中较大的脊髓根部分起自高至 C_5 的颈段脊髓，有多个神经根。脊髓根发出后向上走行，在椎动脉后方穿过，经过枕骨大孔，在颈静脉孔的上方或其内汇入髓根，然后经颈静脉孔出颅（图 2.48）。副神经与高位颈神经背根有交通，其中与第一颈神经的交通最大[16]。这三根后组脑神经（Ⅸ、Ⅹ、Ⅺ）之间存在神经纤维和功能的交换。

舌下神经（Ⅻ）核位于延髓中央背侧。舌下神经发出的位置比舌咽神经、迷走神经、副神经更靠前，经过前外侧的橄榄前沟处，向外侧经过椎动脉后方进入舌下神经孔。大部分人的舌下神经包含两根主干，分别是上干和下干，各自穿过硬脑膜孔，但是离开颅底前一旦进入舌下神经管两者就汇合。舌下神经的上下神经根被穿行于两者之间的小脑后下动脉分隔（图 2.49）。舌下神经管位于枕髁上方 5mm 处，向前外方走行，于枕髁前上方、颈静脉孔内侧出颅。

所有后组脑神经（Ⅸ、Ⅹ、Ⅺ、Ⅻ）都是向前上外侧走行进入颈静脉孔，并在此处穿过硬脑膜出颅。随后转向下方，几乎沿着颈静脉窝内侧壁垂直向下。后组脑神经在颈静脉窝内由硬脊膜鞘分别包绕。

最后一个与听觉脑干植入有关的重要结构是位于脑桥下部耳蜗核水平走行至延髓下方的孤束核。孤束核发出脑神经Ⅶ、Ⅸ、Ⅹ的内脏感觉纤维。因为与耳蜗核关系密切，在听觉脑干植入时电诱发听觉脑干反应（EABR）可刺激到孤束核。孤束核的迷走神经成分尤其重要，因为受到刺激时有致心脏骤停的风险，这也是听觉脑干植入调机需要在重症监护病房进行的

原因之一。

动　脉

脑干、桥小脑角和小脑的动脉血供来自椎基底动脉系统。椎动脉的硬脑膜内段起自锁骨下动脉，经枕骨大孔入颅，并沿斜坡向上走行。

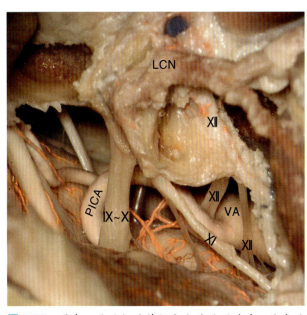

图 2.48　图中可见后组脑神经和小脑后下动脉。注意观察副神经（Ⅺ）的脊髓根。舌下神经的两条神经根一起进入舌下神经孔。Ⅸ：舌咽神经；Ⅹ：迷走神经；LCN：后组脑神经；Ⅻ：舌下神经；PICA：小脑后下动脉；VA：椎动脉

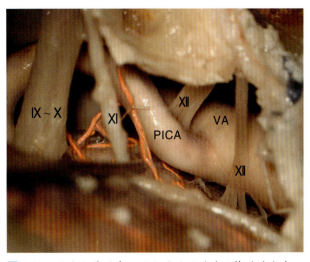

图 2.49　这张细节图中可见小脑后下动脉从椎动脉发出。舌下神经（Ⅻ）的上、下根均可见，向舌下神经孔走行（图中未显示）。Ⅸ：舌咽神经；Ⅹ：迷走神经；Ⅺ：副神经；Ⅻ：舌下神经；PICA：小脑后下动脉；VA：椎动脉

在脑桥延髓连接处水平两侧椎动脉汇合形成在脑干前面中线处走行的基底动脉。椎基底动脉系统可以有很大的变异，经常遇到此处血管形成迂曲的动脉环[16]。椎基底动脉系统发出 3 对小脑动脉（图 2.44）。小脑前下动脉和小脑后下动脉是听觉脑干植入手术中非常重要的血管，因为两者可能位于 Luschka 孔周围，而椎动脉和基底动脉只是偶尔会在此处遇到[14]。小脑上动脉的位置更靠上，与三叉神经毗邻，为小脑后表面提供血供。

小脑前下动脉在脑桥水平发出，是桥小脑角最重要的血管，内听动脉（迷路动脉）从其发出。小脑前下动脉自基底动脉发出处与外展神经关系密切，随后向后行走，可能环绕或穿过前庭蜗神经–面神经束（图 2.41 和图 2.42），也可能形成动脉环入内听道，最终止于小脑脑桥裂中部的表面，供应小脑岩骨面的血供。

小脑后下动脉起自椎动脉，并与后组脑神经关系密切。它最终供应小脑的枕骨下表面的血供（图 2.47~图 2.49）。通常小脑后下动脉的直径与小脑前下动脉有关：如果小脑后下动脉较粗，则小脑前下动脉就较细，反之亦然。

静　脉

听觉脑干植入手术中也可能遇到一些静脉。一般来说，静脉的走行变异较动脉大得多，并且可能阻挡 Luschka 孔。与动脉可能扭曲和挤压桥小脑角中的解剖结构不同，静脉主要是阻碍视野。小脑延髓裂是最大的静脉，小脑中脚静脉、桥延沟静脉和岩下桥静脉都可以横过和妨碍视野[17]。

脉络丛、Luschka 孔和第四脑室侧隐窝

脉络丛和 Luschka 孔都是进入第四脑室侧隐窝、耳蜗腹核、耳蜗背核的重要解剖标志。脉络丛和 Luschka 孔可在前庭蜗神经和舌咽神经根部后方找到（图 2.50~图 2.53）。找到小脑绒球有利于找到脉络丛，脉络丛从第四脑室突出，经 Luschka 孔出第四脑室。所有脑室中存在的脉络丛是一种高度血管化的组织，可以

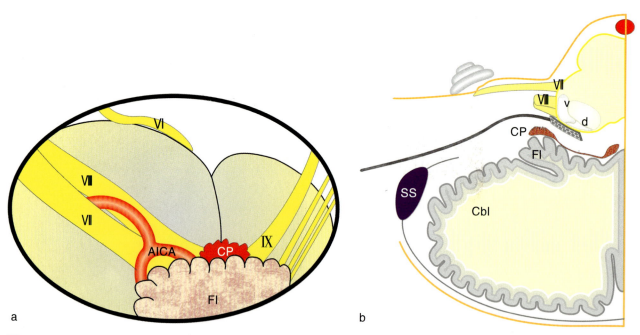

图 2.50 a~b　a. 识别 Luschka 孔的解剖标志。脉络丛（CP）自该孔发出。AICA：小脑前下动脉；Fl：小脑绒球；Ⅵ：外展神经；Ⅶ：面神经；Ⅷ：前庭蜗神经；Ⅸ：舌咽神经；b. 第四脑室、侧隐窝和耳蜗核位置的解剖。本图显示了电极阵列理想的安置部位。Cbl：小脑；CP：脉络丛；d：蜗背侧核；Fl：小脑绒球；SS：乙状窦；v：蜗神经腹核；Ⅶ：面神经；Ⅷ：前庭蜗神经的残根

从血液中过滤产生脑脊液。脉络丛也可以滤除脑脊液中的代谢产物、过量的神经递质以及异物，从而发挥维持脑脊液细胞外环境稳定的功能。两侧的侧隐窝、Luschka 孔及 Magendie 孔构成第四脑室与蛛网膜下腔唯一的通道，通道的开放是脑脊液循环得以实现的前提[14]。

向后外方牵拉脉络丛可以更好地开放 Luschka 孔，从而可进入第四脑室侧隐窝。

在 Luschka 孔的下外方，可见到一个薄片状结构，即菱形唇，它构成脉络丛的延续，同时也是脉络带向上内侧延续的一部分。菱形唇在 Luschka 孔的前外侧形成囊袋，有时术中需要将其切断以暴露 Luschka 孔。脉络带在脑桥的后外侧形成小的肉眼可见的组织隆起，并被认为是分隔蜗神经腹核脑室内和脑室外部分的界线[16-19]。

上述结构若被前庭神经鞘瘤（VS）或其他肿瘤压迫，解剖结构扭曲，造成辨识困难。麻醉师可让患者做 Valsalva 动作，使脑脊液自 Luschka 孔流出，有助于正确定位。

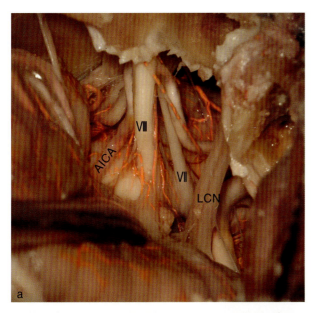

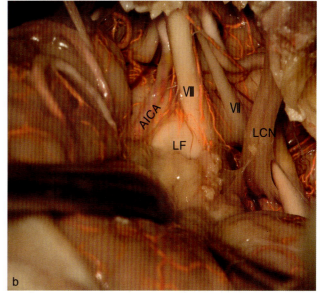

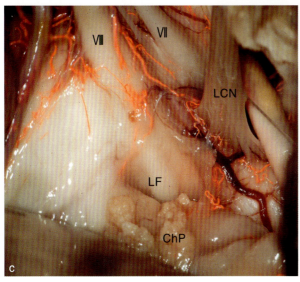

图 2.51 a~c　需要逐步下压小脑绒球方可暴露 Luschka 孔。LCN：后组脑神经；PICA：小脑后下动脉；Ⅶ：面神经；AICA：小脑前下动脉；Ⅷ：前庭蜗神经；LF：Luschka 孔；ChP：脉络丛

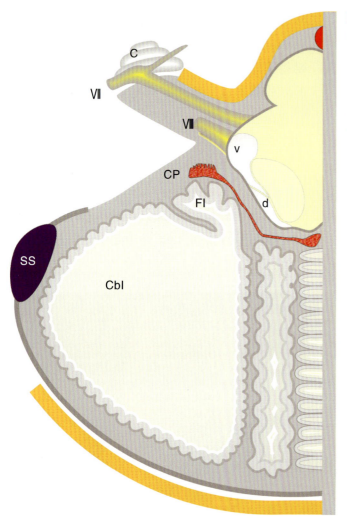

图 2.52 耳蜗核位置示意图。小脑绒球（Fl）阻塞了 Luschka 孔的开放和侧隐窝的入口。侧隐窝中脉络丛（CP）是最突出的结构，也是 Luschka 孔和侧隐窝的最佳解剖标志。面神经（Ⅶ）更靠近腹侧（前方）；前庭蜗神经（Ⅷ）更靠近背侧（后方）。示意图显示了蜗神经腹核和蜗神经背核（v 和 d）的位置。SS：乙状窦；Cbl：小脑；C：耳蜗

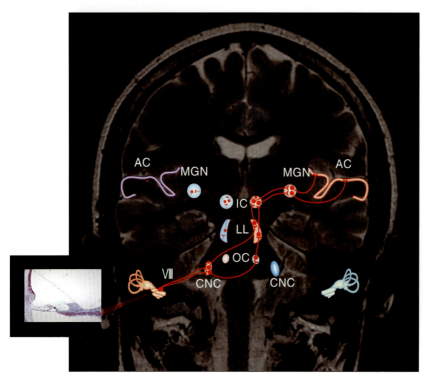

图 2.53 上行听觉通路示意图。Ⅷ：蜗神经；CNC：耳蜗核复合体；OC：上橄榄复合体；LL：外侧丘系核；IC：下丘；MGN：内侧膝状体；AC：听觉皮层

> **侧隐窝的解剖标志**
> - 前庭蜗神经和舌咽神经的起源处
> - 小脑绒球
> - 脉络丛出 Luschka 孔处

侧隐窝是由第四脑室的"顶"（后方）和"底"（前方）汇合而成的弯曲囊袋状结构。其大小存在个体差异。其前面由连接脑桥、延髓及小脑的小脑中、下脚构成；侧隐窝的后面由小脑构成；内侧即为第四脑室。

经迷路径路较易暴露侧隐窝：轻轻向后牵拉小脑绒球足够暴露第Ⅷ脑神经入脑干处和脉络丛。相比而言，乙状窦后径路从更后方才能达到桥小脑角，因此需要明显地牵拉小脑和小脑绒球，以暴露侧隐窝。

蜗神经腹核和蜗神经背核

耳蜗核自前庭蜗神经在脑干后外侧表面神经根处向内侧延续至第四脑室侧隐窝的前壁（"底"）。

耳蜗神经腹核位于脑干小脑下脚后外侧表面。部分位于侧隐窝外面（脑室外），部分位于侧隐窝内部（脑室内），两者被脉络带分隔。蜗神经腹核较难辨别，而且可部分被菱形唇、脉络丛和小脑绒球遮挡。蜗神经腹核可被侵犯桥小脑角和 Luschka 孔的肿瘤影响[17]。在不保留蜗神经的肿瘤切除术中，蜗神经近心端的加速退行性变也包括蜗神经腹核脑室外部分，因为这一结构主要由耳蜗螺旋神经节细胞的轴突构成。这个区域也被称为神经根入脑干区[15,18]。

耳蜗神经背核位于小脑下脚背侧表面的第四脑室侧隐窝的前壁（"底"）。它呈现为一个明显的隆起，称为听结节。它位于舌下神经核和前庭区的外侧。侵犯侧隐窝或其前下部的肿瘤会影响蜗神经背核的功能。

听觉脑干植入术的手术定位

关于听觉脑干植入电极应该与蜗神经腹核（可获得更好的音频识别表现且信号更易进入高级听觉通路[15,20]，但较难到达该部位，电极不易固定，且临近其他神经核团和神经束，易引起非听觉系统的副作用）还是蜗神经背核（呈现清晰隆起，位于脑桥更浅表的位置，更容易固定电极和实施刺激）接触仍存有争议。必须考虑到蜗神经腹核，尤其是脑室外部分，更容易受神经轴突挤压和退变的影响。Brackmannn 等和 Terret 等推荐将整个电极置入侧隐窝，同时刺激蜗神经背核和脑室内部分的蜗神经腹核，从而降低刺激阈值，提高言语测听表现，使非听觉系统的副作用最小化[15,17,20]。

听觉脑干植入电极载体的表面应该朝向前内侧，以便实现与脑干后外侧面的耳蜗核最佳接触。

向着前庭蜗神经轴线 140°朝上置入电极，并指向后内侧，以便更好地接触耳蜗核，而电极面应朝向前内侧[17]。有个简单的记忆方法，将前庭蜗神经自脑干发出处标记为 12 点钟，1 点钟为右耳电极载体置入位置，11 点钟为左耳置入位置。

为了确认电极载体位置正确，并与耳蜗核最佳接触，术中进行检测是最佳方式：EABR 可指导听觉脑干植入体的位置，并可对电极位置进行微调以达到更好的听觉刺激[19]。当听觉脑干植入装置发出刺激时，因可同时刺激位于耳蜗核及侧隐窝区域的其他脑神经核团或神经束，从而产生非听觉作用。由于这些非听觉作用可能与神经核团、神经束的位置相关，其发生率排序为前庭神经、迷走神经（心跳停搏）、舌下神经、舌咽神经和面神经。因此，除了 EABR，还建议监测Ⅴ、Ⅶ、Ⅸ、Ⅹ脑神经。

参考文献

[1] Sanna M. Anatomy of the posterior mesotympanum. In: Zini C. Sheehy J, Sanna M, eds. Microsurgery of Cholesteatoma of the Middle Ear. Milan: Ghedini, 1980: 69-73

[2] Gacek RR. Surgical landmark for the facial nerve in the epitympanum. Ann Otol Rhinol Laryngol, 1980, 89(3 Pt 1): 249-250

[3] Schuknecht HF, Gulya AJ. Anatomy of the Temporal Bone with Surgical Implications. Philadelphia: Lea & Febiger, 1986

[4] Roland PS, Wright CG, Isaacson B. Cochlear implant electrode insertion the round window revisited. Laryngoscope, 2007, 117(8): 1397-1402

[5] Shapira Y, Eshraghi AA, Balkany TJ. The perceived angle of the round window affects electrode insertion trauma in round window insertion—an anatomical study. Acta Otolaryngol, 2011, 131 (3): 284-289

[6] Okuno H, Sando I. Anatomy of the round window. A histopathological study with a graphic reconstruction method. Acta Otolaryngol, 1988, 106(1-2): 55-63

[7] Franz BKH, Clark GM, Bloom DM. Surgical anatomy of the round window with special reference to cochlear implantation. J Laryngol Otol, 1987, 101(2): 97-102

[8] Briggs RJS, Tykocinski M, Stidham K, et al. Cochleostomy site implications for electrode placement and hearing preservation. Acta Otolaryngol, 2005, 125(8): 870-876

[9] Adunka OF, Radeloff A, Gstoettner WK, et al. Scala tympani cochleostomy II: topography and histology. Laryngoscope, 2007, 117(12): 2195-2200

[10] Hamamoto M, Murakami G, Kataura A. Topographical relationships among the facial nerve, chorda tympani nerve and round window with special reference to the approach route for cochlear implant surgery. Clin Anat, 2000, 13(4): 251-256

[11] Meshik X, Holden TA, Chole RA, et al. Optimal cochlear implant insertion vectors. Otol Neurotol, 2010, 31(1): 58-63

[12] Sanna M, Sunose H, Mancini F, et al. Middle Ear and Mastoid Microsurgery. 2nd ed. Stuttgart: Thieme, 2012

[13] Sekhar LN, Estonillo R. Transtemporal approach to the skull base an anatomical study. Neurosurgery, 1986, 19(5): 799-808

[14] Sharifi M, Ungier E, Ciszek B, et al. Microsurgical anatomy of the foramen of Luschka in the cerebellopontine angle, and its vascular supply. Surg Radiol Anat, 2009, 31(6): 431-437

[15] Terr LI, Fayad J, Hitselberger WE, et al. Cochlear nucleus anatomy related to central electroauditory prosthesis implantation. Otolaryngol Head Neck Surg, 1990, 102(6): 717-721

[16] Wen HT, Rhoton AL Jr, Katsuta T, et al. Microsurgical anatomy of the transcondylar, supracondylar, and paracondylar extensions of the far-lateral approach. J Neurosurg, 1997, 87(4): 555-585

[17] Abe H, Rhoton AL Jr. Microsurgical anatomy of the cochlear nuclei. Neurosurgery, 2006, 58(4): 728-739

[18] Quester R, Schröder R. Topographic anatomy of the cochlear nuclear region at the floor of the fourth ventricle in humans. J Neurosurg, 1999, 91(3): 466-476

[19] Nevison B. A guide to the positioning of brainstem implants using intraoperative electrical auditory brainstem responses. Adv Otorhinolgaryngol, 2006, 64: 154-166

[20] Brackmann DE, Hitselberger WE, Nelson RA, et al. Auditory brainsterm implant: I. Issues in surgical implantation. Otolaryngol Head Neck Surg, 1993, 108(6): 624-633

延伸阅读

Adunka O, Gstoettner W, Hambek M, et al. Preservation of basal inner ear structures in cochlear implantation. ORL J Otorhinolaryngol Relat Spec, 2004, 66(6): 306-312

Bielamowicz SA, Coker NJ, Jenkins HA, et al. Surgical dimensions of the facial recess in adults and children. Arch Otolaryngol Head Neck Surg, 1988, 114(5): 534-537

Briggs RJS, Tykocinski M, Xu J, et al. Comparison of round window and cochleostomy approaches with a prototype hearing preservation electrode. Audiol Neurootol, 2006, 11(Suppl 1): 42-48

Eby TL, Nadol JB Jr. Postnatal growth of the human temporal bone. Implications for cochlear implants in children. Ann Otol Rhinol Laryngol, 1986, 95(4 Pt 1): 356-364

Sanna M, Khrais T, Falcioni M, et al. The Temporal Bone, a Manual for Dissection and Surgical Approaches. Stuttgart: Thieme, 2006

Sanna M, Mancini F, Russo A, et al. Atlas of Acoustic Neurinoma Microsurgery. 2nd ed. Stuttgart: Thieme, 2011

Sanna M, Saleh E, Khrais T, et al. Atlas of Microsurgery of the Lateral Skull Base. 2nd ed. Stuttgart: Thieme, 2008

Schwartz MS, Otto SR, Shannon RV, et al. Auditory brainstem implants. Neurotherapeutics, 2008, 5(1): 128-136

第 3 章
听觉植入影像学

在决定耳蜗植入和听觉脑干植入前，多学科团队必须对候选者进行彻底评估，影像仅仅是评估检查的一部分（参见第 5 章）。然而，影像在这一过程中对判断手术可行性、植入侧别、手术径路、装置类型、电极类型等仍然是不可或缺的。同时，影像检查可能会提供耳聋病因的信息。

耳蜗植入禁忌可能会导致不干预、分期处理或成为听觉脑干植入的适应证。另外可能还会改变植入效果、可能选择的手术策略、额外手术风险等方面对患者及家长的咨询。有时，可能需要转诊到另一个更有经验的耳蜗植入团队。

耳蜗植入术前评估中，适当训练如何系统判断和解读 CT 和磁共振影像（MRI）的不同结构是必要的。我们建议读者形成自己标准程序并回顾所有结构：这是最好的训练模式。以我们的经验，盲目相信影像报告是不明智的；特别是将手术、解剖知识与影像信息结合，这就是耳鼻喉外科医生额外的价值所在。然而，适当的合作或咨询经验丰富的（神经）影像科医师是必不可少的。

本章就颞骨及桥小脑角的一般影像学进行讨论，特别关注听觉植入前的影像学评估。特别的影像主题（如脑膜炎或耳硬化症）将在本书的特殊适应证章节中予以强调（参见第 12~17 章）。

3.1 颞骨影像学概述

耳科医师和耳神经医师必须熟悉 CT 和 MRI 检查的优点和缺点，应能够根据病理性质选择一个合适的检查，并有计划地进行手术。

3.1.1 CT

小于 1mm 层厚的多层高分辨率 CT，能在有限的扫描时间里精确地显示内耳及中耳的细微结构（如听骨链）。轴向扫描或重建的首选方向应在外半规管平面。

术前辨别听骨链、迷路、中颅窝和后颅窝硬脑膜、乙状窦、面神经管和乳突气化有助于我们制定手术策略并降低手术风险。CT 影像可以被看作是指引我们到达耳蜗的地图。同时，它也能帮助外科医生识别一些解剖变异，例如中颅窝硬脑膜低位、乙状窦前置、颈静脉球高位及乳突气化不佳。表 3.1 列举了耳蜗植入术前需要辨识的重要结构。

3.1.2 MRI

与 CT 影像相比，MRI 特别适用于分辨不同的软组织结构且不显影骨性解剖边缘。不同类型的 MRI 序列，无论增强与否，对评估耳蜗通畅度、内听道内的神经（尤其是矢状面）、桥小脑角病变和颅内包括听觉通路上的病变非常有帮助。

CT 与 MRI 这两种检查具有互补性，最好在耳蜗植入术前均应完成。然而，CT 影像能清晰显示与手术径路相关的结构，无疑是最重要的。MRI 的可操作性和成本应予以考虑，但当有怀疑耳蜗通畅度或蜗神经完整性，或者要评估可能的颅内病变时，MRI 是必不可少的（表

3.2）。一些外科医生更倾向于将 MRI 作为耳蜗植入前的首选检查[1]。

3.2 耳蜗植入的影像学

在标准的耳蜗植入术中，耳蜗电极经乳突从后鼓室进入，通过或靠近圆窗插入，然后从耳蜗底转鼓阶朝顶转推进。因此，术前乳突腔、面隐窝、鼓室、面神经全程、鼓索神经、耳蜗、圆窗龛、蜗阶和内听道及其内部神经的解剖结构必须通过影像资料仔细评估。耳蜗植入术前 CT 检查需辨识结构清单已在表 3.1 列出。畸形或导致耳聋的其他原因也可被显示。其他可能的病变也必须排除。耳蜗和内听道检查尤其重要，表 3.2 列出了能帮助鉴别耳蜗和内听道病变的典型特征。

> **耳蜗植入术前 MRI 检查适应证**
> - 不确定是否存在耳蜗骨化或怀疑耳蜗通畅度，尤其是在疾病的急性期（脑膜炎、耳硬化症、自身免疫性内耳疾病、创伤）
> - 不确定是否存在蜗神经未发育或发育不良［单侧或双侧先天性感音神经性听力障碍（SNHL）、前庭耳蜗畸形、内听道狭窄、听神经病］
> - 不确定是否存在桥小脑角或岩尖病变
> - 怀疑颅内病变，排除脑膜炎、巨细胞病毒感染及其他病变后引起的颅内病变

3.3 听觉脑干植入的影像学

听觉脑干植入中，扩大迷路径路或乙状窦后径路较易到达脑干。这两种径路均需要具备足够的桥小脑角和脑干，以及经迷路或乙状窦后区域的知识。

表 3.1　耳蜗植入术前 CT 检查需辨识结构清单

部位	辨识项目
乳突	气化
	面神经位置
	颅中窝硬脑膜位置
	乙状窦前置或外置
	乳突－圆窗轴：至耳蜗底转的径路和角度怎样？
中耳	颈静脉球高位/骨裂
	颈内动脉异位/骨裂
	残留性镫骨动脉
	面神经异位
	听小骨存在
	其他
耳蜗	
骨化	参见第 11 章耳蜗骨化的内容
耳硬化	参见第 13 章耳硬化症的内容
形态	参见第 15 章内耳畸形的内容
内听道和前庭导水管	参见第 15 章内耳畸形的内容
病理改变	参见第 10、14、17 章(骨折、肿瘤、感染等)

来源：选自 1998 年 Lo[2] 的文章

除了影像学解剖知识，对于耳蜗植入来说，迷路、颈静脉球、耳蜗导水管、第四脑室的宽度、通向 Luschka 孔，以及其他脑神经和血管的情况也必须了解。

表 3.2　耳蜗、迷路、内听道病变的影像学鉴别诊断

病变	CT	MRI T1 加权	MRI T2 加权（重）	MRI T1 增强	典型特征
耳蜗和迷路					
闭塞/纤维化	不显影	→	↓	−（陈旧性） +（活动性）	增强主要取决于炎症的阶段
骨化	钙化（主要是耳蜗鼓阶底转）	→	↓	−	见于炎症末期
炎症/迷路炎	不显影	→	→↓	+	取决于脑膜炎、感染、创伤、自身免疫
出血	不显影	↑	→↑	→+	T1 加权高密度，增强后无强化最重要
蜗内神经鞘瘤	正常耳蜗，骨质侵蚀罕见	→↑	局灶充盈缺损	+（局部强化）	
耳蜗硬化	迷路周围骨质低密度	→环形可见	→，罕见高信号局灶	强化，局灶	CT 最重要，病变起于前庭前方、窗前裂
畸形	所有迷路畸形均可见	−	显影畸形最佳	−	根据畸形的分型决定
内听道					
内听道	骨性内听道	→	↑	→	CT 最适合测量直径
脑神经发育不良/未发育	不显影		最佳显影		矢状位最适合观察内听道
前庭神经鞘瘤	不显影	↓→	→↑	+	内听道受累，骨肿瘤角度为锐角，常为囊性
脑膜瘤	有时弥漫硬化改变	↓→	→↑	+	脑膜尾征，骨肿瘤角度为钝角

3.4　轴位与冠状位 CT 影像

缩写：下列缩写在此后的图片释义中使用。

A：鼓窦

Ad：鼓窦入口

ALC：外半规管壶腹

APC：后半规管壶腹

ASC：上半规管壶腹

C：耳蜗

COA：蜗神经孔

C2：耳蜗第二圈

Ca：耳蜗顶转

Cb：耳蜗底转

Cm：耳蜗中转

CA：颈内动脉

CAq：耳蜗导水管

CC：总脚

CP：匙突

CT：鼓索神经

EV：导静脉

EAC：外听道

FL：绒球

FN：面神经

FP：镫骨底板

FR：圆孔

GG：膝状神经节

GSP：岩浅大神经

HC：横嵴（镰状嵴）
Hyc：舌下神经管
I：砧骨
ISJ：砧镫关节
IAC：内听道
JB：颈静脉球
KS：Körner 隔
LF：Luschka 孔
LP：砧骨长脚
LR：第四脑室侧隐窝
LS：面神经迷路段
LSC：外半规管
M：锤骨
P：鼓岬
PE：锥隆起
PSC：后半规管
RW：圆窗

RWN：圆窗龛
S：镫骨
SA：弓下动脉
SH：镫骨头
SM：镫骨肌
SN：单孔神经管
SS：乙状窦
SSC：上半规管
SSL：上悬韧带
TMJ：颞颌关节
TTm：鼓膜张肌
TTt：鼓膜张肌腱
Ty：鼓膜
V：前庭
VA：前庭导水管
VC：垂直嵴（Bill 嵴）

3.4.1　乳突轴位 CT 影像（图 3.1~ 图 3.9）

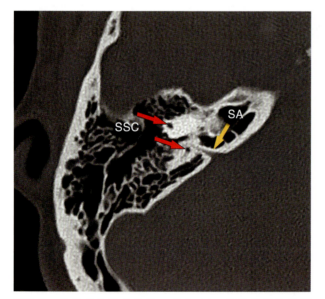

图 3.1　作为结构化方法的一部分，CT 阅片最好按照标准程序进行，以免遗漏病变。轴位和冠状位片均需阅读，可以自上而下、从前向后，或者反向进行。乳突的气化和通气、弓下状脉（SA，黄色箭头）和被切为两部分的上半规管（SSC，红色箭头）的位置如图所示

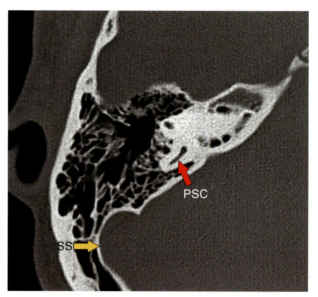

图 3.2　后半规管（PSC）垂直于上半规管并平行于后颅窝硬脑膜。后颅窝硬脑膜以乙状窦（SS）外侧为界。本例中乙状窦未阻挡乳突径路，使中耳的视野和通路得以暴露

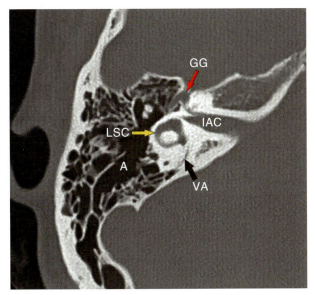

图 3.3 外半规管（LSC）及其周围结构。乳突气化良好；最大的气房——鼓窦（A）——清晰可见。此图中可见内听道（IAC）及恰从其内分出的迷路段面神经。面神经的第一膝部即膝状神经节（GG，红色箭头）和鼓室段起始部也可见。前庭导水管（VA）大小正常并且未超过 1.5mm（参见第 15 章关于畸形的内容）。注意到岩尖骨质充满骨髓

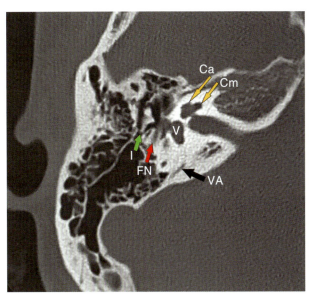

图 3.4 耳蜗顶转（Ca）和中转（Cm）可见，位于迷路之前庭（V）的前内侧。此外，砧骨短脚（I，绿色箭头）可见，与面神经（FN，红色箭头）鼓室段平行，就在面神经第二膝部前方。面神经在第二膝部处从水平段转为较垂直的乳突段

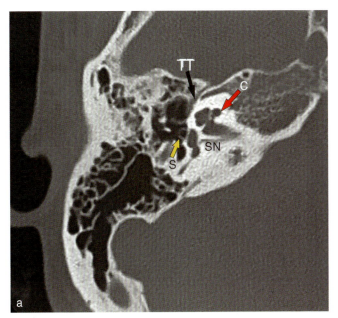

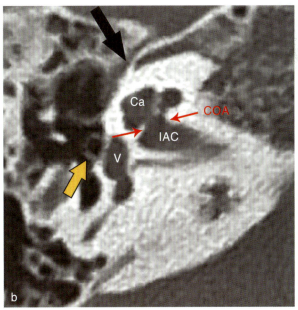

图 3.5 a~b 镫骨水平（黄色箭头）轴位影像。可见恰好在前庭（V）外侧的镫骨足弓。单孔神经管（SN），亦称为后壶腹神经管，位于后半规管与前庭结合部。此图亦可见鼓膜张肌腱（TTt）和鼓膜张肌（TTm）（黑色箭头）。耳蜗（C）通过蜗神经孔（COA）与内听道相连（开口于红色箭头之间，放大的 b 图）。注意位于耳蜗前内侧的中转与顶转（Ca）之间的分隔，使这两圈可见。这是鉴别不完全分隔Ⅱ型畸形的重要结构（参见第 15 章关于畸形的内容）

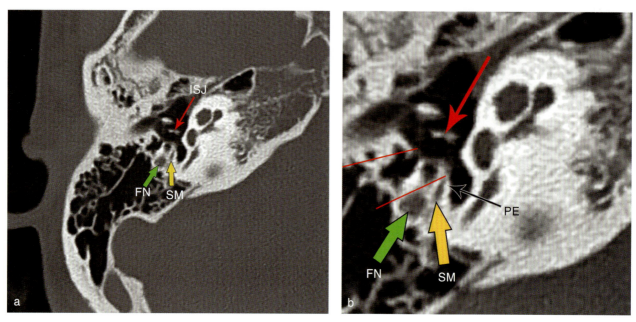

图 3.6 a~b　此图可见面神经垂直段（FN，绿色箭头）的横截面，内侧紧邻镫骨肌腱（SM，黄色箭头），该肌腱从一三角形的突起——锥隆起（PE，放大的 b 图）——处发出。红色箭头标出镫骨头和砧骨豆状突形成的砧镫关节（ISJ，红色箭头）。此关节通过后鼓室切开可见。为了较好地暴露圆窗，面神经骨管的一些骨质和镫骨肌应该被去除。红线（插入的）代表了后鼓室切开的方向和开口

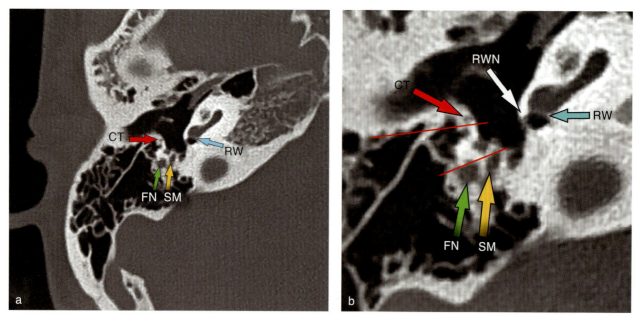

图 3.7 a~b　圆窗（RW，蓝色箭头）水平的轴位 CT：在耳蜗底转后端可见圆窗和圆窗龛（RWN，白色箭头）。这张影像为手术医生应该磨去多少骨质才能清楚地看到圆窗提供了信息。此外，后鼓室切开（2 条红线）位置被标出。此病例中，后鼓室切开的外侧区域气化良好，但内侧仍有较多骨质覆盖于面神经（FN）和镫骨肌（SM）。后鼓室切开的最外侧界是鼓索神经，如仔细观察可在许多 CT 扫描片上发现

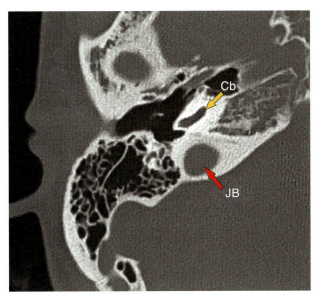

图 3.8 此图中耳蜗底转（Cb）清晰可见。该区域是耳蜗骨化最常见的位置，因此知道其正常的影像学表现十分重要。此平面亦可见颈静脉球（JB）

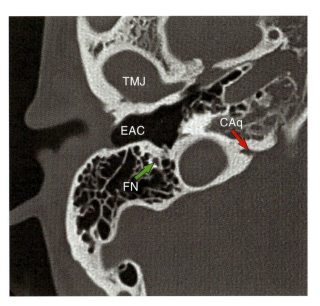

图 3.9 该轴位 CT 为耳蜗平面的下一层面，颈内动脉水平段、颞颌关节（TMJ）上部开始可见。颞颌关节骨壳也是外耳道（EAC）前界。外耳道后壁是乳突前界。此层面可见乳突内面神经（FN，绿色箭头）的垂直段。耳蜗导水管（CAq，红色箭头）骨管亦清晰可见，与导水管的外侧部分相反。导水管的外侧部分朝向耳蜗底转鼓阶，因其直径变细而很难辨别

3.4.2 乳突冠状位 CT 影像（图 3.10~图 3.14）

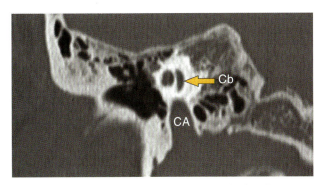

图 3.10 此图是显露耳蜗底转（Cb，黄色箭头）的冠状位最前一层面，亦可见耳蜗正下方的颈内动脉（CA）

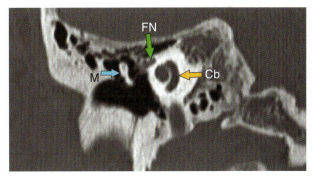

图 3.11 毗邻耳蜗底转（Cb，黄色箭头）可见面神经膝状神经节（FN，绿色箭头）和锤骨头（M，蓝色箭头）

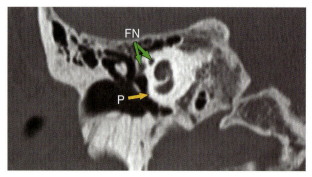

图 3.12 此图中可见面神经（FN，绿色箭头）的两个部分。最靠近耳蜗的是迷路部分，靠近中耳的是鼓室部分。此层面的前一层面是面神经膝状神经节。中耳内的隆起骨部为鼓岬（P，黄色箭头），即耳蜗外侧壁

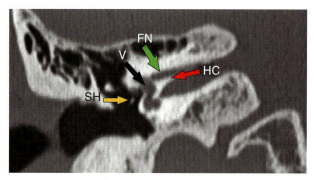

图 3.13 此图为上图稍后层面，显示迷路段面神经（FN，绿色箭头）、前庭（V，黑色箭头）和镫骨头（SH，黄色箭头）。亦可见水平嵴（HC），其将内听道底分为上、下两半部分（红色箭头）

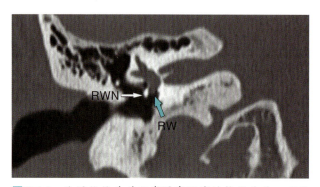

图 3.14 此冠状位片对观察圆窗区域结构很重要。可见圆窗龛（RWN，白色箭头）上方的悬骨和圆窗本身（RW，蓝色箭头）

3.5 MRI

如果不经常使用 MRI 的不同序列，很难辨别桥小脑角/颞骨的影像。不同序列的差异将在此概述中解释。通常，骨组织和空气在 MRI 上呈黑色、不显影。

> 下面的口诀可以作为区分不同序列之间的一个提醒：一个鼻子和两个水汪汪的眼睛（ONE nose and TWO watery eyes）。

T1 加权增强的图像上鼻黏膜为显著高信号，而 T2 加权的图像上眼睛则为显著高信号。

T1 加权平扫图像的高信号通常没那么明显，主要的价值是结合增强图像观察，以获取更多信息（图 3.15~图 3.19）。

接下来，影像学解剖结构以 T2 加权 CISS（稳态构成干扰）序列显示[3]。该序列与 FIESTA 或 DRIVE 序列相当，呈重 T2 加权影像。在重 T2 加权影像中，脑脊液、耳蜗内液体与脑组织相比均呈高信号（图 3.20~3.39）。

图 3.40~图 3.42 为听力下降患者最常使用的 3 种 MRI 序列的细节放大图像。用 1 例细菌性脑膜炎后急性听力下降患者的图像来诠释各个序列的优势。

其他病例影像将在特殊适应证章节（第 12~17 章）中详述和讨论。

3.5.1 耳蜗和听觉脑干植入体的 MRI 伪影

如果接收-刺激器的磁铁在位，可产生图像上的伪影。当患者接受最大至 1.5T 场强的 MRI 扫描时必须遵循相关指南。植入体生产商提供的指南或方案多数建议在扫描时使用固定头带。应征询适用于每种特定型号耳蜗或听觉脑干植入的指南，以获取更多信息。不建议在未取出磁铁前行 3T MRI 检查。

1.5T MRI 可获得图 3.43 和图 3.44 这样的图像。

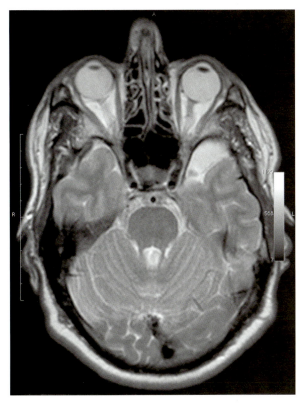

图 3.15　T2 加权 MRI。脑：灰色 / 等信号；鼻黏膜：灰色 / 等信号；脑脊液：白色 / 高信号；眼：高信号

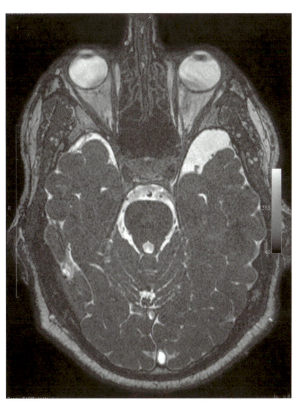

图 3.16　重 T2 加权。脑：灰色 / 等信号；鼻黏膜：灰色 / 等信号；脑脊液：白色 / 高信号；眼：高信号（两只眼睛）

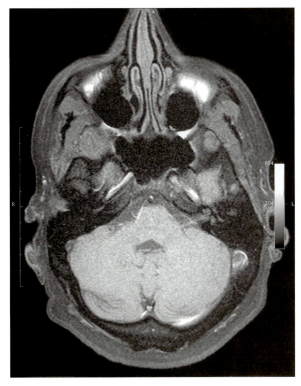

图 3.17　T1 加权（脂肪抑制）MRI。脑：灰色 / 等信号；鼻黏膜：低信号；脑脊液：黑色 / 低信号；眼：灰色 / 等信号；炎症：低信号；脂肪：低信号

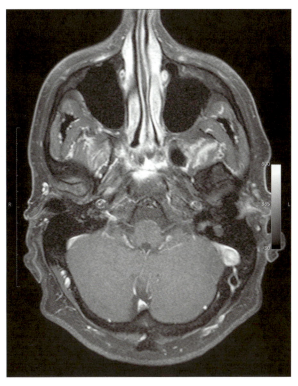

图 3.18　T1 增强（脂肪抑制）MRI。脑：灰色 / 等信号；鼻黏膜：高信号（一个鼻子）；脑脊液：黑色 / 低信号；眼：灰色 / 等信号；炎症：高信号；脂肪：低信号

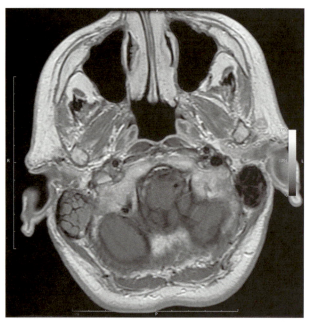

图 3.19　T1 加权（无脂肪抑制）MRI。同图 3.18，但脂肪呈现高信号

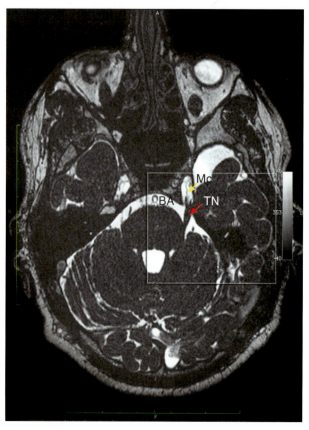

图 3.20　三叉神经（TN，红色箭头），直径粗大，在 MRI 上显示良好。该神经从中脑桥外侧走行至 Meckel 腔（Mc）。可见基底动脉（BA），其位于脑干前方的桥前池中。图中矩形区域放大显示于图 3.21~3.34 及图 3.37

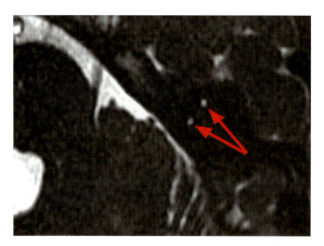

图 3.21　上半规管在此图中呈现为两个点（两个红色箭头）

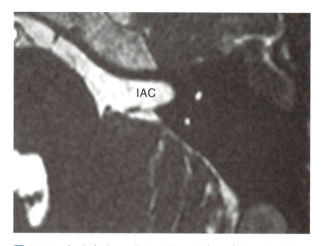

图 3.22　内听道（IAC）位于桥小脑角区外侧，最外侧为内听道底。由于硬脑膜延伸至耳蜗和迷路，内听道内充满脑脊液

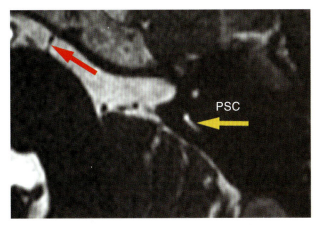

图 3.23 从上图平面依次向下，首先可见后半规管（PSC，黄色箭头）。注意其与后颅窝硬脑膜平行。同时可见第六脑神经（红色箭头）

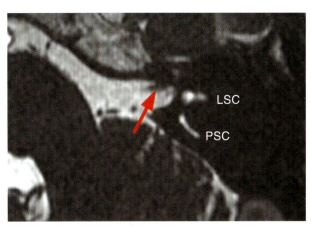

图 3.24 在内听道底首先可见面神经（红色箭头），同时可见外半规管的前部

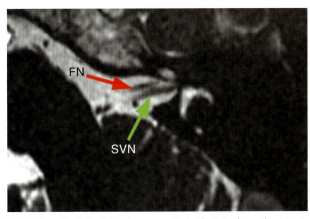

图 3.25 前庭上神经（SVN，绿色箭头）在面神经后方出现。在此图及以下数个平面，该神经与面神经（FN，红色箭头）平行走形（如同电车轨道）

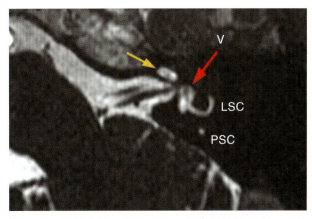

图 3.26 耳蜗中转上部分可见。在清晰的图像中，可见耳蜗中转前庭阶（外侧）与鼓阶（内侧，靠近内听道）的分隔（基底膜/螺旋韧带）（黄色箭头）。几乎整个外半规管（LSC）和前庭（V，红色箭头）可在此片上显露

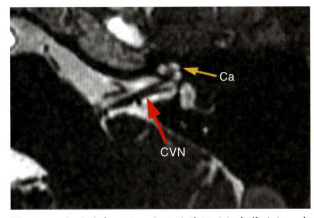

图 3.27 内听道中可见一分开的神经（红色箭头）。在此平面，前庭蜗神经分为蜗神经和前庭下神经。不要将其误认为前庭上神经，因前庭上神经在更高的平面从前庭蜗神经中分离且只在该平面可以分辨（见图 3.25 绿色箭头）。耳蜗顶转亦可见（Ca，黄色箭头）

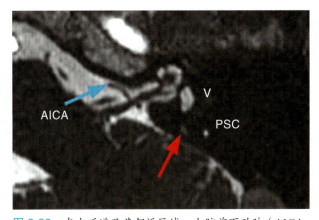

图 3.28 在内听道及其邻近区域，小脑前下动脉（AICA，蓝箭头）经常襻行。该结构的变异大。前庭导水管（红箭头）在大多数 MR 图像上很难看到。该小管道与周围组织的对比只有在其明显扩大时才清晰可见（参见第 15 章关于畸形部分）。V：前庭

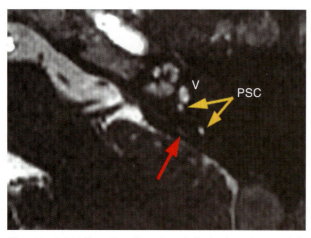

图 3.29 耳蜗第一圈、第二圈及前庭（V）可见。此图中可见前庭蜗神经入脑干处。前庭导水管（红色箭头）几乎与后半规管（PSC，黄色箭头）平行走形

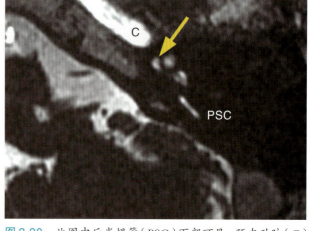

图 3.30 此图中后半规管（PSC）下部可见。颈内动脉（C）水平段清晰可见，与耳蜗第一圈（黄色箭头）非常接近

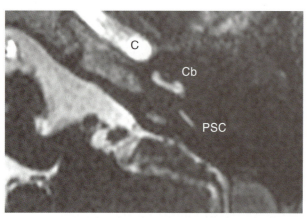

图 3.31 耳蜗底转（Cb）几乎全部可见。鼓阶及部分前庭阶亦可见。颈内动脉（C）水平段与后半规管下部亦可见

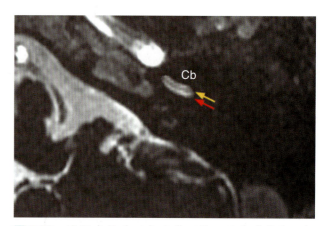

图 3.32 耳蜗底转（Cb）完整可见。两阶（鼓阶，红色箭头；前庭阶，黄色箭头）均可见且充满淋巴液。对于怀疑骨化或纤维化的病例来说，这是明确耳蜗底转通畅度最重要的图像之一

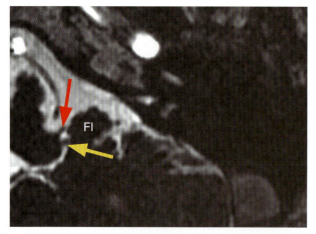

图 3.33 绒球（Fl）在脑脊液中可见，呈"菜花样"。绒球内侧可见脑池、面神经（第Ⅶ脑神经，红色箭头）、前庭蜗神经（第Ⅷ脑神经，黄色箭头）

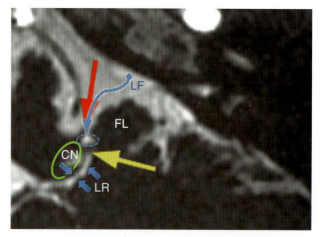

图 3.34 这张放大的图像可显示更精细的解剖结构。绒球可向后牵拉，其内侧的开口处为 Luschka 孔（LF，蓝色点圈）。经此与第四脑室侧隐窝（LR，蓝色小箭头）相通。面神经（红色箭头）更靠腹侧（前侧），其背侧（后侧）的神经是前庭蜗神经（黄色箭头）。蜗核（CN，绿色椭圆圈）在 MRI 上不能分辨，但其位置如图所示

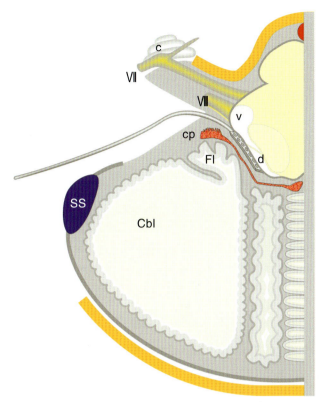

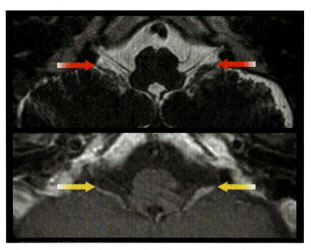

图 3.36 同一患者的两张侧隐窝图像。上图是重 T2 加权影像序列，红色箭头指向绒球和脉络丛区域。下图是 T1 增强加权影像，黄色箭头指向相同区域，但更易分辨。下图清晰显示脉络丛，与绒球相比呈现一个强化的结构

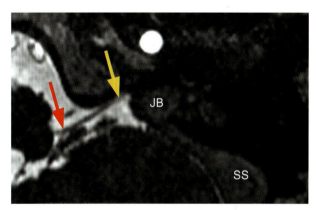

图 3.35 此示意图显示了听觉脑干植入于侧隐窝的位置。绒球（Fl）可向后牵拉，打开 Luschka 孔和侧隐窝的入口。侧隐窝内最突出的结构是脉络丛（cp），是 Luschka 孔和侧隐窝的最佳标志。面神经（Ⅶ）更位于腹侧（前侧），背侧（后侧）是前庭蜗神经（Ⅷ）。蜗神经腹核和背核（v 和 d）的位置如图所示。SS：乙状窦；Cbl：小脑

图 3.37 舌咽神经（第Ⅸ脑神经）在这里显示，从延髓（红色箭头）走向颈静脉孔（黄色箭头），靠近颈静脉球（JB）。乙状窦（SS）亦可见

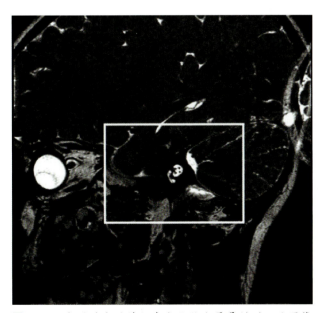

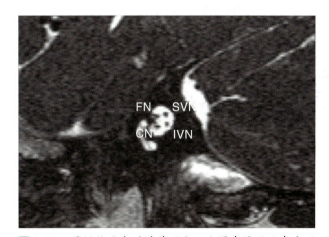

图 3.38 内听道内的神经在矢状位上最易辨别。此图像在鉴别先天性耳聋患者是否有蜗神经发育不全或蜗神经不发育时很重要。内听道内其他神经亦可被评估。此图与下一张图均为内听道外侧部分的矢状位图像，其中所有神经均独立可见。而在内听道内侧部分的矢状位图像上，前庭蜗神经融合为一束，面神经为独立的另一束

图 3.39 耳蜗位于内听道前下方，此图中被显示在左下方，这是最容易辨别该矢状位图（从外向内看）为左耳的标志。耳蜗最靠近蜗神经（CN）（前下方）。面神经（FN）在前上方，后上方是前庭上神经（SVN），后下方是前庭下神经（IVN）。记住"七上八下"：第Ⅶ脑神经在上方，蜗神经在下方

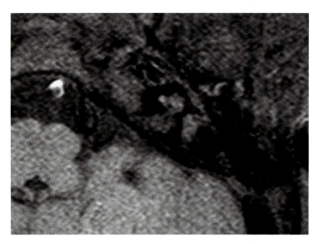

图 3.40 T1 加权平扫 MRI。如果耳蜗或迷路中液体的信号在 T1 加权上比正常密度高，其内可能含有（纤维）组织。在这张图像上，耳蜗和迷路几乎不可见。耳蜗与迷路的信号应与脑脊液信号强度相同，而脑脊液在 T1 加权平扫上的信号比脑组织低。（新鲜）出血和一些病变，例如胆固醇肉芽肿，在 T1 加权平扫成像上呈高信号

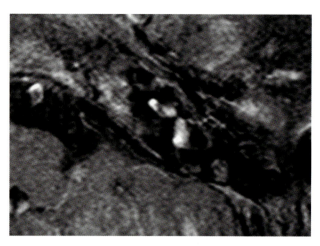

图 3.41 T1 加权增强 MRI。强化意味着局部灌注增加/局部造影剂摄取增加。此病例中，可见脑膜炎后的耳蜗和迷路活动期炎症。强化亦可见于肿瘤如听神经瘤，或耳蜗内出血

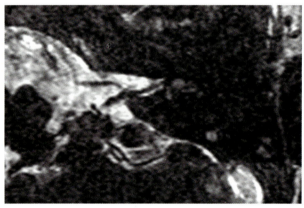

图 3.42 T2 CISS/FIESTA 加权 MRI。耳蜗与迷路内的液体充盈在重 T2 加权上显示最佳。此病例中，耳蜗与迷路几乎不可见，但内听道中的脑脊液清晰可见。其迷路几乎被纤维组织阻塞或已完全骨化。前庭仍可分辨

> **听觉脑干植入术前 MRI 检查指征**
>
> - 不确定是否存在耳蜗骨化或怀疑耳蜗通畅度，尤其是疾病的急性期（脑膜炎、耳硬化症、自身免疫性内耳病、创伤）。
> - 不确定是否存在神经未发育或发育不全，如单侧或双侧先天性感音神经性听力障碍（SNHL）、前庭耳蜗畸形、内听道狭窄、听神经病。
> - 不确定是否存在桥小脑角或岩尖病变。
> - 怀疑颅内病变，排除脑膜炎、巨细胞病毒感染及其他感染后引起的颅内病变。

> - 经迷路径路行听觉脑干植入手术前，需具备迷路、颈静脉球、耳蜗导水管、第四脑室宽度、至 Luschka 孔的通路影像学和解剖知识，其他脑神经及血管的知识，特别是在桥小脑角区，也是必需的。

> **影像学的优点和不足**
>
> - 耳蜗或听觉脑干植入需高质量影像。
> - CT 平扫对手术医生类似于路线图。手术径路应该根据 CT 来制订计划。
> - 术前应特别注意颅中窝硬脑膜、乙状窦、面神经的位置。此外，应注意鼓索神经、镫骨肌及圆窗与面神经的相对位置。
> - 应该在轴位和冠状位 CT 上查看圆窗：术前应明确圆窗龛悬骨、圆窗本身和耳蜗底转的通畅度。
> - 在畸形病例中，因并发症更常见，需先检查所有解剖细节后方可进行骨质磨除。
> - MRI 不同序列的基本知识，是理解不同图像与鉴别不同类型病变的基础。
> - 重 T2 加权序列是了解和评估桥小脑角/颞骨 MRI 的最佳序列。
> - 重 T2 加权图像类似于 CT 图像，可以最充分地显示迷路和脑神经的正常解剖。
> - 重 T2 加权图像可显示正常充满液体的耳蜗各阶，因此被用来分析耳蜗是否有闭塞。液体缺如可能是由于纤维化伴或不伴骨化所导致的。CT 可显示骨化的范围。

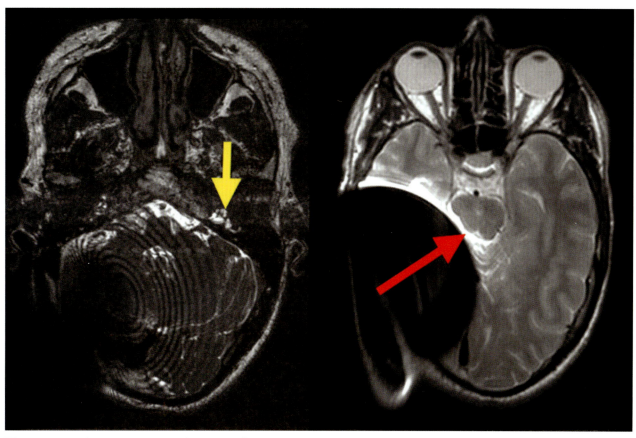

图 3.43　右侧植入耳蜗且接收-刺激器磁铁在位时的 1.5T MRI。注意仅对侧耳可见桥小脑角及内耳结构（黄色箭头）。约 8cm 的伪影可见（红色箭头）

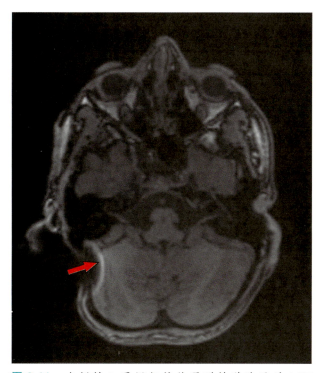

图 3.44　右侧植入耳蜗但接收器磁铁移除后的 1.5T MRI。双侧桥小脑角及内耳结构均可见。局部伪影直径约为 3cm

- 建议应用MRI对疑有耳蜗内闭塞的患者进行评估，包括脑膜炎后、创伤后、耳硬化症、自身免疫性疾病和（可能的）感染后等病例。

参考文献

[1] Mackeith S, Joy R, Robinson P, et al. Pre-operative imaging for cochlear implantation: magnetic resonance imaging, computed tomography, or both? Cochlear Implants Int, 2012, 13(3): 133-136

[2] Lo WW. Imaging of cochlear and auditory brain stem implantation. AJNR Am J Neuroradiol, 1998, 19(6): 1147-1154

[3] Casselman J, Kuhweide R, Deimling M, et al. Contructive interference in steady state-3DFT MR imaging of the inner ear and cerebellopontine angle. AJNR Am J Neuroradiol, 1993, 14(1):47-57

延伸阅读

Harnsberger HR, et al. Diagnostic Imaging. Head and Neck. 2nd ed. Salt Lake City: Amirsys Inc., 2004

Lemmerling M, Kollias SS. Radiology of the Petrous Bone. Berlin: Springer, 2003

第4章
手术器械与植入体

4.1 耳蜗植入：手术器械、术中监测及植入体

4.1.1 耳蜗植入手术器械

准备的手术器械数量不宜太多，但如果术中需要更换手术步骤，又能够确保手术器械充分。应将手术器械有序且恒定地放置于器械台，以便于洗手护士容易整理及使用。

乳突、耳蜗植入手术的手术台布置（图4.1）
供应商提供的特殊耳蜗植入手术器械

·Advanced Bionics 公司手术器械（图4.2~图4.12）
·Cochlear 公司手术器械（图4.13）
·Med-El 公司手术器械（图4.14~图4.20）
·Neurelec 公司手术器械
·Neurelec 植入体使用螺丝固定。下列器械被设计用于此技术。参见图4.21~图4.25。

4.1.2 耳蜗植入围手术期药物治疗

抗生素和感染预防

通常情况下，鼓室和乳突手术并不需要使用抗生素。当然也有许多例外或优先选用抗生素的情况。耳蜗植入手术就是优先使用抗生素的手术之一。尽管没有循证医学的支持，但如下若干考虑有助于避免感染。

细菌的考虑

文献报道中，引起耳蜗植入术后暴发性感染的细菌是铜绿假单胞菌和金黄色葡萄球菌[1-2]。这两个菌种能够在植入体表面形成生物膜，所以设备相关的感染清除起来可能就非常困难。因为这些生物膜对抗生素会产生更强的耐药性，这将引起植入体更高的脱出率并随后需要被移除[3-4]。

因此，围手术期抗生素的方案至少要覆盖这两种细菌。围手术期静脉给药的实例如下：
在成人24h内，皮肤切开前45min 开始应用：

·克林霉素 600mg，每天3次，用1d。
·头孢他啶 2g，每天3次，用1d。

在儿童24h内，皮肤切开前45min 开始应用：

·克林霉素 40mg/（kg·d），分3~4次给药（最大剂量1.8g）。
·头孢他啶 100~150mg/（kg·d），分2~4次给药（最大剂量6g）。

门诊患者的考虑

患者是否有多次耳部感染史？是否有近期的外耳道分泌物细菌培养？是否有明显引起耳部感染的解剖或医疗原因？例如腭裂或糖尿病。是否曾经有耳部手术史？是否有胆脂瘤、中耳不张或乳突根治腔？（参见第12和14章）。

预防的策略是对所有可能行耳蜗植入手术的患者给予外耳道分泌物培养。如果培养阳性，应根据培养的结果，术前一周给予局部外耳道滴药。如在耳蜗植入并发症章节中所描述（参见第7章，病例7.4），外耳道的铜绿假单胞菌感染会最终导致患者缓慢进行性的蜗内感染。这可能是由于植入导致医源性细菌扩散。从此例之后，我们对每位耳蜗植入患者术前都进行外耳道分泌物培养和局部抗生素应用。

手术器械与植入体 第4章

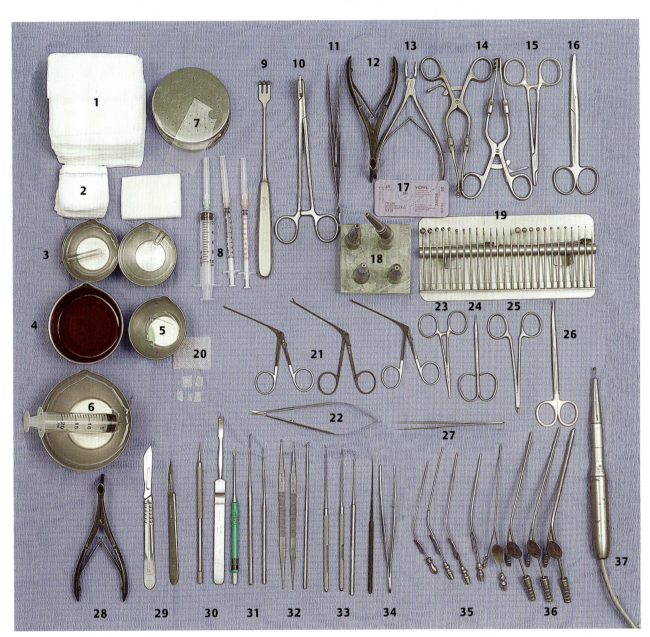

图 4.1　图片所示为常规乳突手术的手术台摆放。在标准耳蜗植入手术中，并非所有的手术器械都被使用。如果术中改变扩大的手术径路，比如岩骨次全切除术，这些手术器械要依然够用。除此之外，还会用到人工耳蜗公司提供的特殊手术器械进行植入体的放置。图片所示手术台的器械摆放可能会对手术有所帮助。器械摆放无序会干扰手术进程并分散医生的注意力。我们通常更喜欢使用直的手术器械，而不是带角度的手术器械，包括电钻手柄，因为直的手术器械能够确保术中的精准操作。1.纱布（大）；2.纱布（小）；3~6.盛有生理盐水、消毒液、局麻醉药物的金属杯；7.硅胶片；8.注射器；9.皮肤拉钩；10.筋膜夹；11.有齿镊；12.鼻镜；13.咬骨钳；14.自动撑开器；15.持针器；16.剪刀；17.微乔线（手术用线）；18.手柄，直的和弯的；19.碳化钨和金刚钻；20.棉片；21.显微镊和显微剪；22.弹簧剪；23.钳子（砧骨用）；24.眼科剪；25.锤骨剪；26.剪刀；27.镊子（细尖）；28.鼻镜；29.手术刀；30. Lempert 骨膜剥离子；31.显微剥离子；32.刮匙；33.钩针和直针；34.有齿镊；35.吸引器头；36.吸引/冲洗器头；37.带手柄的手术电钻

47

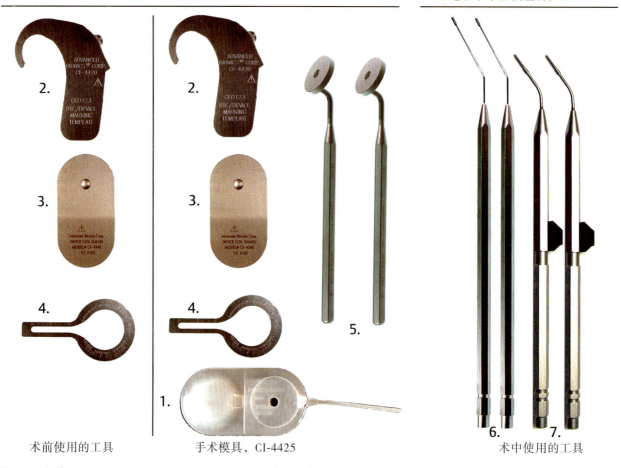

图 4.2 安装 Advanced bionics HiRes 90k 植入体的手术组套。1. 手术硅树脂模具；2. 处理器标记模板；3. 装置线圈测量模具；4. 骨床标记模板；5. 骨床模板；6. 耳蜗开孔定径测量尺；7. 1J 电极插入工具

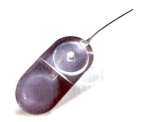

图 4.3 HiRes 90k 硅树脂手术模具

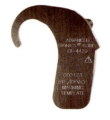

图 4.4 耳后（BTE）处理器模板

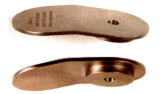

图 4.5 HiRes 90k 接收－刺激器植入体模板

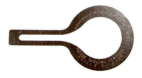

图 4.6 处理器标记模板

手术器械与植入体　第4章

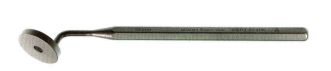

图 4.7　骨床测量尺

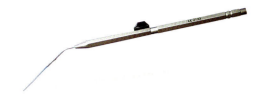

图 4.8　HiFocus 1J 电极插入工具和导管

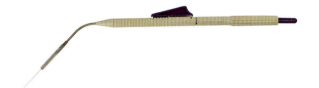

图 4.9　HiFocus 中阶插入工具

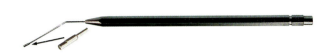

图 4.10　Helix 耳蜗开孔定径测量尺

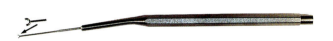

图 4.11　叉状工具

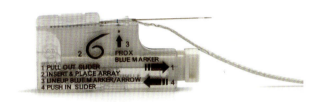

图 4.12　电极再装载工具

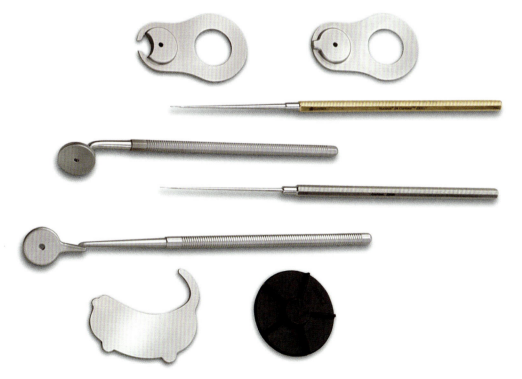

图 4.13　从左到右依次排序：两个植入体模板；两个电极线叉状工具（金色和银色）；两个骨床测量尺（带有和不带有电极通道）；一个处理器（BTE）模板；一个术中量取间隔区的装置（黑色）。未展示先进的抽取导丝镊

49

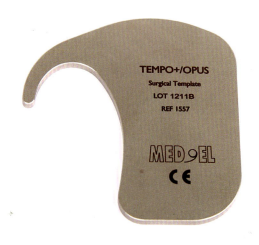

图 4.14 处理器模板

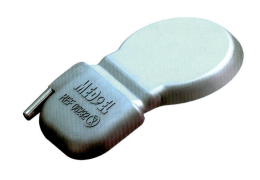

图 4.16 Med-El 植入体硅树脂模板

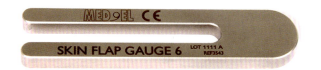

图 4.15 皮瓣测量尺

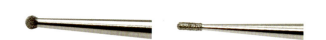

图 4.17 金刚钻。显示金刚钻头的细节。钻头直径为圆钻头（左）1.2mm 和另一种钻头（右）0.6mm

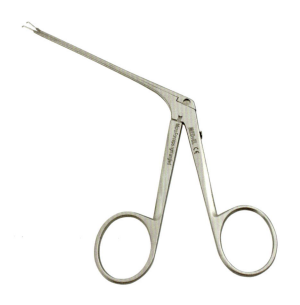

图 4.18 带角度的电极插入显微钳。所示为右侧弯钳。这种型号的钳子也有向左侧弯曲的

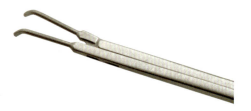

图 4.19 带角度显微钳尖端（向右侧弯曲）

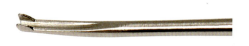

图 4.20 手术叉形工具（细节）

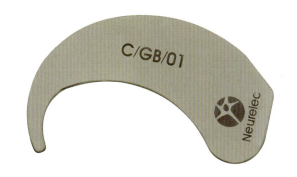

图 4.21　处理器模型

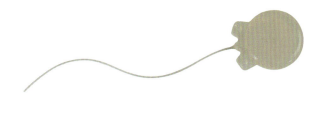

图 4.22　植入体模型

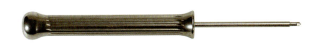

图 4.23　螺丝刀

图 4.24　固定螺丝

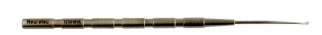

图 4.25　电极插入叉

术前的考虑

手术的时长、是否伴有糖尿病或全身性疾病、足量抗生素方案的应用（预防性的）、儿童剂量的恰当应用（与体重有关）及植入器械的严格消毒，均是需要考虑的因素。

术中的考虑

抗生素至少要在皮肤切开前 30min 使用。还应该适当考虑的内容如下：毛发刮除，应该在做切口前完成；严格的皮肤清洁和消毒；插入电极前更换手术手套；使用清洁工具拿取植入体；减少血肿的发生；减少手术室房门的移动。

术后的考虑

适当的头部绷带可减少血肿形成的机会。术后抗生素的持续使用（治疗性方案）、缝合时程、其他医护专业人员的认知、专业护理的连续性及可行性均是需要考虑的。

透明质酸

透明质酸（如 Healon, Abbott, Illinois, USA）是一种黏性液体，通常应用于眼科手术。以带纤细针头和即拆即用的注射器形式销售。它可以应用于电极的插入，便于减少插入的力量以及阻止骨粉和血液进入耳蜗[5]。另一种预防性的技术是放置一小块硅胶片于后鼓室切开处，便于防止碎片、血液或骨粉附于插入的电极上。需要避免使用暴力插入电极，当遇到第一阻力点时需要停止插入。我们发现黏稠的液体联合糖皮质激素有助于听力的保护。

糖皮质激素

耳蜗植入中，糖皮质激素对电声刺激的影响将在第 9 章中给予充分的讨论。植入期间使用糖皮质激素，甚至延长糖皮质激素使用的理念，已经被考虑应用于具有残余听力的耳蜗植入患者。糖皮质激素被认为可避免耳蜗内免疫反应所引起的耳蜗内不良作用。全身或局部（中耳或圆窗）甚至耳蜗内给药已经被研究[6-7]。糖皮质激素的应用或许可以提高残余听力的保留。另一方面，有报道耳蜗植入患者全身的免疫反应可能对残余听力的保留具有影响[8]，还提出了一些给药方案[6-7]，甚至几种应用路径也被研究，但所有这些都很难给出确切的建议[9]。

4.1.3 耳蜗植入术中监测和电生理测试

面神经监测

面神经监测是一种附加的安全保障系统，但并不能代替对面神经解剖的识别。我们认为太依赖这个系统可能会带来灾难性的后果，尤其对于初学者更是如此。如果医生绝对相信监测是安全的，可能就会在警示之前，由于粗糙钻磨而损伤神经。尤其是在行耳蜗植入和听觉脑干植入手术时，面神经总是在术野当中。对系统良好的认知可以让系统成为有用的额外工具，而不会被工具所干扰。在迷路畸形的情况下，经常会伴有面神经的异常走行[10]。在这些病例中，医生应该准备使面神经管轮廓化，此时使用面神经监测和刺激器会非常有帮助。在术中，使用面神经监测和刺激，不能使用肌肉松弛剂。在术中进行电生理测试时，通过单个或多个电极，监测系统可以显示面神经的刺激，允许医生和（或）听力师同期尝试解决这个问题。更多关于面神经监测的解释参见本章4.2部分。

凝血

在精细的中耳和乳突结构周围，如面神经、乙状窦、中、后颅窝脑膜周围，应该使用双极电凝，因为双极电凝可以精确地凝血，并伴有最小的电流和热能传导到周围结构的风险。单极电凝会引起面神经损伤、乙状窦撕裂或脑脊液漏。为了避免任何错误，有些医生在中耳或乳突手术时，仅仅使用双极电凝，因为双极电凝足够使用，而单极电凝容易被误操作。一旦植入体到达恰当的位置，应该避免所有的电凝止血。在神经反应测试时，最好关闭凝血设备，防止其产生伪迹。如果的确需要凝血，仅需使用双极电凝并且使用非常低的电流。充分的止血管理参见本章4.2部分。

电生理测试

在实际电极插入时，听力师必须被叫到手术室；如果没有听力师，几乎没有医生会进行测试[11]。每一个公司都有自己的软件用于术中测试，不同的软件会有不同的名称。然而，总体来说，不同品牌之间，术中测试方法还是具有可比性的。

可以使用几种类型的测试，每种方法简要解释如下。这些测试对医生的影响仍存有争议。与电极误放或打结一样，电极功能失常或设备（立即可用的）功能完全异常很少发生。尽管听力测试可证实电极已经正确插入，但在有疑问的情况下，仍首选放射成像[12]。

阻抗测试

为得到恰当的阻抗，正确地放置接地电极还是必要的。阻抗测试可以确认耳蜗内电极阵列上电极的完整性，它可以提供单个电极的完整性信息，例如短路或断路。高阻抗是因为耳蜗内有气泡、电极放置不恰当（没有放置于富含水的环境中），或者接地电极放置不正确。

电诱发镫骨肌反射阈（ESRT）测试

通过对蜗神经（传入）的适当刺激，随之看到面神经（传出）支配的镫骨肌和肌腱的收缩，可以测试镫骨肌反射。这种测试法可以不同的电极进行测试。在一些替代的手术路径中，因为不能清楚地看到肌腱，所以也就无法使用ESRT。

神经反应/电诱发复合动作电位（ECAP）测试

这种测试方法是确认听觉神经的反应。这种方法测试迅速，不会被运动伪迹所干扰，而且不受麻醉类型和深度的影响。这使得在手术室或门诊进行此法检查成为可能。术中神经反应缺失的情况罕见；然而，当神经反应缺失时，也不表明缺少刺激或设备异常[13]。

兴奋传导（SOE）测试

兴奋传导测试方法可以提供每个电极周围区域神经兴奋的选择性信息；当出现重叠时，可能提示电极尖端的折叠[14]。尽管这些情况很少出现，但当使用替代耳蜗植入技术（耳道上技术）时，折叠可能更加常见，可达到病例数的5%[15]。参见图4.26~图4.28。

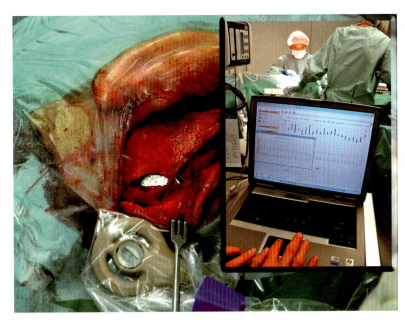

图 4.26 神经反应测试方法。关闭切口之前进行测试。听力师可以做此测试并刺激电极不同的通道。磁性线圈（黄色箭头）被插入无菌的套子中，并放置于植入体的上面，另外一侧连接到电脑（见右侧插图）。这种检查对儿童比对成人更为重要，因为在儿童耳蜗植入患者第一次开机测试时，刺激开始强度能够略低于手术期间测量的 T 水平（阈值水平）。术中也经常做阻抗和镫骨肌反射的测试

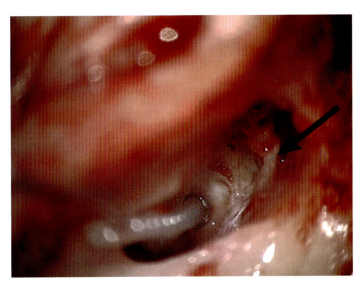

图 4.27 镫骨肌反射测量法。电极阵列已插入耳蜗，耳蜗开窗已用骨膜封闭，因此可行阻抗及镫骨肌反射测量。黑色箭头所指为镫骨肌腱，当蜗神经被刺激时，它可以收缩

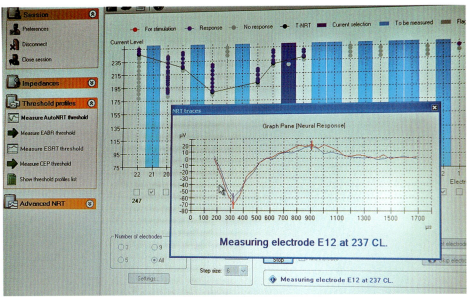

图 4.28 神经反应测试法。来自不同测试电极的术中神经反应举例。如果输出结果令人满意，即可关闭切口

4.1.4 耳蜗植入与当前所用电极

（**注意**：公司按照字母顺序排列。该信息由指定公司提供，可能存在区域差异和时间差异，所示为 2014 年的图片。）

Advanced Bionics 公司耳蜗植入体（图 4.29~ 图 4.32）

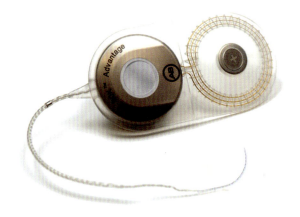

图 4.29　Advanced Bionics 公司 HiRes 90k Advantage 植入体，所示为 1J 电极

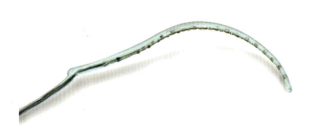

图 4.30　HiFocus 1J 侧壁电极。预弯电极，电极数量 16，长 25mm，底部直径 0.8mm，尖端直径 0.44 mm

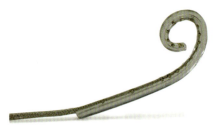

图 4.31　预弯 HiFocus Helix 电极，导芯已去除。侧壁电极，电极数量 16，长 24.5mm，底部直径 1.1mm，尖端直径 0.6mm

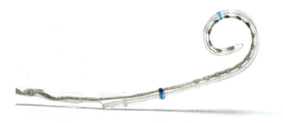

图 4.32　HiFocus 中阶电极。中阶电极，电极数量 16，长 18.5mm，底部直径 0.7mm，尖端直径 0.5mm

Cochlear Nucleus 公司植入体（图 4.33~ 图 4.40）

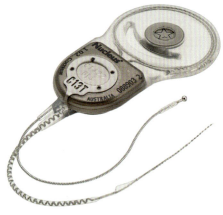

图 4.33　Cochlear Nucleus CI422 植入体

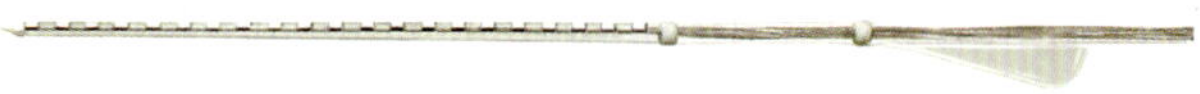

图 4.34　Cochlear Nucleus CI422。放大的电极，侧壁电极，电极数量 25，长 25mm，底部直径 0.6mm，尖端直径 0.3mm

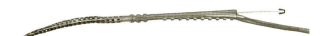

图 4.36 带导芯的 Cochlear Contour Advance 电极。预弯半频段电极，电极数量 22，长 19mm，底部直径 0.8mm，尖端直径 0.5mm

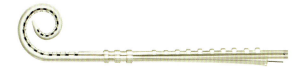

图 4.37 去除导芯之后的 Cochlear Contour Advance 电极

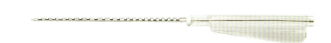

图 4.38 Cochlear Hybrid 电极。侧壁电极，电极数量 22，长 16mm，底部直径 0.4mm，尖端直径 0.25mm

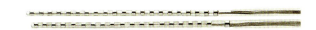

图 4.39 Cochlear Freedom 直电极。侧壁全频段电极，电极数量 22，长 23.9mm，底部直径 0.6mm，尖端直径 0.4mm

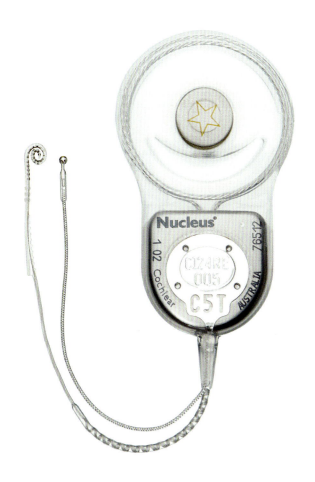

图 4.35 Cochlear Nucleus CI24RE 植入体

图 4.40 Cochlear 双列阵（CI551）电极。双侧壁全频段电极，电极数量 2×11，长 15.75mm，底部直径 0 6mm，尖端直径 0 4mm

Med-El 公司耳蜗植入体（图 4.41~ 图 4.49）

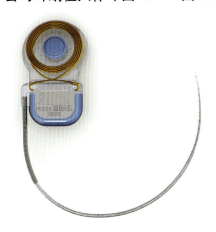

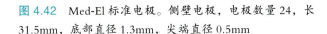

图 4.42 Med-El 标准电极。侧壁电极，电极数量 24，长 31.5mm，底部直径 1.3mm，尖端直径 0.5mm

图 4.41 Med-El Concerto 植入体

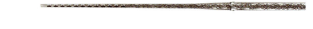

图 4.43　Med-El FlexSoft 电极。侧壁电极，电极数量 19，长 31.5mm，底部直径 1.3mm，尖端直径 0.4mm

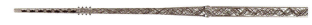

图 4.44　Med-El FLEX 28 电极。侧壁电极，电极数量 19，长 28mm，底部直径 0.8mm，尖端直径 0.4mm

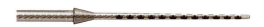

图 4.45　Med-El FLEX 24（FLEX EAS）电极。侧壁电极，电极数量 19，长 24mm，底部直径 0.8mm，尖端直径 0.3mm

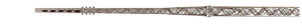

图 4.46　Med-El Medium 电极。侧壁电极，电极数量 24，长 24mm，底部直径 0.8mm，尖端直径 0.5mm

图 4.47　Med-El Compressed 电极。侧壁电极，电极数量 24，长 15mm，底部直径 0.7mm，尖端直径 0.5mm

a

b

图 4.48 a~b　a. Med-El Split 电极。Split 大电极，电极数量 14，长 9.6mm，底部直径 1.0mm，尖端直径 0.6mm。b. Split 小电极，电极数量 10，长 7.4mm，底部直径 1.0mm，尖端直径 0.6mm

图 4.49　软木塞样 FORM 电极，Med-El 公司特别为畸形的耳蜗设计。侧壁电极，电极数量 24；长 19mm 或 24mm，塞子直径 1.9mm，底部直径 0.8mm，尖端直径 0.5mm

Neurelec 公司 Digisonic SP 耳蜗植入体（图 4.50~ 图 4.54）

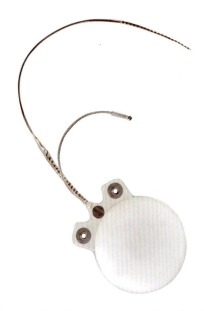

图 4.50　Neurelec Digisonic SP 植入体，带有陶瓷－硅树脂套管包裹的钛基

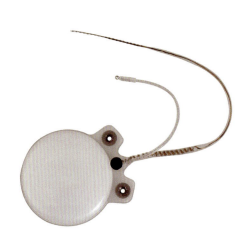

图 4.51　Neurelec Digisonic SP EVO 耳蜗植入体，带有无创伤插入的较小直电极

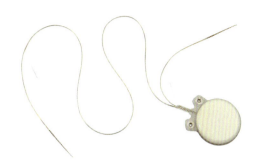

图 4.52　Neurelec Digisonic SP 双耳植入体，一个植入体上带有双电极。两个侧壁电极，电极数量 2×12，长 17mm，底部直径 1.0mm，尖端直径 0.5mm

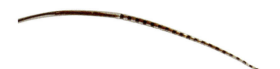

图 4.53　Neurelec Digisonic SP 电极。侧壁电极，电极数量 20，长 26mm，底部直径 1.1mm，尖端直径 0.5mm

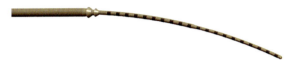

图 4.54　Neurelec Digisonic SP EVO 电极。侧壁电极，电极数量 20，长 25mm，底部直径 0.5mm，尖端直径 0.4mm

4.2　听觉脑干植入：手术器械、术中监测及植入体

4.2.1　听觉脑干植入的手术器械（图 4.55）

冲吸器

整个手术过程需要使用不同规格并可由手指控制的冲吸器。冲吸器与输液设施连接，并由洗手护士控制灌注的速度。Brackmann 冲洗器头端圆钝有侧孔（图 4.56），用于脑膜内或精细结构的处理。在精细的神经血管结构周围使用传统吸引器头是非常危险的。侧壁开孔的 Brackmann 冲洗器头分散了吸引力，从而提供了有效、非直接的吸引，而不危及冲吸器头附件的精细结构。

分子共振射频刀

在工作中，我们喜欢使用 Vesalius 设备（分子共振射频刀，图 4.57）。该仪器提供经人体组织校准的能量量子，使其与目标粒子"人类细胞分子键"的能量相匹配。这样，所有的能量将被用于打破上述分子键，避免增加动能，并因此避免温度的上升。

该手术刀产生交变电流，其特征在于高频波以独特的方式相组合（CSS 法）；基波是 4MHz，然后是 8MHz、12MHz、16MHz，伴随频率的升高，波幅降低。

Vesalius 可在以下几种模式下使用：

·切割（很少使用）
·切割与电凝联合使用
·凝血

切　割

通过从电子手术刀前端提供的能量，将细胞结构断开的方式进行切割。基于上述原因，该设备提供低温、精准及厚度可调的切割。从临床角度来看，它意味着继发性坏死的概率最低，复苏后水肿和术后疼痛都将减少。

凝　血

该设备通过"纤维蛋白原"的变性而发生凝血。换言之，凝血功能改变了蛋白质的四级结构，触发了生理性凝血级联反应。该反应由一个特定的电波诱导，温度约为 63℃，从而避免了坏死栓子的产生。坏死栓子的产生需要成千上万伏电压，使患者暴露在危险电压及大面积继发性坏死之下。

Vesalius 设备的优点

我们发现使用 Vesalius 设备有如下优点：

·炎症反应及术后疼痛减轻；
·手术区域周围的生物组织受到较少的热损，手术并发症减少，能够更好地保护神经组

听觉植入外科学　耳蜗植入与其他听觉植入

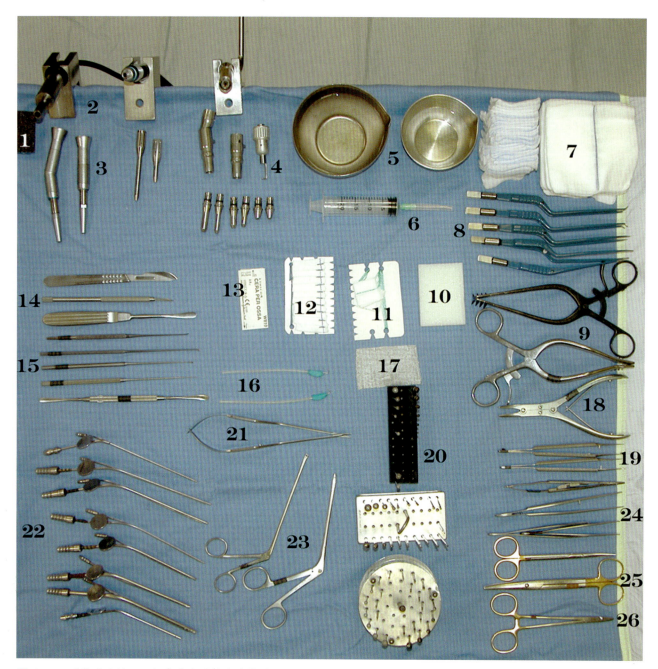

图 4.55　听觉脑干植入／颅底手术的手术台布置。1. 砂纸贴；2. 微电机；3 手柄；4. 开颅器头；5. 盛生理盐水及腹部脂肪的金属杯；6. 20ml 注射器；7. 纱布；8. 双极电凝钳；9. 自动撑开器；10. 明胶海绵；11. Merocel 外科手术垫片；12. 脑棉；13. 骨蜡；14. 手术刀；15. 剥离子；16. 皮瓣拉钩；17. 止血纱布；18. 咬骨钳；19. 显微镊及持针器；20. 钻头及支架；21. 显微剪；22. Brankmann 冲洗器及常规冲洗器头；23. Weill 钳；24. 有齿镊及无齿镊；25. 剪刀；26. 持针器

织的解剖结构和生理功能，实现更快速的机体恢复；

• 清晰、精准的切割避免损伤或破坏送检组织；

• 对血管组织的凝固有效且可靠，非常有助于获得一个无血的手术野。

显微器械

手术中应尽量减少器械使用的数量。在漫长的手术过程中，一个拥挤的器械台与大量无用的器械，对于洗手护士来说无异于一个噩

4.2.2 听觉脑干植入术中出血处理

单极电凝

单极电凝主要用于手术开始时皮肤和肌筋膜组织的切割和止血。在插入听觉脑干植入体（或耳蜗植入体）之后，应仅使用双极电凝。

双极电凝

颅底手术时，双极电凝是必不可少的一种工具。需要配备不同尖端大小的双极电凝（图4.64）。

· 凝固颅内细小血管等最精细的操作需要使用细尖端（0.3mm）电凝；

· 切除肿瘤、电凝肿瘤止血及肿瘤囊壁操作，需要使用粗尖端（1mm 和 1.3mm）电凝。

使用双极电凝时，足量的冲洗可以防止其尖端与所凝固的组织发生粘连。粘连可能会导致再出血、撕裂及进一步的损伤。双极尖端表面的黑色沉着物可使双极凝血效率降低，并可能导致粘连。洗手护士应使用砂纸将这样的沉着物清除。不鼓励使用手术刀来清理沉着物，因为这样会导致尖端表面结构破坏并划伤组织。我们使用的 Vesalius 系统的优点是它不会和凝固的结构粘连。

乙状窦小的撕裂可以谨慎地使用双极电凝进行止血。这种情况下，应降低双极电凝的能量，并给予持续冲洗，将双极尖端靠近撕裂边缘进行电凝止血。相反，双极电凝不可应用于颈静脉球微小撕裂引起的出血，因为这样操作通常会导致更多的出血。

骨质表面的出血

骨质表面的出血可以在无冲洗的情况下，使用金刚钻止血。钻头产生的热量通常足以控制这种轻微的出血。骨表面大量出血可以使用骨蜡止血。使用小块骨蜡，并以拇指牢牢地按压。如遇到术野深处的骨质表面出血，可使用剥离子按压小块球形骨蜡，然后再用棉片压紧。

明胶海绵

明胶海绵（Spongostan，Ferrosan，Italy；

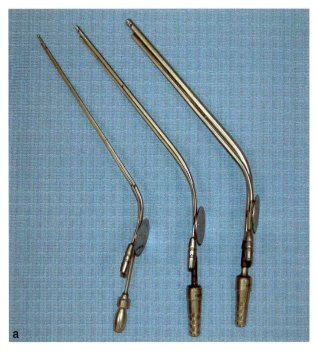
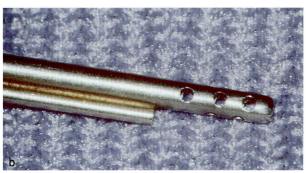

图 4.56 a~b Brackmann 冲洗器。a. 不同尺寸的冲洗器。b. 头端的侧孔清晰可见

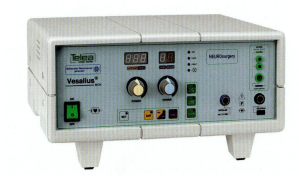

图 4.57 Vesalius 双极电凝／切割机

梦。应将手术器械有序且恒定地放置于器械台，便于洗手护士整理及使用。参见图 4.55 和图 4.58~图 4.63。

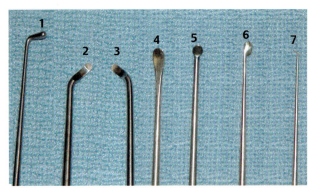

图 4.58 显微器械的放大图。1.钝头右弯钩;2.双曲面刮匙(右弯);3.双曲面刮匙(左弯);4.直显微剥离子;5.45°圆形剥离子;6.垂直剥离子;7.90°尖钩

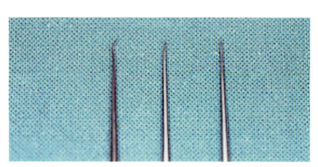

图 4.59 从左至右依次为弯针、90°钩针及尖头弯钩针的放大图

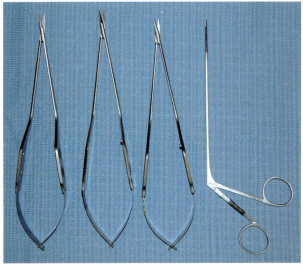

图 4.60 不同类型的显微剪

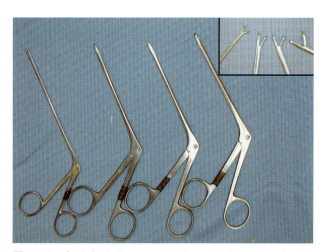

图 4.61 各种类型的 Weill 显微钳。右上插图所示为显微钳头的特写

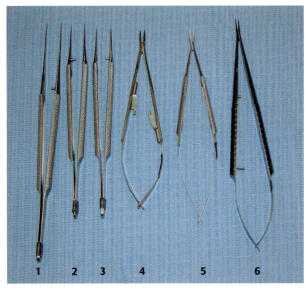

图 4.62 面神经及其他脑神经吻合所用的显微器械。1~2.不同长度的显微组织直镊;3.弯头显微组织镊;4.显微持针器;5.显微剪刀;6.显微缝合钳

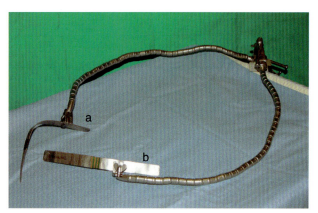

图 4.63 Leyla 牵开器。可塑形脑压板(a)和 Fukushima 刚性脑压板(b)

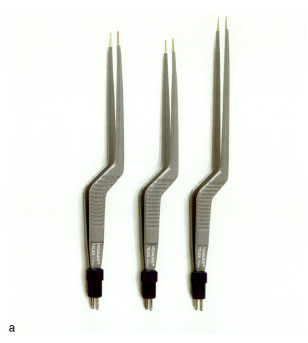

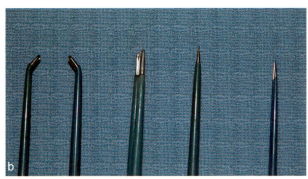

图 4.64 a~b 不同类型的双极钳。a. 枪状直头双极钳；b. 我们使用的电凝尖端的放大图

Gelfoam，Johnson & Johnson，New Brunswick，New Jersey，USA）具有强大的吸收血液的能力。浸血的明胶海绵可压迫与其接触的出血表面而协助止血。这种材料的优点是可将其留在手术区域，20~45d 后会被吸收。它可用于控制毛细血管渗出和小动脉出血，特别是使用双极电凝可能导致损伤的地方（例如面神经表面血管的出血）。也可用于静脉窦的止血，在此情况下，取大块明胶海绵放置在出血部位，然后用脑棉覆盖以防止脱落。

氧化再生纤维素

氧化再生纤维素，即止血纱布（Surgicel Johnson & Johnson，New Brunswick，New Jersey，USA）作为一种有机酸，能像腐蚀剂一样与血液相互作用产生红棕色团块，起到人工凝血块的作用。此外，该材料已被证实具有高效杀菌作用。

止血纱布主要用于阻止毛细血管渗血，在小脑区域弥漫性静脉出血的情况下特别有用。由于脑干表面不能使用双极电凝，因此该材料用于脑干止血时尤为重要。此外，也可用于不慎损伤或手术入路时特意切断的静脉窦的腔内填塞。

由于材料的组织反应，过多的止血纱布留在小脑脑桥角区可能会导致患者术后发热。由于该材料与血液接触后体积膨胀，因此，在有限的空间内应谨慎使用，以防止对相邻神经造成压迫性损伤。

止血基质

凝血酶溶液，也称 Floseal（Baxter 国际有限公司，Deefield，Illinois，USA），当结扎线或传统止血方法无效或不能实施时，可应用于术中作为凝血辅助剂。Floseal 不能替代谨慎的手术技巧和结扎线的适当应用或其他传统止血的方法。在 6~10min 内，它能够止住 97% 的出血并且能够对渗血到涌血有很好的控制。医生需要知道 Floseal 不应该用于皮肤切口的关闭，禁止注射到血管内，不应在没有急性出血时使用。过多的 Floseal（没有与血凝块结合）需要通过温和的冲洗给予去除。

4.2.3 听觉脑干植入术或耳蜗植入术中面神经与蜗神经监测

当进行以保留听力为目的的手术时，应在同侧使用耳部刺激器和放置电极，以便监测诱发听觉脑干反应（ABR）和（或）直接蜗神经动作电位（CNAP）。当然，在听觉脑干植入术或耳蜗植入手术中，需要使用监测的情况极其罕见。参见图 4.65。

面神经监测

术中面神经监测（IFNM）已经成为颅底和

耳科手术不可分割的组成部分。它有助于我们准确识别面神经，从而提高保留面神经的概率。这在肿瘤或解剖变异给面神经带来较高风险时特别重要。

Avalanche T 神经监测仪（Langer Medical GmbH, Waldkirch, Germany）已经被专门改进为术中使用。神经监测仪可使医生非常容易地刺激和识别神经，以及检查神经的完整性。升级的模块系统有8个通道用于肌电描记术，4个通道用于诱发电位（感觉、运动和听觉诱发电位）。

常规使用神经完整性监护仪（NIM）监测患者的面神经功能（图4.66）。在2或4个通道耳神经外科模式下，该设备可同步显示口轮匝肌和眼轮匝肌的肌电活动。为了避免干扰和伪迹，该设备配置的"静音探头"需要与产生干扰信号的双极电凝或其他外部设备的输出电缆相连接。根据电凝设备的强度，静音操作可预设于4个静音探头插孔之上，以减少伪迹。

记录电极

为了检测肌电反应，我们使用脑电图型（EEG-type）单极氯化银针，直径为1.2mm，长度为1cm，也可使用表面电极。但在手术过程中，脑电型针电极更加稳定，记录面肌活动时也更加敏感。

患者界面盒

患者界面盒是一种连接电极与NIM脉冲的装置。该装置配备连接记录电极和刺激电极的连接点。

共有连接以下电极的13个连接点：
- 口轮匝肌2个连接点
- 眼轮匝肌2个连接点
- 监测其他神经的4个额外连接点
- 单极刺激电极2个连接点
- 双极刺激电极2个连接点
- 1个绿色输入插座连接脑电图接地电极

肌电图（EMG）的反应本质上不受常用麻醉剂的影响。但肌肉松弛剂例外，它可抑制动作电位在神经肌肉接头的传导，从而干扰对术中面神经功能的检测。因此，行气管插管后，如需要术中对面神经检测，则不再使用肌肉松弛剂。

电极的位置

患者全身麻醉后，开始进行检测前的准备。必须由手术室中参与手术过程的医务人员安放记录电极，必要时也可由电生理技师来操作。在铺巾之前正确安放好电极非常重要，因为一旦手术开始，就几乎不可能改变电极的位置（图4.67）。

插入针电极后，用胶带将每个电极固定到皮肤上。然后将双通道的4个电极及接地电极的导线一起用胶带固定于远离手术野的区域。

面神经定位（标测）

在前庭神经鞘瘤（VS）及其他小脑脑桥角肿瘤手术过程的早期，即可使用单极或双极刺激以定位和确认面神经。例如，在中等到大肿瘤的病例中，面神经常常移位、被牵拉，其识别非常困难。因此，可利用电刺激来探测肿块或周围结构，以定位面神经的走行。此时推荐使用单极刺激，因为较之双极刺激，单极刺激的区域更大。

- 通常从0.05mA的初始刺激强度开始，以0.02mA的幅度逐步增加刺激强度，直至诱导出肌电反应。标测的刺激范围为0.05~0.4mA。刺激为脉冲方波，持续时间为0.1ms或0.2ms，刺激频率为4~6次/秒。

- 我们通常不进行面神经乳突部及第二膝的定位，因为此时首选解剖识别。0.5~1mA的刺激强度可用来精准确认面神经的走行，以及颞骨内覆盖面神经骨质的厚度。

- 1mA电流约对应1mm的骨质厚度。

技　术

通常使用电刺激区分面神经与前庭蜗神经或其他脑神经及软组织。常规用来确认小脑脑桥角面神经刺激强度的范围为0.05~0.2mA。通常将刺激器设置为恒流刺激，刺激速率为每秒4个脉冲，刺激时程为100ms。

面神经监测的思考

致力于术中面神经监测的专业技术人员需要具备良好的神经生理学和颅底解剖学知识。能将电生理数据与解剖结构相联系，从而将肌电电位与手术步骤相关联非常重要。只有这样，才能通过该技术获得有用的信息及结果。

术中面神经监测有助于获得更好的术后面神经功能，但医生应该始终牢记，它不能代替自己的手术经验。

4.2.4 术中蜗神经监测（ABR 和 CNAP）

介　绍

由于对听神经瘤重视程度的增加及 MRI 扫描普及性的提高，发现小的 VS 和具有实用听力患者的概率越来越大。因此，听力保留手术变得越来越重要。如要保留听力，我们倾向于在进行术中蜗神经监测（ICNM）的情况下行颅中窝（MCF）径路或乙状窦后 – 迷路后联合（RS-RL）径路手术。

在耳聋（经常为 NF2）患者的 VS 手术中，保留蜗神经的完整性非常重要。如果在去除肿瘤时切除了蜗神经，此耳就不能再行耳蜗植入术。如果蜗神经被完整地保留，就可以尝试行耳蜗植入。目前，术中刺激耳蜗并联合 EABR 记录的装置正在被研发。刺激时有阳性反应时，耳蜗植入应该非常有益；如果没有 EABR，耳蜗植入体功能（或者在某些病例中）就是值得怀疑的。如果没有实用听力，就采用扩大的经迷路径路切除 VS。这个径路的优势是耳蜗和桥小脑角非常容易暴露。

除了使用 EABR 外，还可使用蜗神经动作电位（CNAP）实施 ICNM。直接从第Ⅷ脑神经记录 CNAP 比记录 EABR 更具优势，因为它是实时监测，而且它的电位幅值较大，因而比放置在远距离的电极所记录到的 ABR 更为

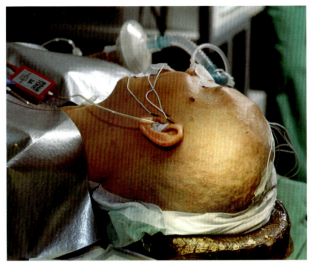

图 4.65　准备术中听力保护的患者。注意为了监测蜗神经，电极和麦克风插入耳内

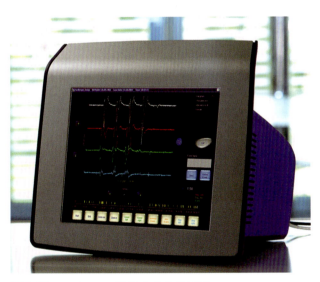

图 4.66　Avalanche 神经完整性监测仪

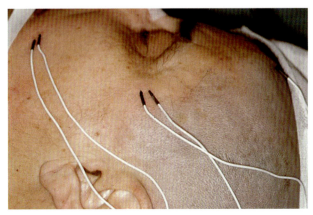

图 4.67　将电极正确插入眼轮匝肌和口轮匝肌

敏感。CNAP是目前使用较为普遍的蜗神经功能监测技术，但它并不十分可靠。

术中蜗神经监测得到的反应不仅取决于神经的完整性，还取决于神经和耳蜗的血液供应。应该牢记，使用电凝及手术操作均能影响术中反应，从而可能导致错误的解读。需要强调的是，术后解剖学完整的蜗神经并不一定意味着蜗神经功能健全（参见第17章）。

听觉脑干诱发电位

对ABR刺激的改良，即所谓的快速听觉脑干反应技术，有助于更加迅速地获取可解读的波形。由于波形变化源自手术操作，因此应及时告知手术医生。否则，医生无法知道是哪一步操作导致了这些不利的变化。

- 全身麻醉诱导（通常不会影响记录）后，检查耳道并用酒精消毒。
- 将附带30cm塑料管的柔软耳膜放置在外耳道内(图4.68)并用硅膏固定（图4.69）。塑料管的末端安装有小型传感器。硅膏固定可以防止术中液体进入耳道，同时避免传感器脱出。
- 在以下位置插入针状电极。阳性电极（+）插入到头皮顶点处，接地电极位于顶点阳性电极前方3cm。第三个电极，即阴性电极（-），在颅中窝径路及乙状窦后-迷路后径路，分别插入耳屏前区域和乳突尖区域（图4.70~图4.71）。
- 使用短声刺激，刺激重复率为31~51次/秒。刺激强度为130dB声压级（SPL）。我们使用的系统见图4.72。
- 电极安置妥善后即可记录ABR基线，用于手术过程中的参考与对照（图4.73）。
- 标准远场ABR记录时，需要1500次扫描叠加才能产生可用于解读的波形，这需要几分钟的时间。在我们的实践中，因为联合使用模拟信号滤波器与数字滤波器（WF25和WF50）[16]，所以经50~200次的扫描叠加便可获得可用于解读的ABR波形。这个过程通常需要不到5s。所有的参数见表4.1。这使得在手术的关键步骤时，通过持续的记录尽早检测到可能的潜在损伤成为可行（图4.74）。
- 发现V波潜伏期延迟超过0.5ms、任一波形消失或总体波形发生变化时，需要通知手术医生。在这些情况下，应该暂停手术一段时间，观察波形是否恢复。通常不需要局部或全身使用任何血管扩张剂。

直接的蜗神经动作电位

在手术过程中，从暴露的第Ⅷ脑神经颅内段可记录到复合动作电位（表4.2）。这些电位可用于术中蜗神经监测，并实时提供蜗神经的生理活性。使用多股银丝电极记录蜗神经电位。电极的前端没有特氟龙（Teflon）涂层，但有棉片覆盖。将该电极直接放置在肿瘤近端的蜗神经上，作为阳极。

- 阴性电极插入对侧乳突尖端区域，接地电极插入头顶（图4.71）；
- 一旦确定蜗神经，便放置银丝电极。通常在电极上放置明胶海绵，以保持棉片与第Ⅷ脑神经的接触（图4.75）；
- 此外，我们用缝线（4-0 Vicryl线）将电极固定到硬脑膜上，以避免或减少手术操作引起的电极移动，从而影响解读；
- 电极不能妨碍手术医生的视线。

蜗神经监测的思考

- 听力保留。术中蜗神经监测普遍应用于以听力保留为目的的外科手术中。蜗神经电位是目前除EABR外，能够应用于蜗神经功能监测的技术。术中蜗神经监测，应由熟悉ABR和蜗神经电位的具有神经生理学背景的专业人员进行操作。由于术中蜗神经监测的有效性尚有争议，外科医生应该清楚它无法克服VS切除术中保留听力的困难。
- 耳聋患者（肿瘤切除后的耳蜗植入或听觉脑干植入）。到本书截稿之前，尚不存在可以确认肿瘤切除术后蜗神经功能情况的可靠设

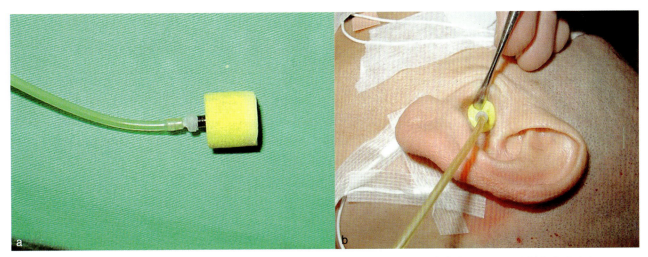

图 4.68 a~b　a.耳膜，其中包含一个小的传感器以提供刺激，并与30cm长的塑料管连接。b.耳膜塞在外耳道内

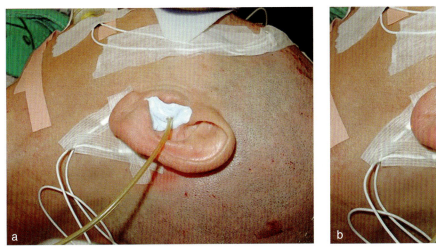
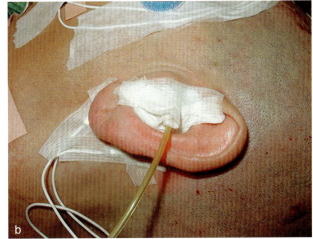

图 4.69 a~b　a.有机硅膏固定耳膜，以避免传感器的移位。b.进一步用胶带固定传感器

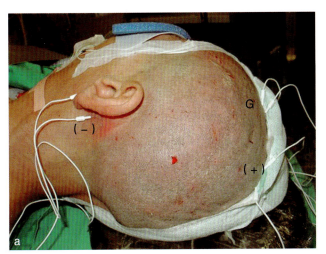
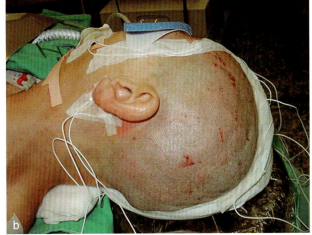

图 4.70 a~b　a.插入针形电极。G：接地电极；（+）：阳性电极；（-）：阴性电极。b.针形电极用胶带固定

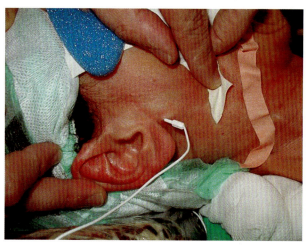

图 4.71 另一个针形电极插入对侧乳突尖端区域作为蜗神经动作电位记录的阴性电极

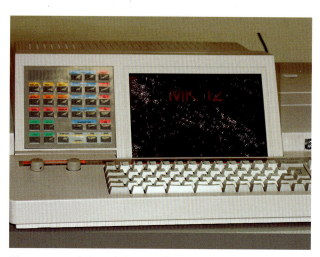

图 4.72 目前使用的 EABR 监测系统

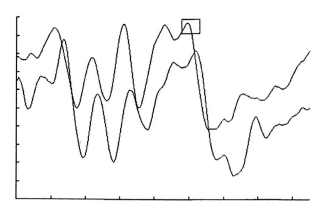

图 4.73 术中 ABR 的典型表现。手术开始时的基线和最终记录。注意手术造成 V 波潜伏期轻度延后

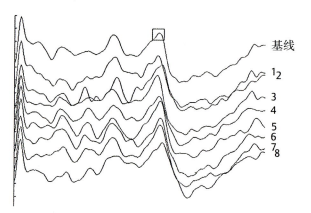

图 4.74 术中 ABR 记录的另一个范例。显示了在手术中关键步骤时连续的记录

表 4.1 术中快速 ABR 监测的参数

参数	数值
高通滤波	100Hz
低通滤波	2500Hz
放大器灵敏度	2.5μV/div
平均灵敏度	100nV/div
刺激	短声
速率	31~51/s
极性	交替
掩蔽	关
强度	130dB SPL

表 4.2 术中 CNAP 监测的参数

参数	数值
高通滤波	100Hz
低通滤波	2500Hz
放大器灵敏度	1μV/div
平均灵敏度	1μV/div
刺激	短声
速率	31/s
极性	交替
叠加	50
强度	130dB SPL
扫描时间	10ms

手术器械与植入体　第4章

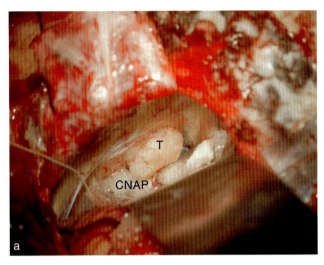

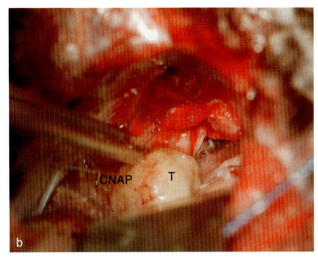

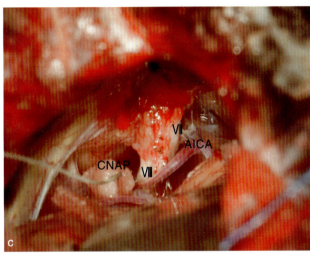

图 4.75 a~c　乙状窦后－迷路后径路切除左侧听神经瘤。术中进行蜗神经动作电位监测。a. 将电极放置于肿瘤（T）近端的第Ⅷ脑神经上。b. 肿瘤切除中。c. 肿瘤完全切除后。AICA：小脑前下动脉；CNAP：蜗神经动作电位；Ⅶ：面神经；Ⅷ：前庭蜗神经

备。显微镜下确认蜗神经完整是第一步，但并不能提供蜗神经功能的信息。术中可以使用电极设备刺激耳蜗神经，同时应用 ABR（电诱发 ABR）进行记录，从而模拟耳蜗功能，依此判断耳蜗植入手术的可行性，但目前仍需进一步研究。

在 ABI 电极阵列放置时的 ABR 检测

放置电极阵列后，通过 EABR 确认放置的位置是否正确。通过阵列四个角的电极进行刺激，根据每个部位是否存在 EABR 从而指导是否有必要重新放置电极。需要注意的是放置电极是十分耗时的工作，需要经验丰富的电生理医师进行配合，以便于能够把 EABR 结果反馈给手术医生；典型的 EABR 是由 1、2、3 个可视波构成，如图 4.76 所示。

应用 "横截面测试" 的策略检测起始的 4 个电极，随后再测试邻近的电极。主要是通过简易示意图的方式（图 4.77），手术医生获得连续的反馈。也可以同时进行面神经的监测，以检测术中对面神经的不良刺激。只要大多数电极检测到清晰的 EABR，就可以按照经迷路径路的手术方式关闭术腔。

4.2.5　听觉脑干植入围手术期药物治疗与护理

听觉脑干植入术后管理

手术结束后，以弹性绷带常规包扎伤口（图 4.27）。通常包扎 5d 而无须换药。脑膜内手术无须引流。在手术台上行气管拔管。我们不建

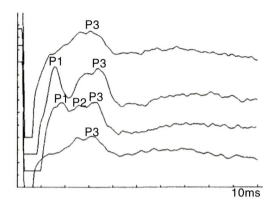

图 4.76 术中典型 EABR 由 1、2 和 3 可视波构成。三个波代表波Ⅲ（P1）、波Ⅳ（P2）和波Ⅴ（P3）

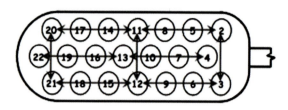

图 4.77 ABI 电极横截面测试：术中电极测试图样，为证实阵列位置是否正确，显示了不同电极双极刺激的线路图。首先被测试的是 13 号电极朝向 22 号电极；然后是 13 朝向 4；11 朝向 20；最后是 11 朝向 2。其他电极随后也被测试（此举例演示的是 Nucleus 24M ABI 21 个电极的评估）

议术后常规延长插管时间，因为它可能会干扰对患者手术并发症的监测。

随后将患者转移到重症监护病房，监测患者的脉搏频率、呼吸频率、动脉血氧饱和度及心电图。在不同的时间间隔记录血压。此外，还应检查患者的意识、瞳孔对光反射和运动反应。所有这些参数，术后 6h 内每 15min 记录一次；术后 12~18h 每 30min 记录一次。

24h 后，将患者转移到普通病房。第 1 天，每 2h 观察一次生命体征及意识水平，之后每 4h 一次，直至出院。转移到普通病房后，拔除导尿管和鼻胃管。通常在此时开始经口进流食。鼓励患者 24h 后早期下床活动，以减少肺栓塞的风险。

术后用药

- 抗生素：哌拉西林 2g，静脉给药，每 4h 一次，直到术后 48h。如果疑似有感染，可延长使用时间。
- 糖皮质激素：肿瘤较大，需要对脑干和小脑进行操作的情况下使用。地塞米松 4mg，肌内或静脉注射给药。
- 其他：术后 48h 内禁止使用镇痛剂及镇静剂，因为这些药物的使用可能会影响对患者意识的评估。酮洛芬 160mg，静脉注射，每天 1~2 次。便秘患者常规使用通便剂，避免用力大便引起的脑脊液压力增高。

出　院

术后第 5 天，去除包扎，检查伤口。然后重新包扎 5d。术后第 12~14 天拆除全部缝线。多数患者于术后第 5 天或第 6 天出院。

4.2.6 脑干植入术的植入体

听觉脑干植入的植入体及当前应用的电极阵列

（**注意**：公司按照字母顺序排列。该信息由指定公司提供，可能存在区域差异和时间差异，所示为 2014 年的图片。）

参见图 4.78~ 图 4.83。

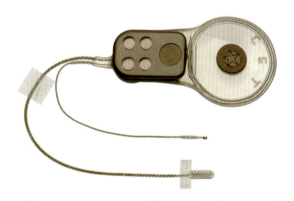

图 4.78 Cochlear Nucleus 听觉脑干植入体 ABI24，带有可拆卸的磁铁和钛、硅树脂封套

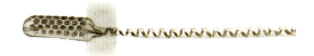

图 4.79 Cochlear 听觉脑干植入体电极阵列，表面电极 21；尺寸 3mm×8.5mm

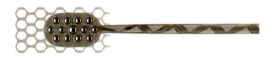

图 4.81 Med-El 听觉脑干植入体电极阵列，表面电极 12

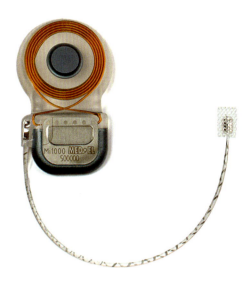

图 4.80 Med-El 听觉脑干植入体

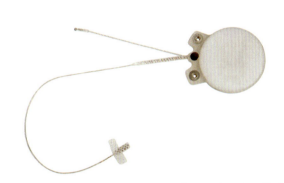

图 4.82 Neurelec Digisonic SP 听觉脑干植入体，带有不可拆卸的磁铁和陶瓷封套

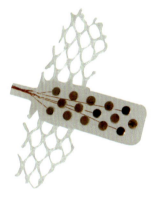

图 4.83 Neurelec Digisonic SP 听觉脑干植入体电极阵列，表面电极 15；尺寸 3mm×7.8mm

参考文献

[1] Antonelli PJ, Ojano-Dirain CP. Microbial flora of cochlear implants by gene pyrosequencing. Otol Neurotol, 2013, 34(7): e65-71

[2] Ciorba A, Bovo R, Trevisi P, et al. Postoperative complications in cochlear implants: a retrospective analysis of 438 consecutive cases. Eur Arch OtorhinolaryngoL, 2012, 269(6): 1599-1603

[3] Antonelli PJ, Lee JC, Burne RA. Bacterial biofilms may contribute to persistent cochlear implant infection. Otol Neuroto, 2004, 25(6): 953-957

[4] Vlastarakos PV, Nikolopoulos TP, Maragoudakis P, et al. Biofilms in ear, nose, and throat infections: how important are they? Laryngoscope, 2007, 117(4): 668-673

[5] Laszig R, Ridder GJ, Fradis M. Intracochlear insertion of electrodes using hyalumnic acid in cochlear implant surgery. J Laryngol Otol, 2002, 116(5):371-372

[6] Maini S, Lisnichuk H, Eastwood H, et al. Targeted therapy of the inner ear. Audiol Neurootol, 2009, 14(6): 402-410

[7] Chang A, Eastwood H, Sly D, et al. Factors influencing the efficacy of round window dexamethasone protection of residual hearing post-cochlear implant surgery. Hear Res, 2009, 255(1-2): 67-72

[8] Souter M, Eastwood H, Marovic P, et al. Systemic immunity influences hearing preservation in cochlear implantation. Otol Neurotol, 2012, 33(4): 532-538

[9] Barriat S, Poirrier A, Malgrange B, et al. Hearing preservation in cochlear implantation and drug treatment. Adv Otorhinolaryngol, 2010, 67: 6-13

[10] Song JJ, Park JH, JangJH, et al. Facial nerve aberrations encountered during cochlear implantation. Acta Otolaryngol, 2012, 132(7): 788-794

[11] Shapiro WH, Bradham TS. Cochlear implant programming.

Otolaryngol Clin North Am, 2012, 45(1):111-127

[12] Cosetti MK, Troob SH, Latzman JM, et al. An evidence-based algorithm for intraoperative monitoring during cochlear implantation. Otol Neurotol, 2012, 33(2): 169-176

[13] Cosetti MK, Shapiro WH, Green JE, et al. Intraoperative neural response telemetry as a predictor of performance. Otol Neurotol, 2010, 31(7):1095-1099

[14] Cohen LT, Saunders E, Richardson LM. Spatial spread of neural excitation: comparison of compound action potential and forward-masking data in cochlear implant recipients. Int J Audiol, 2004, 43(6): 346-355

[15] Grolman W, Maat A, Verdam F, et al. Spread of excitation measurements for the detection of electrode array foldovers: a prospective study comparing 3-dimensional rotational x-ray and intraoperative spread of excitation measurements. Otol Neurotol, 2009, 30(1):27-33

[16] Moller AR. Use of zero-phase digital filters to enhance brain-stem auditory evoked potentials (BAEPs). Electroencephalogr Clin Neurophisiol, 1988, 71: 226-232

第 5 章
耳蜗植入

耳蜗植入技术对于先天性或获得性重度至极重度感音神经性听力障碍（SNHL）下降患者的治疗来说是一种根本性改变。

耳蜗植入中，通过植入电极进入耳蜗，蜗神经被电刺激而非声刺激。这将建立一种不同的声音感知。因此，耳蜗植入患者必须学习聆听并理解新的声音，而且需要与言语治疗师一起进行深度康复，最好是在家中与训练搭档一起进行。很多耳蜗植入的患者直到数月甚至数年才能达到最佳听觉表现。

> 合适的耳蜗植入患者选择过程需要考虑很多方面，通常由多学科组成的团队进行评估，团队成员主要包括：
> - 耳鼻咽喉科医生（手术可行性和病史判断）
> - 听力师（听力学指征）
> - 言语治疗师（言语可懂度、读唇技能、学习能力）
> - 心理学家（学习能力、对变化的耐受力）或辅导教师（儿童发育潜能、沟通能力、交流需求）
> - 社会工作者（社交网络、训练搭档、家庭状态）

因为每个学科都有不同的因素要考虑，它们可能会影响是否进行耳蜗植入的决定，并影响耳蜗植入的成功率。

耳蜗植入的效果仍有所不同，取决于与患者相关的很多方面和与植入相关的一些因素。因此，有必要告知耳蜗植入候选者关于植入效果的差异性，应在提供的意见中纳入不同学科的经验。

对于效果可能不太理想的患者，比如继发性脑膜炎、严重的内耳畸形或伴有脑损伤（巨细胞病毒感染）的先天性耳聋患儿，明智的做法是告知预期不太理想的结果。患者和家长都有必要充分了解其利弊，从而做出植入或拒绝植入的选择。坦率地告知预期效果也可以防止期望值过高。

咨询过程中对植入效果的解释可以分为以下几个级别：①信号功能（能够感知声音）；②支持读唇；③开放式言语识别。只有最后一个类别的部分患者才可以使用电话进行长时间对话。

5.1 耳蜗植入适应人群

通常我们会鉴别三类候选者：
- 语后聋的儿童和成年人
- 语前聋的儿童
- 早期语前聋和围语言期聋的成人和青少年

语后聋患者伴有获得性听力下降就是很好的耳蜗植入候选者，只要其蜗神经完整并且耳蜗适合进行手术。

先天性（语前）听力障碍的婴儿通常是很好的耳蜗植入候选者，植入后语言发育非常好。这些患者的植入效果取决于植入年龄、听力障碍病因、其他残疾及认知状态等因素。对这类患者来说早期植入非常重要，因为他们的听觉通路和伴随的言语-语言发育将依赖于耳蜗植入体接受的输入信号。目前，最佳植入年龄为 6~10 月龄。

早期听力障碍的成人和青少年也是可能的耳蜗植入候选者，尽管这类患者的植入效果差异很大。植入效果与早期听觉通路发育程度和伴随的言语-语言发育水平相关。在幼年时长时间有良好的听力水平或佩戴助听器对残余听力进行长时间刺激的患者效果更加理想。因此，有必要对这种候选患者进行细致的甄选，需要考虑患者言语可懂度评分（SIR）、语言发育、教育类型、读唇技能等。言语治疗师在这一决定过程中具有至关重要的作用。

5.2 听力障碍的病因

患者的先天性或获得性感音神经性听力障碍（SNHL）的病因会影响病情评估和植入时机。

成年人中最常见的病因是老年性耳聋、耳硬化、梅尼埃病、常染色体显性中等或迟发性耳聋，以及中耳、乳突感染或手术导致的听力下降。其他一些不常见但广为人知的重度听力损失或急性耳聋的病因包括细菌性脑膜炎、自身免疫性内耳疾病及颅底病变，后者包括耳囊骨折。

儿童的先天性听力损失最常见的原因是遗传性耳聋，其中超过 60% 是常染色体隐性遗传，大约 30% 是综合征性耳聋[1]。另外一些导致儿童听力损失的主要原因包括先天性或获得性巨细胞病毒感染、内耳畸形、蜗神经发育不良或未发育，以及细菌性脑膜炎。

有些适应证的选择需要不同的检查和决定程序，以及不同的手术技术。这些内容将在本书其他章节讨论（参见第 12~17 章）。

本章我们仅讨论成年人标准的耳蜗植入。特殊的手术方法及其适应证，如声电联合刺激、岩骨次全切联合耳蜗植入及耳蜗骨化的耳蜗植入将在第 9~11 章讨论。

5.3 目前耳蜗植入的适应证

以下罗列的适应证并非有严格的限制，而是很多植入团队目前使用的标准。每位患者都需要接受个体化评估，而且其治疗方案基于多方面的因素，听力评估就是其中之一。

基本的听力学适应证如下：

· 重度或极重度双侧 SNHL，应用常规助听器无效或效果甚微。

· 成人语后聋：

—助听状态下自由声场言语测听结果在 65~75dB 声压级得分 ≤ 50%；

· 先天性耳聋的儿童或语前聋的（年幼）儿童：

—听觉脑干反应（ABR）测试无反应或反应阈值高于 80dB；

—佩戴助听器至少 3 个月后，助听状态下自由声场测试仅有 60dB 以上有反应或根本无反应（高达 100~120dB 刺激值）。

· 早期发现的成人或青少年耳聋：

—助听状态下自由声场测试在 65~75dB 声压级（SPL）得分 ≤ 50% 结合言语可懂度和读唇能力评估。

5.3.1 耳蜗植入的禁忌证

禁忌证

· 适当的检查证实蜗神经未发育

· 耳蜗发育不良，Michel 畸形

· 中枢性耳聋

相对禁忌证

· 蜗神经发育不良

· 磁共振证实双侧耳蜗骨化，并且不能通过打开的方法进入耳蜗

· 精神性疾病

患者的一般情况和心理状态能够耐受择期手术。患者必须能够参与言语-语言治疗。在围植入期，社会支持系统很重要。

5.3.2 特殊适应证、不同的检查评估和特殊的手术技术

· 声电联合刺激技术（参见第 9 章）。

- 岩骨次全切合并耳蜗植入技术（参见第10章）：
  — 慢性中耳炎/胆脂瘤（参见第10章和第14章）
  — 有乳突根治腔（参见第10章和第14章）
  — 耳蜗骨化或管腔闭塞（参见第10章和第11章）
  — 内耳畸形（参见第10章和第15章）
  — 迷路骨折（参见第10章和第17章）
  — 解剖条件不利（参见第10章）
  — 再次手术（参见第10章）
- 耳蜗骨化的手术技术（参见第11章）：
  — 脑膜炎（参见第11章和第12章）
  — 耳硬化症（参见第11章和第13章）
  — 中耳乳突炎/迷路炎（参见第11章和第14章）
  — 外伤（参见第11章和第17章）
- 有选择的颅底病变的技术（参见第10章和第16、17章）。

5.4 手术步骤

术前需要理发、摆好合适的体位以便乳突切除并进行面神经监测。抗生素的应用、所需的手术器械、监护和其他一些术前准备在第4章中已有讨论。

耳蜗植入的手术步骤
- 切开皮肤
- 掀起肌骨膜层
- 乳突切除
- 后鼓室切开
- 暴露圆窗
- 磨出植入体骨床
- 固定植入体
- 植入电极
- 电生理检测
- 固定电极
- 关闭切口

5.4.1 皮肤切口

耳蜗植入术可选择不同的皮肤切口，主要取决于手术医生的偏好。大多数皮肤切口的原理是预防电极线受挤压并为植入体提供足够的覆盖。要保证不能对皮下接收-刺激器外侧的皮肤产生压力点（被卡在言语处理器和接收-刺激器之间），因此在耳廓后能有足够的空间是非常重要的。基于此，接收-刺激器不应该被放置得太靠前。皮肤切口最好位于接收-刺激器的位置前下方，而不是越过它，便于通过皮肤和颞肌的覆盖最大限度地保护接收-刺激器。

当患者之前有手术史时，应尽量采用原切口（瘢痕），因为邻近的几个手术切口形成的皮肤岛的血管形成可能会出现问题，如皮肤坏死和由此产生的缺陷。

四种常见的皮肤切口（图5.1）：
- 正常耳后切口
- 宽C形耳后切口
- Lazy-S形切口
- 最小入径切口

有既往手术史时，最好用同样的正常耳后切口。需要做新的手术切口时，可选择植入体公司提供的模板，以保证切口线恰好位于言语处理器的后方。

宽C形耳后切口特别适用于乳突气化良好而需要较多的颞骨钻磨或需要更广泛手术视野的病例，比如在岩骨次全切手术中。然而，这种切口的使用会在接收-刺激器的位置之上造成伤口和瘢痕，因此并不是一种理想的切口。

在成人病例中使用Lazy-S形切口可适当地覆盖植入体，并且能够为磨出植入体骨床提供较好的通道。在儿童中使用这种切口时应小心避开乳突尖，因为面神经在乳突尖处的位置更靠外侧。

可以使用最小入径切口，但在植入体导入或进入中耳腔和耳蜗时都需要用力牵拉皮肤，

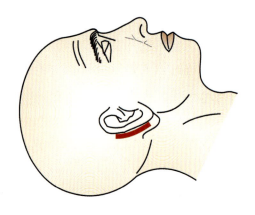
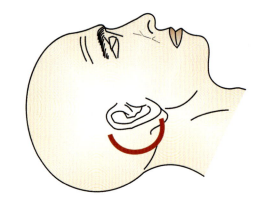
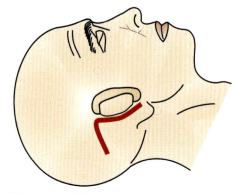
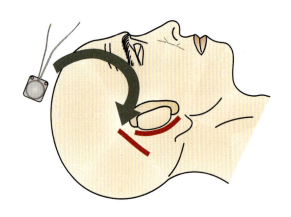

图 5.1 四种皮肤切口

从而会导致更多的皮肤瘢痕问题。在最小入径耳蜗植入术中，有时会用到两个切口：一个切口为了进入乳突和中耳，另一个为了放置接收-刺激器。这种两切口手术增加了皮瓣相关问题和感染的额外风险。

5.4.2 肌骨膜层

术中做一个在术后足以覆盖植入体和电极的肌骨膜瓣或骨膜瓣是非常有必要的。有些手术医生会做一个与皮肤切口相关的交替瓣，以获得最好的植入体覆盖和保护[2]。需要注意的是，不要在颞肌下、颞肌中、骨膜瓣和皮下做太大的囊袋，因为这样可以避免血肿充满囊袋和感染的风险。

5.4.3 乳突切除和后鼓室切开

在乳突没有病理改变的情况下，可以行有限的乳突切除术。皮质骨的内部边缘可以保留以固定电极。暴露面神经鼓室部水平段、砧骨短脚、外半规管，有时还需要暴露二腹肌嵴等结构，对于定位面神经乳突部垂直段很有帮助。

这些标志同时也是后鼓室切开必备的基本结构。鼓索神经可以暴露得更多，直到暴露弦嵴（chordal crest），可切除弦嵴以获得更好的通道。然后切开后鼓室，其形状似三角形。扩大后鼓室可提高耳蜗和圆窗龛的能见度，并增加操作空间，同时还可增加显微镜的照明。

一些手术医生喜欢磨开后鼓室前先定位面神经。

没有经验的耳蜗植入手术医生在刚开始后鼓室切开时，往往向内侧磨得不充分（面神经就会轮廓化不足）；在磨前方和外侧的骨质时，注意不要损伤鼓环，因为鼓环就在鼓索神经的外侧（参见第 2 章图 2.12）。

可以保留拱柱以保护砧骨短突，且如果耳蜗电极固定于后鼓室切开之内时，有助于更好地固定耳蜗电极。

正常的解剖变异使圆窗龛通过后鼓室或多或少可见（图 5.2 a~c）。即使是下鼓室气化向上延伸也会遮盖圆窗龛的真实位置（图 5.2 d）。

5.4.4 暴露圆窗

圆窗通常只能在一个受限制的角度看得到，因其上方被悬骨遮挡，而下方被骨性突起遮盖，这两个骨性突起形成了圆窗龛。术中会经常遇到遮盖圆窗龛的黏膜形成假性圆窗膜。上方和下方的骨性突起需要被磨除以便暴露整个圆窗。尤其是圆窗龛上方的骨性悬挂需要被磨除以便在正确的轴线到达鼓阶进行植入。这将从后上朝向前下位置（图 5.3~图 5.5）。

真正的圆窗颜色为深灰色，假膜则有些发白。在耳蜗纤维化或骨化的情况下，圆窗也可见泛白。

5.4.5 磨出接收器骨床

对于有些耳蜗植入体来说，需要磨出骨床以容纳接收－刺激器；使用供应商提供的植入体模板。其他的只需要一个肌骨膜瓣形成的囊袋放置植入体或用螺丝固定植入体。参见图 5.6~图 5.9。

对于颅骨皮质较薄的儿童或成人，磨出植入体骨床、磨除骨床的大部分外层骨皮质，形成一个可以向内推动的骨岛。这使得即使在浅皮质骨也可磨出适合植入体固定的骨床。

5.4.6 固定植入体

我们推荐对植入体进行固定；因为今后患者有可能需要进行 MRI 检查，而对植入体的固定是 MRI 检查的必须要求。

在植入体骨床的上下各钻两个小的骨通道，用不可吸收缝线将植入体系紧、固定。儿童的颅骨较薄，无法钻出骨通道，但必须紧密缝合植入体表面的颞肌。必须注意不要把固定线缝在脆弱的电极上，否则会导致电极损坏。必须避免对硬脑膜或导静脉的损伤，因为这样会导致骨膜下甚至硬膜下血肿[3]，参见图 5.10~图 5.13。

有些植入体可通过磨出从植入体骨床至乳突腔的通道让电极通过来固定。这样在固定植入体的同时也保护了电极最脆弱的部分，后者就在出接收－刺激器处。

游离皮肤和颞肌使接收－刺激器有容纳的空间，但这样有可能导致血肿，以及之后的感染风险。基于这一原因，皮肤和肌肉应该被分离得尽可能少，大小最好不超过一个紧密的"口袋"，术后 24~48h 必须加压包扎绷带。

在电极植入耳蜗前，将植入体放入接收器囊袋或骨床并固定。

5.4.7 耳蜗开窗

电极植入耳蜗通常在最宽并最容易进入的鼓阶内。鼓阶植入径路可通过圆窗进行，入口处扩大或不扩大皆可，或者通过在圆窗下方另外的骨性耳蜗开窗植入。

圆窗径路提供了安全并容易地进入鼓阶的通道，耳蜗上磨骨量最少，残余听力保留机会更多，并且术后前庭主诉最少[4]。

圆窗的解剖标志已在第 2 章讨论。用小钩针打开圆窗膜，损伤尽可能少。钩针的方向应从前向下。必须注意不要打开圆窗上部区域，因为基底膜就在圆窗的后方。

窗嵴，在圆窗内边缘的下方，也会被称作"钩"区，形成到鼓阶最狭窄的解剖点。此处会在电极植入过程中形成一个锐利的障碍，有可能损伤电极。在有些患者中，需要打开更多以获得进入鼓阶的适当通道（"边缘耳蜗开窗"）。

有些外科医生偏好耳蜗另外开窗，或在有些病例解剖异常导致圆窗径路不能插入电极时就需要行耳蜗开窗。耳蜗开窗的位置在圆窗的下方，也通向鼓阶（最佳开窗位置见第 2 章）。耳蜗开窗可用小钻速钻磨直至看到耳蜗内膜，然后用小钩针打开内膜进入鼓阶。

5.4.8 电极植入

耳蜗植入术中很重要的一点就是要防止在耳蜗开窗后血和骨粉进入耳蜗。透明质酸溶胶可用来防止这种情况。有些外科医生还使用透明质酸溶胶作为植入过程中的润滑剂。

植入过程中保持电极导入缓慢平稳非常重要，这样可避免内耳损伤，或者虽然植入角度正确导向了鼓阶但电极植入了错误的位置（参见第2章）。

预弯电极，应采用"进极止芯"技术：在植入电极的第一部分后（通常在电极上有标志），后面的部分被轻轻推入时抽芯，而芯保持在一个稳定的位置上。植入侧壁电极过程中，可尝试无摩擦植入，电极不发生扭结。中轴电极植

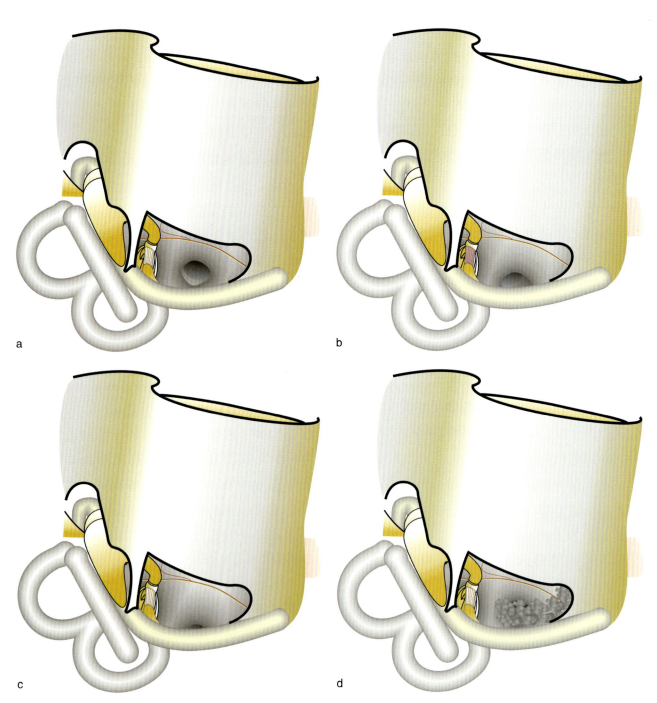

图 5.2 a~d　a~c. 不同圆窗龛的能见度；d. 下鼓室气化的上方延伸

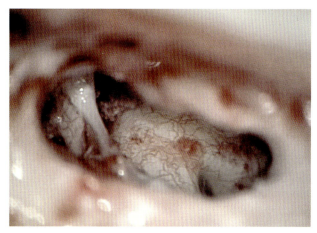

图 5.3 圆窗被遮挡。圆窗龛上部的悬骨仍在。镫骨肌肌腱清晰可见

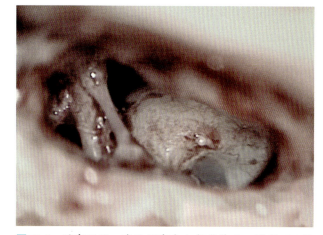

图 5.4 圆窗视野。磨除圆窗龛上部悬骨后,圆窗可以被更好暴露

图 5.5 圆窗龛示意图显示圆窗膜的角度

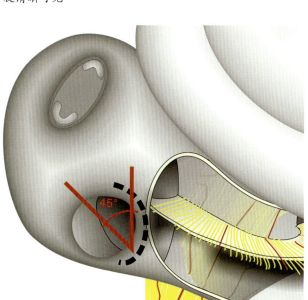

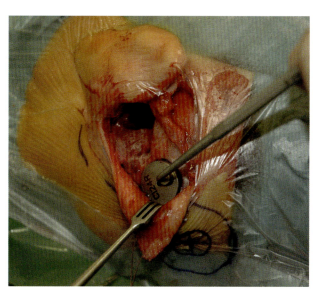

图 5.6 耳蜗植入体的接收器骨床

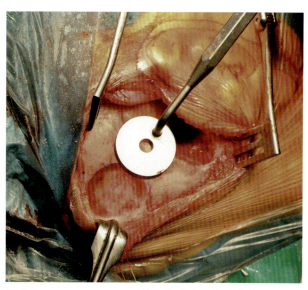

图 5.7 Advanced Bionics 植入装置的接收器骨床

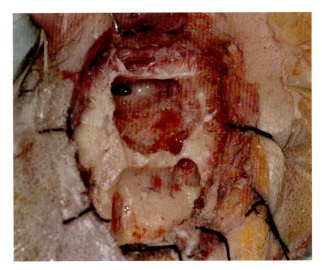

图 5.8　Med-El 植入体的接收器骨床

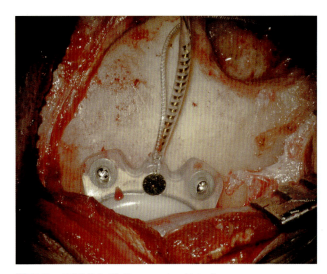

图 5.9　用螺丝钉固定 Neurelec 植入体

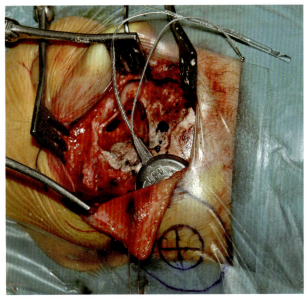

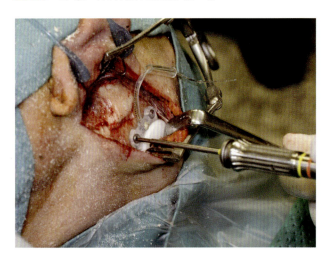

图 5.11　用螺丝钉固定植入体

图 5.10　不使用缝线或螺丝钉，仅用肌骨膜囊袋固定植入体。建议骨膜下囊袋应该紧致，肌骨膜瓣的缝合也应紧密。如果术后可能会做 MRI 检查，推荐用缝线或螺丝钉固定

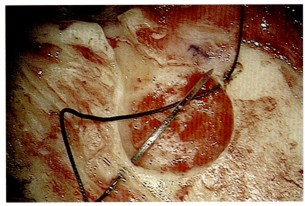

图 5.12　用不可吸收缝线穿过颅骨的两个小孔系紧、固定植入体

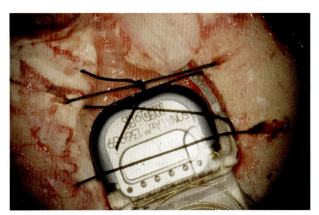

图 5.13　用缝线系紧、固定植入体时，应避免压到电极，因为这会造成电极损坏，如本图所示

入过程中,应轻柔地导入、不扭结电极。

一旦电极推进过程中遇到阻力,需将电极略退后,轻轻旋转以后再继续推进。

尽管 EAS(声电联合刺激,参见第 9 章)中尤其要用到柔手术技术,但这种技术在传统耳蜗植入术中也非常有用,原因如下:①在所有耳蜗植入患者中统一使用柔手术将使之标准化;②这种技术为在传统耳蜗植入术中最适宜保存耳蜗内结构和保留残余听力提供了可能;③术后出现眩晕症状较少[4]。

5.4.9 电生理检测

在固定耳蜗电极之前,应进行电生理测试。电极阻抗、镫骨肌反射、神经反射的结果给我们提供了电极功能是否正常、是否在位的信息,也会使我们获得关于阈值水平的数据。这些检测内容在第 4 章中有详细介绍。

5.4.10 固定植入体

耳蜗开窗处的植入体固定用的是从颞肌取下来的小矩形筋膜。后鼓室切开处的固定也可以使用小块的肌肉。纤维蛋白胶也可以在这两个位置使用。

5.4.11 关闭切口(图 5.14)

随后,肌骨膜瓣和皮肤可分 2 层或 3 层关闭。年幼儿童切口关闭可使用皮内可吸收缝合线。

加压绷带包扎保持 24~48h。儿童尤其要注意头部绷带的适宜固定。术后应更加注意植入体和伤口保护,比如带帽子、包扎方巾或不加压的头部绷带等,对于步态不稳和经常容易摔倒的儿童更应注意。

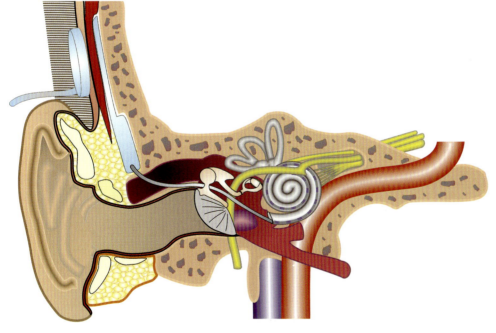

图 5.14 示意图显示手术结束时植入体所在的正确位置

病例 5.1　手术步骤：标准耳蜗植入术（左耳）（图 5.1.1~图 5.1.21）

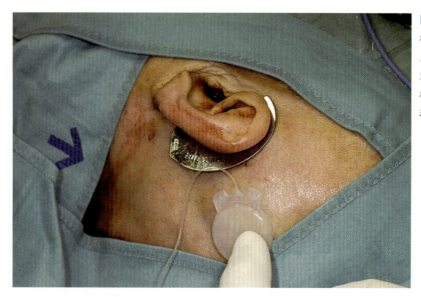

图 5.1.1　术前患者应进行与颅底手术同样的备皮。安装面神经监护电极。切皮前用体内部分的模型和耳后言语处理器模型定位，以了解植入体正确位置。在耳廓和植入体之间应保持适当的距离，使言语处理器能够在不造成压力点的情况下佩戴

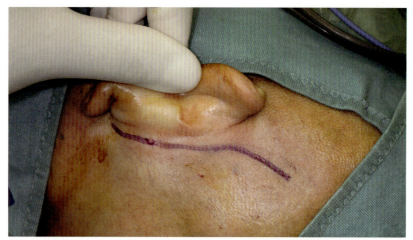

图 5.1.2　向上扩大耳后切口，为植入体的体内放置暴露足够多的颅骨（Lazy-S 形切口）

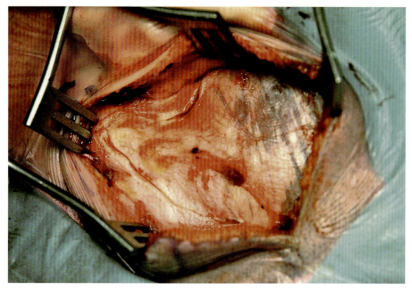

图 5.1.3　切开皮肤和皮下组织至颞肌筋膜。在同一层面可见覆盖乳突尖的骨膜层和外耳道

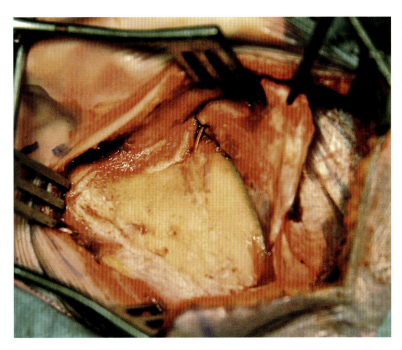

图 5.1.4 皮肤切开后,将骨膜从颅骨分离,注意不要撕裂。不仅要暴露颞骨鳞部,还要越过骨鳞缝暴露顶骨的后下部分以便容纳植入体、磨出接收器骨床。本图中显示为颅基瓣,可以很好地暴露并作为一层保险的关闭组织

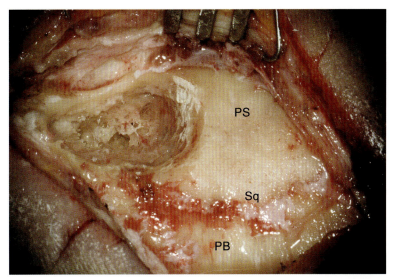

图 5.1.5 颅骨侧面广泛暴露,乳突已部分切除。乳突切除应宽到保证安全打开后鼓室,但术腔后边缘应尽可能保留以容纳植入体的体内部分。外耳道后壁应磨到足够薄便于进行后鼓室切开。PB:顶骨;PS:颞骨鳞部;Sq:骨鳞缝

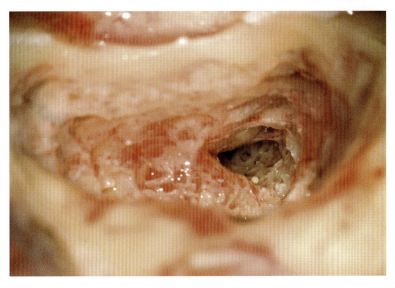

图 5.1.6 为了安全地施行乳突切除和后鼓室切开,辨认乳突重要解剖标志就非常重要了。即使没必要进行后上鼓室切开,砧骨和外半规管也应该可见

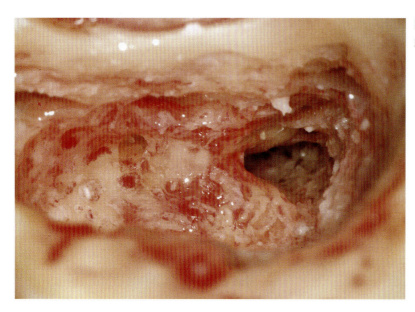

图 5.1.7 紧贴砧骨短脚下方的区域已被磨除,开始切开后鼓室

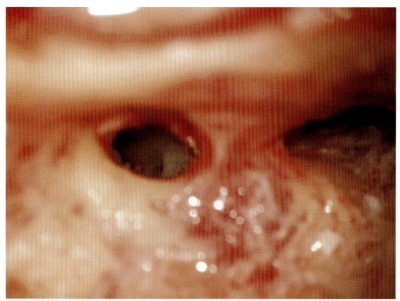

图 5.1.8 图示为初步切开后鼓室。通过后鼓室切开,可以看到遮盖圆窗膜的圆窗龛上缘。因为后鼓室比较小,应注意不要损伤紧贴后鼓室内侧的面神经。钻磨的方向始终与神经的长轴平行,钻磨时冲水量调至最大

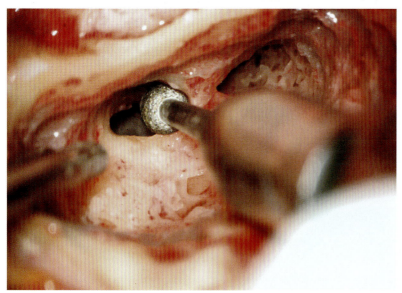

图 5.1.9 用大号金刚钻扩大后鼓室切开范围。因电极是通过圆窗植入,所以后鼓室切开应充分向下扩大以暴露圆窗龛。为了手术安全,圆窗膜和镫骨都应该要看到

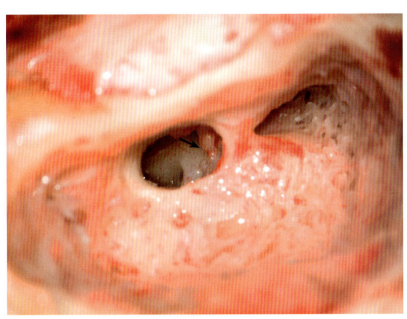
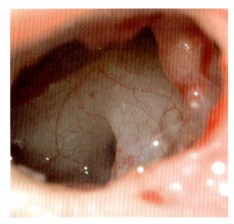

图 5.1.10 完成后鼓室切开。圆窗龛和砧-镫关节（箭头）同时可见

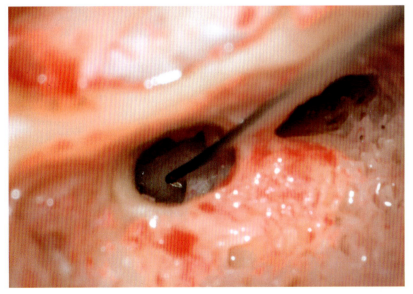
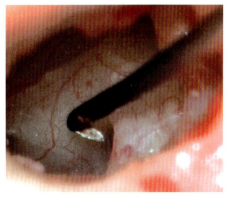

图 5.1.11 用钩针测量遮盖圆窗膜的悬骨深度

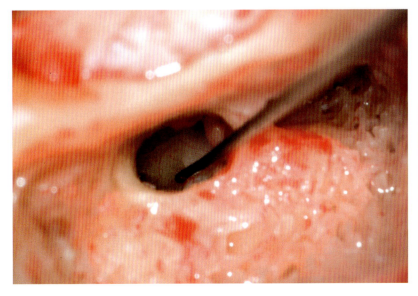
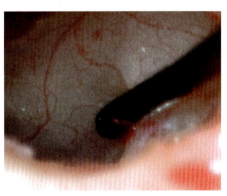

图 5.1.12 注意钩针的头应短于骨悬深度

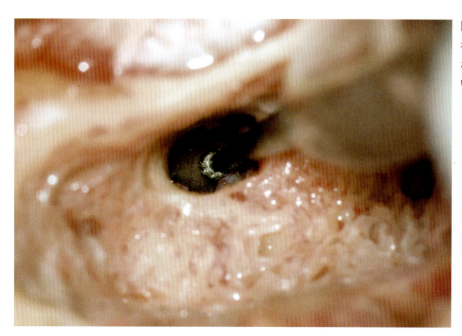

图 5.1.13 遮盖圆窗膜的悬骨已用柄足够长的小号金刚钻磨除。磨除悬骨时应注意避免钻柄或钻磨产生的热量损伤面神经

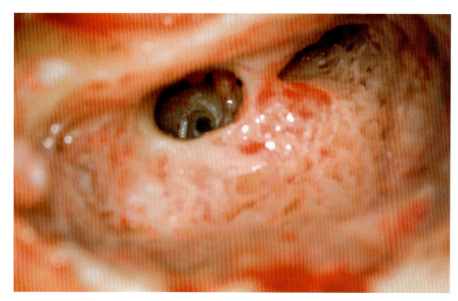

图 5.1.14 圆窗膜此时完全可见

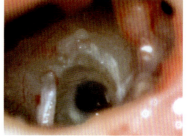

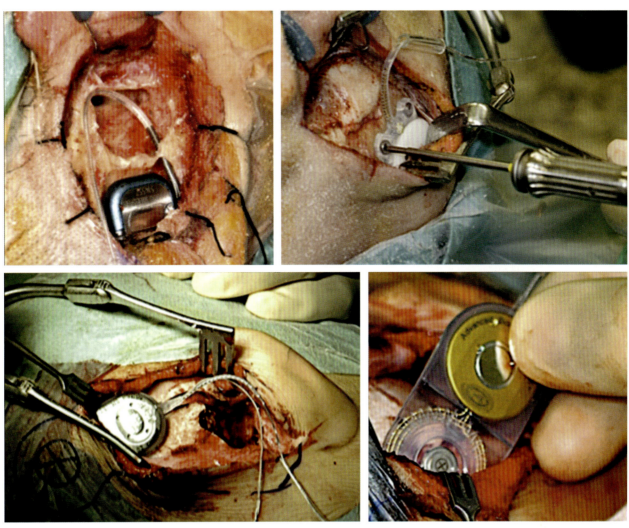

图 5.1.15 完成后鼓室切开，植入体骨床和肌骨膜瓣囊袋准备好以后，植入电极并固定在颅骨上。每种植入体的固定方式都不相同：此图显示了每种品牌植入体的固定方式。每种品牌耳蜗和电极的概述见第 4 章

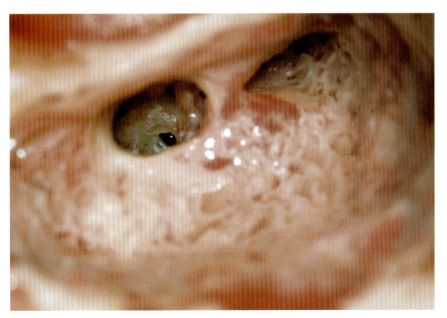

图 5.1.16 圆窗已被小心打开，分离圆窗膜的前下边缘并用小钩针向内侧掀起。为更有利于保留残余听力，不能使用吸引器吸圆窗的外淋巴液

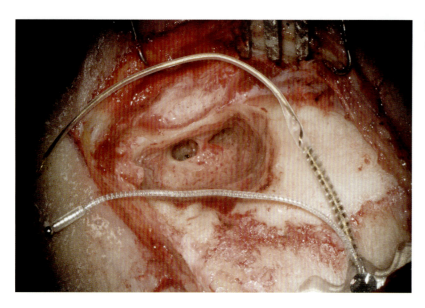

图 5.1.17 显示后鼓室切开的术腔和电极。在打开圆窗膜前骨粉已被冲洗干净

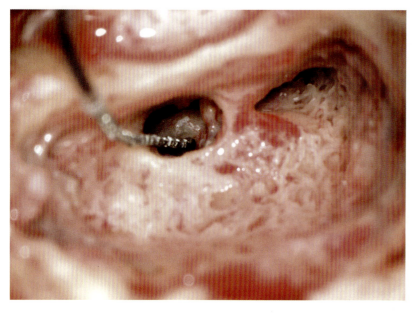

图 5.1.18 通过打开的圆窗膜,用无齿直镊将电极头端植入。应将耳蜗电极缓慢轻柔地插入耳蜗

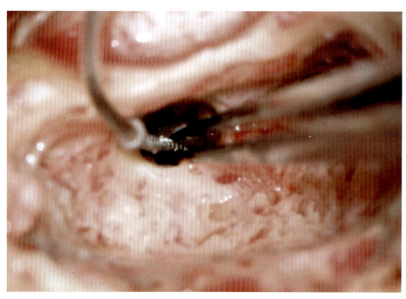

图 5.1.19 使用精细镊将电极轻柔推进。如果推进有阻力,应立即停止;必须稍向后退出电极,轻微旋转电极后再次植入。如果不可能植入所有的电极阵列,有些会留在耳蜗外,在以后的验证阶段由听力师关闭

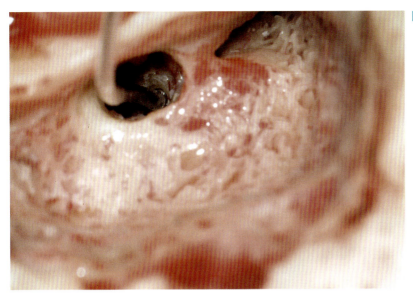

图 5.1.20 植入完成。电极已完全植入

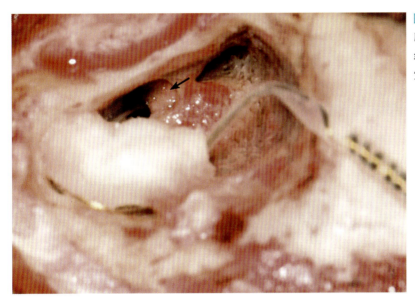

图 5.1.21 用小块肌肉或筋膜将耳蜗电极固定于圆窗，并在肌肉或筋膜表面浇注纤维蛋白胶，箭头所示为将电极固定于后鼓室切开处的小块颞肌

病例 5.2　手术步骤：标准耳蜗植入术（左耳）（图 5.2.1~ 图 5.2.20）

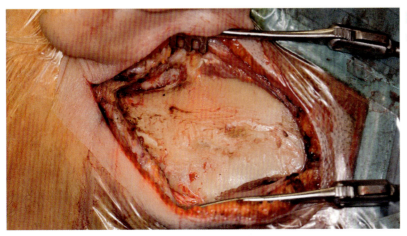

图 5.2.1 Lazy-S 形切口切开皮肤和皮下组织。广泛暴露乳突平面

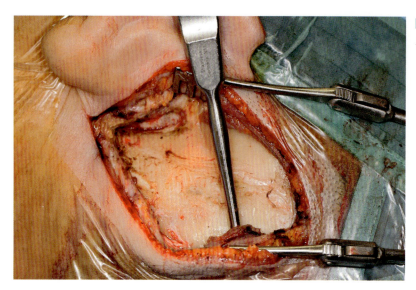

图 5.2.2 用剥离子剥离出放置接受－刺激器的囊袋

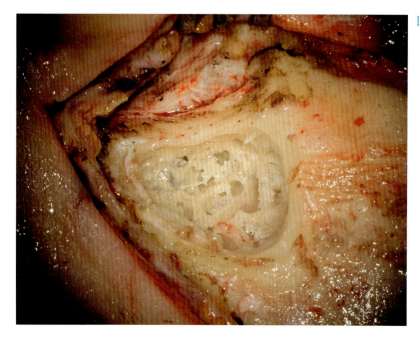

图 5.2.3 开始乳突切除

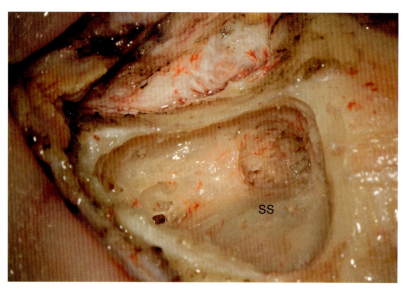

图 5.2.4 乙状窦（SS）已被轮廓化，鼓窦已打开

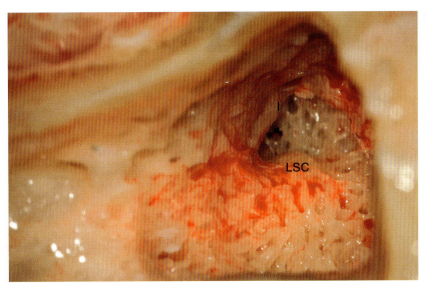

图 5.2.5 打开鼓室上隐窝后,可看见砧骨短突(I)。外半规管(LSC)也可看到

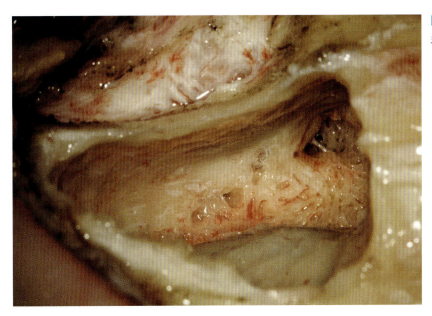

图 5.2.6 外耳道后壁已被轮廓化,为后鼓室切开做准备

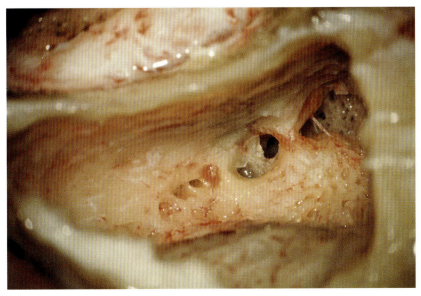

图 5.2.7 以外半规管、砧骨、面神经水平段作为最重要的标志,现已打开后鼓室。注意后鼓室切开通常(如此例患者)会看到气房

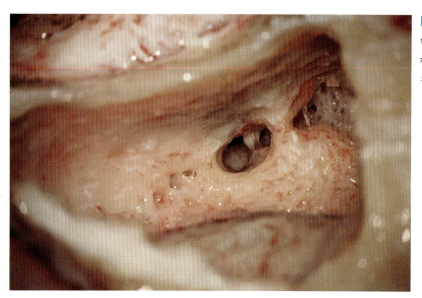

图 5.2.8 面神经垂直段和鼓索神经之间的三角已被磨除。镫骨肌肌腱附着的锥隆起可见。可见到小部分鼓岬,但圆窗龛尚未看到

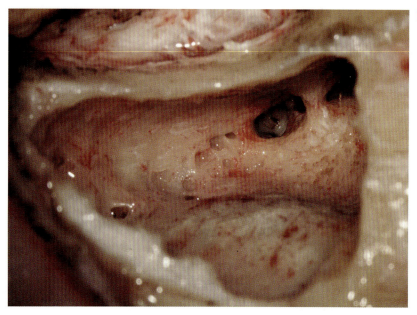

图 5.2.9 向下开放后鼓室之后,鼓岬和整个圆窗龛都均已暴露

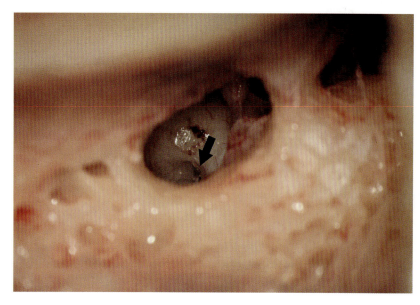

图 5.2.10 特写:鼓岬和整个圆窗龛(箭头)都已可见

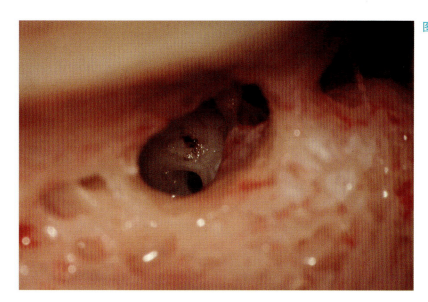

图 5.2.11　可见遮盖圆窗的上方悬骨

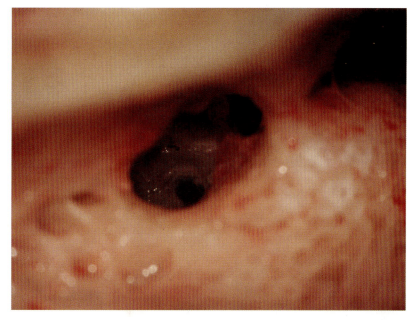

图 5.2.12　已用小号金刚钻磨除上方悬骨，整个圆窗膜已可见

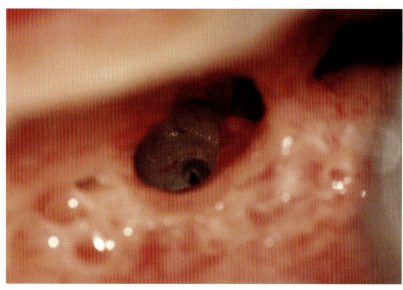

图 5.2.13　已用显微器械从前下打开圆窗膜。此步骤仅在接收器骨床完成和所有的磨骨程序结束才能进行，以防止骨粉和血液进入耳蜗

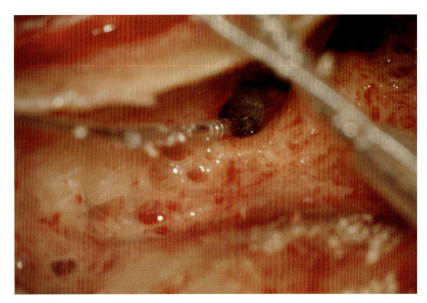

图 5.2.14　现在可以植入电极：以轻柔的、流体运动的方式将电极植入底转的鼓阶中。植入的方向应从后上至前下，与底转的轴线一致

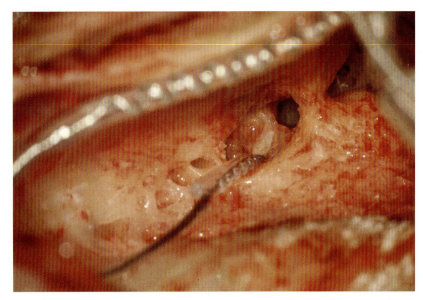

图 5.2.15　电极周围用小块筋膜固定于圆窗。可用耳后取得的小块肌肉将电极固定于后鼓室切开处

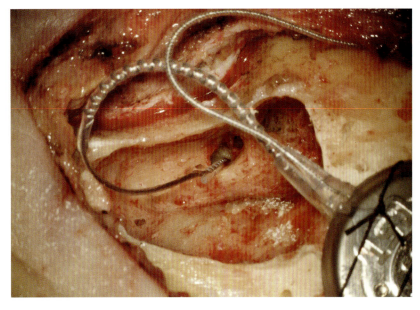

图 5.2.16　电极的剩余部分最好保存于乳突腔内。这种植入体的接地电报被放置于颞肌下的前方

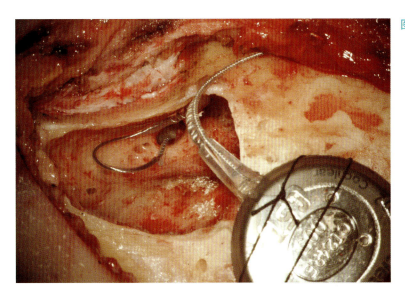

图 5.2.17　电极线在乳突腔中获得最好的保护

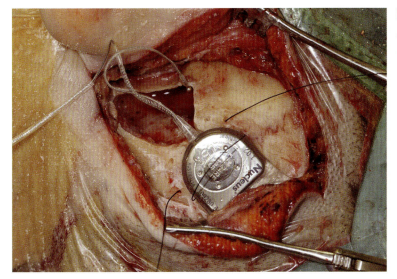

图 5.2.18　耳蜗打开前，接收器骨床已被磨好。在此病例中，两个小的骨孔已在骨床两侧磨好以便固定植入体

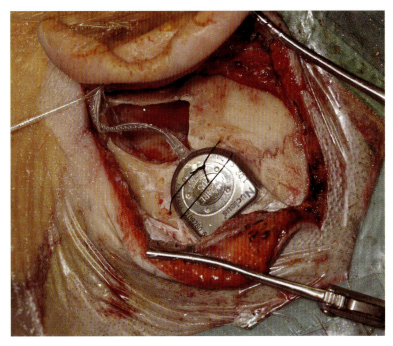

图 5.2.19　用不可吸收缝线将接收－刺激器固定于接收器骨床

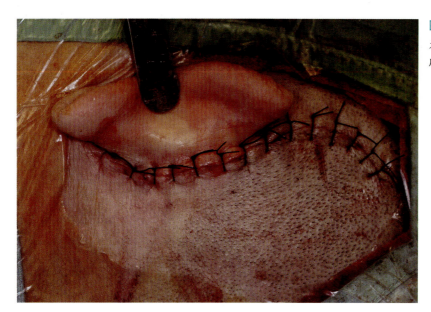

图 5.2.20 耳后切口分 2~3 层关闭。因为切口的尾端在耳后，而颅侧在发际内，所以对外观没有影响

5.5 耳蜗植入术的风险与并发症

成人（以及儿童）耳蜗植入术的风险和并发症将在第 7 章中讨论。

耳蜗植入手术的经验和教训

- 此手术通常是通过一个狭窄的术窗进行。即使中耳腔内没有病变，后鼓室也要充分扩大以获得圆窗的完全控制。在有些病例中，有必要牺牲鼓索神经以获得更好的术野。
- 应使用面神经监护。圆窗是进入鼓阶最简单最自然的电极植入通道。
- 在耳蜗上另外开窗比较困难，有损伤血管纹、基底膜和骨螺旋韧带的较高风险。
- 圆窗通常被遮挡而不能直视。遮挡圆窗的悬骨和下方的骨唇应被磨除。在圆窗膜完全暴露的情况下植入是最简单的。在圆窗膜打开之前，植体必须固定在颅骨上并准备好植入。
- 打开圆窗膜时应非常小心。不要在圆窗打开处使用吸引；同样，应防止骨粉和血液进入耳蜗。
- 插入耳蜗电极必须非常轻柔。如果遇到任何阻力，应停止插入，将电极稍稍退出，再轻柔推进。将电极稍微旋转可能会有所帮助。

参考视频

参见视频 5.1、视频 5.2 和视频 5.3。

参考文献

[1] De Leenheer EM, Janssens S, Padalko E, et al. Etiological diagnosis in the hearing impaired newborn: proposal of a flow chart. Int J Pediatr Otorhinolaryngol, 2011, 75(1): 27-32

[2] Boscolo-Rizzo P, Muzzi E, Barillari MR, et al. Non-sutured fixation of the internal receiver-stimulator in cochlear implantation. Eur Arch Otorhinolaryngol, 2011, 268(7): 961-965

[3] Sunkaraneni VS, Banerjee A, Gray RF. Subdural haematoma: a complication of cochlear implantation. J Laryngol Otol, 2004, 118(12): 980-982

[4] Todt I, Basta D, Ernst A. Does the surgical approach in cochlear implantation influence the occurrence of postoperative vertigo? Otolaryngol Head Neck Surg, 2008, 138(1): 8-12

延伸阅读

Addams-Williams J, Munaweera L, Coleman B, et al. Cochlear implant electrode insertion: in defence of cochleostomy and factors against the round window membrane approach. Cochlear Implants Int, 2011, 12(Suppl 2): S36-S39. doi:10.1179/146701011X13074645127478

Adunka OF, Pillsbury HC, Buchman CA. Minimizing intracochlear trauma during cochlear implantation. Adv Otorhinolaryngol, 2010, 67:96-107. doi:10.1159]000262601. Epub, 2009

Atturo F, Barbara M, Rask-Andersen H. On the anatomy of the "hook" region of the human cochlea and how it relates to cochlear implantation. Audiol Neurootol, 2014, 19(6):378-385. doi:10.1159/000365585. Epub, 2014

Briggs RJ, Tykocinski M, Stidham K, et al. Cochleostomy site: implications for electrode placement and hearing preservation. Acta Otolaryngol, 2005, 125(8): 870-876

Havenith S, Lammers MJ, Tange RA. Hearing preservation surgery: cochleostomy or round window approach? A systematic review.

Otol Neurotol, 2013, 34(4):667-674. doi:10.1097/MAO. 0b013e 318288643e

Leong AC, Jiang D, Agger A, et al. Evaluation of round window accessibility to cochlear implant insertion. Eur Arch Otorhinolaryngol, 2013, 270(4):1237-1242. doi:10.1007/s00405012-2106-4. Epub, 2012

Li PM, Wang H, Northrop C, et al. Anatomy of the round window and hook region of the cochlea with implications for cochlear implantation and other endocochlear surgical procedures. Otol Neurotol, 2007, 28(5):641-648

Mangus B, Rivas A, Tsai BS, et al. Surgical techniques in cochlear implants. Otolaryngol Clin North Am, 2012, 45(1): 69-80. doi:10.1016/j.otc.2011.08.017

Santa Maria PL, Gluth MB, Yuan Y, et al. Hearing preservation surgery for cochlear implantation: a meta-analysis. Otol Neurotol, 2014, 35(l0):e256-e269. doi:10.1097/MAO.0000000000000561

Seyyedi M, NadolJB Jr. Intracochlear inflammatory response to cochlear implant electrodes in humans. Otol Neurotol, 2014, 35(9):1545-1551. doi:10.1097/MAO.0000000000000540

第6章
儿童耳蜗植入中的特殊考虑

耳蜗在儿童中的植入似乎与成人相似，但是解剖差异、乳突生长及儿童的生理特点使得手术有所不同，尤其在年幼儿童中更明显。本章将介绍儿童耳蜗植入中的特殊考虑。

导致儿童耳蜗植入与成人不同的因素

儿童颞骨解剖
- 面隐窝及圆窗位置（与电极植入有关）。
- 颞骨发育（面神经出茎乳孔位置及电极在乳突内位置）。
- 颞骨骨髓（出血控制）。
- 骨皮质厚度（颅骨植入床处脑膜表面保留骨岛并固定植入体）。

幼儿麻醉相关因素
- 幼儿在麻醉诱导、体位、体温控制和体积差等方面与成人有差异。

儿童双侧人工耳蜗植入及麻醉相关因素
- 手术持续时间。
- 双侧接收-刺激器对称放置。
- 进行同期双侧植入时，首侧完成后应暂时放置引流管。

6.1 面神经位置

面神经由茎乳孔出颞骨，但儿童茎乳孔位置异于成人。因儿童乳突尖尚未发育，其茎乳孔位于偏向骨性外耳道下方，但主要是偏后。为保护面神经，两岁以下儿童的手术切口应向后移，避开未发育的乳突尖[1-2]。另一种方式是在延长乳突尖之上的切口前，拎起皮肤再切开。外科步骤见本章结尾（图6.6和图6.7）。

6.2 儿童面隐窝、圆窗与耳蜗底转的解剖关系

儿童出生时耳蜗[3]及面隐窝大小与成人已无差别[4-5]，但成人和儿童耳蜗植入确实存在差异。

儿童与成人解剖存在两个主要差异，不仅使手术径路朝向不同，也使耳蜗底转暴露更为困难。第一，外耳道与面神经垂直段及与圆窗垂直的平面夹角更小，导致儿童后鼓室切开和圆窗视野狭小[6]；第二，儿童面隐窝位置更倾斜，耳蜗底转鼓阶及圆窗较成人更难暴露[6]。

6.3 颞骨发育

儿童出生时迷路与鼓室大小已接近成人，但颞骨的其余部分将随着年龄增长仍会发育（图6.1）。颞骨气化部分将增大，特别是乳突尖会延展，能更好地覆盖保护茎乳孔处面神经。同时，耳道延长，皮质骨与迷路间距增大，至18岁达成人水平[3,7]。颞骨发育中，乳突尖与窦脑膜角间距，特别是与接收-刺激器骨床间距，将会增加约3cm或更多，而砧骨窝、面隐窝与圆窗间距保持不变[3,7]。因此，年幼儿童放置电极时不应在乳突尾端而应靠上方[8]。

6.4 骨髓与出血

年幼儿童骨髓易出现持续性出血。用双极

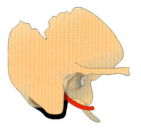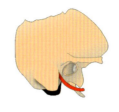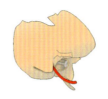

图 6.1 图中清楚显示面神经位置与外耳道的关系。随着乳突尖发育，面神经位置从外耳道后下方浅表处向下方及深处移位，被乳突尖保护在深面

电凝很难止血，因为出血来自骨性乳突气房；可用不带冲洗的金刚钻或骨蜡止血。

6.5 接收-刺激器固定

固定植入体不一定需要用缝线系紧[9-10]。可靠的固定取决于切口、肌骨膜瓣关闭、骨床固定、骨与皮肤厚度及患者的健康状态。年幼儿童皮质骨薄，骨床需深至硬脑膜。保留骨床的小片骨岛以控制合适的深度。接收-刺激器放置位置与耳廓间距应该大于正常外处理器大小，年幼儿童也不例外。外处理器压迫植入体表面皮肤会很痛，甚至造成压迫点或皮肤损伤。

6.6 麻醉技术

12 月龄以下幼儿的麻醉风险高于手术本身[11]。因此小儿麻醉师是保证手术安全的重要角色。12 月龄以下患儿特定的生理特点加剧了麻醉风险。因此在麻醉诱导、体位、体温控制、失血量方面应注意预防。

在麻醉诱导过程中，父母在场非常可取：能明显减轻患儿离开父母后的焦虑，并减少诱导过程中悲伤患儿的数量[12]。诱导时麻醉药物的选择、气体麻醉或静脉注射，应以减少术后恶心呕吐和减少术中出血为基础。

因耳蜗植入时长关系，患儿体位摆放需特别注意。儿童的颈部和颈椎都非常灵活，已有患儿颈椎脱位的报道[13]。患儿身下的皱褶或布线会在手术过程中导致皮肤损伤。若行双侧耳蜗植入，则需考虑头部位置的改变。此外，婴幼儿气管较短，随着头部活动易发生意外脱管。因此移动患儿头部时，麻醉师或术者应采取手动以确保气管在位。与成人相同，儿童患者术中的面神经监护，避免使用长效肌松剂。

婴儿体表面积/体重比较大，且抗寒能力差，易出现低体温。术中减少患儿热量流失非常重要，因此需注意预热手术室、使用温控毯，围手术期监测患儿体温。

由于幼儿循环血容量较小，容易出现心血管问题，因此及时止血最为重要。当失血量超过其总血容量的10%[14]，例如 6 月龄婴儿（体重约 8kg）失血量达 65ml 时，患儿将出现低血容量反应。因此，术中需计算失血量，使用的纱布要称重。

6.7 电生理测试

在切口关闭前进行神经反应测试。这对于儿童的重要性甚于成人，因为初次人工耳蜗调机时，儿童患者设置的人工耳蜗水平可以仅低于术前评估所测得神经反应最低水平。

阻抗值和镫骨肌反射也应进行测试。详细解释参见第 4 章。

6.8 儿童双侧耳蜗植入

最新的欧洲共识报告指出了双侧人工耳蜗植入的适应证和关注点[15]。

目前并无证据表明儿童短间期（间期小于

1年）先后植入双侧耳蜗效果与同期双侧耳蜗植入存在差异。然而，同期植入可减少分次手术的累积费用，且不增加手术风险，并可优化听觉体验、让极重度聋儿获得最佳听觉康复。

共识指出"有明确人工耳蜗植入适应证的婴儿或儿童应在确诊耳聋后尽快接受双侧人工耳蜗植入，以获得最佳听觉发育"。病因复杂、渐进性听力下降、单耳/双耳有明显残余听力的患儿，虽不考虑尽快手术，但需根据行为测听明确其植入指征[16]。与单侧植入类似，推荐使用无创手术技术保留耳蜗功能、减少耳蜗损伤，以备将来有可能再次植入。

6.8.1 双侧耳蜗植入术的注意事项（图6.2~图6.22）

植入体的线圈高度与接收-刺激器的位置直接相关。在双侧植入术中，颅骨上两个线圈的对称性对父母和患者都很重要。保证对称位置的一种简单方法是画一个第一侧植入体位置的图纸，如手术照片中所示（图6.24~图6.28）。

双侧植入的另一要点是避免在第一植入侧出现皮下血肿。可在转头更换手术侧前，在肌骨膜层顶端暂时放置引流管。当使用头部绷带时，即应去除该引流管。

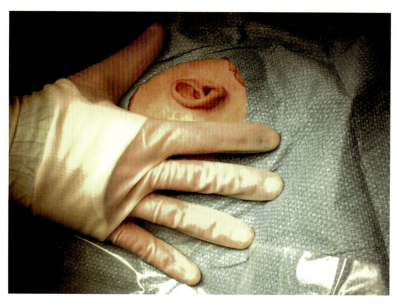

图6.2 小儿颅骨尺寸。患儿皮肤、骨骼、血管及神经更精细、易弯折，因此更脆弱。手术技术和径路应该更加精细，并根据解剖比例和生理特性进行调整

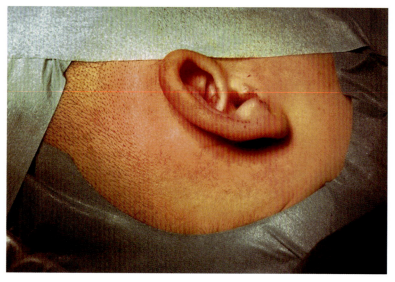

图6.3 准备步骤一。应有小手术器械：小钻头、15号刀片、皮内缝线。尽管希望行较小的乳突腔开放，但因所植入的人工耳蜗尺寸与成人无异，故不宜缩小手术野。尽管乳突小，但实际的术野不应缩小，因为植入体和处理器的尺寸与成人无异

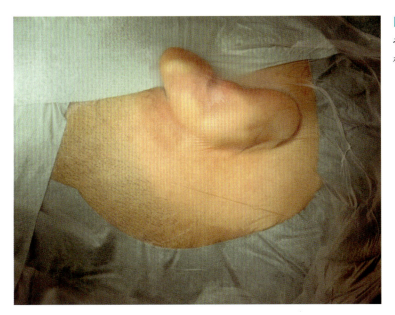

图 6.4 准备步骤二。用透明胶带将耳廓向前反折固定。此步骤对手术很有帮助,还有助于画出植入体、处理器、乳突尖及切口的位置

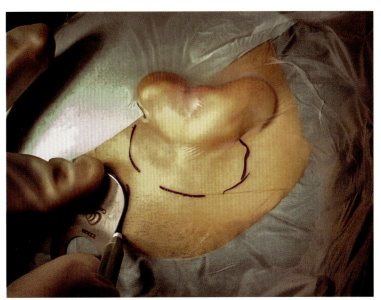

图 6.5 准备步骤三。植入体所在位置应规划在相当"平"的颅骨表面,以确保容易插入到肌瓣袋和植入骨床。美学上可接受的磁力线圈的位置对于患儿及父母亦很重要。此外,植入体位置应在处理器边界之外(图中虚线)。外部处理器在植入体上皮肤的压力会很痛,甚至会导致压力点或皮肤损伤

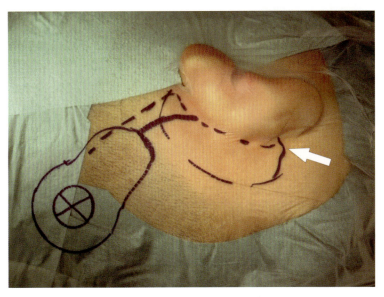

图 6.6 切口。切口可有多种选择。虚线显示 Lazy-S 形切口,起始端和末端靠近乳突尖和植入体的一半。图中箭头所指为乳突尖,正好位于规划好的外处理器尾端边界。如需延长乳突尖(和位于表面的面神经)外侧切口,将乳突尖处皮肤向上拎起,切开时可避开乳突尖处浅表的面神经

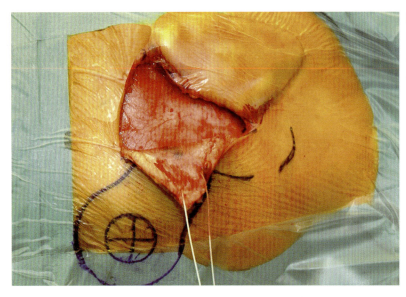

图 6.7 切开皮肤。切口朝向乳突尖，切皮时注意切勿过深（15号刀片），以避免伤及皮下的肌骨膜层。乳突尖皮肤在切开前应向上牵起

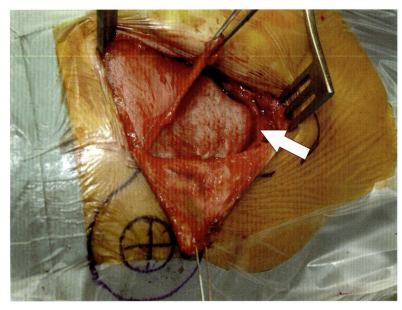

图 6.8 肌瓣。肌瓣层以能安全覆盖其下的植入体和电极为宜，分离菲薄的肌瓣时需小心。此患者肌瓣蒂部在上方（颅侧），肌瓣很容易覆盖电极导线，皮肤（皮下）与肌骨膜层的缝合线应相互垂直，而不是重叠。注意尚未发育的乳突尖（白色箭头）

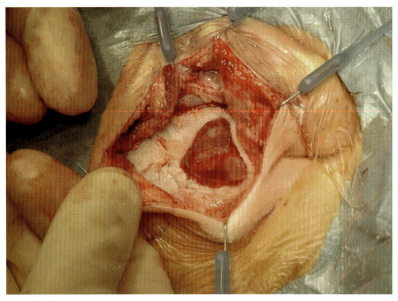

图 6.9 乳突切开和骨髓。儿童乳突切开的边界较容易确定，其骨质较成人柔软，乳突腔范围较小。乳突腔通常位置表浅，有时遇到的唯一气房就是鼓窦。在年幼儿童，颞骨骨髓易持续出血。如出血来自乳突气房，用双极电凝很难止血；可用不带冲洗的金刚钻或骨蜡止血

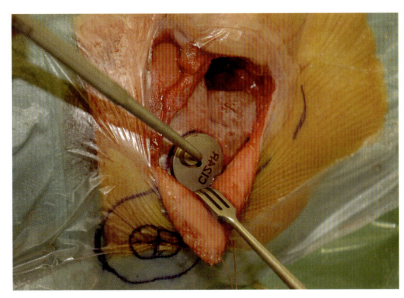

图6.10 制备接收－刺激器骨床。有些耳蜗植入体的接收－刺激器被设计成固定在骨床中。磨骨之前可使用模具规划骨床位置

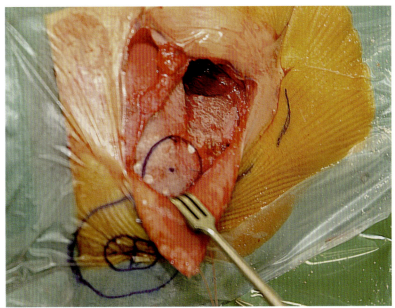

图6.11 制备接收－刺激器骨床。年幼儿童的骨床包括骨皮质层、骨髓层及颅中窝硬脑膜暴露前的一薄分隔层（内隔层）。骨床大小可用模具修正

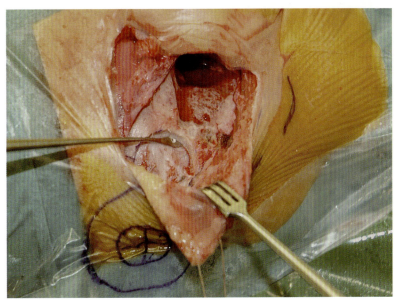

图6.12 在硬脑膜上制备接收－刺激器骨床。一旦看得见硬脑膜，就在硬脑膜上钻磨骨床的边界。如果骨床很浅，则在骨床底部打磨，环形暴露硬脑膜，使植入体能够固定在骨床内，而不被硬脑膜推出。骨床中央保留一块薄骨片，称为"骨岛"

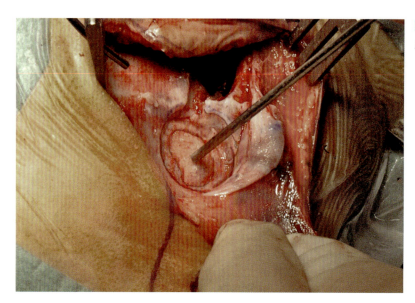

图 6.13 接收－刺激器骨床内骨岛特写。可用钝性手术器械检查骨岛活动度

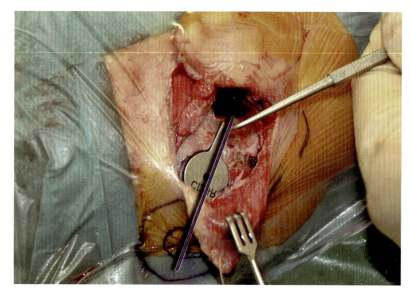

图 6.14 电极导线槽。电极导线槽的位置取决于接收－刺激器磁性线圈的预设位置。电极导线槽应从预设的线圈（以⊗做标记）位置开始磨出一条直线，但这不一定是到鼓窦最短的一条线。图中蓝色线即假想线

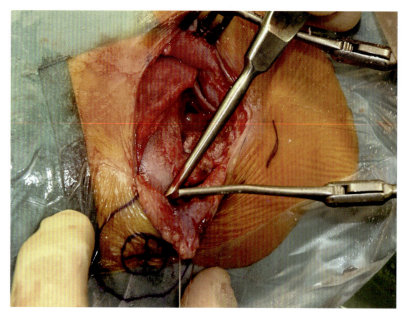

图 6.15 制作容纳接收－刺激器的骨膜下囊袋。用两指按住囊袋皮肤标志的边缘，并用骨膜剥离子制作骨膜下囊袋。囊袋紧密贴合，植入体无须缝合固定

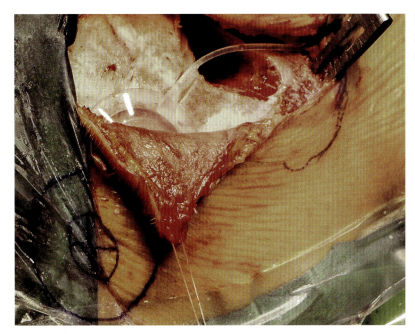

图 6.16 容纳接收－刺激器的骨膜下囊袋。有些植入体有一个一次性的硅胶假体，用以测试囊袋的契合度

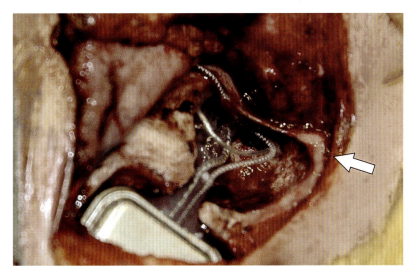

图 6.17 电极在乳突内的放置。因为儿童乳突尖（白色箭头）在以后有明显的发育，放置或固定电极导线最好靠上方。虽然不甚明确，但乳突尖发育可能会影响电极在耳蜗内的位置。参见图 6.1。电极导线应在乳突腔上部轻柔地折叠卷曲

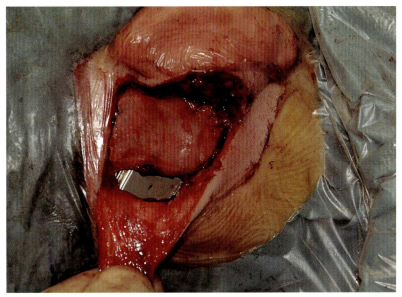

图 6.18 紧密缝合肌层。将蒂在上的肌骨膜瓣覆盖植入体和电极后缝合。先缝合下部边缘，然后缝合前部和后部。小心避免损伤电极（电极卷入缝线）或接收－刺激器（针头戳到接收－刺激器）

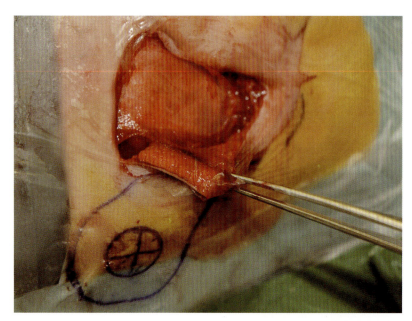

图 6.19 紧密缝合肌层。一旦肌骨膜层缝合完毕,植入体就被完全覆盖。如果发生皮下血肿,将不会直接与植入体接触

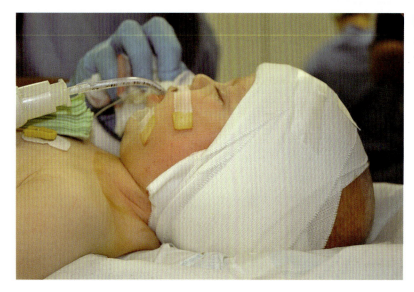

图 6.20 手术结束。儿童耳蜗植入完成后,父母会被告知手术过程。患儿苏醒时如果父母陪同在旁,其焦虑和痛苦就会减轻很多

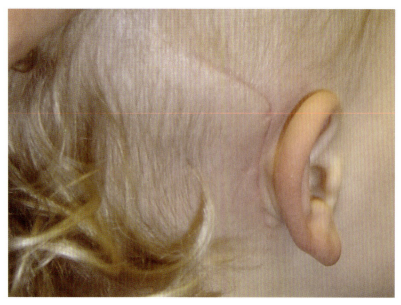

图 6.21 术后瘢痕。手术后 3 周,切口成为一条细线。头发长出,康复很快就可开始

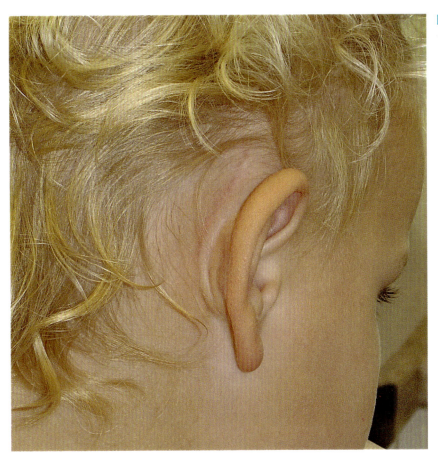

图 6.22 术后瘢痕。手术后1年,伤口几乎看不见

6.8.2 双侧耳蜗植入术的特殊步骤(图 6.23~图 6.34)

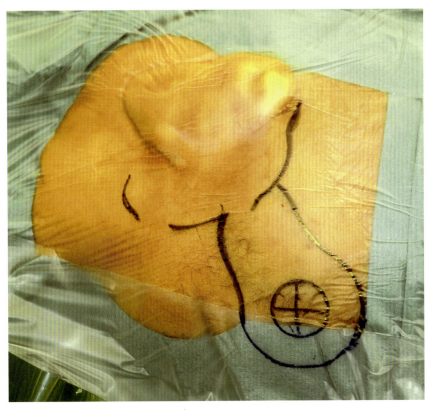

图 6.23 标记双侧植入部位。第一侧植入设定接收－刺激器的位置,并最终确定两个外部线圈的对称高度。此过程可用无菌纸和不掉色的记号笔标记

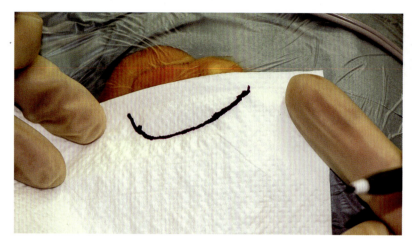

图 6.24 规划和标记好接受-刺激器位置,将无菌纸放在反折耳廓的后边界。在纸上精确标出边缘的曲线

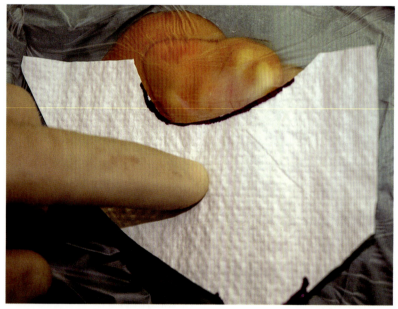

图 6.25 标记双侧植入部位。按反折耳廓后边缘将无菌纸剪好,对齐耳后沟上、下界。此时在无菌纸上描出接收-刺激器位置,然后在线圈位置边缘剪下

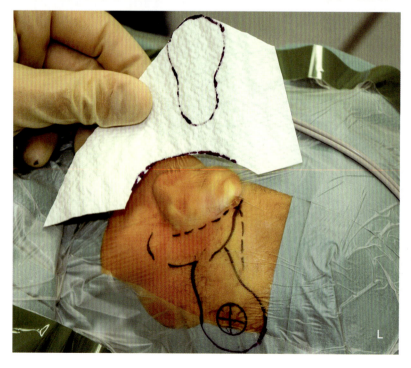

图 6.26 标记双侧植入部位。在纸上用记号笔标出接收-刺激器位置,翻转印在对侧耳皮肤上,即可获得对称的植入位置。保持标记纸无菌以用于第二侧手术

儿童耳蜗植入中的特殊考虑　第 6 章

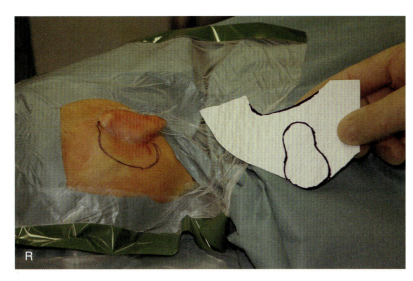

图 6.27　在对侧使用标记纸。在第二侧手术开始时，用标记纸来规划第二个植入体的位置，以获得对称定位

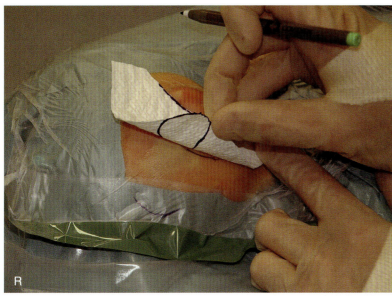

图 6.28　双侧植入的位置标记。标记纸以相反的方向放在对侧（反折）耳后。植入体线圈边缘标记在铺巾贴膜上。标记好植入体线圈的对称位置。标记工作即告完成，开始第二侧手术

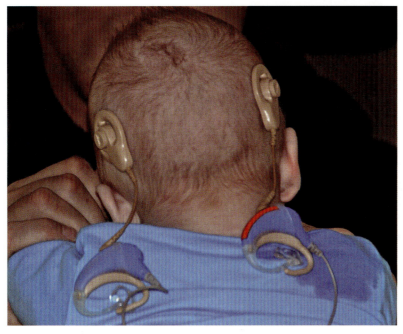

图 6.29　双侧植入的位置标记。双侧植入体的位置对称，特别是在毛发较少的幼儿中看得更清楚

107

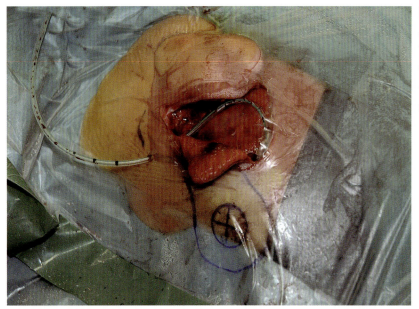

图 6.30 双侧耳蜗植入的临时引流。同期植入双侧人工耳蜗时，放置临时引流管可减少第一侧手术皮下血肿的机会，引流管在绑头部绷带之前或期间去除。缝合肌骨膜层以后放置引流管，这样在拔引流管过程中对种植体没有任何风险

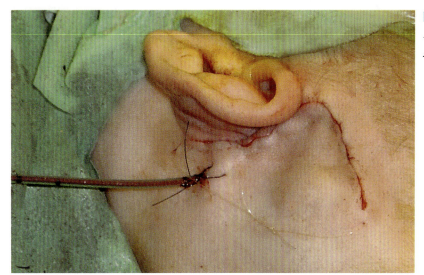

图 6.31 双侧耳蜗植入的临时引流。简单缝合固定引流管，在用头部绷带加压包扎双耳前拆除

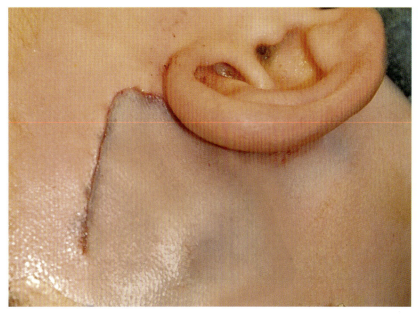

图 6.32 缝合切口。第二侧耳蜗植入和关闭与第一侧相同。幼儿最好采用皮内缝合以避免拆线困难。此外，外观美感可增加家长满意度。第二侧不置引流管

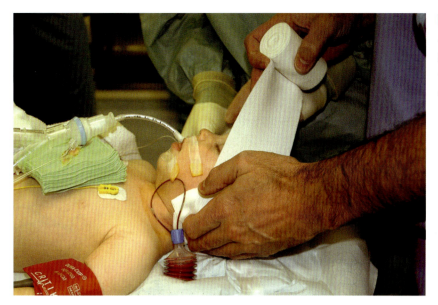

图 6.33 头部绷带。拆除引流管的固定缝线,双侧加压包扎。应保持至少24h,以获得可靠的止血效果。年幼儿童可能会在头顶部出现轻度水肿,但在拆除绷带后即可消退

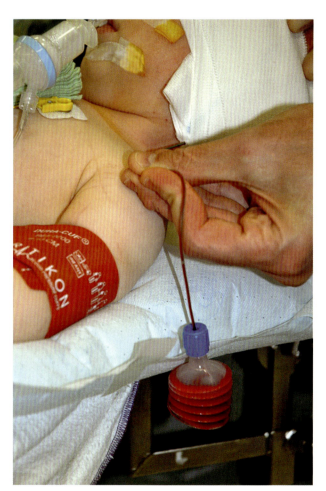

图 6.34 加压包扎完成后即拔除引流管。应保证包扎在位亦能轻松拔除引流管

儿童耳蜗植入的经验和教训

- 注意颞骨的小解剖结构。
- 确保麻醉师有足够的儿童麻醉经验。
- 在皮肤或透明塑料贴膜上绘出(成人大小)植入体的位置。
- 双侧耳蜗植入:在无菌纸上复制或标记植入体位置,然后用于对侧标记。
- 切口避开乳突尖,保护浅表的面神经。
- 处理皮肤、皮下组织及肌骨膜层时需轻柔,因为这几层对于良好关闭非常重要。
- 与成人耳蜗植入相比,儿童耳蜗植入时注意朝向圆窗的不同角度。
- 接收-刺激器的骨床需足够深。颅骨较薄时,可把骨床磨至硬脑膜上。可制作骨岛。
- 避免在幼儿乳突尖固定电极。
- 保存术中神经反应测试结果,因为这些结果对年幼患者的开机很有帮助。
- 双侧耳蜗植入时,放置暂时引流管以避免血肿。

参考文献

[1] Bayazit YA, Goksu N, Ozbilen S. Mini-incision for pediatric cochlear implantation with a Med-El device. ORL J Otorhinolaryngol Relat Spec, 2007, 69(5):311-315

[2] James AL, Papsin BC. Cochlear implant surgery at 12 months of age or you nger. Laryngoscope, 2004, 114(12): 2191 - 2195

[3] Eby TL, Nadol JB Jr. Postnatal growth of the human temporal bone. Implications for cochlear implants in children. Ann Otol Rhinol Laryngol, 1986, 95(4 Pt 1):356-364

[4] Bielamowicz SA, Coker NJ, Jenkins HA, et al. Surgical dimensions

of the facial recess in adults and children. Arch Otolaryngol Head Neck Surg, 1988, 114(5):534-537

[5] Eby TL. Development of the facial recess: implications for cochlearimplantation. Laryngoscope, 1996, 106 (5 Pt 2, Suppl 80):1-7

[6] McRackan TR, Reda FA, Rivas A, et al. Comparison of cochlear implant relevant anatomy in children versus adults. Otol Neurotol, 2012, 33(3):328-334

[7] Dahm MC, Shepherd RK, Clark GM. The postnatal growth of the temporal bone and its implications for cochlear implantation in children. Acta Otolaryngol Suppl, 1993, 505:1-39

[8] Roukema BY, Van Loon MC, Smits C, et al. Cochlear implantation after bacterial meningitis in infants younger than 9 months. Int J Otolaryngol, 2011, 2011:845-879

[9] Boscolo-Rizzo P, Muzzi E, Barillari MR, et al. Non-sutured fixation of the internal receiver-stimulator in cochlear implantation. Eur Arch Otorhinolaryngol, 2011, 268(7):961-965

[10] Alexander NS, Caron E, Woolley AL. Fixation methods in pediatric cochlear implants: retrospective review of an evolution of 3 techniques. Otolaryngol Head Neck Surg, 2011, 144(3):427-430

[11] Jöhr M, Ho A, Wagner CS, et al. Ear surgery in infants under one year of age: its risks and implications for cochlear implant surgery. Otol Neurotol, 2008, 29(3):310-313

[12] Hannallah RS. Who benefits when parents are present during anaesthesia induction in their children? Can J Anaesth, 1994, 41(4):271-275

[13] Kim SY, Choi JW, Choi BY, et al. Atlantoaxial rotary subluxation after tympanoplasty. Otol Neurotol, 2011, 32(7):1108-1110

[14] Battersby EF. Paediatric anaesthesia. In: Adams DA, Cinnamond MJ, eds. Scott-Brown's Otolaryngology. Oxford: Butterworth-Heinemann, 1997:6-24

[15] Ramsden JD, Gordon K, Aschendorff A, et al. European Bilateral Pediatric Cochlear Implant Forum consensus statement. Otol Neurotol, 2012, 33(4):561-565

[16] Leigh J, Dettman S, Dowell R, et al. Evidence-based approach for making cochlear implant recommendations for infants with residual hearing. Ear Hear, 2011, 32(3):313-322

第 7 章
耳蜗植入术的并发症与修正手术

据文献报道，耳蜗植入术的并发症发生率为 4%~15%[1-6]。大部分研究把并发症分为严重并发症和一般并发症，就像 Cohen 等第一次描述的那样[7]。需要再次手术修正的并发症（严重并发症）平均发生率为 4%~5%[3,5]，范围在 2.3%~13.3%[8-9]。

7.1 严重并发症

定 义

严重并发症是指需要移除装置、再次手术探查，出现面神经麻痹或瘫痪，或出现持续不适及功能障碍等其他严重的并发症[7]。

耳蜗植入的严重并发症

- 脑膜炎
- 脑脊液（CSF）漏
- 面神经麻痹或瘫痪
- 严重的面神经刺激，需移除装置
- 血肿或脓肿需要外科处理
- 乳突炎/中耳感染伴肉芽组织
- 胆脂瘤
- 皮肤坏死和装置暴露
- 电极/接收-刺激器脱出
- 耳鸣或眩晕，导致装置未使用或再次植入
- 电极脱位/错位，需外科处理
- 装置故障（参见装置故障部分）

7.2 一般并发症

定 义

一般并发症无须外科处理，绝大多数可通过自行缓解、药物干预或者听力学处理来解决。

有研究认为轻微的并发症对患者不会造成什么痛苦[4,10]。

耳蜗植入的一般并发症

- 鼓索神经损伤（可逆或不可逆）
- 暂时性面神经麻痹
- 前面部/半侧面部肿胀
- 耳后气肿
- 一般伤口问题/伤口感染
- 中耳炎
- 疼痛/头痛
- 眩晕
- 耳鸣
- 鼓膜穿孔

7.3 装置故障

装置故障的发生率在 0.8%~26.7% 不等[1, 11]，但取决于植入中心的规模、随访时间和植入装置的品牌和类型。近十年来，植入失败的发生率总体呈下降趋势[12]。故障的原因主要由于外伤、电极失效或者脑脊液漏。发现装置故障后，取出并重新植入是一种安全和可接受的治疗选择。

定 义

植入装置表现出制造商所示规范之外的特征，导致临床效益丧失，或不能获得临床效益[13-14]。

其他关于装置功能的定义：

- 正常工作的装置：没有任何与设备相关的故障证据或从现有的测试结果中观察不到缺陷。
- 特性衰减：装置被测量出制造商规格以外的特性，但仍对患者有益。
- 性能衰减：原因不明但有明确记录的性能衰减或装置会引起非听觉的感觉，需要移除。
- 失访：临床随访中失访的植入患者。

在一篇共识性文章中，专家和耳蜗植入公司一致同意对这些故障进行统一报告[13-14]。使用这种统一的报告，可以计算出每个植入体型号的累积存活率（CSR）。如果需要，还可将成人和儿童分开，分别计算CSR[12]。

装置故障也可分为"硬"装置故障和"软"装置故障[15]。

7.3.1 硬装置故障

定 义

无听觉输入或外部与内部组件之间电子锁，简而言之：经过验证的故障装置。

尽管随着新植入体的诞生，装置故障率多年来已经有所下降，但是最常见的再次植入的原因仍然是硬装置故障[3]。

7.3.2 软装置故障

定 义

软装置故障一般被认为是植入体的故障，但无法通过在体测试方法获得任何证据。简而言之：可疑的装置障碍但无证据。

推荐的软装置故障检查包括四项评估[16]：
- 症状：仔细询问病史，记录确切描述的症状（听觉及非听觉症状）。
- 医学评估：评估病史、体格检查及影像来判断电极位置；评估中枢神经系统疾病；排除耳蜗内骨化或感染。
- 听力学评估：判断言语性能和调机，以评估性能下降、未能达到预期的收益，或刺激敏感性的改变。
- 装置评估：使用设备完整性测试、编程和故障排除来评估硬件的功能。

软装置故障不常见。在诊断之前，必须采取两个步骤：首先，制造商和植入团队与患者合作对植入体功能进行彻底评估（如上所述步骤）；第二，疑似故障的植入体应被移除、检查，并确认技术故障。通常软设备故障是一种有效的诊断，最初必须采取保守的方法来解决问题。如果故障被证实，就考虑是硬装置故障。

装置故障

硬故障：已证实的装置故障
- 撞击引发的故障
- 密封失效
- 电子故障
- 电极问题
- 其他
- 无具体原因

软障碍：疑似装置故障

7.4 儿童与成人的并发症比例

耳蜗植入手术的总体再次手术率估计为5%~8%[1,3]，然而儿童与成人的比例存在明显差异。成人再次手术率低于5%[15]，而一些针对儿童的研究显示再次手术率高达13%[17]。原因在于儿童更易感染和外伤，通常更易发生硬装置障碍。另一个故障的原因可能是儿童更复杂的解剖，尤其是一些先天性畸形的病例或与其耳聋有关的病因（脑膜炎、局部感染）[3]。虽然经常看到这种差异，但在成人和儿童的再植入比例方面，并不是所有的植入中心都存在差异[3]。

7.5 双侧与单侧植入的并发症比例

虽然关于这方面的报道不多，但总的印象是双侧耳蜗植入的患者并没有出现两倍的并发症风险[3]。此外，前庭的影响和双侧鼓索神经损伤可能是一个要关注的问题[18]。

7.6 几种并发症的治疗选择

7.6.1 皮瓣感染/皮下血肿或积液

大多数耳蜗植入中心会在围手术期使用抗生素。术后抗生素治疗可以延长，尤其是在怀疑感染时（充血、肿胀及植入体处疼痛）。当发生皮下血肿和积液时，应积极预防感染[3]。如果怀疑铜绿假单胞菌或耐甲氧西林金黄色葡萄球菌（MRSA）感染，应考虑再次入院静脉注射抗生素[19]。这样可能看起来相当激进，但植入体周围感染最终会造成植入体脱出，或难以控制的感染会导致植入体移除[19]。在怀疑有低度感染的情况下，核扫描会有所帮助[19]。植入体周围细菌生物膜的形成也已有描述[20]，而且只能移除植入体。

7.6.2 接收-刺激器或电极脱出（图 7.1）

接收-刺激器有时会在术后几年通过皮肤脱出。有很多原因在装置的脱出中发挥影响。

为了避免该情况发生，在皮肤切开、皮瓣处理、缝线选择、接收-刺激器的固定、接收-刺激器的位置，以及有时植入侧别的选择都应该特别小心。这些要点在第5章中已逐步解释。手术史、社会史和一般的医疗状况是手术前要注意的重要因素。这些因素都有可能影响伤口愈合，如果先前已经接受过耳科手术，以及有糖尿病、吸烟史，局部的血供就会打折扣；或者，随皮肤病或感染病史不同，这些因素可能影响感染风险[5]。多数情况下，电极脱出可以进行局部处理，但仍宜在全身麻醉下进行手术，因为患者不能在电极的精细处理过程中活动。在处理全程中，应避免切断、损坏或突然拔出电极阵列。另外，重新放置电极常涉及制备装置的覆盖瓣，通常在局部麻醉下是无法完成的。

7.6.3 面神经刺激

术后面神经刺激是耳硬化症和成骨不全症较常见的并发症[21]。预弯电极接触端面向耳蜗轴会减轻这个问题。如果问题仍然存在，重新

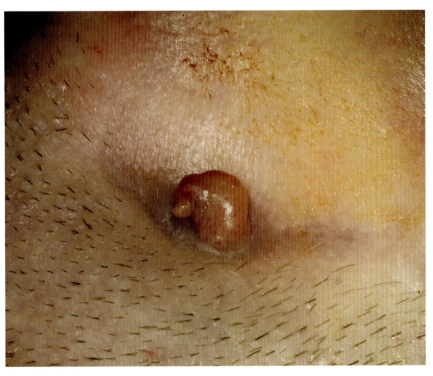

图 7.1 电极上方、位于耳后瘢痕的肉芽组织。处理方法：在不损伤电极的情况下局部切除肉芽，清理皮肤及皮下层，再将两层进行无张力缝合

编程电极可能会有所帮助。通常，在耳蜗上部的电极刺激上方的面神经（参见第 3 章关于影像学的内容）。逐个关闭这些电极，副作用就会消退（更多信息参见第 13 章耳硬化症和耳蜗植入）。在一些非常严重的情况下，为了不发生面神经刺激而对植入体进行编程是很困难的；甚至有人建议进行再次植入术[15,22]。

7.6.4 面神经损伤

采用后鼓室切开的手术路径，面神经很好辨认，也容易避免损伤。面神经监测虽然也有很大帮助，但不能取代扎实的解剖知识和实施后鼓室切开的精确训练。在一些耳蜗畸形的病例中，面神经异常的概率也在增高（参见第 15 章）。精确的影像学检查和判读是制定正确的手术方案所必需的。在这些情况下，面神经走形不明确或影响正常的径路，可以考虑行岩骨次全切除术。岩骨次全切除术（参见第 10 章）能提供宽广的视野和可见度，可减少医源性损伤和术后感染的机会。这样，如果在电极行程中有开裂，岩骨次全切除就能保护面神经。

如果出现轻度面神经损伤，大剂量泼尼松可以消除肿胀和进一步的损伤，但仍需要几周的时间才能恢复面神经功能。如果有严重损伤或面神经完全离断，应考虑直接吻合或移植。尤为重要的是，切记最好的结果是在损伤后的头几个月内进行面神经移植。6~12 个月以后，结果会非常糟糕[23]。

7.6.5 电极放置

有时即使十分轻柔小心地插入电极，插入方向也正确，但插入电极的最后几毫米仍然会不够顺畅，导致电极错位或扭曲；电极位置错误，至下鼓室内、在耳硬化症病灶的双环中（参见第 13 章病例 13.6）、在半规管内（图 7.2），甚至在颈内动脉内（病例 7.2）。这方面的例子在下面和本章结尾部分进行陈述。在疑难病例或疑似电极位置错误时，在术中可以进行电生理测试（参见第 4 章）、X 线摄影或 CT 扫描。术后还需要行进一步的诊断评估。错位的电极可立即或稍后重新调整。

7.6.6 脑脊液井喷 / 脑脊液漏

脑脊液井喷，是脑脊液从内听道通过耳蜗的开口进入鼓室腔，这种情况在术前的影像学检查中就要预估到。多数井喷病例发生在不完全分隔 1 型（IP-1）、共同腔畸形或不完全分隔 3 型（IP-3）中扩大的蜗孔。等待流向减弱（10~15min），然后在耳蜗开窗处牢固填塞筋膜、骨膜或肌肉等软组织通常都可以控制脑脊液井喷。而脑脊液漏也可能发生在耳蜗植入过程中，与先前的胆脂瘤、骨折、肿瘤或其他疾病有关。为了避免脑膜炎成为因脑脊液漏造成的直接或晚期并发症，除了适当地密封脑脊液

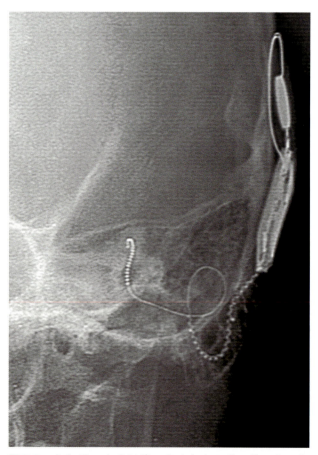

图 7.2　电极置入上半规管。术后患者立感眩晕。术后拍片发现电极在上半规管

渗漏处，最好的方法就是岩骨次全切除术（参见第10章岩骨次全切除术）。腰椎穿刺脑脊液引流会增加脑膜炎的风险，而岩骨次全切除术时则不需要行脑脊液引流。

7.6.7 修正手术/再次植入

在大多数重新植入的病例中，听力通常保持不变，但听力恶化是可能的。再次手术对患者或植入体是有害的，必须符合患者和（或）监护人的期望。明智的做法是保守地对待患者的期望值，因为再次手术的效果是无法预测的，对患者术前咨询的期望也应相应地加以引导[3]。

病例 7.1 电极脱出（左耳）（图 7.1.1~图 7.1.4）

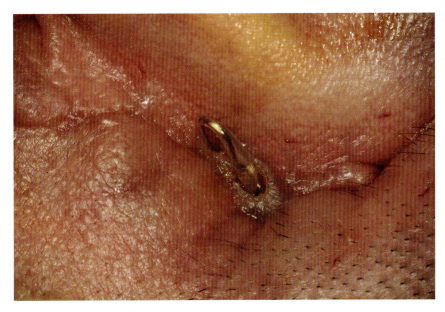

图 7.1.1 42岁男性患者因自幼双侧渐进性听力下降接受耳蜗植入。术后两年，电极自耳后瘢痕处脱出

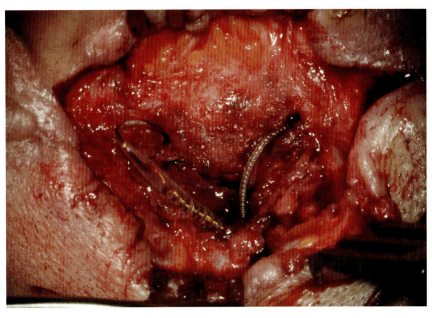

图 7.1.2 打开切口后清除瘢痕组织，轻柔打开术腔而不损伤电极或接收－刺激器

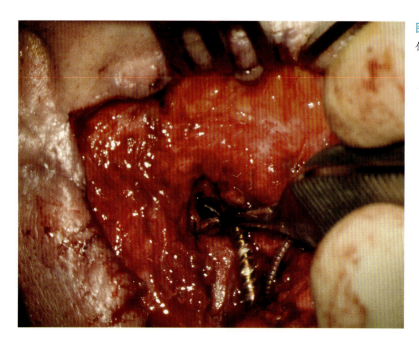

图 7.1.3 将电极和接收-刺激器保留在原位,重新调整电极位置

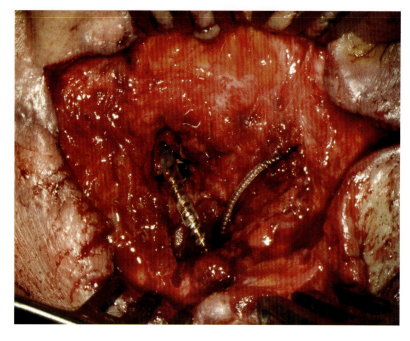

图 7.1.4 将电极放置在乳突腔中,并且在没有外力的情况下保持在该位置,缝合皮下层和皮肤

> **评语**
> 电极的位置不应在切口线的正下方。此外,打开至少要分两层,采用不同的切口线。

病例 7.2 电极误入颈内动脉管后再次手术（右耳）（图 7.2.1~ 图 7.2.9）

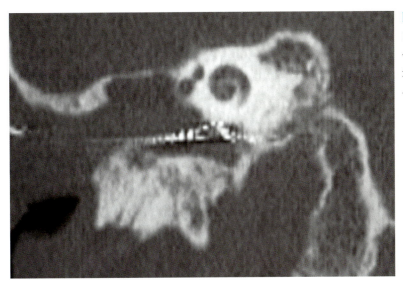

图 7.2.1　39 岁男性患者自幼佩戴助听器，病因可能是脑膜炎后引起的听力下降。听力恶化后，另一个中心为他进行了耳蜗植入，但没有成功。在第二次尝试中，电极没有插入耳蜗腔

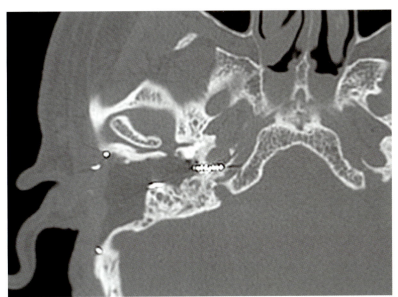

图 7.2.2　轴位扫描片上可见电极在颈内动脉管垂直段内侧边缘

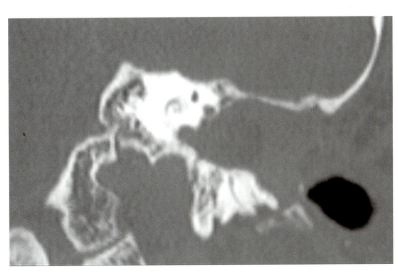

图 7.2.3　无法植入到对侧，因为对侧表现为严重的耳蜗骨化。建议患者右耳再次手术，取出第一次植入的部分植入体，然后植入新的耳蜗

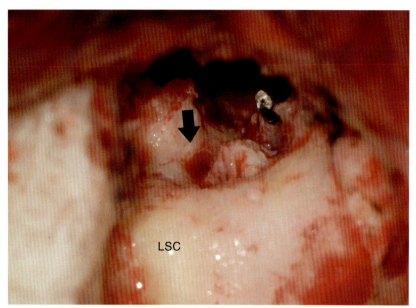

图 7.2.4 患者接受了岩骨次全切术。再次打开术腔,见圆窗龛内充满瘢痕组织(黑色箭头)。在颈动脉管处切断电极,其尖端留在原位以减少颈内动脉损伤的风险。LSC:外半规管

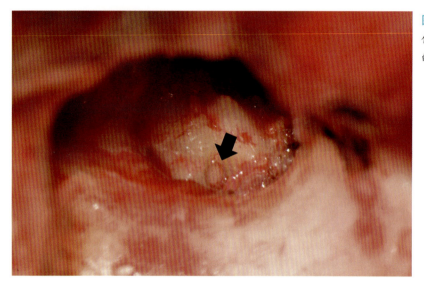

图 7.2.5 切断延伸至鼓室腔的部分电极,但保留其尖端。切除瘢痕组织,暴露发白的圆窗(箭头)

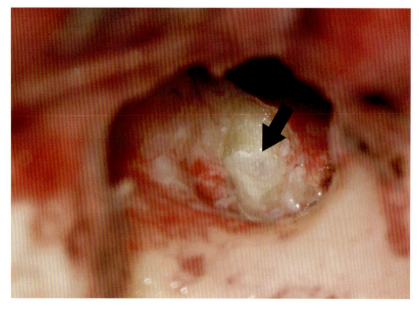

图 7.2.6 在圆窗前下的鼓岬钻磨。可见耳蜗底转内骨化(箭头)

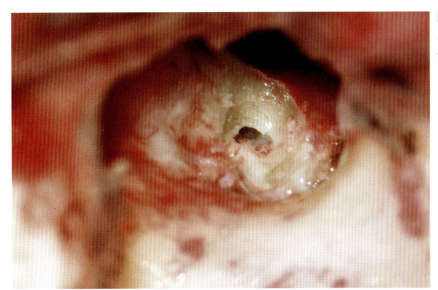

图 7.2.7　骨化局限在圆窗附近区域；未骨化的管腔很容易被找到。耳蜗底转的开口可见

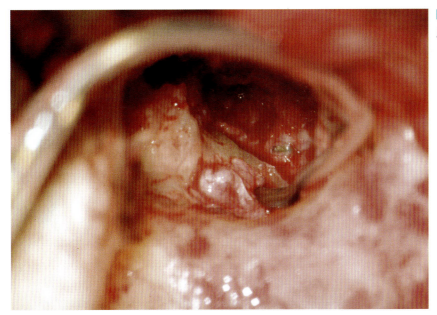

图 7.2.8　插入电极，用骨膜封闭开口，用腹部脂肪封闭术腔

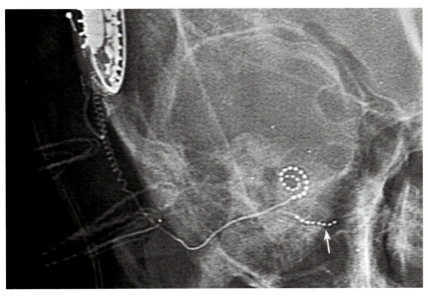

图 7.2.9　术后 X 线片。先前插入颈动脉管的电极尖端仍然可见，位于新的耳蜗内电极旁（箭头）。随访至术后 36 个月，患者有 85% 的开放式听觉言语感知

评语

在疑难病例中，因为耳蜗底转有脑膜炎后的骨化，电极容易被误置，因此就容易做出开放径路（岩骨次全切除术）的决定。

病例 7.3　胆脂瘤和电极扭曲（图 7.3.1~图 7.3.9）

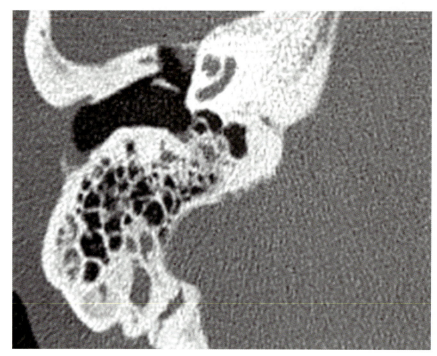

图 7.3.1　61 岁女性遗传性耳聋患者需要进行耳蜗植入。患者左耳佩戴助听器，可部分获益。双侧耳蜗通畅（右侧耳蜗如图示）。部分乳突气房有阴影，但无活动性中耳炎。患者儿时曾有数次中耳炎发作。因为患者左侧仍有残余听力，因此建议患者行右侧耳蜗植入

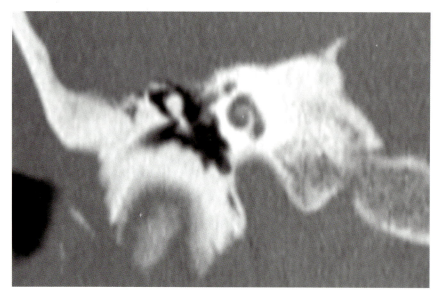

图 7.3.2　上鼓室和盾板无异常

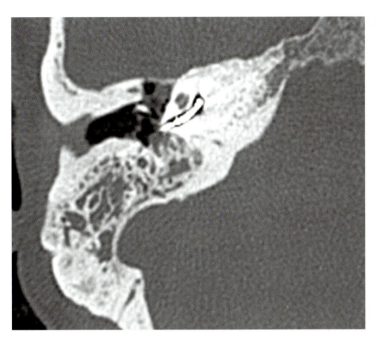

图 7.3.3 患者耳蜗植入和康复成功。术后两年，患者因为耳痛再次就诊。耳镜检查发现患者松弛部胆脂瘤，CT 影像显示乳突阴影。植入体功能正常，言语分辨率（SDS）为 100%

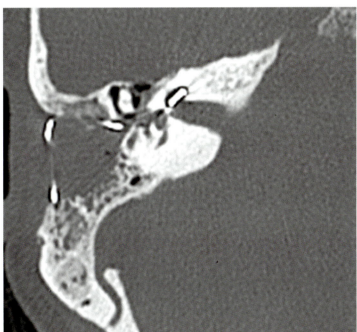

图 7.3.4 乳突腔内充满软组织影

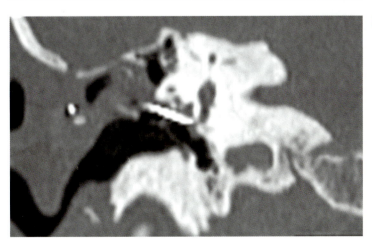

图 7.3.5 电极周围可见阴影，最有可能是胆脂瘤。患者拟行胆脂瘤根治手术

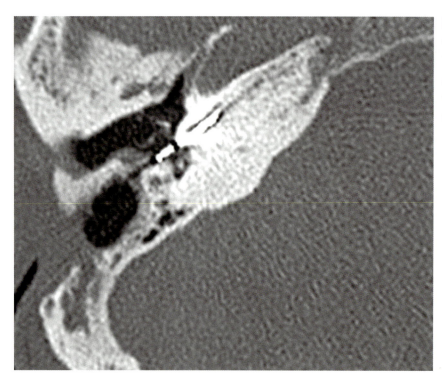

图 7.3.6 在后鼓室切开处切断电极，保留耳蜗内电极，使耳蜗腔通畅。保留外耳道后壁完整，清除胆脂瘤。术后 8 个月，除了听力差患者无其他任何不适。CT 扫描显示出保留在耳蜗内的电极，无胆脂瘤残留迹象

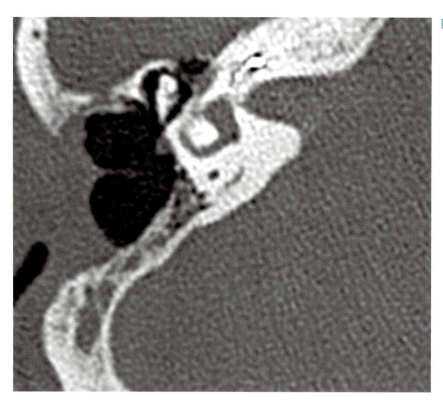

图 7.3.7 乳突部分未见胆脂瘤

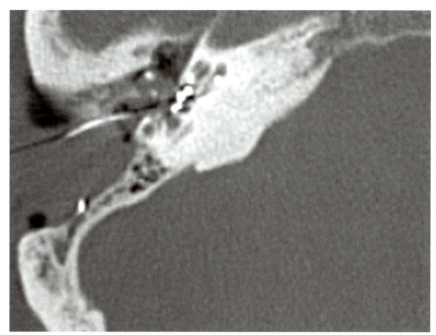

图 7.3.8 取出耳蜗内电极,轻柔地插入相似的预弯电极。运用"进极止芯"技术插入 14 个电极(共计 20 个)后,电极无法再继续向前移动。即使轻轻转动并稍稍拉出电极,都不能将电极完全植入。电极在圆窗处扭曲,故决定不再植入

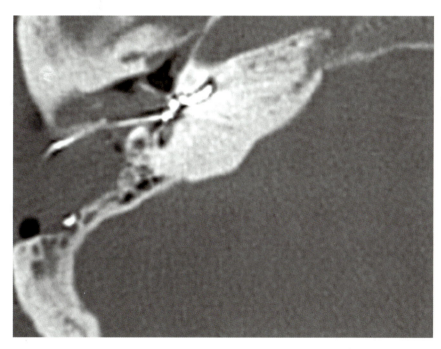

图 7.3.9 术后详细告知患者,患者不赞成再次手术,开始利用耳蜗内的 14 个电极进行康复。她的言语分辨率(SDS)没有达到原先的水平(SDS 40%)。尽管如此,患者还是不考虑再次手术或者行对侧耳蜗植入

评语
在文献报道中,再次植入似乎总是简单易行,但要知道在实际操作中并不总是那么容易和顺利。

病例 7.4　耳蜗电极植入后 6 个月耳蜗感染（图 7.4.1~图 7.4.10）

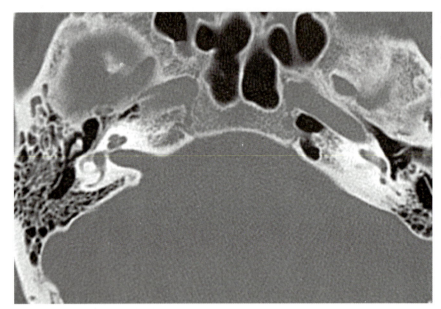

图 7.4.1　据报道[19,21]，一位 60 岁的女性患者因极重度遗传性耳聋需要进行耳蜗植入术。术前患者 CT 扫描如图示：双侧耳蜗开放，可进行耳蜗植入

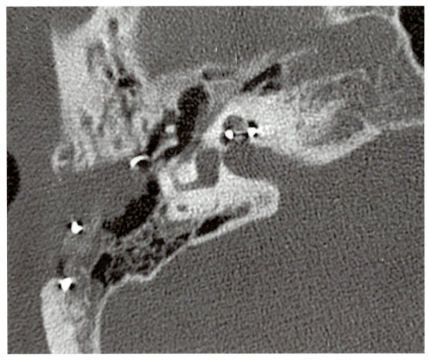

图 7.4.2　右耳成功植入耳蜗后 6 个月，患者因疼痛进行了 CT 检查。血液检查和耳蜗植入体听力测试均未见异常。CT 影像显示电极位置正常，无感染迹象。在耳蜗电极周围可见黑色"空气样"伪影

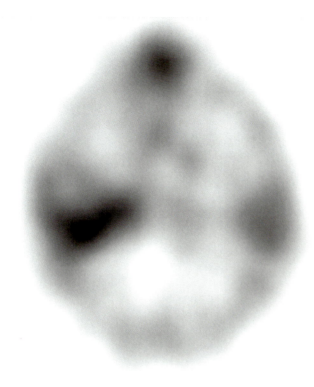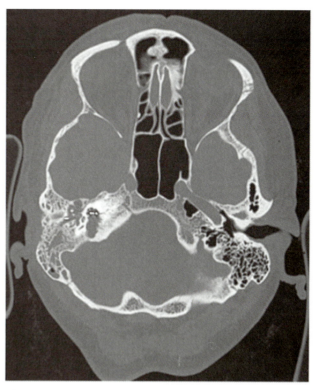

图 7.4.3　行核素镓 SPECT 扫描。在接下来的几个月里，疼痛持续，使用抗生素略有改善。耳蜗阻抗值改变，功效下降。核素扫描检查发现颞骨中部和顶部摄取量较高。耳镜检查未见感染迹象

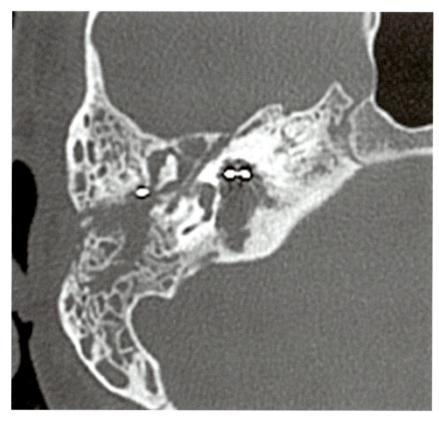

图 7.4.4　第二次 CT 扫描显示耳蜗周围有骨质吸收。植入体因功能不正常，听力无改善而被弃用。静脉应用广谱抗生素，鼓膜通气管放置期间，中耳分泌物培养未见任何细菌生长。计划将耳蜗植入体全部取出

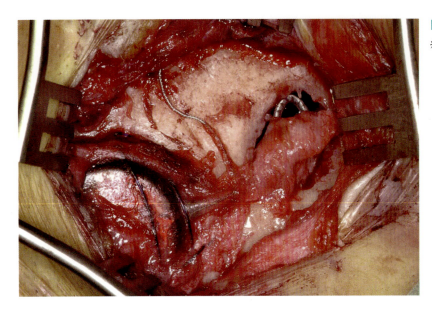

图 7.4.5 术中乳突腔未见感染，仅见瘢痕组织

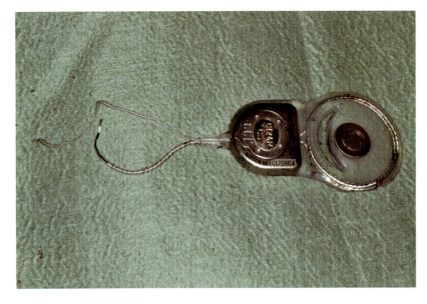

图 7.4.6 电极尖端和球形电极被切断以除去大部分植入体

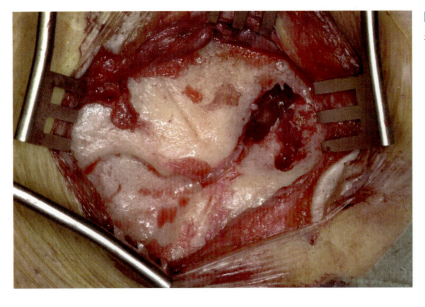

图 7.4.7 植入体骨床未见感染，采用抗生素冲洗乳突腔

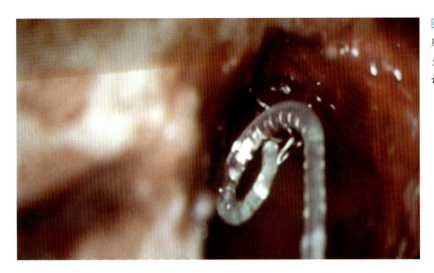

图 7.4.8　取出电极后培养发现铜绿假单胞菌。患者接受了为期 3 个月的静脉抗生素治疗。再行核素镓 SPECT 检查以评估治疗效果

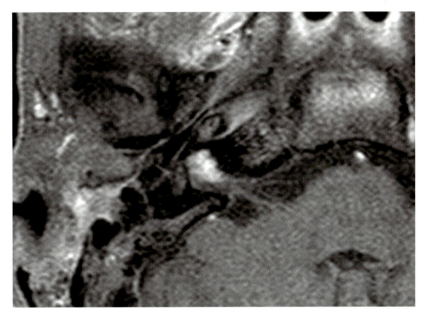

图 7.4.9　数月后，T1 加权增强 MRI 显示耳蜗区域仍有增强信号，耳蜗的精细结构不可见

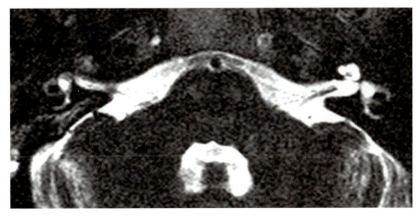

图 7.4.10　T2 加权 CISS MRI 显示右侧耳蜗形态不可见。左侧耳蜗形态正常，右耳取出植入体后 1 年进行了左侧植入。回顾病史，患者在耳蜗植入前几年，曾在另一家医院进行耳道分泌物培养发现假单胞菌，这是否为医源性感染？

评语

　　为避免耳蜗植入患者的医源性感染，我们目前在手术前几周都会进行耳道培养，因为配戴助听器会引起细菌和真菌在耳道内聚集。对于培养阳性的病例，术前予以滴耳剂治疗 1 周以降低手术时细菌或真菌定植的风险。

病例 7.5　耳蜗植入后乳突炎（图 7.5.1~图 7.5.10）

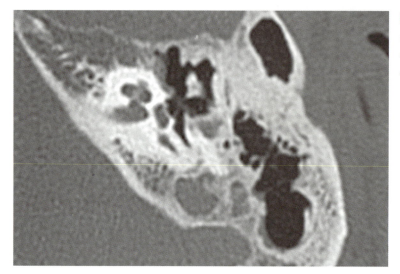

图 7.5.1　一例 55 岁女性患者幼时曾患耳部感染。术前 CT 示耳蜗解剖正常，但乳突骨皮质增厚、硬化。一些气房有阴影，但乳突总体气化尚可

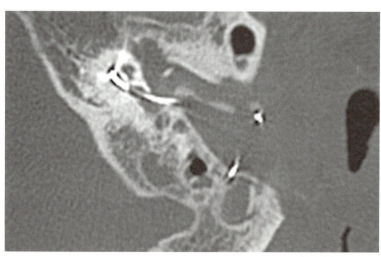

图 7.5.2　耳蜗植入后患者随即发生乳突炎。患者被收治入院行 CT 检查，如图示整个乳突有阴影。患者接受了静脉抗生素治疗

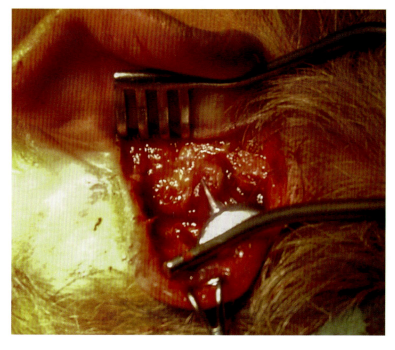

图 7.5.3　感染并未消退，因此进行了清理和局部抗生素冲洗。打开后发现术腔内充满肉芽和纤维组织

耳蜗植入术的并发症与修正手术　第 7 章

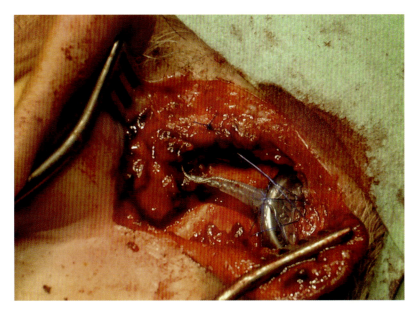

图 7.5.4　因为纤维组织过多，植入体被挤出骨床外，没有很好地固定在接收－刺激器骨床内。尽可能清理增生的组织，然后用缝线固定植入体

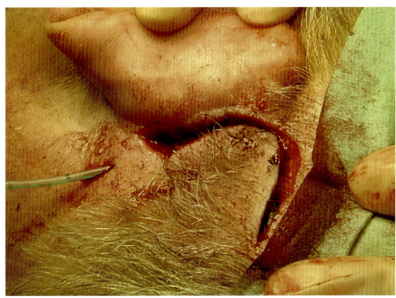

图 7.5.5　清洁耳蜗植入处，取培养，抗生素冲洗植入体，清除绝大部分肉芽组织。放置引流，术后数日拔除

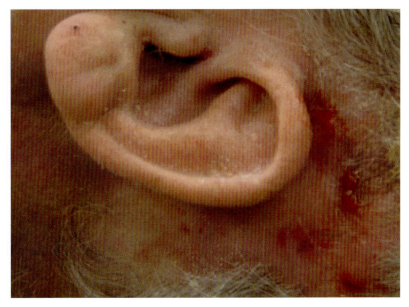

图 7.5.6　抗生素治疗几周后停止，植入体仍可使用，但短时间内感染复发。计划行植入体取出

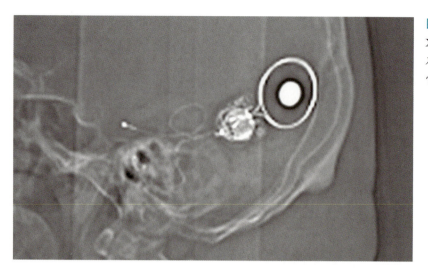

图7.5.7 地形图。CT扫描的地形图或X线侧位片可用来观察参考电极的位置以及在颞骨皮质上的方位。有时它的位置非常靠前，所以对切口的选择尤为重要

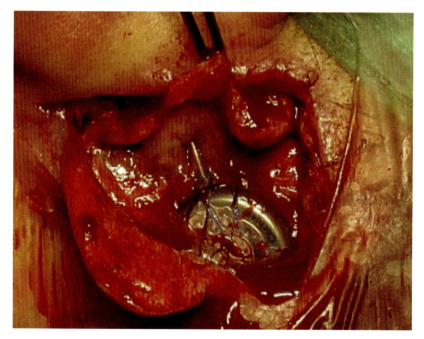

图7.5.8 在黏膜肉芽团块中发现植入体，伴有大量坏死物

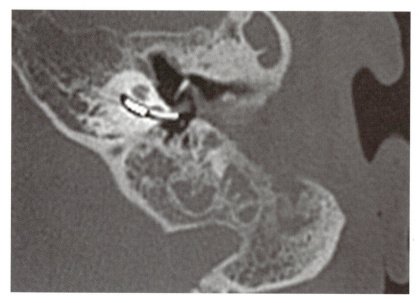

图7.5.9 在耳蜗外的中耳内切断耳蜗电极。抗生素治疗延长至6周。鼻窦病变也采用药物治疗并随访监测

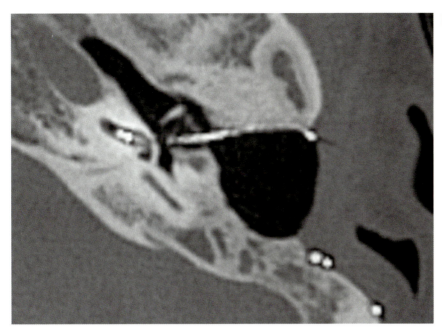

图 7.5.10　6 个月后，影像学检查、实验室检查及体检均未发现感染迹象。患者拟行新的耳蜗植入。在围手术期，患者接受了预防性抗生素治疗。取出被切断的电极后实施了标准的耳蜗植入手术。回顾此病例，有指征行岩骨次全切除术结合耳蜗植入

> **评语**
>
> 　　对于复发性的中耳炎和鼻窦炎，避免术后感染的最好方法就是术前培养，在术前 1d 开始用至少 1 周的抗生素，并考虑岩骨次全切除术，去除全部黏膜层。

病例 7.6　装置故障后再次行耳蜗植入（图 7.6.1~图 7.6.7）

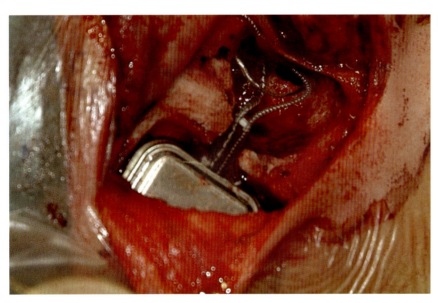

图 7.6.1　8 月龄的男婴在被发现细菌性脑膜炎后，在 MRI 提示耳蜗纤维化之前接受了双侧耳蜗植入（参见第 12 章）。标准的耳蜗植入术如图示。术后患儿恢复良好，康复也进行顺利

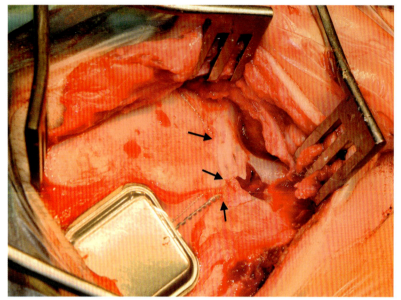

图 7.6.2 由于硬装置故障，功能突然丧失，右侧的植入体不得不进行更换。短短 6 个月新骨形成，覆盖电极，如图所示（箭头）。这使得移除植入体而不对电极或植入体造成任何损伤变得更加困难；需要谨慎小心地钻磨避免损伤电极。特别是当装置故障的原因不明时，更重要的是要保持植入体与电极完整，以便能够进行术后测试

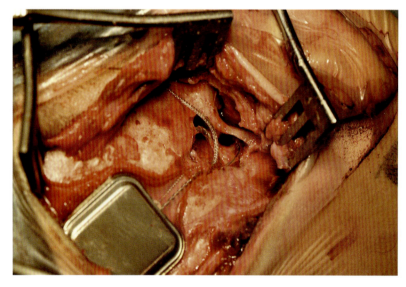

图 7.6.3 小心磨去新生骨质便可见电极。有时参考电极被完全埋在骨质里，绝对不能取出。另一方面，最好在后鼓室切开处切断耳蜗电极，这样可以在高倍显微镜直视下移除耳蜗内的电极

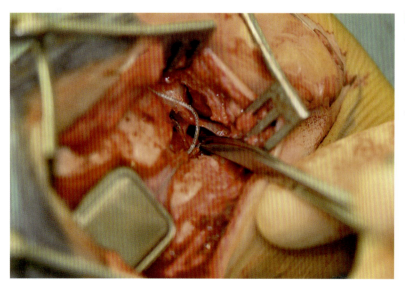

图 7.6.4 装置故障原因不明时，不可避免地要将装置取出和再植入，最好用一次手术完成。在后鼓室切开处用带角度的外科剪（非显微器械）切断电极，如图示。在准备好新的植入体骨床后，在直视耳蜗开窗/圆窗下取出耳蜗内的远端电极

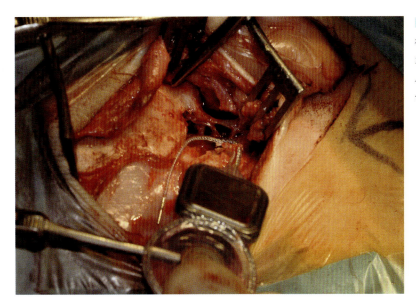

图 7.6.5 装置现在已被取出，在送制造商检测前清理耳蜗表面的瘢痕组织；或者把旧装置转到前方，临时固定，在准备好新的植入体骨床后，将整个植入体取出，随后固定新的植入体接收－刺激器

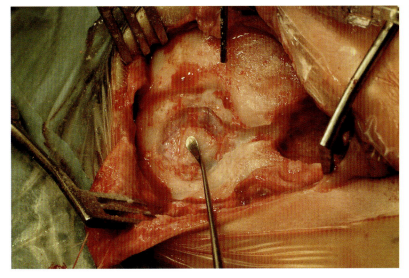

图 7.6.6 在硬脑膜上制备"骨岛"骨床（参见第6章），并调整先前的电极床

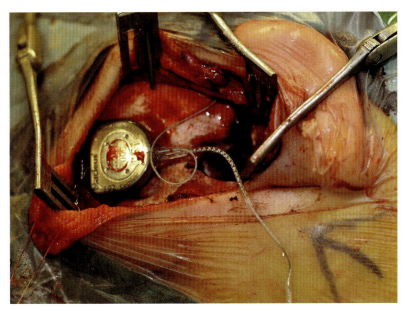

图 7.6.7 放置好新的植入体并在植入前取出被切断的远端耳蜗内电极。可以用硅胶模型电极探测耳蜗腔。取出的电极部分与"旧"植入体的其余部分收集在同一返回容器中。在很短的时间内，重新植入使此例患儿恢复了与以前相同的反应，且随时间的推移明显改善

> **评语**
>
> 取出装置而不损伤植入体是非常困难的，需要花费较预期更多的时间。首次植入后6个月内就会有新生骨形成。

病例 7.7　植入体移位（图 7.7.1~图 7.7.3）

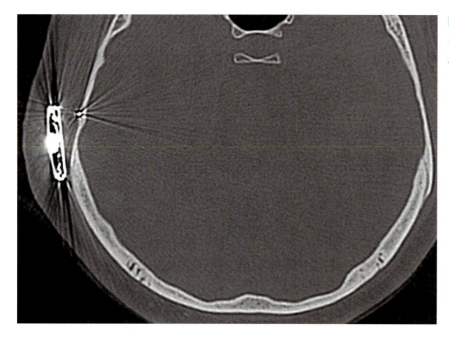

图 7.7.1　该患者的耳蜗植入体因外伤而移位。在 CT 扫描片上，螺钉仍在原位而植入体从颅骨脱落

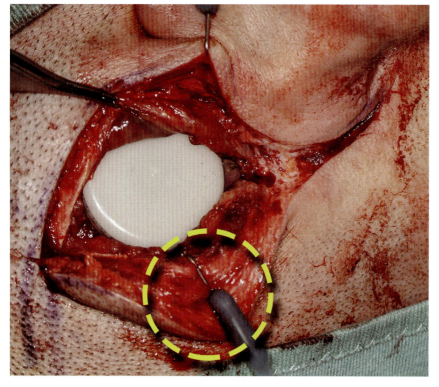

图 7.7.2　小心地暴露植入体，见其向前移位。原来的位置比较靠后，用黄色虚线圈表示

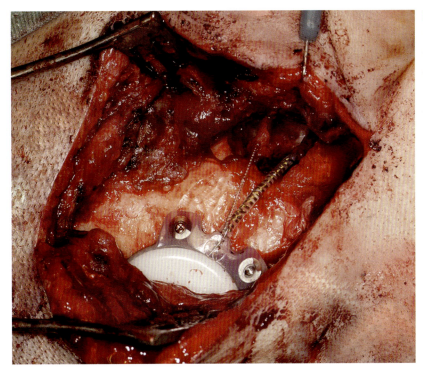

图 7.7.3　暴露原来位置的骨质以备重新固定，确保植入体完全与骨接触，没有任何倾斜。螺钉垂直于颅骨时固定效果最佳。对植入体和电极的仔细检查也是必要的，以排除将来可能导致装置障碍的任何损害

评语

无论有没有螺钉，合适的位置对避免移位都非常必要。使用螺钉的病例，必须确保在拧紧过程中有准确的握柄，而不是直接放置在骨裂处或局部不均匀的位置。

病例 7.8　植入体移位（图 7.8.1~图 7.8.2）

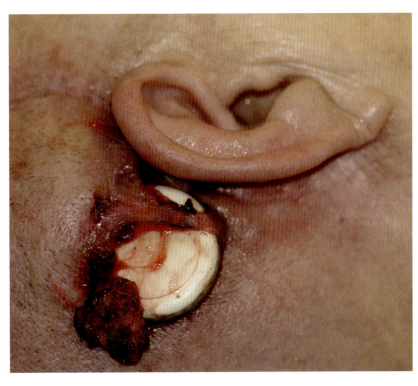

图 7.8.1　该例患者行耳蜗植入术后1年装置脱出。在二次手术中，重新修整了植入体上方的皮肤，但不久后脱出，皮肤回缩再次出现。患者被转诊到我中心，情况很棘手。皮肤回缩，皮下组织感染，植入体更多地在皮肤上而不是之下。在同侧重新植入，但皮肤、肌肉和局部再生支持似乎均达不到要求

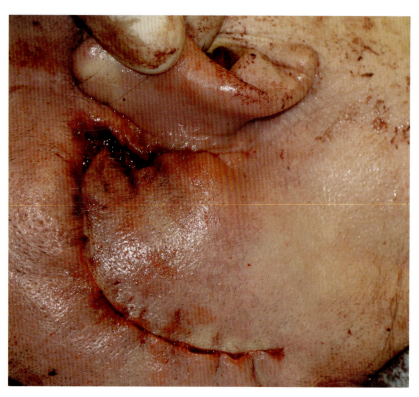

图 7.8.2 经与患者协商后,决定从这一侧取出植入体,并在对侧植入一个新的耳蜗。伤口一期关闭,恢复满意。对侧耳蜗植入成功

评语

分几层无张力关闭伤口,不同取向的切口线可保证良好的血液供应、适当的固定,并且把植入体通过切口线脱出的风险降到最低。必须注意保持皮肤层和颞肌层尽可能地厚。

病例 7.9 术腔感染的再次手术(图 7.9.1~图 7.9.6)

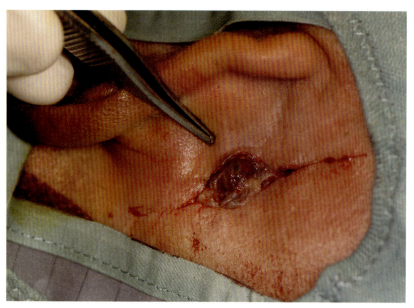

图 7.9.1 一例 42 岁的男性患者接受了岩骨次全切除和耳蜗植入。1 年后,患者诉耳后疼痛。再次手术中,发现术腔充满肉芽组织,决定移除植入体,静脉用抗生素 1 周后再次植入人工耳蜗。因为感染较重,未将电极留在耳蜗

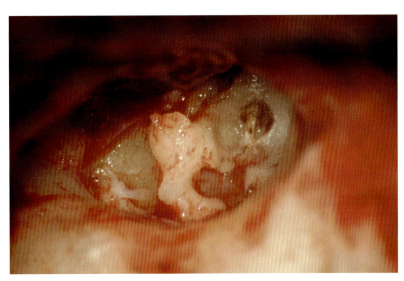

图 7.9.2 再次植入时,发现圆窗龛区域有异质骨赘生物。移除时由于肉芽组织和大量出血,解剖结构较难辨认,现在较为清晰

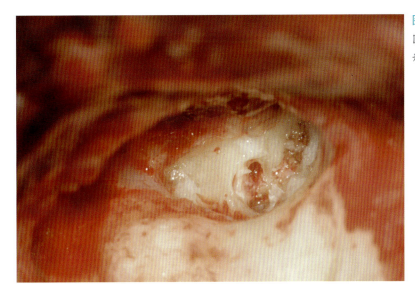

图 7.9.3 去除圆窗龛区域的骨赘生物,打开圆窗。该骨赘生物/钙化应该是移除电极后形成的。幸运的是它只局限在圆窗

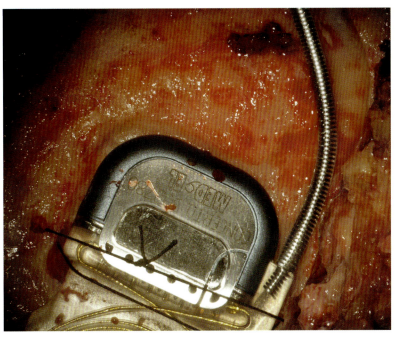

图 7.9.4 置入新的植入体,并用缝线固定在骨床内

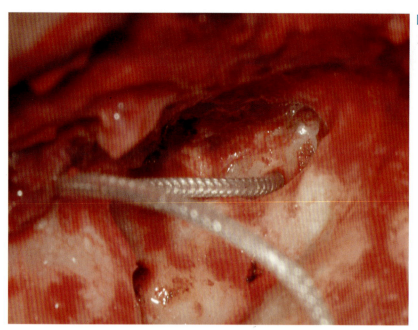

图 7.9.5 插入电极,术中检测神经反应良好

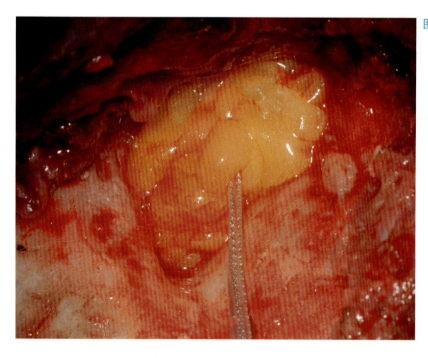

图 7.9.6 术腔再次用脂肪填满,术后顺利

> **评语**
>
> 分步取出植入体及再次植入是完全可行的,在暴发性感染的病例中有时甚至是必要的。如果可能,在取出植入体时将耳蜗内电极保留在原位,因为新骨形成会阻碍再次植入。

病例 7.10　植入体移除和同期再植入（图 7.10.1~图 7.10.7）

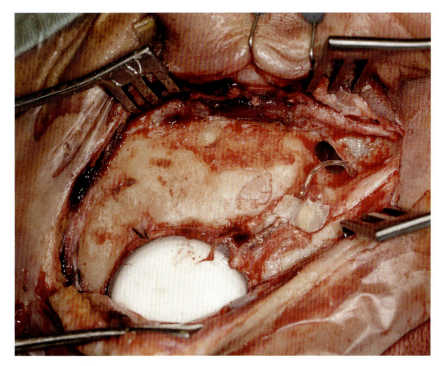

图 7.10.1　一例 63 岁男性患者耳蜗植入术后 15 年。数月来部分电极不能正常工作，听力下降明显。然后患者被安排行植入体移除和同期再植入。手术开始时，旧的植入体便被识别和暴露出来

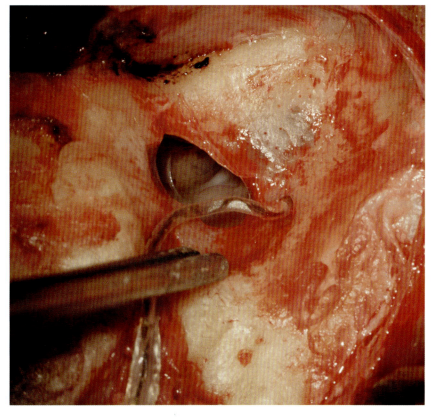

图 7.10.2　取出时通常可见电极被埋入新形成的皮质骨中，如图所示。逐步去除骨质以游离电极

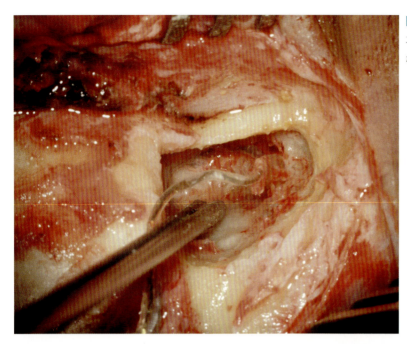

图7.10.3 该过程费时,需要仔细对待,在不损伤电极的前提下磨除骨质,下一步就可以移动电极

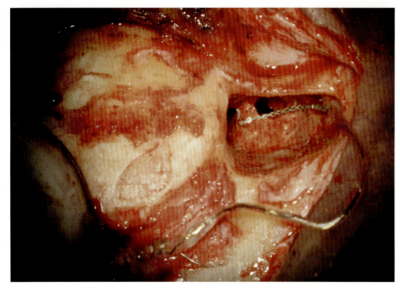

图7.10.4 后鼓室打开就可看见耳蜗开窗处,将电极从耳蜗取出

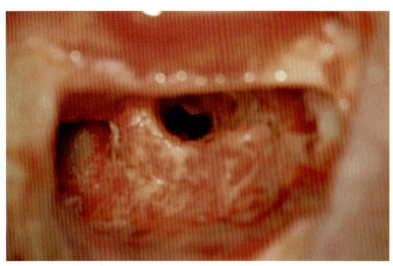

图7.10.5 检查耳蜗开窗处,去除纤维组织确保植入顺利。如果电极与旧电极尺寸相同或更小,则不应出现任何问题。如果存在疑问,可以使用模型测试电极进行"尝试"插入

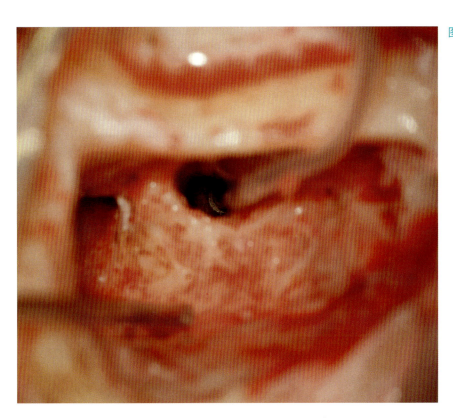

图 7.10.6　电极插入顺利，如图示

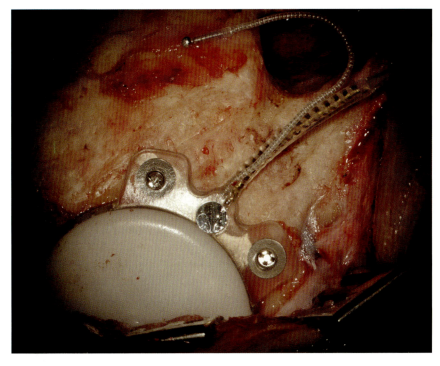

图 7.10.7　植入体被固定在颅骨上

评语
植入体同期取出和再植入是可行的，有时在装置故障的病例中是必要的。新骨形成会使植入体取出不太顺利。

耳蜗植入并发症和再次手术中的经验和教训

- 耳蜗植入并发症可分为严重并发和一般并发症。
- 严重并发症需要特殊的医疗关注,通常需要住院、手术,甚至取出植入体。
- 严重并发症发生于 4%~11% 的耳蜗植入手术病例。
- 严重的并发症之一是装置故障导致植入体取出,在儿童中通常与头部创伤有关。
- 装置故障可分为"硬"故障和"软"故障。软故障是怀疑装置故障而无证据;而硬故障是经过证实的装置故障。
- 其他故障可被认为是严重的医疗并发症,因为它们几乎总是需要重新植入。
- 当植入部位出现感染、血肿、血清肿时,应及时给予抗生素治疗。
- 为避免植入体脱出,电极的位置不应就在切口线之下。皮肤和皮下组织的切口线应在不同平面,最好是交叉或远离植入体和电极,而不是直接在它们之上。
- 在疑难病例中,例如脑膜炎后耳蜗底转骨化、电极容易错位时,应立即决定施行开放的径路(岩骨次全切径路)。
- 根据文献报道,重新植入几乎总是简单可行的,但在实践中,其并不总是顺畅和容易的。
- 为避免耳蜗植入患者(医源性)感染,在术前应采集耳道病史并进行耳道细菌培养,从而使适当的预防性抗生素治疗成为可能。
- 在复发性中耳炎和(或)鼻窦炎患者中,避免感染的最好方法是在术前进行细菌培养,并在手术前开始至少 1 周的抗生素治疗。同时考虑岩骨次全切除,去除所有的被覆黏膜。
- 在不损伤植入体的情况下移除装置是困难的,而且往往较预期要花费更多的时间;新骨形成会覆盖乳突腔和电极。
- 植入体和电极很难完整取出。有时应在后鼓室切开处锐性剪断电极,有时接地电极也应被剪断。新的皮质骨形成经常出现在其周围,甚至在电极上。

参考视频

参见视频 7.1。

参考文献

[1] Fayad JN, Eisenberg LS, Gillinger M, et al. Clinical performance of children following revision surgery for a cochlear implant. Otolaryngol Head Neck Surg, 2006, 134(3):379-384

[2] Achiques MT, Morant A, Muñoz N, et al. [Cochlear implant complications and failures]. [Article in Spanish]. Acta Otorrinolaringol Esp, 2010, 61(6):412-417

[3] Masterson L, Kumar S, Kong JH, et al. Cochlear implant failures: lessons learned from a UK centre. J Laryngol Otol, 2012, 126(1):15-21

[4] Hoffman RA, Cohen NL. Complications of cochlear implant surgery. Ann Otol Rhinol Laryngol Suppl, 1995, 166:420-422

[5] Ovesen T, Johansen LV. Post-operative problems and complications in 313 consecutive cochlear implantations. J Laryngol Otol, 2009, 123(5):492-496

[6] Postelmans JTF, Cleffken B, Stokroos RJ. Post-operative complications of cochlear implantation in adults and children: five years' experience in Maastricht. J Laryngol Otol, 2007, 121 (4):318-323

[7] Cohen NL, Hoffman RA, Stroschein M. Medical or surgical complications related to the Nucleus multicbannel cochlear implant. Ann Otol Rhinol Laryngol Suppl, 1988, 135: 8-13

[8] Bhatia K, Gibbin KP, Nikolopoulos TP, et al. Surgical complications and their management in a series of 300 consecutive pediatric cochlear implantations. Otol Neurotol, 2004, 25(5):730-739

[9] Gosepath J, Lippert K, Keilmann A, et al. Analysis of fifty-six cochlear implant device failures. ORL J Otorhinolaryngol Relat Spec, 2009, 71(3):142-147

[10] Cohen NE, Hoffman RA. Surgical complications of multichannel cochlear implants in North America. Adv Otorhinolaryngol, 1993, 48:70-74

[11] Beadle EA, McKinley DJ, Nikolopoulos TP, et al. Long-term functional outcomes and academic-occupational status in implanted children after 10 to 14 years of cochlear implant use. Otol Neurotol, 2005, 26(6):1152-1160

[12] Battmer RD, Linz B, Lenarz T. A review of device failure in more than 23 years of clinical experience of a cochlear implant program with more than 3,400 implantees. Otol Neurotol, 2009, 30(4):455-463

[13] European consensus statement on cochlear implant failures and expiantations. Otol Neurotol, 2005, 26(6): 1097-1099

[14] Battmer RD, Backous DD, Balkany TJ, et al. International Consensus Group for Cochlear Implant Reliability Reporting. International classification of reliability for implanted cochlear implant receiver stimulators. Otol Neurotol, 2010, 31(8):1190-1193

[15] Rivas A, Marlowe AL, Chinnici JE, et al. Revision cochlear implantation surgery in adults: indications and results. Otol Neurotol, 2008, 29(5):639-648

[16] Balkany TJ, Hodges AV, Buchman CA, et al. Cochlear implant soft failures consensus development conference statement. Otol Neurotol, 2005, 26(4): 815-818

[17] Marlowe AL, Chinnici JE, Rivas A, et al. Revision cochlear implant surgery in children: the Johns Hopkins experience. Otol Neurotol, 2010, 31(1):74-82

[18] Sparreboom M, van Schoonhoven J, van Zanten BG, et al. The effectiveness of bilateral cochlear implants for severe-to-profound deafness in children: a systematic review. Otol Neurotol, 2010,

31(7):1062-1071
[19] Hoep LS, Merkus P, van Schie A, et al. The value of nuclear scans in cochlear implant infections. Eur Arch Otorhinolaryngol, 2006, 263(10): 895-899
[20] Antonelli PJ, Lee JC, Burne RA. Bacterial biofilms may contribute to persistent cochlear implant infection. Otol Neurotol, 2004, 25(6): 953-957
[21] Merkus P, van Loon MC, Smit CF, et al. Decision making in advanced otosclerosis: an evidence-based strategy. Laryngoscope, 2011, 121 (9): 1935-1941
[22] Toung JS, Zwolan T, Spooner TR, et al. Late failure of cochlear-implantation resulting from advanced cochlear otosclerosis: surgical andprogramming challenges. Otol Neurotol, 2004, 25(5):723-726
[23] Ozmen OA, Falcioni M, Lauda L, et al. Outcomes of facial nerve grafting in 155 cases: predictive value of history and preoperative function. Otol Neurotol, 2011, 32(8):1341-1346

第 8 章
听觉脑干植入

8.1 基本原理

听觉脑干植入术最初是为因神经纤维瘤病2型（NF2）而致聋的患者设计的，目的是使他们重新获得有意义的听力。但该手术也适用于其他一些情况，并已被证明是有用的[1-2]。听觉脑干植入装置（ABI）在设计和功能上与耳蜗植入体（CI）相似，但它的植入需要一个更大的径路，以便到达脑干，放置ABI与耳蜗核接触[3]。目前的多通道ABI植入技术提供了辅助语音理解的性能水平，但也可能只是提供了信号功能。经过术后调试和训练，约85%的听觉脑干植入患者可达到听觉感知，44%~97%的听觉脑干植入患者确实在使用该装置[4]。听觉脑干植入的听觉效果难以预测，但整体看来不如耳蜗植入[4]。尽管如此，大部分听觉脑干植入者仍可获得识别环境声音的能力，并且听觉脑干植入有利于提高唇读技能[3]。

除了NF2，近年也有其他一些适应证的报道，在不能用耳蜗植入或其他听觉康复手段的情况下，似乎是可信的。在决定植入ABI前需进行适当的诊断评估。考虑到耳蜗植入预后良好可靠，而听觉脑干植入的预后不确定，因此在选择听力恢复时应优先考虑耳蜗植入。在许多情况下，分步策略是适当的；有时候在决定听觉脑干植入术前不得不尝试多种手术治疗。有时可能不得不完成一个分步的手术策略，然后才能考虑听觉脑干植入的决定。

8.2 适应证

8.2.1 神经纤维瘤病2型

NF2是听觉脑干植入最常见的适应证[3-4]，但基于蜗神经的完整性和功能，某些NF2患者依旧有行耳蜗植入术的可能性，需进行细致讨论。有时候只能在术中决定是选择行听觉脑干植入还是耳蜗植入[5-11]。参见第16章。

8.2.2 脑膜炎后耳蜗骨化

如果有双侧耳蜗骨化，只有当影像和术中所见证实双侧耳蜗均完全骨化时，才是听觉脑干植入的适应证；需要打开耳蜗以明确耳蜗植入是否可行。自2003年起已有学者在文献中探讨脑膜炎后耳蜗骨化作为听觉脑干植入的适应证[2,12-14]。所有文献中均指出在植入ABI前需先打开耳蜗并尝试耳蜗植入。

对于急性脑膜炎，应当早期、多次评估听力（参见第12章），若证实听力下降应行MRI检查。有了这些预防措施，可保证脑膜炎后耳聋患者能在耳蜗完全闭塞前行耳蜗植入术[15]。

在脑膜炎发病后数月至数年，MRI均可提供耳蜗是否通畅的最可靠信息[16-17]。

当患者耳蜗部分或全部骨化时，耳蜗植入手术应当提上日程，同时应考虑各种策略，如前庭阶植入[18-19]、部分植入、打开耳蜗底转[20]，或者双电极植入[21]（参见第11章和第12章）。若打开耳蜗却未发现耳蜗腔，可转而行经迷路径路的听觉脑干植入术，或择期另行听觉脑干植入术。

8.2.3 内耳畸形

在最常见的内耳畸形中，如不完全分隔 2 型（IP-2）、共同腔畸形等，耳蜗腔均存在[22]。对于这些患者，若蜗神经存在，耳蜗植入是重获听力的首选且已证实其预后良好[23-25]。若耳蜗腔不存在，即耳蜗未发育（cochlear aplasia），或双侧耳蜗发育不全（cochlear hypoplasia），可考虑行听觉脑干植入[1,26]。这些病例在影像上有时可见内听道狭窄和蜗神经发育不良或未发育。在最终决定植入 CI 或 ABI 之前应当评估（前庭）蜗神经是否存在[27-29]。参见第 15 章。

8.2.4 蜗神经未发育 / 蜗神经缺如

前庭耳蜗畸形在影像学上常可发现伴有内听道狭窄及合并蜗神经发育不良或未发育[1]。蜗神经发育不良甚至未发育也可见于散发病例中[30]。

然而，近年有文献指出，在一些病例中，影像学上无可见的蜗神经并不意味着耳蜗没有听觉神经支配[27-29]。对于明显蜗神经未发育的患者，只要能通过相应的听力检查证实有残余听力，耳蜗植入仍然是有意义的选择[27,29]。EABR 是评估这类患者的重要指标[27,31-32]。

如果有影像证据表明双侧蜗神经缺如，而且可能存在的蜗神经纤维（影像上不清晰）刺激无反应，或耳蜗完全未发育，或双侧 Michel 畸形，听觉脑干植入就可能是提高听力的唯一机会[1]。在大部分内耳畸形中并无听觉脑干植入首选的适应证[33]（参见第 15 章）。

8.3 有争议的适应证

8.3.1 耳囊骨折和蜗神经撕脱

与听觉脑干植入有关文献提到头部钝伤后出现的双侧全聋有两个的原因：双侧耳蜗/迷路创伤后骨折，或蜗神经撕脱。一些被诊断为双侧内耳骨折或蜗神经撕脱的创伤后耳聋患者植入了 ABI。这些富有争议性的听觉脑干植入适应证在文献[33]和下述两部分有讨论。

耳囊骨折

岩骨骨折可涉及或不涉及耳囊。当骨折累及耳囊时通常会发生全聋。极其罕见的情况下可能发生双侧耳囊骨折，它会导致患者双耳全聋。一旦患者从这种严重创伤中恢复，应该用 CT 评估耳蜗是否有炎症和骨化，尤其要用 MRI 来评价耳蜗的通畅度，就像处理脑膜炎患者那样。在我们看来，双侧耳蜗完全骨化且未能打开耳蜗（双侧）的患者才有听觉脑干植入的适应证。在文献中没有 1 例被证实头部创伤后导致了双侧耳蜗完全骨化，因此听觉脑干植入的该适应证仍是一种假说。而有文献报道，耳蜗植入是双侧耳囊骨折患者的听觉康复手段[34-37]。

蜗神经撕脱

听觉脑干植入另一个理论上有效的适应证是外伤后双侧蜗神经撕脱[38]。听觉脑干植入适应证的专家共识中已提及该适应证[26]。令人惊讶的是，在一篇对所有与该主题相关的神经影像学文献或著作进行回顾的综述中，仅有单侧蜗神经断裂的个例被报道[39]。双侧蜗神经撕脱至今未见报道，一般在无颅脑致命性创伤的患者中不会发生。因此，针对该特殊情况的听觉脑干植入适应证似乎不切实际（参见第 15 章）。

8.3.2 双侧或单侧耳蜗通畅

重度至极重度听力下降，但蜗神经完整和耳蜗通畅的患者并不是听觉脑干植入的首要适应证；对于这些患者而言耳蜗植入是第一选择。即使耳蜗植入术后效果没有达到预期，在考虑行听觉脑干植入之前也应当先考虑选择调试/编程处理器，替换同侧人工耳蜗，或评估对侧耳蜗植入的可行性。因为就听觉恢复而言，耳蜗植入一般比听觉脑干植入的效果好[33]。

8.8.3 唯一听力耳的前庭神经鞘瘤

唯一听力耳的同侧前庭神经鞘瘤（VS）患者似乎很少是听觉脑干植入的适应证。对侧的耳聋几乎总是适合耳蜗植入，虽然耳蜗植入的效果取决于耳聋时间，更确切地说取决于蜗神经听觉通路的发育。在考虑听觉脑干植入之前还有许多选择[40]。这些VS患者手术前的选择有：随访观察、患侧佩戴助听器，或对侧耳植入耳蜗[41]。耳蜗植入效果有时比较差，提示可在肿瘤切除时行听觉脑干植入[42]。但是，在尝试对侧耳蜗植入之前行患侧听觉脑干植入似乎并不合适。在肿瘤切除术前还应考虑其他两个选择：患侧放疗，或患侧耳蜗植入不切除肿瘤。同样，在切除VS的手术中还有一些选择：小VS切除也许可以保留听力[11]；或可保留蜗神经并同侧植入CI[43]；或肿瘤囊内切除并植入CI。就上面提到的所有选择而言，对于唯一听力耳的VS患者来说，听觉脑干植入都不是推荐的适应证（参见第16章和第17章）。

8.3.4 自身免疫性内耳病

与脑膜炎后情况类似，耳蜗骨化可出现于自身免疫性内耳病，但双侧耳蜗完全骨化的病例尚未见报道[44]。参见第11章。

8.3.5 Von Hippel-Lindau 病

Von Hippel-Lindau病通常与能够破坏迷路和颞骨的内淋巴囊肿瘤有关。虽然包括耳蜗在内的双侧迷路完全破坏看起来十分少见，但它是ABI的适应证。尽管如此，Von Hippel-Lindau病患者成功植入CI的病例已有报道[45]。

8.3.6 听神经病

有一些文献中认为听神经病谱系疾病（ANSD）也是听觉脑干植入的适应证[38]。然而，这种不太常见的疾病主要表现为耳蜗正常和蜗神经完整。ANSD患者的确切病灶部位多样，这使得耳蜗植入只能在某些患者中作为一个选择。在ANSD患者（大部分为儿童）中，尝试听力康复的步骤应当是：助听器→耳蜗植入→若年幼患者的听力改善仍不理想或言语发育停滞不前，听觉脑干植入可作为一个选择。因为针对该病的处理决策非常个体化，所以对这些患者应当进行深入细致地分析和讨论。有文献表明，ANSD患者耳蜗植入术后可获得一般至良好的效果[46-47]。

8.3.7 耳硬化症

严重的窗后型耳硬化症中，颞骨耳囊周围可见骨海绵状低密度病变，同时常有耳蜗内骨化，鼓阶最为明显[48]。这些病变可妨碍耳蜗的植入，并且有潜在风险，如第13章中所述[49-51]。

尽管有这些潜在并发症的风险，但耳蜗植入仍然是耳硬化伴重度至极重度感音神经性听力障碍（SNHL）患者听力康复的第一选择[33]。

8.4 听觉脑干／耳蜗植入的适应证：小结

听觉脑干植入为一部分非常有限的患者群体提供了一种重获听力的方法。目前听觉脑干植入的听力效果不能预测，并且效果一般比耳蜗植入差，这使得听觉脑干植入的临床应用价值有限。通常来说，若耳蜗通畅、蜗神经存在，重获听力的第一选择还是耳蜗植入。

听觉脑干植入适应证
・蜗神经没有保留且对侧无听力的NF2患者。
・保留了蜗神经但耳蜗植入后无效的NF2患者。
・耳蜗完全骨化，但应首先尝试打开耳蜗后行耳蜗植入。
・影像和听力检查证实蜗神经缺如。
・双侧耳蜗完全未发育（Michel畸形）。

耳蜗植入为首选治疗方法的情况
・有正常的耳蜗和蜗神经。
・外伤后耳聋。
・耳硬化症。
・蜗神经存在，且有部分耳蜗腔的大部分耳蜗畸形。
・唯一听力耳的散发性前庭神经鞘瘤（可能有替代方法）。
・自身免疫性内耳病、Von Hippel-Lindau病、听神经谱系疾病（ANSD）。

8.5 听觉脑干植入的手术步骤

8.5.1 手术解剖

侧颅底、脑干和耳蜗核的手术解剖已在第 2 章进行了详细解释。因为 ABI 通过电刺激蜗核复合体产生言语感知和识别，听觉脑干植入手术的目的是正确地将电极放置在第四脑室侧隐窝内的蜗核表面。通常情况下，尽管蜗神经腹核与听觉通路连接最佳，但蜗神经腹核的脑室内部分与蜗神经背核也同时受刺激。蜗神经腹核的脑室外部分是第八对脑神经根的延伸段。经 Luschka 孔可进入第四脑室侧隐窝（图 8.1~图 8.3）。

> **侧隐窝的解剖标志**
> - 前庭蜗神经和舌咽神经的起始部
> - 小脑绒球
> - 出 Luschka 孔的脉络丛（根据我们的经验，这是最可靠的解剖标志）

应当强调的是，解剖会因肿瘤的存在而发生变化。辨认 Luschka 孔最简单的方法是追寻前庭蜗神经的近端。即使神经被截断，其残端也能被辨认及追寻。耳蜗核从第四脑室底向内侧延伸至位于脑干后外侧表面的前庭蜗神经的入脑干处。蜗神经背核看起来非常突出，即侧隐窝前壁（"底部"）的听结节。第九对脑神经位于第八对脑神经的正下方。两条神经形成的夹角尖端是 Luschka 孔的下缘。

脉络丛从第四脑室发出，经 Luschka 孔离开。向后外侧牵拉脉络丛和小脑绒球更容易进入 Luschka 孔。当麻醉师根据需求增加颅内压时，流经 Luschka 孔的脑脊液可证实这一点。

电极载体与耳蜗核、侧隐窝和其他脑神经核的位置关系在第 2 章中已有详细说明。

8.5.2 手术方法

ABI 可通过扩大迷路径路（ETLA）植入。正如之前所描述的[4]，ETLA 提供了最佳的径路角度和第四脑室侧隐窝的直接通路。轻轻牵拉小脑绒球就足以暴露第八对脑神经根部和脉络丛。而在乙状窦径路中，由于角度问题，需要明显地牵拉小脑和绒球才能暴露这些结构。在迷路径路中，植入 ABI 前可以切除桥小脑角肿瘤或尝试耳蜗植入。经乙状窦径路的听觉脑干植入将不在本书中详述。在某些情况下植入 CI 或 ABI 的最终决定只能在手术过程中做出。如果先尝试行耳蜗植入时，通常采取的径路是联合岩部次全切除术。

8.5.3 术中监测

术中监测在已第 4 章中详细讨论。出于几种原因，听觉脑干植入过程中，听觉诱发电位以及三叉神经、面神经、舌咽神经的术中监测至关重要。监测 EABR 能够证实电极植入正确，而对邻近脑神经的监测可以发现其对区域结构的无意刺激。

在 EABR 的术中监测中，可观测到的 ABR 第一个波是波Ⅲ，它代表的是耳蜗核。理想情况下会有三个波：耳蜗核（波Ⅲ）、橄榄核（波Ⅳ）和外侧丘系核（波Ⅴ）。实际上通常会看到 1~3 个反应波，称为 P1~P3。一个或多个反应波的存在有助于证实电极植入正确。目前并未发现反应波（如 P1、P2、P3）的数量或质量与听觉脑干植入的效果之间存在关联，但是有功能电极的数量与电极位置的准确度，以及与听力效果有关。

还应当指出的是，EABR 监测被更多地认为是一种定位耳蜗核的辅助解剖手段。它的作用是确认 ABI 正确地刺激耳蜗核。在可靠的解剖标志基础上，只要外科医生确信已将电极充分放置于正确位置，即使 ABR 波完全不存在也不一定意味着 ABI 不能传递有用听力。

8.6 听觉脑干植入的手术解剖（图 8.1~图 8.3）

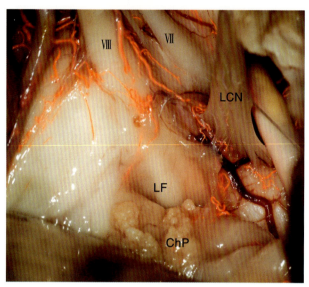

图 8.1 灌注标本中 Luschka 孔的显微镜下所见。ChP：脉络丛；Ⅶ：面神经；Ⅷ：前庭蜗神经；LCN：后组脑神经；LF：Luschka 孔

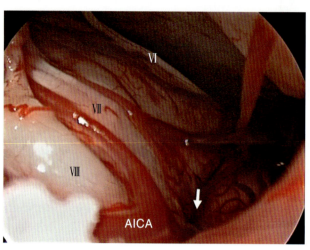

图 8.2 Luschka 孔（箭头）的内镜下所见。延髓脑桥连接处清晰可见。AICA：小脑前下动脉；Ⅵ：外展神经；Ⅶ：面神经；Ⅷ：前庭蜗神经

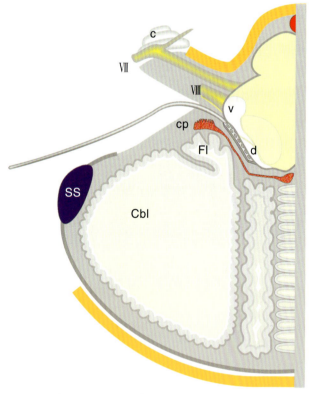

图 8.3 第四脑室和侧隐窝的解剖及蜗核的位置。该示意图显示了电极的理想植入位置。红色的是脉络丛（cp）。Cbl：小脑；d：蜗神经背核；Fl：绒球；SS：乙状窦；v：蜗神经腹核；Ⅶ：面神经；Ⅷ：前庭蜗神经残端；c：耳蜗

8.7 听觉脑干植入的手术步骤（图 8.4~图 8.9）

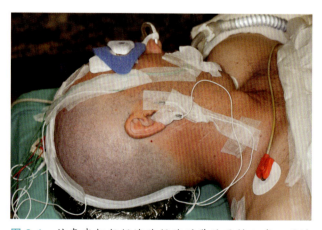

图 8.4 该患者拟行经迷路径路听觉脑干植入术，通过 ABR 电极和面神经电极进行术中监测

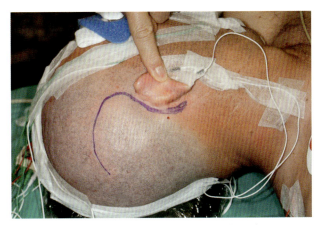

图 8.5 切口线。S 形切口起于乳突尖,在耳廓上方至少 5cm。若之前有耳部手术史,应当扩大之前的切口,避免由于皮瓣血供不足造成皮肤坏死

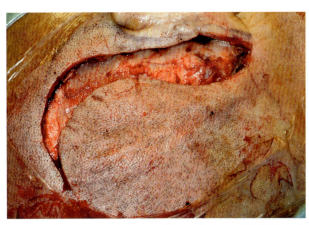

图 8.6 皮肤切口。首先,沿着切口线在不同位置做垂直于切口的皮肤小划痕,便于之后的缝合。然后切开皮肤及皮下层,到达颞肌筋膜

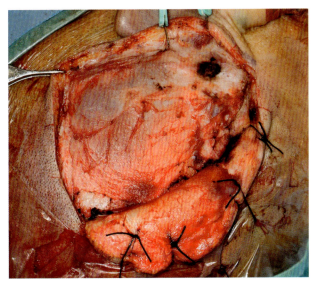

图 8.7 翻起的皮瓣和形成的颅底颞肌瓣。颞肌瓣翻起前应先切断外耳道

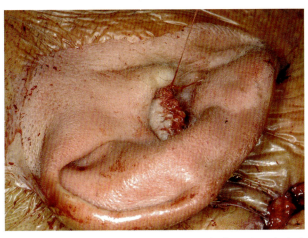

图 8.9 用与岩骨次全切除术相同的方式多层封闭外耳道(参见第 10 章)

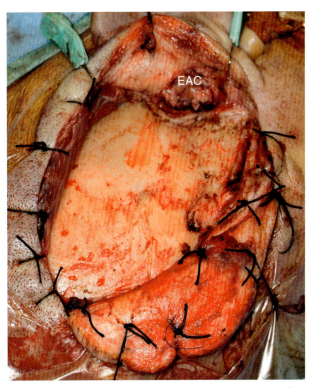

图 8.8 外耳道(EAC)已被切断,颞肌向头端翻起并用缝线固定。应当保留肌肉以便在关闭时能够覆盖整个术腔

8.8 不同适应证下听觉脑干植入的手术步骤（图 8.10~图 8.36）

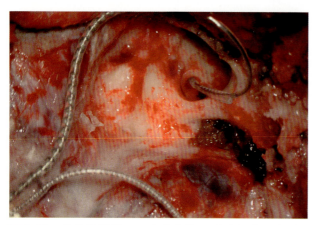

图 8.10 尝试耳蜗植入。在某些情况下（如耳蜗畸形、蜗神经缺如）应先尝试耳蜗植入。在植入 CI 不成功（畸形/骨化）或者对 EABR 无反应的情况下，手术转为听觉脑干植入（参见第 15 章）

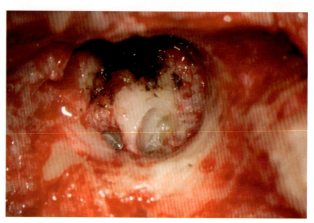

图 8.11 打开耳蜗。在耳蜗骨化时尝试耳蜗植入（参见第 11 章和第 12 章）

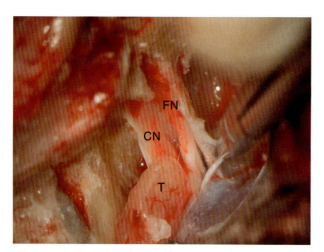

图 8.12 切除肿瘤。在某些情况下可经迷路径路切除肿瘤并保留蜗神经。在决定是植入 CI 还是 ABI 时神经功能如何非常重要。FN：面神经；CN：蜗神经；T：肿瘤

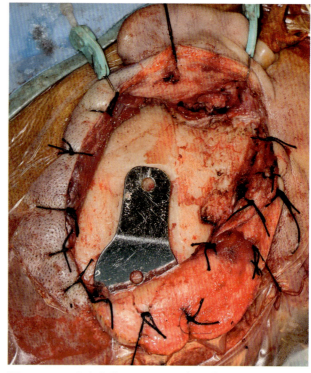

图 8.13 如果决定植入 ABI，应在颅骨上画出接收－刺激器的骨床位置

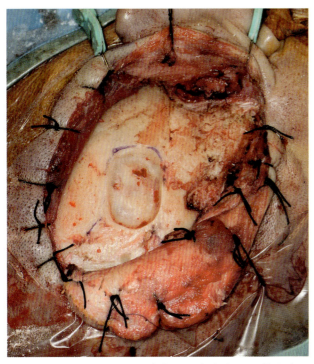

图 8.14 接收-刺激器的骨床已钻磨完成，可容纳并防止接收-刺激器在电极植入、手术关闭过程及术后发生的移位。随后用缝线固定，此图中未显示

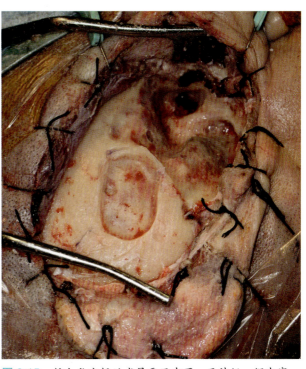

图 8.15 扩大乳突根治术暴露了中耳、面神经、颅中窝，颅后窝硬脑膜和乙状窦

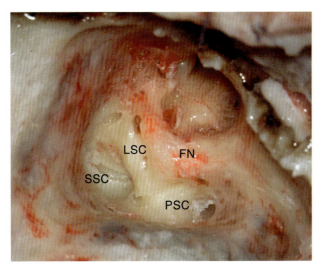

图 8.16 打开三个半规管，行迷路切除。LSC：外半规管；SSC：上半规管；PSC：后半规管；FN：面神经

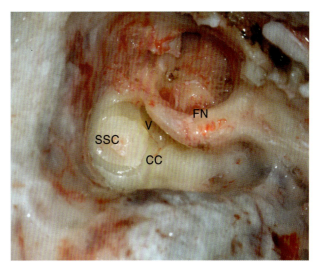

图 8.17 切除后半规管和上半规管，暴露前庭（V）。前庭可作为识别内听道的标志。FN：面神经；SSC：上半规管；CC：总脚

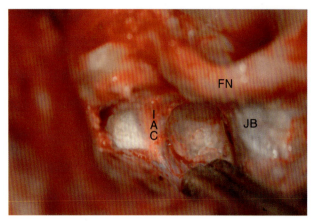

图 8.18 由于内听道（IAC）周围为密质骨，因此对其轮廓化需要花费一些时间。在此图中，内听道已被轮廓化。JB：颈静脉球；FN：面神经

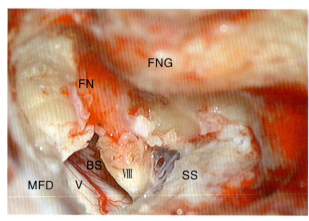

图 8.19 （切除肿瘤后）打开桥小脑角。蜗神经的解剖完整性得到保留。可见三叉神经（V）出脑干（BS）。FN：内听道中的面神经；FNG：面神经第二膝部；MFD：颅中窝硬脑膜；SS：乙状窦；Ⅷ：前庭蜗神经

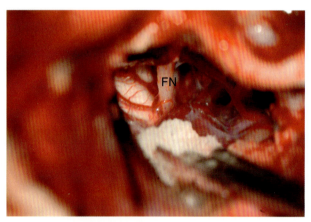

图 8.20 打开硬脑膜后可见桥小脑角区的神经。此例前庭蜗神经未发育，只能看到面神经（FN）

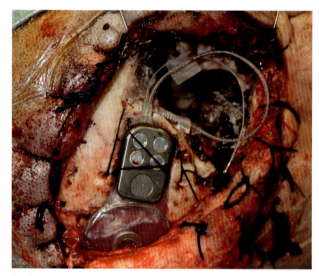

图 8.21 随后植入 ABI。钻出几个平行于骨床边缘的缝线固定孔，并用非吸收缝线固定接收-刺激器。钻磨骨床时应覆盖硬脑膜开口以免骨粉进入硬脑膜内间隙。将接受-刺激器固定于骨床内，接地电极放置在肌肉下方，ABI 电极在植入前应当仔细保护

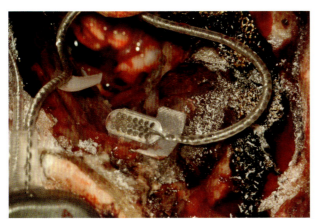

图 8.22 用两条涤纶网带把持和固定电极,因为在桥小脑角区内不可能缝合或做一个凹槽进行固定

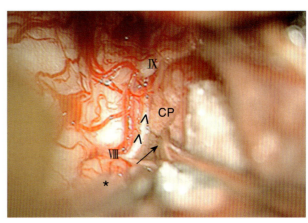

图 8.23 探查 Luschka 孔的确切位置。将脉络丛(CP)向后外侧牵拉以暴露 Luschka 孔。注意软组织带(短箭头)构成侧隐窝的边界以及蜗神经(Ⅷ)与蜗神经腹核的分隔线。同时注意蜗神经腹核(星号)光滑闪亮的表面。Ⅸ:舌咽神经

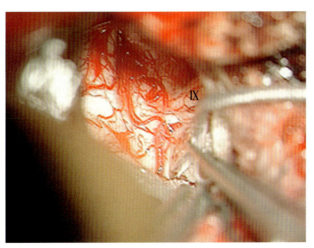

图 8.24 使用无齿镊轻轻夹持听觉脑干植入的电极。Ⅸ:舌咽神经

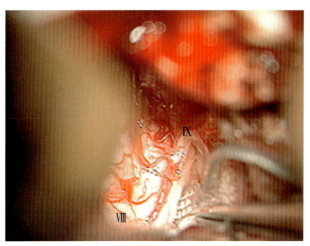

图 8.25 电极被部分植入。注意电极表面应当指向前上方,使其与蜗神经腹核裸露的后表面接触。Ⅷ:前庭蜗神经;Ⅸ:舌咽神经

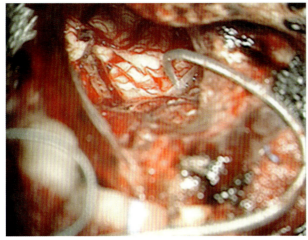

图 8.26 电极被完全植入

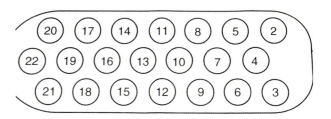

图 8.27 调试和术中监测:EABR 测试。监测 EABR 以检查电极位置。听力师在 ABR 测试中使用工作表记录每个电极

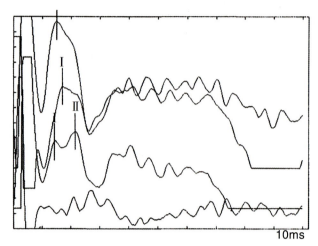

图 8.28 EABR 术中记录示例；可见 PⅠ波和 PⅡ波，提示有听觉刺激传导（参见第 4 章）

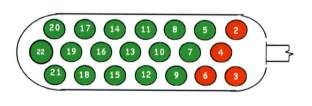

图 8.29 N24 电极的术中调试提示除通道 2、3、4 和 6 以外大部分通道都在正常工作。在这种情况下，电极可向更内侧插入

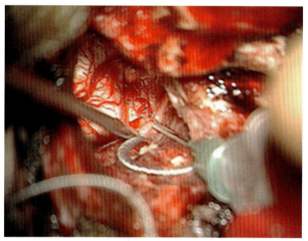

图 8.30 在确认电极正确位置后，用纤维蛋白胶和局部的筋膜来固定电极

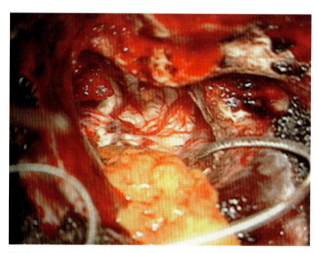

图 8.31 使用长条状的腹部脂肪来填塞术腔

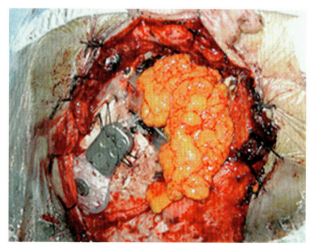

图 8.32 在位的植入体与周围的脂肪。切口以水密性方式多层关闭（此处未显示）。颞肌覆盖接收－刺激器，而不覆盖填充术腔的腹部脂肪

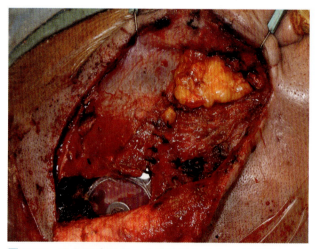

图 8.33 缝合肌骨膜瓣，覆盖脂肪和接收－刺激器

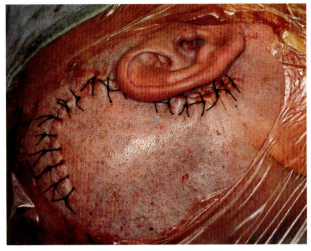

图 8.34　两层缝合皮瓣

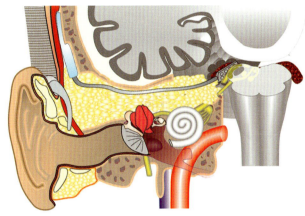

图 8.35　示意图显示标准的迷路径路听觉脑干植入术结束时电极处于正确的位置

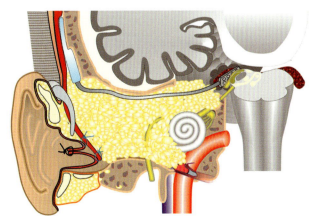

图 8.36　示意图显示标准的迷路径路联合岩骨次全切除听觉脑干植入术结束时电极处于正确的位置

8.9　听觉脑干植入小结

· ABI 的设计与 CI 类似，但与 CI 不同的是电极绕过了蜗神经，直接刺激耳蜗核。

· ABI 适用于蜗神经未保留且对侧无听力的 NF2 患者。

· ABI 适用于保留了蜗神经但耳蜗植入后无效的 NF2 患者。

· ABI 适用于耳蜗完全骨化的患者；但应当首先尝试打开耳蜗行耳蜗植入（部分或全部植入）。

· ABI 适用于经影像和听力检查证实蜗神经缺如的患者。

· ABI 适用于双侧耳蜗未发育（Michel 畸形）。

· 听觉脑干植入改变了 NF2 患者或在较早时期听力无法康复（如完全迷路未发育）患者的治疗策略。

· 植入侧取决于患者的听力、肿瘤大小、其他障碍（如失明）及手术风险。

· 植入的最佳时期是首次切除肿瘤时。

· 患者方面，合适的期望和动机非常重要。许多听觉脑干植入患者最初对通过 ABI 听到的声音质量失望。患者必须明白坚持参与听力康复训练对于提高效果至关重要。这种改善预计可持续多年。

· 几乎所有患者都能获得一些听觉并感知到环境声音。当植入作为唇读的一种辅助时，绝大多数患者在言语理解方面可获得明显改善。少数患者能够实现仅依赖声音的开放式言语理解。

· 在手术干预过程中，EABR 的术中监测对于决定装置同期植入非常重要。当蜗神经保留时可行耳蜗植入，但其预后差异大且无法预测。

> **听觉脑干植入术中的经验和教训**
> - 扩大迷路径路最适合于桥小脑角肿瘤切除和 ABI 同期植入，该路径更容易进入侧隐窝。
> - 经迷路径路肿瘤切除和同期植入 ABI 的手术切口设计为 S 形，它比仅切除肿瘤或传统耳蜗植入的常规切口更大。为了预留骨床空间，覆盖颅中窝硬脑膜的骨质勿钻磨过多。
> - 用以识别 Luschka 孔的解剖标志是前庭蜗神经和舌咽神经的起点。小脑绒球和脉络丛也是良好的标志。暂时性增加颅压可以观察到通过 Luschka 孔脑脊液流出。
> - 电极必须正确插入侧隐窝、面向耳蜗核复合体。术中必须监测 EABR，可工作的电极越多，听力效果越佳。如果可工作的电极过少，就应调整侧隐窝中电极的位置。
> - 需监测其他脑神经，以确认这些神经是否被电极刺激。

参考视频

参见视频 8.1。

参考文献

[1] Sennaroglu L, Ziyal I, Atas A, et al. Preliminary results of auditory brainstem implantation in prelingually deaf children with inner ear malformations including severe stenosis of the cochlear aperture and aplasia of the cochlear nerve. Otol Neurotol, 2009, 30(6):708-715

[2] Sanna M, Khrais T, Guida M, et al. Auditory brainstem implant in a child with severely ossified cochlea. Laryngoscope, 2006, 116(9): 1700-1703

[3] Schwartz MS, Otto SR, Brackmann DE, et al. Use of a multichannel auditory brainstem implant for neurofibromatosis type 2. Stereotact Funct Neurosurg, 2003, 81(1-4):110-114

[4] Sanna M, Di Lella F, Guida M, et al. Auditory brainstem implants in NF2 patients: results and review of the literature. Otol Neurotol, 2012, 33(2):154-164

[5] Arístegui M, Denia A. Simultaneous cochlear implantation and translabyrinthine removal of vestibular schwannoma in an only hearing ear: report of two cases (neurofibromatosis type 2 and unilateral vestibular schwannoma). Otol Neurotol, 2005, 26(2):205-210

[6] Piccirillo E, Hiraumi H, Hamada M, et al. Intraoperative cochlear nerve monitoring in vestibular schwannoma surgery—does it really affect hearing outcome? Audiol Neurootol, 2008, 13(1):58-64

[7] Piccirillo E, Guida M, Flanagan S, et al. CNAP to predict functional cochlear nerve preservation in NF-2: cochlear implant or auditory brainstem implant. Skull Base, 2008, 18(4):281-287

[8] Vincenti V, Pasanisi E, Guida M, et al. Hearing rehabilitation in neurofibromatosis type 2 patients: cochlear versus auditory brainstem implantation. Audiol Neurootol, 2008, 13(4):273-280

[9] Neff BA, Wiet RM, Lasak JM, et al. Cochlear implantation in the neurofibromatosis type 2 patient: long-term follow-up. Laryngoscope, 2007, 117(6): 1069-1072

[10] Lustig LR, Yeagle J, Driscoll CL, et al. Cochlear implantation in patients with neurofibromatosis type 2 and bilateral vestibular schwannoma. Otol Neurotol, 2006, 27(4):512-518

[11] Yamakami I, Yoshinori H, Saeki N, et al. Hearing preservation and intraoperative auditory brainstem response and cochlear nerve compound action potential monitoring in the removal of small acoustic neurinoma via the retrosigmoid approach. J Neurol Neurosurg Psychiatry, 2009, 80(2):218-227

[12] Grayeli AB, Bouccara D, Kalamarides M, et al. Auditory brainstem implant in bilateral and completely ossified cochleae. Otol Neurotol, 2003, 24(1):79-82

[13] Grayeli AB, Kalamarides M, Bouccara D, et al. Auditory brainstem implant in neurofibromatosis type 2 and non-neurofibromatosis type 2 patients. Otol Neurotol, 2008, 29(8): 1140-1146

[14] Sollmann WP, Laszig R, Marangos N. Surgical experiences in 58 cases using the Nucleus 22 multichannel auditory brainstem implant. J Laryngol Otol Suppl, 2000, (27):23-26

[15] Merkus P, Free RH, Mylanus EAM, et al; 4th Consensus in Auditory Implants Meeting. Dutch Cochlear Implant Group (CI-ON) consensus protocol on postmeningitis hearing evaluation and treatment. Otol Neurotol, 2010, 31 (8): 1281-1286

[16] Beijen J, Casselman J, Joosten F, et al. Magnetic resonance imaging in patients with meningitis induced hearing loss. Eur Arch Otorhinolaryngol, 2009, 266(8):1229-1236

[17] van Loon MC, Hensen EF, de Foer B, et al. Magnetic resonance imaging in the evaluation of patients with sensorineural hearing loss caused by meningitis: implications for cochlear implantation. Otol Neurotol, 2013, 34(5):845-854

[18] Steenerson RL, Gary LB, Wynens MS. Scala vestibuli cochlear implantation for labyrinthine ossification. Am J Otol, 1990, 11(5): 360-363

[19] Bacciu S, Bacciu A, Pasanisi E, et al. Nucleus multichannel cochlear implantation in partially ossified cochleas using the Steenerson procedure. Otol Neurotol, 2002, 23(3):341-345

[20] Kemink JL, Zimmerman-Phillips S, Kileny PR, et al. Auditory performance of children with cochlear ossification and partial implant insertion. Laryngoscope, 1992, 102(9): 1001-1005

[21] Lenarz T, Battmer RD, Lesinski A, et al. Nucleus double electrode array: a new approach for ossified cochleae. Am J Otol, 1997, 18(6, Suppl): S39-S41

[22] Sennaroglu L, Saatci I. A new classification for cochleovestibular malformations. Laryngoscope, 2002, 112(12):2230-2241

[23] Papsin BC. Cochlear implantation in children with anomalous cochleovestibular anatomy. Laryngoscope, 2005, 115(1 Pt 2, Suppl 106):1-26

[24] Sennaroglu L, Sarac S, Ergin T. Surgical results of cochlear implantation in malformed cochlea. Otol Neurotol, 2006, 27(5):

615-623

[25] Mylanus EA, Rotteveel LJ, Leeuw RL. Congenital malformation of the inner ear and pediatric cochlear implantation. Otol Neurotol, 2004, 25(3):308-317

[26] Sennaroglu L, Colletti V, Manrique M, et al. Auditory brainstem implantation in children and non-neurofibromatosis type 2 patients: a consensus statement. Otol Neurotol, 2011, 32(2):187-191

[27] Warren FM Ⅲ, Wiggins RH Ⅲ, Pitt C, et al. Apparent cochlear nerve aplasia: to implant or not to implant? Otol Neurotol, 2010, 31(7):1088-1094

[28] Song MH, Kim SC, Kim J, et al. The cochleovestibular nerve identified during auditory brainstem implantation in patients with narrow internal auditory canals: can preoperative evaluation predict cochleovestibular nerve deficiency? Laryngoscope, 2011, 121(8): 1773-1779

[29] Buchman CA, Teagle HF, Roush PA, et al. Cochlear implantation in children with labyrinthine anomalies and cochlear nerve deficiency: implications for auditory brainstem implantation. Laryngoscope, 2011, 121(9):1979-1988

[30] Kutz JW Jr, Lee KH, Isaacson B, et al. Cochlear implantation in children with cochlear nerve absence or deficiency. Otol Neurotol, 2011, 32(6):956-961

[31] Colletti V, Shannon RV, Carner M, et al. Complications in auditory brainstem implant surgery in adults and children. Otol Neurotol, 2010, 31(4):558-564

[32] Beltrame MA, Bonfioli F, Frau GN. Cochlear implant in inner ear malformation: double posterior labyrinthotomy approach to common cavity. Adv Otorhinolaryngol, 2000, 57:113-119

[33] Merkus P, Di Lella F, Di Trapani G, et al. Indications and contra-indications of auditory brainstem implants. Systematic review and illustrative cases. Eur Arch Otolaryngol, 2014, 271(1):3-13

[34] Camilleri AE, Toner JG, Howarth KL, et al. Cochlear implantation following temporal bone fracture. J Laryngol Otol, 1999, 113(5): 454-457

[35] Serin GM, Derinsu U, Sari M, et al. Cochlear implantation in patients with bilateral cochlear trauma. Am J Otolaryngol, 2010, 31(5):350-355

[36] Simons JP, Whitaker ME, Hirsch BE. Cochlear implantation in a patient with bilateral temporal bone fractures. Otolaryngol Head Neck Surg, 2005, 132(5):809-811

[37] Medina M, Di Lella F, Di Trapani G, et al. Cochlear implantation versus auditory brainstem implantation in bilateral total deafness after head trauma: personal experience and review of the literature. Otol Neurotol, 2014, 35(2):260-270

[38] Colletti V, Carrier M, Miorelli V, et al. Auditory brainstem implant in posttraumatic cochlear nerve avulsion. Audiol Neurootol, 2004, 9(4):247-255

[39] Corrales CE, Monfared A, Jackler RK. Facial and vestibulocochlear nerve avulsion at the fundus of the internal auditory canal in a child without a temporal bone fracture. Otol Neurotol, 2010, 31 (9): 1508-1510

[40] Di Lella F, Merkus P, Di Trapani G, et al. Vestibular schwannoma in the only hearing ear: role of cochlear implants. Ann Otol Rhinol Laryngol, 2013, 122(2):91-99

[41] Thedinger BA, Cueva RA, Glasscock ME Ⅲ. Treatment of an acoustic neuroma in an only-hearing ear: case reports and considerations for the future. Laryngoscope, 1993, 103(9):976-980

[42] Ramsden R, Khwaja S, Green K, et al. Vestibular schwannoma in the only hearing ear: cochlear implant or auditory brainstem implant? Otol Neurotol, 2005, 26(2):261-264

[43] Aristegui M, Denia A. Simultaneous cochlear implantation and translabyrinthine removal of vestibular schwannoma in an only hearing ear: report of two cases (neurofibromatosis type 2 and unilateral vestibular schwannoma). Otol Neurotol, 2005, 26:205-210

[44] Aftab S, Semaan MT, Murray GS, et al. Cochlear implantation outcomes in patients with autoimmune and immune-mediated inner ear disease. Otol Neurotol, 2010, 31(8):1337-1342

[45] Jagannathan J, Lonser RR, Stanger RA, et al. Cochlear implantation for hearing loss associated with bilateral endolymphatic sac tumors in Von Hippel-Lindau disease. Otol Neurotol, 2007, 28(7):927-930

[46] Breneman AI, Gifford RH, Dejong MD. Cochlear implantation in children with auditory neuropathy spectrum disorder: long-term outcomes. J Am Acad Audiol, 2012, 23(1):5-17

[47] Roush P, Frymark T, Venediktov R, et al. Audiologic management of auditory neuropathy spectrum disorder in children: a systematic review of the literature. Am J Audiol, 2011, 20(2): 159-170

[48] Rotteveel LJ, Proops DW, Ramsden RT, et al. Cochlear implantation in 53 patients with otosclerosis: demographics, computed tomographic scanning, surgery, and complications. Otol Neurotol, 2004, 25(6):943-952

[49] Ramsden R, Bance M, Giles E, et al. Cochlear implantation in otosclerosis: a unique positioning and programming problem. J Laryngol Otol, 1997, 111(3):262-265

[50] Toung JS, Zwolan T, Spooner TR, et al. Late failure of cochlear implantation resulting from advanced cochlear otosclerosis: surgical and programming challenges. Otol Neurotol, 2004, 25(5):723-726

[51] Merkus P, van Loon MC, Smit CF, et al. Decision making in advanced otosclerosis: an evidence-based strat-egy. Laryngoscope, 2011, 121 (9): 1935-1941

第 9 章
声电刺激

耳蜗植入已经成为成人和儿童重度到极重度耳聋患者的标准治疗方案，新的植入体、电极设计和言语编码技术仍在发展以求进一步改善。与此同时，标准耳蜗植入的纳入标准也正在扩大。新技术的引入对手术提出了更高要求：听力保留和声电联合刺激高度依赖手术技巧。

9.1 听力保留与声电刺激

一些研究者已经报道了耳蜗植入术后意外的残余听力保留，表明打开耳蜗和插入电极的同时确实是有可能保留听力的。早在 1993 年，在探索保留听力的最有效手术原则时，已有柔手术技术的报道[1]。防止血液和骨粉进入耳蜗、耳蜗开窗尽可能小、在鼓阶中部非常缓慢且无创地插入电极，以及无创且头端细小的软电极使用等，是一些曾被讨论的措施。

随着 1999 年声电刺激（EAS）概念的提出，听力保留显得越发重要，因为这个预期的残余听力事实上也正在被利用[2]。

在 EAS 中，耳蜗顶转低频听力被保留且受声刺激，而耳蜗底转高频受耳蜗电极的电刺激。为实现该技术研发了声电联合言语处理器（图 9.1），并缩短了耳蜗电极的长度以求保留低频残余听力[3]。听力测试结果显示，与仅植入耳蜗相比，声电刺激能够提高安静和嘈杂环境中的言语理解[4-5]，该技术使得陡降型听力下降患者的获益非常大，而在此之前这些患者常陷于助听器增益不足和标准耳蜗植入带来的丧失残余听力风险的两难处境中[6]。

随着特殊手术技术的应用和声电联合言语处理器的发展，高成功率目前已不是问题[7-8]。

然而，EAS 植入后无论近期或远期听力下降仍可发生，且原因完全不明。这使得外科医生的目标岌岌可危，因为 EAS 能否成功在术前无法预测，而术前就决定了用 EAS 无法刺激到耳蜗顶转毛细胞的短电极。同样，较短的电极不利于基础病变的未来进展。因此，目前的研究集中于使用近乎标准长度但更细更软的电极进行听力保留，使其能在残余听力逐渐消失时提供更好的音调匹配和作为"正常"耳蜗电极使用的可能性。

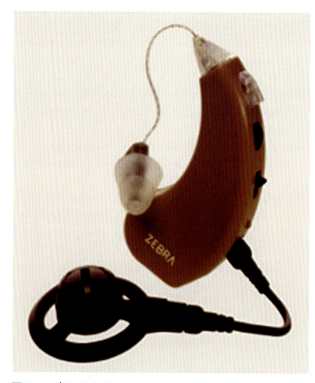

图 9.1 声电联合言语处理器／助听器复合装置

这些保留听力方面的进展已经拓宽了耳蜗植入的适应证，但同时也使得在"正常"耳蜗植入人群中保留耳蜗内结构和神经组织引起更多的关注。这尤其对年幼的耳蜗植入人群有益，他们一生当中可能需要数次植入，未来的听觉恢复效果取决于耳蜗植入体和神经组织的活性。因此，已知的新技术和EAS的实践值得在所有耳蜗植入手术中应用。

9.2 EAS 的适应证

陡降型听力图，术前 1kHz 及以下低频残余听力小于 60dB，且言语分辨率（SDS）小于 50%。

9.3 听力保留的影响因素

下述几项因素被认为与残余听力保留相关：
- 无创电极植入的手术技巧
- 为最大限度减少耳蜗内损伤而设计的电极
- 围手术期的药物使用

9.3.1 无创手术技术

圆窗解剖和植入

在此类手术中采用圆窗植入，实现电极在鼓阶中部准确定位而不损伤蜗轴或螺旋神经元[9-10]。如第2章所述，常使用圆窗缘耳蜗开窗术（RWMC），为更容易地插入电极，需要磨除半月嵴和蜗窗嵴（图5.1.4）。此过程中磨除的骨质很少，约 1mm 厚[11]。然而，若解剖条件允许，采用无须磨除骨质的正常圆窗耳蜗开窗术（RWC）更好。如要磨除骨质，必须注意不要损伤耳蜗导水管、基底膜和骨螺旋板，这些结构与圆窗上方的圆窗龛悬骨非常接近[9]。同时，也必须保留蜗轴总静脉，因为它提供整个耳蜗的静脉回流且非常靠近耳蜗导水管，一旦损伤将导致耳蜗功能破坏。

鼓阶的长轴是从上后方至前下方（直角插入），植入部位应位于鼓阶中部、基底膜和螺旋韧带的下方。这些技术将使植入时的创伤最小化。

电极插入造成的机械性损伤

骨螺旋板骨折、基底膜破坏、外侧螺旋韧带或鼓阶内皮细胞层撕裂、创伤性的血管渗漏均可导致创伤，继而引起听力损害[12]。对膜性蜗管的创伤导致内淋巴与外淋巴混合、内耳内环境破坏，也可引起对毛细胞的毒性影响并丧失残余听力。基于上述原因，除了我们描述的 RWC 或 RWMC 技术，当插入耳蜗电极遇到阻力时，切不可强行插入，应将电极退出些许，略微旋转电极后再次轻柔植入。

骨粉及血液进入耳蜗

一旦耳蜗被打开，必须特别当心骨粉和血液进入耳蜗。圆窗一打开即用浸泡了生理盐水的小片可吸收海绵覆盖以保护。当圆窗膜被打开后，绝对禁止在圆窗区域使用吸引器。

9.3.2 无创电极设计

为 EAS 研发的特殊电极始于 2005 年 Gantz 的 10mm 短直电极[13]。但如今，研究聚焦于设计上接近标准长度但更细更软的电极（图9.2）。

9.3.3 围手术期的药物使用

已有报道称局部（耳蜗内）和全身使用糖皮质激素有助于耳蜗植入术中残余听力的保留[14-15]。

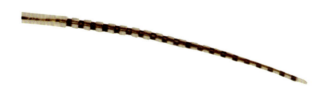

图 9.2 为最大限度减少插入损伤而设计的细电极

病例 9.1　耳蜗植入术中使用常规细直电极保留残余听力（图 9.1.1~图 9.1.4）

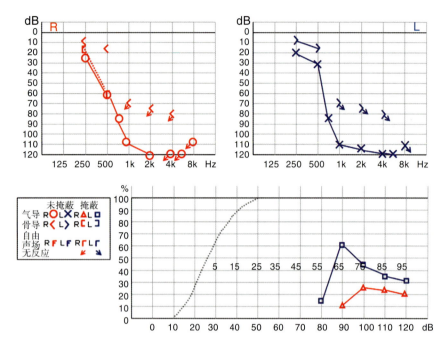

图 9.1.1　45 岁男性患者，自幼重度感音神经性听力障碍（SNHL），呈进行性。家族史：阳性，兄弟也受影响。CT 影像：解剖结构正常，无畸形。因低频有残余听力，从未佩戴助听器。语音运用非常好，虽然使用言语测试时可觉察到有听力损失[言语可懂度评分（SIR）：4]。自 2008 年起右耳听力进一步下降（见听力图），同时伴耳鸣。MRI：无桥小脑角肿瘤。听力较好耳：左耳（见言语听力图）。治疗方案：因左耳有残余听力，决定行右侧传统人工耳蜗植入，采用细直电极。目的：使用正常长度电极进行听力保留。低频听力可依靠左耳

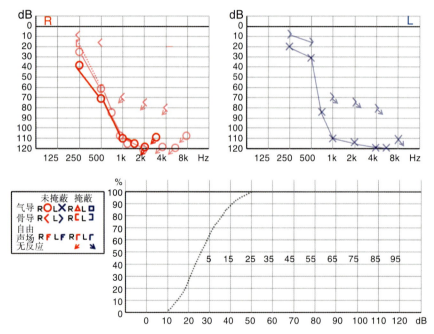

图 9.1.2　耳蜗植入术后 2 个月，听力检测显示右耳残余听力保留，听力下降阈值最大不超过 15dB。采用了柔手术技术。此外，从打开耳蜗前 1h 至术后 2d，每天 4 次静脉使用地塞米松 5mg，随后 2d 每天 4 次口服地塞米松 2mg。用药的目的是抑制耳蜗内针对植入电极的免疫反应

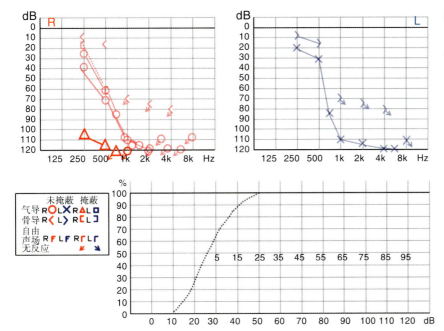

图 9.1.3 遗憾的是，术后 6 个月低频听力严重损失，导致右耳残余听力全部丧失。使用人工耳蜗的言语识别阈为 70dB

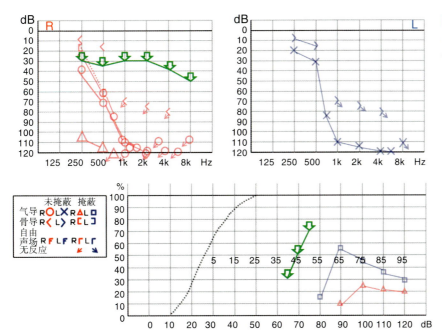

图 9.1.4 使用人工耳蜗时的纯音测听阈值如图所示：约 25dB，言语识别阈 70dB

病例 9.2　耳蜗植入术中使用 Hybrid 电极保留残余听力（图 9.2.1~图 9.2.4）

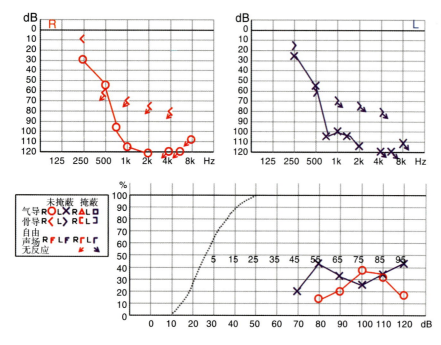

图 9.2.1　68 岁女性患者，55 岁起重度 SNHL，呈进行性。家族史：阳性，兄弟也受影响。CT 影像：正常解剖结构，无畸形。自 2007 年左耳佩戴助听器，左耳为听力较好耳。语音运用非常好（SIR 5 分）。听力较好耳：左耳（主观）。治疗方案：因双耳均有残余听力，决定行右侧 Hybrid 耳蜗植入。目的：保留低频听力

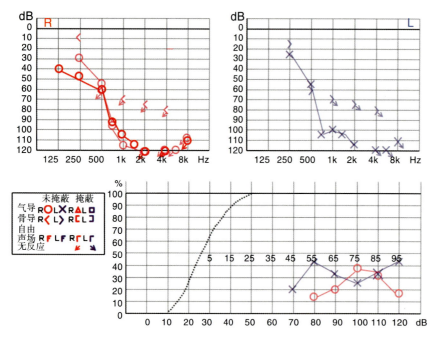

图 9.2.2　术后 4 个月，低频听力保留，最大听力损失 15dB（在 250Hz）。从打开耳蜗前 1h 至术后 2d，每天 4 次静脉使用地塞米松 10mg。耳蜗经圆窗打开，裂隙状开口。小心地缓慢匀速插入 Hybrid 电极

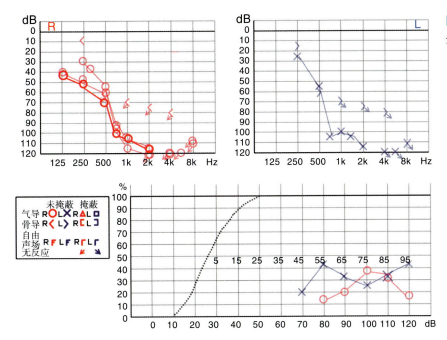

图 9.2.3　耳蜗植入术后 27 个月，低频听力仍保留

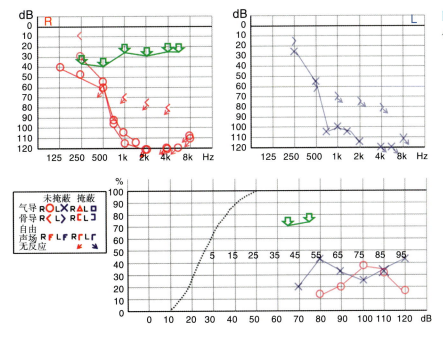

图 9.2.4　使用人工耳蜗的纯音测听阈值见图，约为 30dB，言语识别阈 75dB

参考文献

[1] Lehnhardt E. [Intracochlear placement of cochlear implant electrodes in soft surgery technique]. [Article in German]. HNO, 1993, 41(7):356-359

[2] von Ilberg C, Kiefer J, Tillein J, et al. Electric-acoustic stimulation of the auditory system. New technology for severe hearing loss. ORL J Otorhinolaryngol Relat Spec, 1999, 61 (6):334-340

[3] Adunka O, Kiefer J, Unkelbach MH, et al. Development and evaluation of an improved cochlear implant electrode design for electric acoustic stimulation. Laryngoscope, 2004, 114(7):1237-1241

[4] Kiefer J, Pok M, Adunka O, et al. Combined electric and acoustic stimulation of the auditory system: results ora clinical study. Audiol Neurootol, 2005, 10(3):134-144

[5] Gantz BJ, Turner C. Combining acoustic and electrical speech processing: Iowa/Nucleus hybrid implant. Acta Otolaryngol, 2004, 124(4):344-347

[6] James CJ, Fraysse B, Deguine O, et al. Combined electroacoustic stimulation in conventional candidates for cochlear implantation. Audiol Neurooto1, 2006, 11(Suppl 1):57-62

[7] Mahmoud AF, Massa ST, Douberly SL, et al. Safety, efficacy, and hearing preservation using an integrated electro-acoustic stimulation

hearing system. Otol Neurotol, 2014, 35(8):1421-1425

[8] Gifford RH, Dorman MF, Skarzynski H, et al. Cochlear implantation with hearing preservation yields significant benefit for speech recognition in complex listening environments. Ear Hear, 2013, 34(4):413-425

[9] Roland PS, Wright CG, Isaacson B. Cochlear implant electrode insertion: the round window revisited. Laryngoscope, 2007, 117(8):1397-1402

[10] Briggs RJ, Tykocinski M, Stidham K, et al. Cochleostomy site: implications for electrode placement and hearing preservation. Acta Otolaryngol, 2005, 125(8):870-876

[11] Takahashi H, Sando I. Computer-aided 3-D temporal bone anatomy for cochlear implant surgery. Laryngoscope, 1990, 100(4):417-421

[12] Roland PS, Wright CG. Surgical aspects of cochlear implantation: mechanisms of insertional trauma. Adv Otorhinolaryngol, 2006, 64:11-30

[13] Gantz BJ, Turner C, Gfeller KE, et al. Preservation of hearing in cochlear implant surgery: advantages of combined electrical and acoustical speech processing. Laryngoscope, 2005, 115(5):796-802

[14] O'Leary SJ, Monksfield P, Kel G, et al. Relations between cochlear histopathology and hearing loss in experimental cochlear implantation. Hear Res, 2013, 298:27-35

[15] van de Water TR, Dinh CT, Vivero R, et al. Mechanisms of hearing loss from trauma and inflammation: oto-protective therapies from the laboratory to the clinic. Acta Otolaryngol, 2010, 130(3):308-311

延伸阅读

Adunka OF, Pillsbury HC, Buchman CA. Minimizing intracochlear trauma during cochlear implantation. Adv Otorhinolaryngol, 2010, 67:96-107. doi: 10.1159/000262601. Epub 2009

Briggs RJ, Tykocinski M, Stidham K, et al. Cochleostomy site: implications for electrode placement and hearing preservation. Acta Otolaryngol, 2005, Aug, 125(8):870-876

Havenith S, Lammers MJ, Tange RA, et al. Hearing preservation surgery: cochleostomy or round window approach? A systematic review. Otol Neurotol, 2013, Jun, 34(4):667-674. doi: 10.1097/MAO.0b013e318288643e

Santa Maria PL, Gluth MB, Yuan Y, et al. Hearing preservation surgery for cochlear implantation: a meta-analysis. Otol Neurotol, 2014, Dec, 35(10):e256-e269. doi: 10.1097/MAO.0000000000000561

Seyyedi M, Nadol JB Jr. Intracochlear inflammatory response to cochlear implant electrodes in humans. Otol Neurotol, 2014, Oct, 35(9):1545-1551. doi: 10.1097/MAO.0000000000000540

第 10 章
耳蜗植入术中的岩骨次全切除

在一些特殊情况下耳蜗植入术中需要不同的外科技术。岩骨次全切除术（SP）需要封闭外耳道、咽鼓管，以及采用腹部脂肪填塞术腔，目的是使术腔与外界环境隔离[1-2]。在耳蜗植入术中使用此技术还可使中耳及耳蜗暴露得更好，从而更容易植入电极[3]。当正常听力仍然存在时，不要轻率做出实施 SP 的决定，但在耳蜗植入候选者中，只有在残留听力存在以及要想获得声电刺激时，这种考虑才是重要的。岩骨次全切除术和耳蜗植入很容易在同一径路中实施，而且岩骨次全切除术应该是耳蜗植入外科的手术选择之一。

岩骨次全切除术的一般目的：
- 处理中耳腔慢性炎症
- 降低脑脊液漏和（或）脑膜炎的风险
- 降低电极脱出风险
- 提供更容易的径路和更清晰的手术视野

耳蜗植入合并岩骨次全切除术的手术指征
- 慢性中耳炎/胆脂瘤/颞骨放射性骨坏死
- 存在乳突根治腔或开放式乳突切除术腔
- 耳蜗骨化/闭塞
- 内耳畸形
- 颞骨骨折累及耳囊
- 有时在修正手术中
- 解剖结构异常，不利于植入
- 颅底病变，保留了蜗神经和耳蜗

在某些蜗神经和耳蜗保留的颅底病变的病例中，正如最后一条手术指征所示，耳蜗植入是重获听力的唯一可能。这项技术使用了岩骨次全切除及侧颅底手术中关闭术腔的方法。这些内容将在第 16 和第 17 章中讨论。

对于提到的所有适应证，患者应遵循同样的路径、统一的耳蜗植入纳入标准，与无须岩骨次全切除的患者一样；包括术前详细的听力学检查和多学科团队评估，最终决定是否植入。

10.1 手术适应证

10.1.1 慢性中耳炎/胆脂瘤/颞骨放射性骨坏死

慢性中耳炎患者耳蜗植入术后主要的风险是中耳再次感染引起的迷路炎、脑膜炎或植入体脱出等。植入体脱出既可以是电极从耳蜗脱出，也可以是电极从鼓膜脱出，或因耳后皮肤溃烂引起的接受 – 刺激器外露[4-6]。

应该考虑到，在一期手术植入时耳蜗植入体有可能穿过一个污染的区域。而对于慢性化脓性中耳炎来说，无论是行鼓室成形术还是鼓室乳突切除术，一期还是分期行耳蜗植入都是可以替代的选择，但仍然都面临术后再次感染的风险[4-9]。

如果耳蜗植入后感染复发，行修正手术始终是一个挑战，会有手术过程中意外牺牲人工耳蜗的严重风险。如果可能的话，在修正手术中保留人工耳蜗，同时进行根治性手术切除所有病变很困难。另一方面，如果要行分期手术，意味着耳蜗植入要推迟，所以并不总是有利。

对于胆脂瘤患者而言，胆脂瘤当然必须仔细地清除干净，如果术者对于彻底清除胆脂瘤及其基质有十足的把握，也可以一期行耳蜗植入手术。如果怀疑可能有胆脂瘤残留，推荐行分期手术，第一次手术后6~12个月可以行第二次探查手术和耳蜗植入。然而，在胆脂瘤手术中从来没有绝对保证清除掉所有病变；会在术后12个月甚至更长时间出现复发。

对于两种类型的病变（慢性中耳炎有或没有胆脂瘤），岩骨次全切除都能提高彻底清除病变的概率[2,10-11]。然而，因为有在被封闭的术腔中残留胆脂瘤的风险，术后的影像学随访是非常必要的。

另外，岩骨次全切除术中封闭咽鼓管可以阻断鼻咽部与中耳腔的联系，排除感染灶接触中耳和人工耳蜗的可能性。慢性中耳炎中中耳不张很常见，通常可导致胆脂瘤的发生，对于这样的患者可考虑行岩骨次全切除术[7]。对于腭裂或其他原因引起的咽鼓管功能障碍的患者也可以考虑行岩骨次全切除术[5]。

放疗可以使颞骨血供缺乏，从而导致骨坏死。这可以通过局部清创术、局部使用抗生素，以及高压氧治疗，必要时也可切除部分骨质。扁桃体、鼻咽部或腮腺区肿瘤的放疗，随着时间的推移耳蜗功能通常会下降[12]；可导致双侧听力下降，伴或不伴双侧放射性骨坏死。处理这些情况非常棘手，但对于无感染的耳施行耳蜗植入也并非不可能[13]。尽管有些学者认为可以用肌瓣而不是脂肪来充填术腔[13]，但岩骨次全切除联合耳蜗植入似乎是在这种罕见情况下的合理解决办法。

10.1.2 存在乳突根治腔/开放式乳突切除术腔

早期在乳突根治腔或开放式乳突切除术腔的情况下植入耳蜗导致并发症的发生率很高，主要是电极穿破了根治腔或术腔薄弱的上皮[1,4,9,14]。同样，根治腔或术腔与外界相通，容易反复感染。通常这些患者每年都需要清理术腔一两次，这些门诊操作容易损伤上皮因而有损坏植入体

的潜在风险。术腔的感染容易引起迷路炎、脑膜炎及植入体脱出。即使已经有很多技术用来覆盖电极（用肌肉或软骨），也可以关闭外耳道及封闭咽鼓管但不用腹部脂肪填充术腔[15]，但我们认为利用腹部脂肪的岩骨次全切除术是在这些情况下最安全且最永久的解决办法。将这项技术应用于开放式乳突切除术腔，已得到越来越多的认可和共识。

更多关于慢性中耳炎时和乳突根治术后耳蜗植入的内容可参见第14章。

10.1.3 耳蜗骨化/闭塞

耳蜗部分或完全闭塞的原因[16-20]
- 细菌性脑膜炎
- 自身免疫性内耳疾病
- 迷路骨折/耳蜗内出血/持续性外淋巴瘘
- 慢性中耳炎或乳突根治腔感染
- 迷路血供丧失（例如迷路径路术后）
- 耳硬化

如果有耳蜗骨化，在听觉重建过程第一步是要磨出耳蜗，因为预期耳蜗植入会比听觉脑干植入的听觉恢复效果好。

理论上可以通过后鼓室径路磨出耳蜗，但实际上此径路空间狭小，不能充分暴露中耳解剖标志，影响手术操作。在磨出耳蜗时一个危险的并发症是可能会损伤到就在耳蜗底转与中转最前方的颈内动脉[21-24]。而岩骨次全切除中去除外耳道后壁可以提供良好的手术视野，使中耳腔结构暴露得更清楚，如果需要，通过这种径路还可辨认其他的结构如颈内动脉和颈静脉球，从而降低了损伤的可能性。径路越开放，暴露越好，手术操作就越安全。但是，耳蜗磨开后并不总能成功植入人工耳蜗，因为有时找不到耳蜗腔。所以推荐此类耳蜗植入困难患者去开展听觉脑干植入的中心，一旦耳蜗磨开、植入失败，就可在术中转为听觉脑干植入[25]。更多关于耳蜗磨开步骤的信息参见第11章。

10.1.4 内耳畸形

对于内耳畸形的患者而言，耳蜗植入手术时行岩骨次全切除的原因有三个。

第一，术中需要辨认可用的解剖标志；可见了到中耳结构如圆窗龛、面神经存在畸变。第二，内耳畸形患者术中发生脑脊液漏或脑脊液井喷的概率较高[26-31]。文献报道各种内耳畸形患者在耳蜗植入术中有高达45%的患者发生脑脊液漏[32]。控制脑脊液漏或井喷最好的方法是去除所有的管周气房、封闭咽鼓管口、封闭外耳道及术腔。第三，内耳畸形的患者，即使未行耳蜗植入手术，一生中脑膜炎的可能性仍高于正常人群[28]。一些内耳畸形（特别是IP-1和IP-2）中，在卵圆窗龛处有充满外淋巴液/脑脊液的囊性结构，且骨性镫骨足板不完整[28,32-33]。内耳畸形的患者，特别是畸形较严重者，如需耳蜗植入推荐行岩骨次全切除，这样可以降低脑膜炎的终生风险。

对于共同腔畸形的患者，直电极最容易通过跨乳突迷路径路植入；但在这种情况下我们仍推荐使用岩骨次全切除，因为这样可以降低患者术后终身脑脊液井喷和脑膜炎的风险[34]。

更多关于每种内耳畸形的手术方法参见第15章。

10.1.5 颞骨骨折累及耳囊

导致耳囊骨折的严重外伤会伴感音神经性听力障碍（SNHL），只要耳蜗神经完整且耳蜗腔存在就可行耳蜗植入以重获听力[35-39]。耳囊骨折愈合但无新骨形成，而仅仅是纤维粘合，即使未行耳蜗植入，也会有发展成脑膜炎的终身风险。如采用标准的耳蜗植入方法，脑膜炎的风险仍然较高[40]。在这种情况下岩骨次全切除后再行耳蜗植入是必需的。此外，该手术方法能更好进入并可窥及颞骨骨折的全貌。因为耳囊骨折会导致耳蜗骨化，在两侧骨折的病例中需要紧急评估是否行耳蜗植入，包括影像学评估。更多关于颞骨骨折的信息参见第17章。

10.1.6 修正手术

在一些修正手术的病例中，前一次手术医生（反复）未能正确植入电极，二次手术时使用岩骨次全切可使中耳解剖标志暴露得更好，更方便磨出耳蜗。

10.1.7 对后鼓室切开不利的解剖条件

乙状窦非常前置或其他受解剖结构限制的病例，后鼓室径路难于施行；在这种情况下，改为切除外耳道后壁会更容易。如果有脑膜膨出或存在脑脊液漏，岩骨次全切除术伴耳蜗植入也是首选手术方法[3,41]。

10.2 手术禁忌证

岩骨次全切除术的绝对手术禁忌证是患侧仍有残余听力，而残余听力应予保留并通过声电刺激的方法得以利用[42]。声电联合刺激时言语处理器被耳道内（声）的助听器增强（图9.1）。开放的外耳道对于这种刺激的声部分是必需的，而在岩骨次全切除后则不复存在。

相对禁忌证是中耳或术腔的活动性化脓性感染。特别是多药耐药微生物或肺结核的感染，这一点非常重要。当发生脑膜炎或不能控制感染的风险太高时，可以选择分期手术。在这些情况下，先单独行岩骨次全切除术完全根除感染，同时应用抗生素。3~6个月后当无感染征象时，再打开被封闭的术腔，进行耳蜗植入。如果颞骨被累及（发生骨髓炎），可用核扫描随访感染[43]。利用脂肪充填术腔而不是肌肉，可使二期手术中更容易辨认解剖标志，因为脂肪粘连较轻。

同样的原则也适用于胆脂瘤的病例，尤其是当术者不确定是否完全切除病灶时。

10.3 手术步骤

手术需要适当的体位，手术备皮要比通常的耳蜗植入手术范围更大，术中需要进行面神经监护。抗生素的使用、需要的手术器械、术中监护及其他围手术期处理已在第4章中讨论。

岩骨次全切除术与耳蜗植入的手术步骤
- 皮肤切口
- 蒂在前的瓣
- 盲囊（Blind-sac）技术关闭外耳道
- 去除外耳道外侧部分的皮肤
- 去除外耳道后壁的开放式乳突切除术
- 去除外耳道内侧的皮肤，以及鼓环、锤骨、砧骨
- 暴露并封闭咽鼓管
- 磨出接收器骨床
- 腹部取脂
- 暴露圆窗
- 植入耳蜗电极
- 电生理测试
- 固定植入体
- 脂肪充填术腔
- 关闭伤口

10.3.1 皮肤切口

沿发际线在耳后做大切口，以便充分暴露；将耳廓及皮下组织向前翻起，以便盲囊关闭外耳道。

10.3.2 蒂在前的瓣

与经典的岩骨次全切除术一样，制作一个宽的、蒂在前的骨膜或皮下组织瓣[44]。瓣附着于前方，可用于封闭外耳道的第二层。耳屏软骨也可用作关闭外耳道的另外一层。蒂在上或下的肌骨膜瓣均可以使用，这取决于组织的多少及术者的喜好。

10.3.3 盲囊技术关闭外耳道

在带蒂瓣下方平面横断外耳道的皮肤与软骨。用一把钳子向前穿过皮下组织至耳屏软骨来保护腮腺的血管及面神经分支。横断外耳道皮肤与软骨越靠外侧，损伤腮腺及面神经分支的风险就越小。自外耳道外侧部分软骨上分离皮肤，宽度为1cm，然后将外耳道皮肤翻出。使用显微镜或目镜放大镜会使这一步骤更容易。用4-0的可吸收线缝合在外侧的外耳道皮肤边缘。关闭的第二层包括皮下组织或耳屏软骨，可以将其折返后与前缘剩余的软骨缝合在一起。

10.3.4 去除外耳道外侧部分皮肤

掀起外耳道皮肤，分离至鼓环水平。去除外侧部分的外耳道皮肤。更内侧部分包括鼓膜、鼓环及听小骨可晚些一并去除。

10.3.5 开放式乳突切除术

将皮下组织及颞肌与骨质分离，即可开始磨除乳突气房及外耳道后壁，尽可能多地磨除乳突气房。有些医生将乳突尖也会磨除。

10.3.6 去除外耳道内侧部分皮肤、鼓环、锤骨及砧骨

分离外耳道内侧残留的皮肤和鼓环。分离砧镫关节后，将皮肤、鼓环、鼓膜，连同锤骨和砧骨整块去除，以免皮肤残留。

10.3.7 暴露并封闭咽鼓管

去除咽鼓管鼓室口周围的骨质。管周气房应被彻底去除，因为脑脊液可以绕过封闭的咽鼓管通过这些气房到达鼻咽部。将咽鼓管入口的黏膜分离后反折到咽鼓管内。黏膜可以用双极电凝烧灼，之后可以用肌肉、软骨及骨蜡封闭咽鼓管鼓室口。可以再覆盖一层筋膜。鼓室腔的黏膜应全部去除；这样可以使脂肪与骨质粘合得更好并防止形成黏膜囊肿。

10.3.8 磨出接收器骨床

根据植入体的型号磨出接收器骨床，或者直接在颞肌下做一个囊袋。

10.3.9 腹部取脂

就在髂前上棘水平下内侧做2cm水平切口取脂。最好在左侧取脂，以免将来与阑尾切口混淆。有许多小静脉走形于脂肪中，因此止血

非常重要，可用双极电凝或缝扎止血。腹部伤口分两层关闭。

10.3.10 暴露圆窗

与通常的耳蜗植入相似，磨除圆窗龛上方和前下方的骨质来暴露圆窗。

10.3.11 植入耳蜗电极

根据病变情况采用标准的圆窗植入或磨出耳蜗。磨出耳蜗的手术技巧可参见第 11 章。

10.3.12 电生理测试

植入电极后可以测试阻抗值、镫骨肌反射及神经反应遥测（NRT）。更多关于电生理测试的信息可参见第 4 章。

10.3.13 固定植入体

在圆窗龛处用小片筋膜固定电极。根据植入体型号决定固定方式，可以在骨床的边缘磨两个小孔用不可吸收线缝合固定接收–刺激器，或者用螺钉固定。将颞肌恢复原位进行覆盖、保护接收–刺激器，并保持其在原位。

10.3.14 脂肪充填术腔

将腹部脂肪剪成小块后充填术腔，并用纤维蛋白胶浇注。

10.3.15 关闭切口

切口分两层或三层用不可吸收线缝合。将骨膜瓣和上方的颞肌恢复原位，覆盖和保护接收–刺激器，覆盖脂肪。术后头部加压包扎至少 48h。

病例 10.1　手术步骤：岩骨次全切除术伴耳蜗植入（图 10.1.1~ 图 10.1.38）

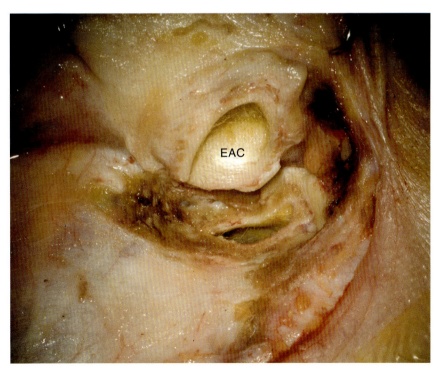

图 10.1.1　耳后大切口，沿切口向上、向下扩展，并向前，以便将耳廓往前翻，然后横断外耳道（EAC）的皮肤和软骨。横断外耳道不能太靠耳道内侧，因为这里的皮肤很薄，使外耳道外侧部分的解剖分离较困难

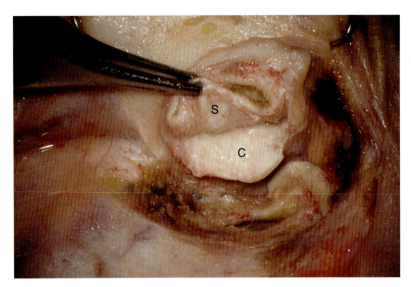

图 10.1.2　将外耳道外侧部分的皮肤（S）自软骨上环形分离约1cm。注意前方的耳屏软骨（C）。这可以作为外耳道盲囊关闭的第二层。分离皮肤时可使用显微镜或放大目镜使视野更清晰

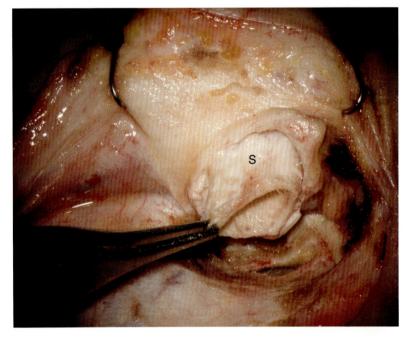

图 10.1.3　环行松解外耳道皮肤（S）并翻出。可用缝线将皮肤翻出

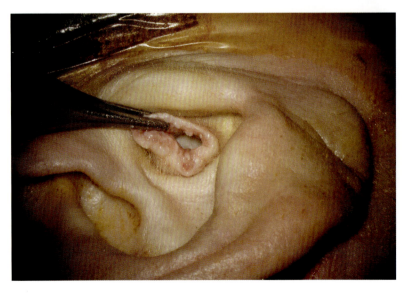

图 10.1.4　将外耳道皮肤翻出

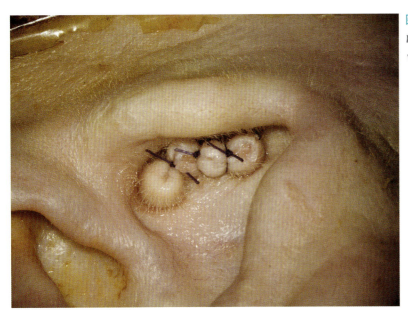

图 10.1.5 使用 4-0 不可吸收线将外耳道关闭。一段时间后被翻转的组织会回缩，伤口将不会如图所示这么明显

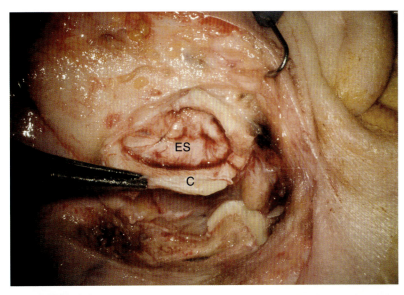

图 10.1.6 耳屏软骨（C）用作盲囊关闭外耳道的第二层。可以将其缝合于耳廓后缘软骨或前方残余软骨。ES：被翻出皮肤的内面

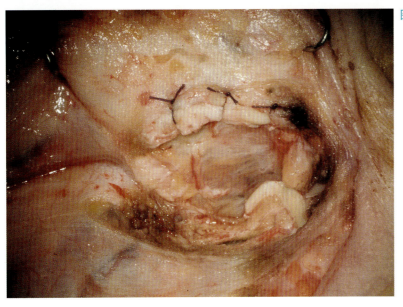

图 10.1.7 缝合固定第二层

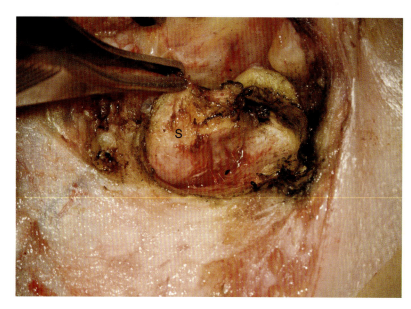

图 10.1.8 盲囊关闭外耳道后,分离外耳道内侧部分的皮肤(S)。可用一小块棉纱操作。去除所有皮肤是非常重要的,当有皮肤残留会有形成胆脂瘤的风险

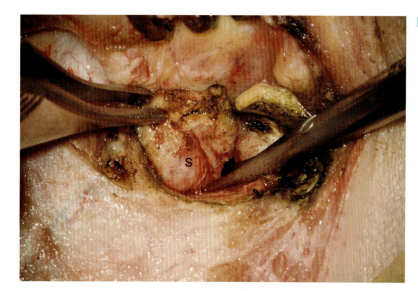

图 10.1.9 去除已游离的外耳道皮肤

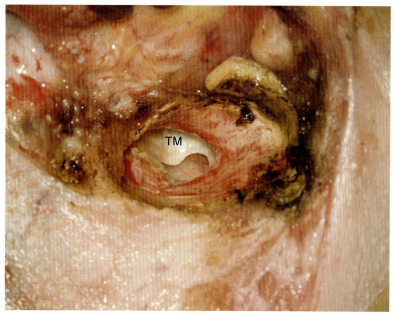

图 10.1.10 所有的外耳道皮肤均被去除,透过鼓膜(TM)穿孔可见鼓室腔

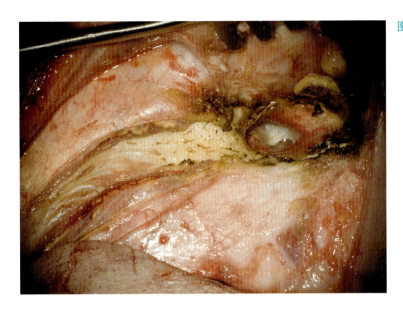

图 10.1.11　切开皮下组织及颞肌

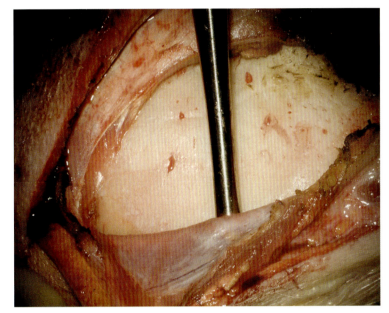

图 10.1.12　在颞肌筋膜下做一个囊袋，用来容纳接收－刺激器

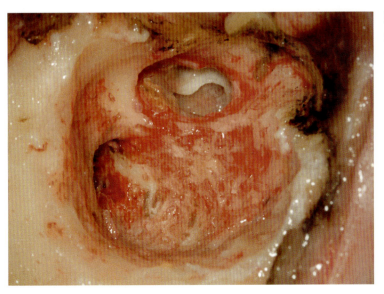

图 10.1.13　乳突切除并磨低外耳道后壁。此时鼓膜与听骨尚在。上方鼓膜松弛部仍有一些皮肤附着

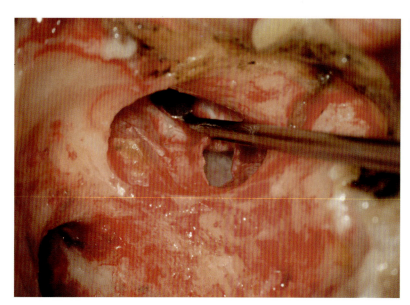

图 10.1.14 将鼓膜连同鼓环、锤骨和砧骨，以及外耳道残余的皮肤一并去除

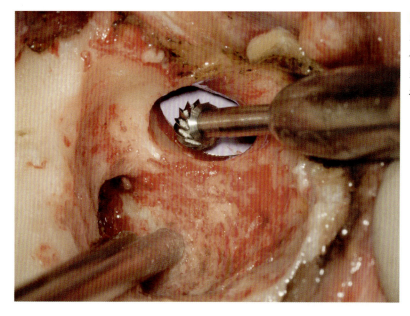

图 10.1.15 做外耳道成形时，可将手术缝线的包装铝箔剪成一个小圆片遮盖于此，以使中耳腔免受骨粉污染、使鼓环免遭磨损。外耳道成形的目的是更好地看清鼓环，可以将所有皮肤连同鼓环一并去除

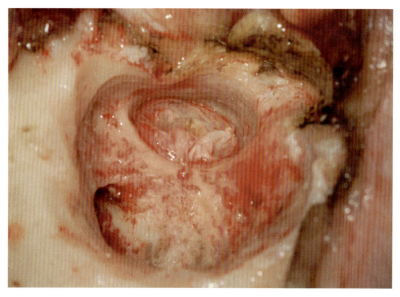

图 10.1.16 外耳道成形后整个鼓环均可见

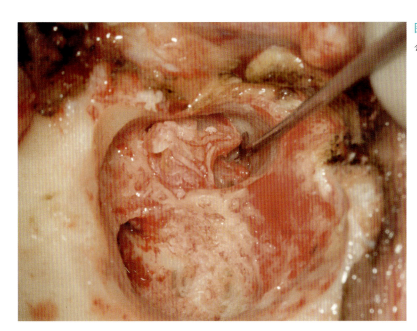

图 10.1.17　准备去除鼓膜、外耳道内侧残余皮肤、鼓环、锤骨及砧骨

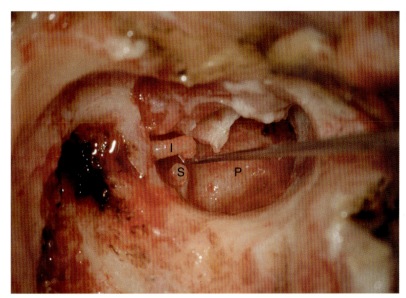

图 10.1.18　砧骨（I）长脚连同豆状突从镫骨（S）分离。P：鼓岬

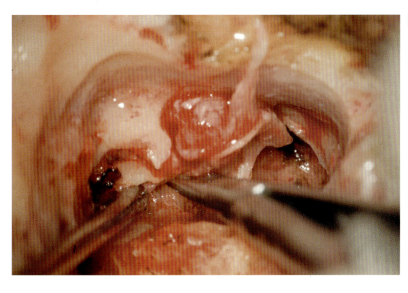

图 10.1.19　切断鼓膜张肌腱

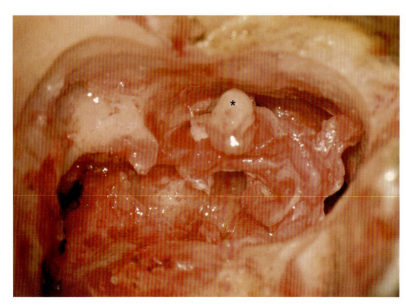

图10.1.20 整块去除鼓膜、鼓环、锤骨及砧骨。注意锤骨头（星号）在图片中央。前方的支墩（上鼓室前隐窝外侧壁）仍需去除

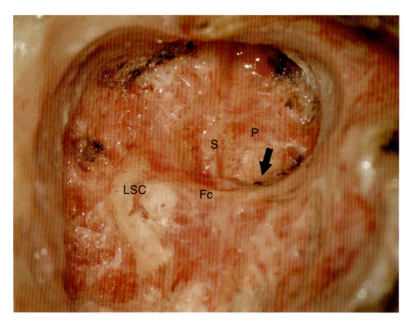

图10.1.21 去除后。圆窗龛（箭头）略微可见，镫骨（S）清晰可见。前支墩被去除。P：鼓岬；LSC：外侧半规管；Fc：面神经管

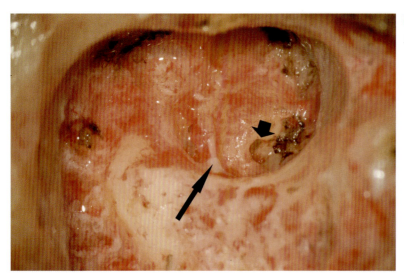

图10.1.22 磨低面神经嵴后，可清楚地看见锥隆起（长箭头）、镫骨、圆窗龛（短箭头）

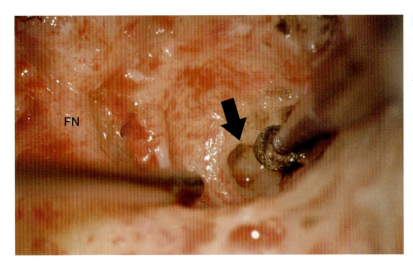

图 10.1.23 圆窗龛（箭头）细节：注意上方的悬骨和前下方的骨唇。这些结构可使用小金刚钻磨除而不要打开圆窗。FN：面神经鼓室段

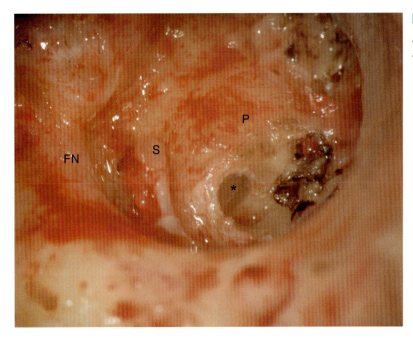

图 10.1.24 去除上方的悬骨和前下方的骨唇后即可看见整个圆窗膜（星号）。S：镫骨；FN：面神经鼓室段；P：鼓岬

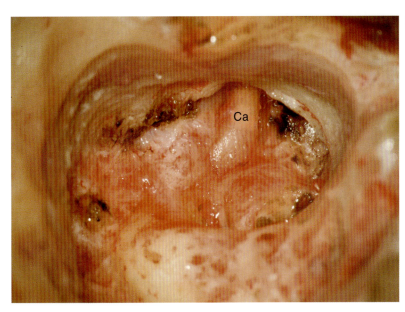

图 10.1.25 用软骨（Ca）填塞咽鼓管

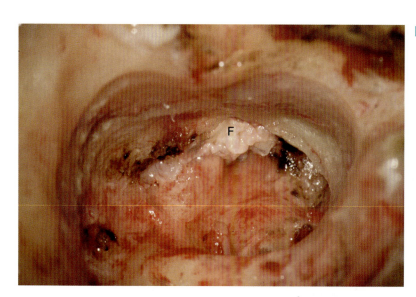

图 10.1.26　再用筋膜（F）封堵

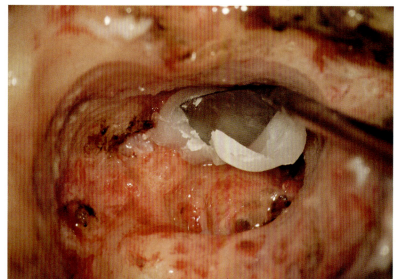

图 10.1.27　最后用骨蜡封闭咽鼓管

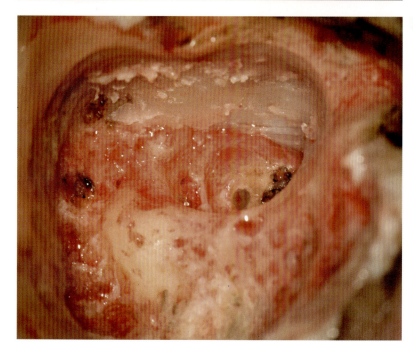

图 10.1.28　咽鼓管已被封闭

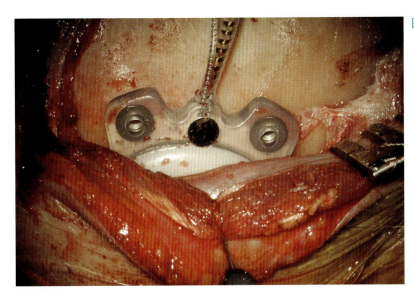

图 10.1.29 将植入体放入肌皮瓣下方

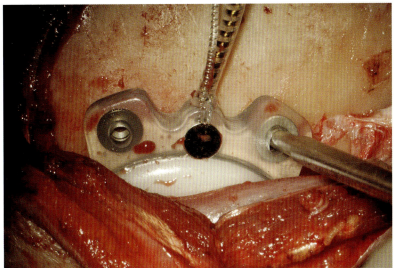

图 10.1.30 用螺钉固定植入体

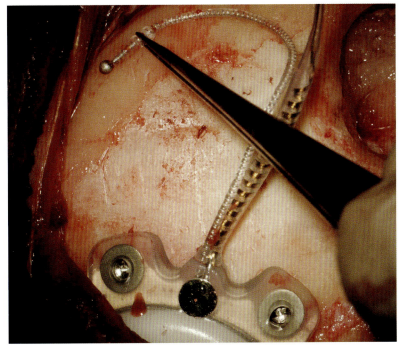

图 10.1.31 将参考电极放置于颞肌前部与颅骨之间

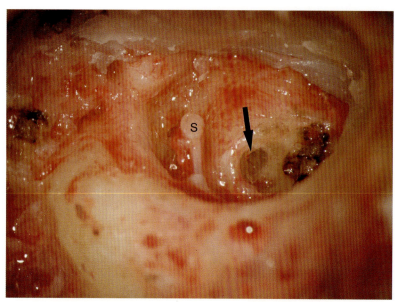

图 10.1.32 该病例可经圆窗植入电极；使用带钩的器械在圆窗膜上开一个小口。S：镫骨

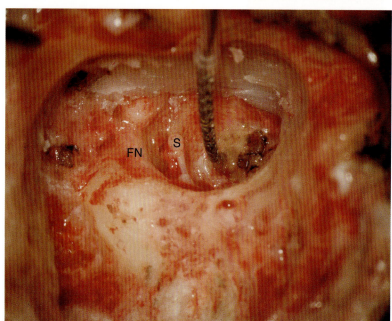

图 10.1.33 像流体运动一样插入电极，无须用力。插入角度从后上至前下方。S：镫骨；FN：面神经鼓室段

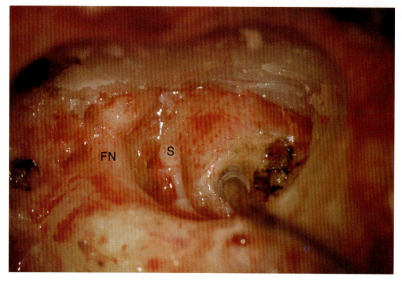

图 10.1.34 电极被完全植入。S：镫骨；FN：面神经鼓室段

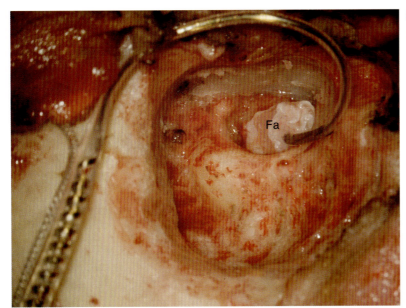

图 10.1.35 用筋膜（Fa）在圆窗耳蜗开口处固定电极

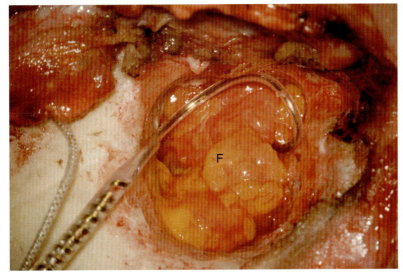

图 10.1.36 采用抗生素溶液浸泡过的腹部脂肪（F）（黄色）充填术腔

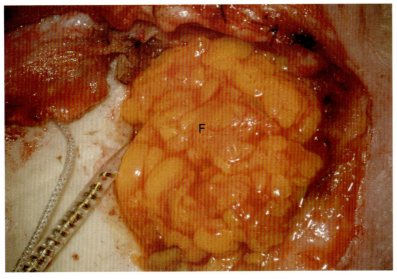

图 10.1.37 考虑到脂肪会吸收，需要多填充些脂肪（F）

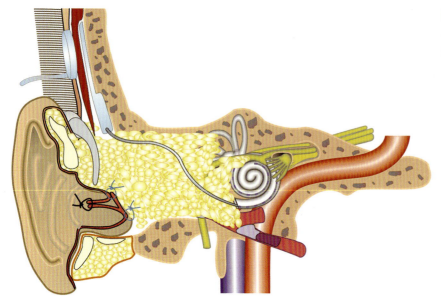

图 10.1.38 此示意图显示的是岩骨次全切除术后耳蜗植入体在位的最终外观

10.4 岩骨次全切除术的风险与并发症

明确归因于岩骨次全切除术的风险是填充的脂肪感染、外耳道盲囊关闭裂开，以及封闭的术腔中包埋胆脂瘤（entrapped cholesteatoma）。其他风险与取脂的腹部伤口有关：感染或皮下血肿。耳蜗植入通常的风险与并发症已在第 7 章讨论。

岩骨次全切除术后脂肪感染很难用抗生素控制，可能需要第二次手术。为了尽可能降低感染的风险，在使用前短时间内腹部取脂，取出的脂肪可放在利福平溶液（利福平浓度 250mg/3ml）中 30min，以防止空气源性感染。

术后因为脂肪吸收而导致耳后伤口凹陷。术腔多充填腹部脂肪，可部分减少耳后伤口凹陷的发生。

岩骨次全切除术的外耳道盲囊关闭是皮肤缝合最脆弱的部分。盲囊关闭裂开会使术腔与外界相通，从而导致术腔和脂肪感染。皮肤长入或包埋导致胆脂瘤的发生也构成风险。因此，关闭伤口时需要特别当心，而且通常需要分两层关闭。

应该总要想到被封闭术腔发生包埋胆脂瘤的风险；然而，细致的手术技巧可使这种风险降到几乎为零 [45-46]。用小块棉纱分离去除所有皮肤，以及对术腔的骨壁进行打磨使之平滑可大大降低这种风险。考虑到残留病灶风险较高的情况，可实施分期手术。除此之外，所有患者均应延长术后随访时间，定期进行颞骨 CT 检查。

10.5 术后影像学检查

由于存在包埋胆脂瘤的风险，术后影像学随访是十分必要的。耳蜗植入后不宜用 MRI 常规随访岩骨次全切除术腔，尽管在使用头部绑带固定植入体的情况下可以使用最高 1.5T 的 MRI 检查 [47-48]。然而，由于植入体的干扰，MRI 上可疑胆脂瘤的可见度很差。尽管移除植入体的磁体仅需两个步骤（移除和重置），在局麻下就可以操作，但磁共振的影像仍然很差，因为耳蜗植入体仍然存在。而且移除和重置可能会导致手术部位的感染，容纳磁体的囊袋松弛，后者有引起植入体移位的风险 [48]。

尽管不是检查残留胆脂瘤的金标准，但患者在术后 1、3、5、10 年进行颞骨 CT 检查随访是一个很好的选择。腹部脂肪改善了CT在这种情况下的能力，而且造成了理想的鉴别界面（图10.1和图10.2）。定期颞骨CT随访可显示病变的生长，从而更加确定胆脂瘤的存在。

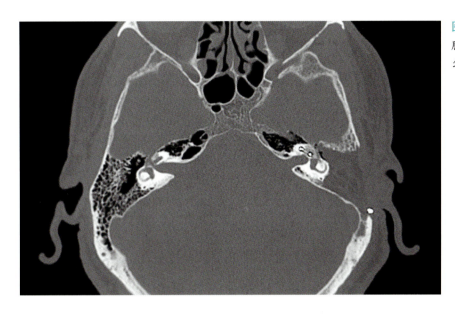

图10.1 岩骨次全切除术脂肪充填术腔的术后CT表现。可以看到左侧均匀充填的术腔

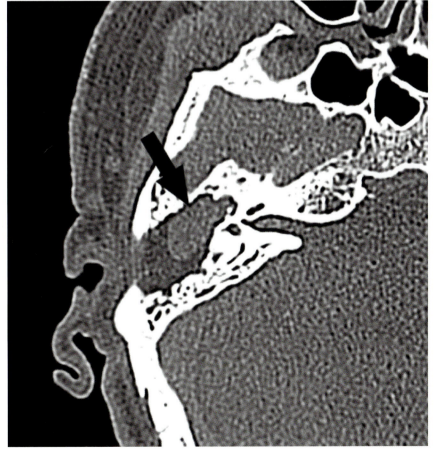

图10.2 岩骨次全切除术后随访的水平位颞骨CT图像（不含有植入体），右耳有包埋胆脂瘤（箭头）。注意脂肪和胆脂瘤之间的强度差异

岩骨次全切除术联合耳蜗植入的经验和教训

- 在行外耳道盲囊封闭时,横断外耳道软骨与皮肤的位置应尽量靠近外侧。因为这里皮肤相对较厚,解剖更加容易。
- 盲囊封闭外耳道缝合用可吸收线,因为不可吸收线拆线后可能会打开新的伤口边缘,易导致皮肤长入或术腔感染。
- 在掀起外耳道皮肤时可使用显微镜,会使视野更清晰。
- 由于在闭塞的术腔中有发生胆脂瘤的风险,因此去除外耳道的所有皮肤是非常重要的。用小块棉纱掀起外耳道皮瓣,去除皮肤,然后钻磨外耳道壁,尽可能降低残留皮肤的概率。
- 镫骨保留在术腔,尽管一些术者倾向于去除镫骨足板上结构。去除镫骨的依据是理论上脂肪填塞后镫骨可能会倾斜产生外淋巴漏,或对迷路造成额外伤害,这个问题可在镫骨周围小心放置小块脂肪来避免。耳蜗植入术后观察到镫骨肌反射的可能性同样存在。去除镫骨足板上结构的一个很好的理由是上面可能有上皮。
- 紧密封闭咽鼓管是很困难的,因为它是一个动态的结构;多层封闭会有最好的效果,可达到使术腔与鼻咽部隔绝的目的。
- 岩骨次全切除的目的是为了更加积极地清除病灶,因为术腔与外环境隔绝。例如,在切除胆脂瘤或炎性组织时,完全可以去除更多的骨质或使硬脑膜裸露。
- 岩骨次全切除术联合耳蜗植入术中必须避免血和骨粉进入耳蜗,而且对外淋巴腔的吸引必须避免以保护耳蜗内结构。因为耳道盲囊封闭,听力保留也没有实质意义,但保护耳蜗内的结构仍然是必需的。
- 岩骨次全切除术使磨出耳蜗的过程中术野暴露更充分,手术更舒适,解剖标志更清楚。
- 在磨出耳蜗的过程中,当底转或中转被打开,脑膜炎、电极从耳蜗沟槽排出的可能性增加。为了避免这种可能性,术中应使用筋膜、肌肉及纤维蛋白胶小心固定电极,最好分多层固定,而且建议在耳蜗上另外紧密填塞脂肪。耳囊骨折时也可以这样操作。在一些耳蜗畸形的病例中,必须小心封闭耳蜗开窗处,以防止脑脊液井喷,但与此同时圆窗与卵圆窗也要仔细封闭,以免同样的并发症发生。
- 宽大皮肤切口、骨质的扩大磨除及脂肪充填术腔有时会造成耳廓位置降低(0.5~1.0cm)。这关乎患者的审美价值,需要在术前充分告知。
- 岩骨次全切除术切口较大,建议还是要固定接收-刺激器。
- 在使用前短时间内腹部取脂,尽可能减少空气中细菌污染的风险。
- 岩骨次全切除术联合耳蜗植入术后,需积极防止出现血肿,头部绷带加压包扎至少48h。
- 颞骨次全切除使解剖标志的控制和可见度更好,更容易到达目标区域,并且通过与外界环境隔绝降低术后术腔感染的风险。

参考视频

参见视频10.1。

参考文献

[1] Issing PR, Schbnermark MP, Winkelmann S, et al. Cochlear implantation in patients with chronic otitis: indications for subtotal petrosectomy and obliteration of the middle ear. Skull Base Surg, 1998, 8(3):127-131

[2] Bendet E, Cerenko D, Linder TE, et al. Cochlear implantation after subtotal petrosectomies. Eur Arch Otorhinolaryngol, 1998, 255(4): 169-174

[3] Free RH, Falcioni M, Di Trapani G, et al. The role of subtotal petrosectomy in cochlear implant surgery—a report of 32 cases and review on indications. Otol Neurotol, 2013, 34(6):1033-1040

[4] Leung R, Briggs RJS. Indications for and outcomes of mastoid obliteration in cochlear implantation. Otol Neurotol, 2007, 28(3): 330-334

[5] Roehm PC, Gantz BJ. Cochlear implant explantation as a sequela of severe chronic otitis media: case report and review of the literature. Otol Neurotol, 2006, 27(3):332-336

[6] Incesulu A, Kocaturk S, Vural M. Cochlear implantation in chronic otitis media. J Laryngol Otol, 2004, 118(1):3-7

[7] Xenellis J, Nikolopoulos TP, Marangoudakis P, et al. Cochlear implantation in atelectasis and chronic otitis media: long-term follow-up. Otol Neurotol, 2008, 29(4):499-501

[8] Hellingman CA, Dunnebier EA. Cochlear implantation in patients with acute or chronic middle ear infectious disease: a review of the literature. Eur Arch Otorhinolaryngol, 2009, 266(2): 171-176

[9] Postelmans JTF, Stokroos RJ, Linmans JJ, et al. Cochlear implantation in patients with chronic otitis media: 7 years' experience in Maastricht. Eur Arch Otorhinolaryngol, 2009, 266(8): 1159-1165

[10] Sanna M, Dispenza F, Flanagan S, et al. Management of chronic otitis by middle ear obliteration with blind sac closure of the external auditory canal. Otol Neurotol, 2008, 29(1):19-22

[11] Sanna M, Pandya Y, Mancini F, et al. Petrous bone cholesteatoma: classification, management and review of the literature. Audiol

Neurootol, 2011, 16(2):124-136

[12] van der Putten L, de Bree R, Plukker JT, et al. Permanent unilateral hearing loss after radiotherapy for parotid gland tumors. Head Neck, 2006, 28(10):902-908

[13] Adunka OF, Buchman CA. Cochlear implantation in the irradiated temporal bone. J Laryngol Otol, 2007, 121(1):83-86

[14] Pasanisi E, Vincenti V, Bacciu A, et al. Multichannel cochlear implantation in radical mastoidectomy cavities. Otolaryngol Head Neck Surg, 2002, 127(5):432-436

[15] El-Kashlan HK, Arts HA, Telian SA. External auditory canal closure in cochlear implant surgery. Otol Neurotol, 2003, 24(3):404-408

[16] Durisin M, Battling S, Arnoldner C, et al. Cochlear osteoneogenesis after meningitis in cochlear implant patients: a retrospective analysis. Otol Neurotol, 2010, 31(7):1072-1078

[17] Wang JR, Yuen HW, Shipp DB, et al. Cochlear implantation in patients with autoimmune inner ear disease including cogan syndrome: a comparison with age- and sex-matched controls. Laryngoscope, 2010, 120(12):2478-2483

[18] Aftab S, Semaan MT, Murray GS, et al. Cochlear implantation outcomes in patients with autoimmune and immune-mediated inner ear disease. Otol Neurotol, 2010, 31 (8): 1337-1342

[19] Merkus P, Free RH, Mylanus EA, et al; 4th Consensus in Auditory Implants Meeting. Dutch Cochlear Implant Group (CI-ON) consensus protocol on postmeningitis hearing evaluation and treatment. Otol Neurotol, 2010, 31 (8): 1281-1286

[20] Rotteveel LJ, Proops DW, Ramsden RT, et al. Cochlear implantation in 53 patients with otosclerosis: demographics, computed tomographic scanning, surgery, and complications. Otol Neurotol, 2004, 25(6):943-952

[21] Lin K, Marrinan MS, Waltzman SB, et al. Multichannel Cochlear implantation in the scala vestibuli. Otol Neurotol, 2006, 27(5):634-638

[22] Isaacson B, Roland PS, Wright CG. Anatomy of the middle-turn cochleostomy. Laryngoscope, 2008, 118(12):2200-2204

[23] Roland JT Jr, Coelho DH, Pantelides H, et al. Partial and double-array implantation of the ossified cochlea. Otol Neurotol, 2008, 29(8): 1068-1075

[24] Balkany T, Bird PA, Hodges AV, et al. Surgical technique for implantation of the totally ossified cochlea. Laryngoscope, 1998, 108(7):988-992

[25] Sanna M, Khrais T, Guida M, et al. Auditory brainstem implant in a child with severely ossified cochlea. Laryngoscope, 2006, 116(9): 1700-1703

[26] Papsin BC. Cochlear implantation in children with anomalous cochleovestibular anatomy. Laryngoscope, 2005, 115(1 Pt 2, Suppl 106):1-26

[27] Arndt S, Beck R, Schild C, et al. Management of cochlear implantation in patients with malformations. Olin Otolaryngol, 2010, 35(3):220-227

[28] Kaddour HS. Recurrent meningitis due to a congenital fistula of the stapedial footplate. J Laryngol Otol, 1993, 107(10):931-932

[29] Graham JM, Phelps PD, Michaels L. Congenital malformations of the ear and cochlear implantation in children: review and temporal bone report of common cavity. J Laryngol Otol Suppl, 2000, 25:1-14

[30] Valencia DM, Rimell FL, Friedman BJ, et al. Cochlear implantation in infants less than 12 months of age. Int J Pediatr Otorhinolaryngol, 2008, 72(6):767-773

[31] Beltrame MA, Bonfioli F, Frau GN. Cochlear implant in inner ear maiformation: double posterior labyrinthotomy approach to common cavity. Adv Otorhinolaryngol, 2000, 57:113-119

[32] Sennaroglu L. Cochlear implantation in inner ear malformations—a review article. Cochlear Implants Int, 2010, 11(1):4-41

[33] Ehmer DR Jr, Booth T, Kutz JWJr, et al. Radiographic diagnosis of trans-stapedial cerebrospinal fluid fistula. Otolaryngol Head Neck Surg, 2010, 142(5):694-698

[34] McElveen JTJr, Carrasco VN, Miyamoto RT, et al. Cochlear implantation in common cavity malformations using a transmastoid labyrinthotomy approach. Laryngoscope, 1997, 107(8):1032-1036

[35] Camilleri AE, Toner JG, Howarth KL, et al. Cochlear implantation following temporal bone fracture. J Laryngol Otol, 1999, 113(5):454-457

[36] Serin GM, Derinsu U, Sari M, et al. Cochlear implantation in patients with bilateral cochlear trauma. Am J Otolaryngol, 2010, 31(5):350-355

[37] Simons JP, Whitaker ME, Hirsch BE. Cochlear implantation in a patient with bilateral temporal bone fractures. Otolaryngol Head Neck Surg, 2005, 132(5):809-811

[38] Greenberg SL, Shipp D, Lin VY, et al. Cochlear implantation in patients with bilateral severe sensorineural hearing loss after major blunt head trauma. Otol Neurotol, 2011, 32(1):48-54

[39] Colletti V, Carnet M, Miorelli V, et al. Auditory brainstem implant in posttraumatic cochlear nerve avulsion. Audiol Neurootol, 2004, 9(4):247-255

[40] Sudhoff H, Linthicum FH Jr. Temporal bone fracture and latent meningitis: temporal bone histopathology study of the month. Otol Neurotol, 2003, 24(3):521-522

[41] Feenstra L, Sanna M, Zini C, et al. Surgical treatment of brain herniation into the middle ear and mastoid. AmJ Otol, 1985, 6(4):311-315

[42] von Ilberg CA, Baumann U, Kiefer J, et al. Electric-acoustic stimulation of the auditory system: a review of the first decade. Audiol Neurootol, 2011, 16(Suppl 2): 1-30

[43] Hoep LS, Merkus P, van Schie A, et al. The value of nuclear scans in cochlear implant infections. Eur Arch Otorhinolaryngol, 2006, 263(10):895-899

[44] Fisch U, Mattox D. Microsurgery of the Skull Base. Stuttgart: Thieme, 1988

[45] Vercruysse JP, De Foer B, Somers T, et al. Mastoid and epitympanic bony obliteration in pediatric cholesteatoma. Otol Neurotol, 2008, Oct, 29(7):953-960. doi: 10.1097/MAO.0b013e318184f4d6

[46] De Foer B, Vercruysse JP, Pouillon M, et al. Value of high-resolution computed tomography and magnetic resonance imaging

in the detection of residual cholesteatomas in primary bony obliterated mastoids. Am J Otolaryngol, 2007, 28(4):230-234

[47] Wackym PA, Michel MA, Prost RW, et al. Effect of magnetic resonance imaging on internal magnet strength in Med-El Combi 40+ cochlear implants. Laryngoscope, 2004, 114(8):1355-1361

[48] Crane BT, Gottschalk B, Kraut M, et al. Magnetic resonance imaging at 1.5 T after cochlear implantation. Otol Neurotol, 2010, 31(8):1215-1220

延伸阅读

Antonelli PJ, Lee JC, Burne RA. Bacterial biofilms may contribute to persistent cochlear implant infection. Otol Neurotol, 2004, 25(6):953-957

Cristobal R, Edmiston CE Jr, Runge-Samuelson CL, et al. Fungal biofilm formation on cochlear implant hard-ware after antibiotic-induced fungal overgrowth within the middle ear. Pediatr Infect Dis J, 2004, 23(8):774-778

Gray RF, Irving RM. Cochlear implants in chronic suppurative otitis media. Am J Otol, 1995, 16(5):682-686

Husseini ST, Guida M, Negri M, et al. Bilateral cochlear implantation in a patient with petrous bone cholesteatoma in the only hearing ear: case report. J Laryngol Otol, 2011, 125(12):1272-1274

Pawlowski KS, Wawro D, Roland PS. Bacterial biofilm formation on a human cochlear implant. Otol Neurotol, 2005, 26(5):972-975

第 11 章
耳蜗骨化的耳蜗植入

耳蜗纤维化及其继发的部分或全耳蜗骨化可有几个病因。除了将在第 12 章和第 13 章讨论的细菌性脑膜炎和耳硬化症，还有很多其他病理改变可导致骨化性迷路炎（LO）。骨化性迷路炎是对炎症的反应或是炎症结果的耳蜗内新骨形成的一种病理过程。其可能是鼓室源性、脑膜源性或血液源性[1]，并可能由感染、全身（自身免疫）或局部（耳硬化症）疾病、破坏性过程或创伤或缺血等原因导致[2]。

导致骨化性迷路炎最常见的情况[3-7]
- 细菌性脑膜炎
- 自身免疫性内耳疾病
- 迷路骨折 / 耳蜗内出血 / 持续的外淋巴瘘
- 慢性中耳炎或耳腔感染
- 迷路血供丧失（例如经迷路径路手术后）
- 耳硬化症

Usher 综合征[8]、镰状细胞疾病[9]、白血病[10]、风疹疫苗注射后[11]、Paget 病、骨纤维异常增殖症和放疗后[12]等各种因素引起的散发性骨化性迷路炎病例已有报道，提示此过程可能是耳蜗的普遍性反应。

这些病变对于耳蜗植入手术的医生是个挑战，因为其处理和随访需要特定的影像学知识，有时需要尽快处理。在打开耳蜗时需要掌握新的磨除技术和不同的手术步骤。

在评估高风险耳蜗骨化患者时有两个重要问题：
·在急性期评估耳蜗内有无炎症及所处阶段。这只能通过增强 MRI 评估。
·评估耳蜗阻塞的范围 [纤维化和（或）骨化]。不但在急性期，而且在原发病导致骨化性迷路炎数年后均有必要评估。最好联合 CT 和 MRI 进行评估。

耳蜗内炎症的存在和阶段与听力损失的发生时间有关，而且原发疾病会影响处理的速率和方法。它可能需要紧急的耳蜗植入手术，而蜗内病变的范围将决定手术技术、手术径路和听觉植入体的类型。

此类患者耳蜗植入的效果很难预测，因为每个中心此类病例较少，而且导致耳蜗骨化的原发疾病亦可能造成中枢性听觉损失或影响周围神经组织[11,13-16]。

炎症和骨化过程本身也可对耳蜗内神经组织产生负面影响，损伤剩余的螺旋神经节细胞或减少它们的数量[16]。耳蜗骨化的进程甚至可影响耳蜗内电流的传播[11]。通常，骨化范围越大意味着听力预后更差，有时是因为电极只能部分植入[15]。必须与患者或家属沟通；对唇读技巧的帮助可能是术后最可能的效果（Ⅱ级，参见第 5 章），尽管有时只能获得信号功能（Ⅰ级）。

11.1 纤维化与骨化过程

耳蜗内纤维化和骨化似乎是对各种来源刺激的普遍反映[17-19]，其时程会有不同。耳硬化症可被视为一个单独的、不同的疾病，因为它不仅表现为耳蜗内硬化病变（耳蜗内骨化），而且伴有耳蜗周围海绵化病变。而这些改变在骨化性迷路炎中不存在。

骨化性迷路炎的特定时间顺序是可以区分的。关于耳蜗骨化的病理模式与其部位和扩散方式关系的动物实验和人体研究已经开展[2,18,20]，结果表明，圆窗区域、耳蜗导水管附近，而后耳蜗底转鼓阶通常是最先且受影响最严重的。而少数病例并不遵循这一病理模式，其表现为仅累及耳蜗中转或顶转的孤立性片状骨化灶[21]，全耳蜗骨化很少见[21]。

耳蜗纤维化和骨化进展的不同阶段在组织病理学文献中已有记载[2,18,20,22]。

耳蜗纤维化和骨化可分为四个阶段：

急性期：耳蜗内组织炎症——急性迷路炎，外淋巴腔充满脓液，纤维物沉积及肉芽组织形成。

中期：纤维化开始。成纤维细胞增生和胶原沉积，然后纤维化，亦可见血管再生。

后期：进一步纤维化，开始骨化。新骨继发于纤维化后形成，以类骨质沉积的形式，常始于耳蜗底转鼓阶。紧接着是新生骨化/类骨质矿化和骨重塑，也就是结构紊乱的新生骨吸收和新骨的取代。这一过程可持续6~12个月[18]。

骨化终末期：炎症进程和骨重塑已停止。

动物和人体研究证实，纤维化和骨化的最初迹象在感染后的3d内即有表现[20,23]。人类耳蜗在3周至2个月内可完全被骨化。因此，迫切需要诊断与治疗干预[6,18,24]。耳蜗植入的最佳时机是MRI尚未观察到耳蜗内纤维化，在这段宝贵、短暂的时间窗内可无阻力插入电极并获得最佳的听觉效果[18]。

影响骨化性迷路炎的发生、发展及其范围的因素包括患者的免疫状态、原发病类型或其致病微生物，以及与原发病类型或其致病微生物有关的个体免疫类型的患者因素。这些因素可解释个体间的巨大差异。需要谨记并不是这些病变的每个患者均会发展为感音神经性听力障碍（SNHL），以及并不是所有听力下降患者均合并有耳蜗内闭塞。

在耳蜗骨化中两种类型骨已有记载：①化生骨，高度细胞化无成骨细胞或骨板层结构，被认为是耳蜗血供受影响的结果。②成骨，低细胞化，表现为成骨细胞、薄层结构并连接至骨内膜层。成骨形成似乎是手术或疾病造成骨内膜损伤的结果[1]。根据这些病因学概念，两种类型的骨均可在骨化性迷路炎中出现。

11.2 术前评估

对于有耳蜗内闭塞风险的病例而言，诊断性检查的几个步骤是必要的。通常有两类检查：①快速诊断检查，适于听力下降很快（几天或小于3周）并伴有骨化高风险病例（细菌性脑膜炎、自身免疫性内耳疾病、骨折和出血）。必须立即完善MRI和听力检查。②扩展的诊断检查，适用于早些时候提到的其他病变，包括MRI T2加权序列。

汇集了术前检查信息之后可制订处理方案和手术策略。

11.2.1 快速诊断检查

· 在细菌性脑膜炎、自身免疫性内耳疾病、骨折和出血中，骨化性迷路炎的进展尤为迅速。因此，所有患者需在诊断明确后尽快进行听力评估（应在几天或最多在10d之内，或超过这个时间也应尽可能早），重度甚或中度听力下降患者（>30dB和进行性）都应立即完善MRI检查。这些短期内进行的步骤和随访将在第12章中予以解释和讨论。如果原发病病程超过一年，这些检查就与下面列出的其他疾病的扩展检查类似。

· 自身免疫性内耳疾病的耳蜗骨化发展速度可与细菌性脑膜炎一样快，但前者是唯一用糖皮质激素治疗可逆的病变。2~3周内紧急咨询免疫学专家或儿科医生并开始糖皮质激素治疗是必要的。

· 头部创伤、迷路骨折、出血和细菌性耳蜗炎病例中，听力下降的程度差异非常大，可表现为突发的全聋或稳定在一定程度的听力下降及渐进性听力下降。似乎创伤/骨折/感染或出血的程度越重，越容易导致听力下降和骨化，但文献只是提示而非结论性的。尽管目前没有好的听力随访指南，但必须清楚的是，听力随访不能被放弃[25]。因此我们建议在1、2、3、6、12个月时对这些患者进行听力学随访。

11.2.2 扩展的诊断检查

在其他病变中，急性和双侧耳蜗完全闭塞很少见；因为原发病的进展需要更长时间。以下病变需要在不那么紧迫的时间框架内进行诊断检查：

- 持续外淋巴瘘
- 慢性中耳炎或耳腔感染
- 迷路血供丧失
- 耳硬化症

扩展的诊断检查包括MRI，最重要的是（加权）T2相，可以提供底转、中转和顶转的鼓阶及前庭阶的结构情况，同时显示耳蜗内是否有淋巴液。CT扫描可额外提供耳蜗管闭塞部分的耳蜗骨化信息，特别是对于化生骨，但其敏感度较低。

在自身免疫性内耳疾病中，纤维化和骨化的部位更广，而在耳硬化中病灶主要位于底转的鼓阶（参见第13章）。在骨折或出血病例中，病灶主要取决于病变的部位。

11.3 听力评估

如同"正常"耳蜗植入候选者一样，耳蜗骨化患者的听力检查也同样重要。但在骨化性迷路炎患者中，如果病情正在进展，听力测试可表现为有限却呈进行性的听力下降。这意味着中度听力下降（>30dB和进行性）需要MRI评估以明确耳蜗内炎症的存在和阶段。

听力评估亦可作为耳蜗内病变进展情况的随访监测手段（脑膜炎后、自身免疫状态、骨折、出血）。两个方面在快速诊断工作中更重要。有报道认为初步评估SNHL（30dB和进行性）在进行影像学检查之后，进一步听力损失和迟发性纤维化/骨化（长达6~12个月）也有报道[26]。因此，所有SNHL患者如与上述疾病（尤其是急性患者）有关，无论有无MRI显示的骨化性迷路炎，当无法行紧急人工耳蜗植入时，仍需在1、2、3、6、12个月行听力学随访以明确是否有后期骨化性迷路炎进展。当然，在对听力下降的进程有疑问时需额外做听力检查。如果随访期间出现感音神经性听力恶化，则需复查MRI以明确耳蜗内病变可能的进展。

关于急性期（细菌性脑膜炎）的听力评估和处理的更多信息参见第12章。

11.4 CT与MRI检查

耳蜗内纤维化和骨化的四个组织病理阶段亦可在影像上体现（参见第12章）。

急性期：MRI T1加权增强相可见迷路炎所致的耳蜗和迷路信号强化，T2相上未见耳蜗内/迷路内的液体信号缺失。T1平扫相上，耳蜗和迷路的信号较正常情况高。

中期：纤维化开始，在T1增强相上可见耳蜗和迷路强化（由炎症及血管生成导致），在T2相上可见耳蜗和迷路液体信号的缺失（由纤维化引起）。在T1平扫相上，耳蜗和迷路的信号更高。

后期：进一步的纤维化和骨化的开始在T1增强相可无或很少显像。可能会有耳蜗各圈的轻度高信号。T2相可见耳蜗内/迷路内液体信号的明显缺失。结合MRI和CT影像可鉴别液体缺失是纤维化还是骨化造成的。

骨化终末期：无活动性炎症迹象，T1增强

相无强化，T2相无液体信号，CT上常可见骨化（但要注意敏感性低），其分级见后述。骨化的终末期可在原发疾病开始后6~12个月出现，而在慢性进行性感染情况下却并非如此（例如根治腔的慢性感染）。

11.4.1 纤维化和骨化的影像学表现

MRI T2相在检查迷路内液体缺失方面优于CT扫描[12,14,23,27]。然而，骨化的组织病理学第三、四期在CT上可见，然而在MRI上却无法将其与纤维化鉴别。

文献报道，化生骨比成骨更难在CT上显示，因前者矿物质含量较少[12]。因此，耳蜗骨化有时是偶然被发现的，这意味着CT无法识别出所有的骨化病灶，敏感性较低[3,28]。从影像检查直至实施手术这段时间，骨的重塑仍在进行中。影像技术的局限可能也是一个因素。

骨化性迷路炎期间或之后，若纤维组织未向骨化转变，在CT上是不显示的，但结合MRI T2相的液体信号缺失以及CT上未见骨化可提示（无钙化的）纤维化或无法显示的骨化。因此，在评估此类病变时，CT和MRI是相辅相成的[3,12]。

耳蜗内新生骨和纤维组织通常在手术中清晰可辨。MRI T2相可明确前庭阶的通畅度。

根据骨化性迷路炎的组织病理学分期选择最佳成像方式

· 急性迷路炎：MRI T1相钆增强。

· 纤维化或骨化：MRI T2相显示迷路内液体信号缺失。

· 耳蜗内骨化：CT扫描，但敏感性有限（62%~95%）。

除了耳蜗，外半规管也可提供关于迷路通畅度的信息，可在耳蜗骨化之前就显示骨化的征象，特别是CT影像，因此可作为一个筛查工具[14,26,29,30]。如果CT上（外半规管或耳蜗内）可见钙化，应额外行MRI检查以明确耳蜗通畅与否。

11.5 手术方案

MRI和CT影像可显示耳蜗的通畅度、骨化性迷路炎的程度，帮助治疗策略的确定。可以根据适当的影像学资料以及下述的分级和指南来制订手术方案。

11.5.1 骨化分级与手术策略

骨化性迷路炎似乎是对某一特定炎症刺激反应的普遍过程，然而在不同的患者甚至不同的耳蜗中，骨化的部位及程度可有所不同。下述分级能指导制定合适的手术策略以获得最佳听力，并使内耳结构的损伤最小化（表11.1和图11.1~图11.6）。

Ⅰ级

通常最先骨化的位置是圆窗区域，靠近耳蜗导水管入口，为ⅠA级。接下来骨化会累及底转鼓阶前1/3至一半（ⅠB级）。两种分类均属于Ⅰ级。

Ⅱ级

Ⅱ级表现为底转的骨化累及超过一半的鼓阶至全部（Ⅱ级），而底转前庭阶仍然至少部分可进入。Ⅱ级亦可表现为底转鼓阶全骨化，而前庭阶骨化少于底转一半。底转升部、中转、顶转通畅。

Ⅲ级

Ⅲ级表现为底转的鼓阶和前庭阶完全骨化。

Ⅳ级

Ⅳ级表现为全耳蜗骨化。

11.5.2 自身免疫性内耳疾病

自身免疫性内耳疾病（AIED；原发性/继发/系统性）被证实是唯一及时治疗（14~30d内）可逆转的耳蜗内炎症病变，因此其耳蜗植入和随访流程具有特殊性[4-5,12-31]。

此病表现为数天至数周内突发性双侧听力

表 11.1　骨化程度分级及其手术策略、手术径路建议

	CT 和 MRI 上骨化的部位	手术步骤和径路	预期术后听力分级
0 级	CT 或 MRI 上无纤维化或骨化。	正常耳蜗植入。	
Ⅰ级	骨化只局限于圆窗（ⅠA）或不足耳蜗底转鼓阶的一半（ⅠB）。	后鼓室或扩大后鼓室径路，磨去圆窗龛和部分耳蜗底转鼓阶。	与标准耳蜗植入类似。
Ⅱ级	骨化达耳蜗底转鼓阶一半以上；底转的前庭阶至少部分通畅。	PT 或扩大 PT 径路的前庭阶植入。	前庭阶植入的效果更好（与打开耳蜗底转相比），钻磨造成的损伤较小[a]。但眩晕和损失残余听力的风险更大。
Ⅲ级	底转骨化（前庭阶和鼓阶）：底转升部通畅（ⅢA）或不通畅（ⅢB）。中转和顶转通畅。	①底转磨开，如果底转升部可进入，可通过岩骨次全切植入正常电极。或者②底转磨开，中转耳蜗开窗，通过岩骨次全切植入双电极[b]。	比标准耳蜗植入后效果差，因为磨钻范围大，以及炎症和骨化对神经组织的影响。
Ⅳ级	耳蜗全骨化。	①底转磨开、中转耳蜗开窗磨开，通过岩骨次全切植入双电极或三电极[b]。或者②如果未见耳蜗腔，行听觉脑干植入（可直接将径路改为经迷路径路）	比标准耳蜗植入后效果差，因为磨钻范围大，以及炎症和骨化对神经组织的影响。通常，听觉脑干植入的效果比耳蜗磨开后的耳蜗植入差[c]。

a. 前庭阶植入的蜗管开放范围小于全鼓阶磨开的 3/4，但前庭阶植入中基底膜和前庭膜损伤的风险较高[13,16]。如果底转全部被打开，从解剖学上来说，前庭阶可于底转的前部被打开。b. 在底转磨开中采用岩骨次全切除的方法，无论磨开或不磨开中转，其开窗处暴露更佳，电极植入更方便，亦可降低脑膜炎或电极脱出（脱出磨开的耳蜗）的风险，因为植入体可以用腹部脂肪更好地被固定于耳蜗内和乳突腔。这是岩骨次全切径路的两个更深层原因。c. 听觉脑干植入效果一般比常规人工耳蜗植入差，最理想情况是可以提高唇读技能，但最常见的仅是信号作用。听觉脑干植入的效果也比耳蜗磨开后耳蜗植入的效果差。PT：后鼓室切开；SP：岩骨次全切。注意：只能通过中转前庭阶或磨除底转前庭阶进入中转鼓阶。同时，除非磨除部分中转，否则无法进入底转内侧部分（参见第 2 章手术解剖中图 2.16 和图 2.17）

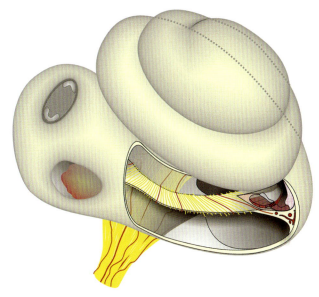

图 11.1　骨化Ⅰ级（ⅠA）的示意图：仅累及圆窗区域

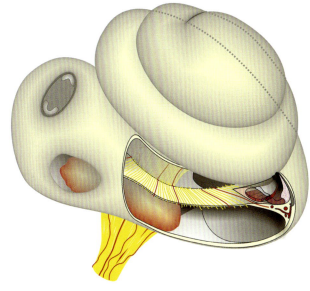

图 11.2　骨化Ⅰ级（ⅠB）：累及底转鼓阶一半以下

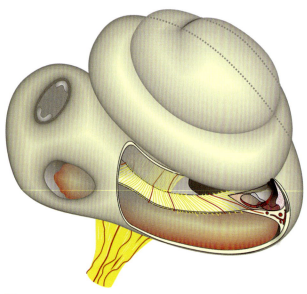

图 11.3　Ⅱ级：累及底转鼓阶一半以上至全部

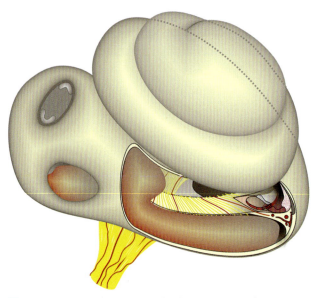

图 11.4　Ⅱ级：底转鼓阶全部骨化；前庭阶骨化范围小于一半，亦为Ⅱ级

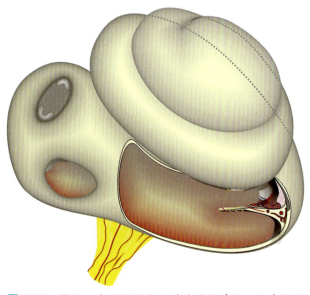

图 11.5　Ⅲ级：底转的鼓阶和前庭阶均骨化，但中转和顶转通畅。如果底转升部通畅为ⅢA，不通畅为ⅢB

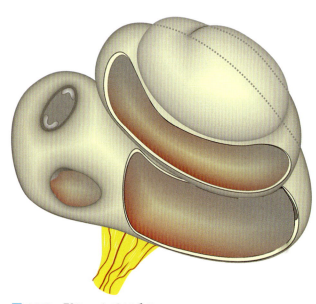

图 11.6　Ⅳ级：全耳蜗骨化

下降。而特发性突发性听力下降表现为 24~48h 内单侧听力下降。如伴有体重下降、葡萄膜炎、角膜炎、关节病、肠炎、皮疹等病史，则提示全身性疾病。

这些患者需立即至免疫学 / 儿童免疫学专家处急诊就诊。在进一步的诊断性评估包括鼻内镜（活检），内科评估，血液检查例如红细胞沉降率（ESR）、抗核抗体（ANA）、抗中性粒细胞胞质抗体（ANCA）、类风湿因子（RF）之后，免疫抑制治疗应尽早开始，如果有效，可作为诊断工具[32-33]。

对听力阈值和 T1 增强 MRI 显示的迷路强化的随访可反映药物疗效[31]。部分患者对药物治疗无效，另一些患者可能需要更强的免疫抑制剂（如氨甲蝶呤、咪唑硫嘌呤）甚或抑制细胞生长的药物（环磷酰胺）进行治疗，但有毒副作用（如丧失生育能力、脱发、膀胱癌），耳蜗植入有时比这类药物的继续治疗更可取[33]。这一类患者除了听力下降以外，还会出现急性前庭功能下降。

> - **原发性自身免疫性内耳疾病**：以持续数天至数周的双侧 SNHL 为特征，不伴潜在的全身性疾病。对免疫抑制剂反应良好（"泼尼松龙反应性疾病"）。
> - **继发性自身免疫性内耳疾病**：可继发于 Wegener 病、Cogan 病、类风湿关节炎、系统性红斑狼疮、Sjögren 综合征、多发性关节炎、复发性多发性软骨炎、肉瘤病、炎症性肠病（溃疡性结肠炎或克罗恩病）、桥本病、Churg-Strauss 综合征或白塞综合征。

11.6 双侧植入的指征

骨化性迷路炎常累及双侧耳蜗，可能会失去最佳也可能是唯一电极植入的机会，而且长远来看耳蜗内神经组织将会丧失，而它们是将来接受刺激的靶点。基于上述原因，适当的听力学及影像学随访是必需的。如可能出现双侧耳蜗闭塞，则建议行双侧耳蜗植入[3]。

自身免疫性内耳疾病是唯一经过糖皮质激素或其他免疫抑制剂治疗后可被逆转的疾病，因此其治疗方案较特殊（见前述）。

11.7 提高认知

双侧细菌性脑膜炎或自身免疫性疾病内耳受累患者的首诊医生通常并不是耳鼻喉科医生。因此明智的做法是让你医院或附近区域的儿科医生、免疫科医生、神经科医生、监护室医生提高对这种疾病的认知，因为他们能首先观察到这些容易很快失去听力，并处于快速耳蜗闭塞风险的患者。同时，听力师和听力中心也应具备对上述疾病的认知。鉴于听力下降和听力恢复的可能性，这些专业人士应该熟悉紧急管理和咨询的必要性[6]。

11.8 耳蜗骨化的手术步骤

虽然根据 CT 影像和 MRI 进行骨化分级后，可制定相应的手术策略，但在手术过程中，仍可能采取不同的手术步骤。这些步骤的次序是为了尽可能少地损伤耳蜗和神经结构，以便获得最佳的听力效果。然而，听力结果与不同手术步骤关系的文献报道目前较少。

闭塞耳蜗的推荐手术步骤概述
- 部分打开耳蜗底转
    - 圆窗和底转起始部
    - 底转鼓阶的一半
- 前庭阶植入
- 完全打开耳蜗底转
- 完全打开耳蜗底转并中转开窗，双排电极植入
    - 顺行植入
    - 逆行植入
- 完全打开耳蜗底转及中转，双排电极部分植入
    - 顺行植入
    - 逆行植入
- 未见耳蜗腔：有听觉脑干植入指征

这些开放耳蜗腔的步骤可通过后鼓室径路或扩大后鼓室径路完成（去除拱柱和砧骨，以更好暴露圆窗龛，并更方便操作）。另外，可采用岩骨次全切除术并用脂肪填塞术腔来施行外耳道后壁磨除的开放式径路（参见第 10 章）。

径路的选择取决于个体解剖差异、骨化程度、手术医生的偏好和经验。在耳囊骨折病例中我们更倾向于采用岩骨次全切除联合耳蜗植入径路，因为骨折的纤维修复会有较高的脑膜炎风险[34]。

岩骨次全切径路是一种广泛暴露的手术径路，能更好地显露所有中耳结构，并能辨识另外一些结构如颈内动脉和颈静脉球[35]。同时，较高的并发脑膜炎及电极自打开的耳蜗脱出的

风险，使得术腔更应采用填塞关闭技术。术中临时更变径路为岩骨次全切径路会有一定困难，最好应在术前考虑、准备。

11.8.1 底转部分开放

在Ⅰ级骨化中底转部分开放是必要的，在圆窗附处打开骨化的耳蜗底转。骨化的颜色为白色而非暗灰色，接近于假膜的颜色。其他的标志为圆窗龛、镫骨、面神经鼓室段、匙突和鼓岬（参见病例11.1）。

在打开的过程中可见白色水晶状的骨质增生，这些骨质必须去除。真正的耳蜗骨质在外观上更显黄色。应朝向前下方，即耳蜗底转方向打开，以免损伤基底膜、前庭阶或蜗轴。

打开圆窗及耳蜗底转起始部

对于ⅠA级骨化，采用标准的后鼓室径路行耳蜗植入。磨钻可轻易磨除增生的骨质，但磨除范围局限。其余的蜗内纤维组织可用显微钩针去除，注意不要损伤基底膜。随后按照正常步骤继续手术。

打开1/2耳蜗底转

打开ⅠB级骨化耳蜗时所需的操作空间更大，可能需要移除砧骨和拱柱（扩大后鼓室径路）。ⅠB级的骨质磨除范围更大，且可能因噪音和振动损伤内耳[36]；然而，仍然可以打开鼓阶并找到耳蜗腔。非常重要的是应从下方开始磨除骨质以避免损伤前庭阶或蜗轴。

11.8.2 前庭阶植入

当无法打开底转鼓阶且MRI T2相见前庭阶通畅或部分通畅（Ⅱ级）时，磨除圆窗龛后继续向上扩大，可打开前庭阶[37]。解剖关系参见病例11.3的示意图。商家制造的电极模具或深度计可用来测量前庭阶的深度和通畅度。底转的前庭阶直径略小于鼓阶，但中转和顶转的前庭阶较大。因此，最好使用正常或略细非锥形电极。

前庭阶植入和正常鼓阶植入相比效果基本相同[28,37]，且在耳蜗内神经结构损伤或电极植入深度方面二者无差异[13]。截止本书成稿时，尚无底转打开和前庭阶植入的比较研究。

因前庭阶位于耳蜗前上部，在部分底转打开（Ⅰ级骨化）时可能会无意中暴露前庭阶。一旦找到管腔，即可向下扩大并找到鼓阶（参见病例11.3），并于鼓阶处植入电极。鼓阶植入可保留前庭膜，使电极更靠近螺旋神经节细胞，并且不易引起眩晕。这使得鼓阶植入比前庭阶植入更易接受。

相对于有经验的前庭阶植入，耳蜗底转完全打开时，来自噪音和振动的损害以及对内耳的骨性及神经结构的损伤更大[13,36-37]。基于这些原因，我们更倾向于在Ⅱ级骨化时采取前庭阶植入。

11.8.3 全底转打开

Ⅲ级骨化需完全打开底转的外侧，于1993年由Cohen和Waltzman首次报道。由骨化的圆窗开始，磨除白色的增生骨质，直至底转升部起始段管腔显露，距离大约10mm[38-39]。经此径路，建议从下方开始钻磨（使用1mm或更小的磨钻）以保留蜗轴。必须注意不要损伤颈内动脉，其在底转前部呈蓝色/红色结构。可使用显微钩针去除蜗管内纤维组织。为了更好暴露、更安全起见，可采用岩骨次全切的外耳道后壁切除。

Gantz等[40]报道了岩骨次全切径路下的全耳蜗打开，并环绕蜗轴周围磨成一管道，但我们更赞成Balkany等[39]使用的底转外侧打开方法。这一径路对耳蜗的损伤更小，且降低了损伤蜗轴或面神经的风险。当底转升部通畅时，电极通常可完全插入。位于打开处的电极近端需用筋膜和纤维蛋白胶固定。因为植入/使用的电极数较少、炎症/骨化或手术造成神经组织损伤，以及骨化形成到手术植入之间的时间延长等原因，底转外侧壁打开的效果接近或略差于正常植入[39]。因为不适、面神经刺激或疼痛，一些（近端）的电极会被关闭，导致有功能电极的数量减少。

对于ⅢB级骨化，底转升部无法打开，这时需要做好双电极植入的准备。若无双电极，则仅能在底转打开处植入9~10个电极[38,41]。这是言语感知所需要的最少电极数量。通过联合中转开孔，用双电极植入体平均能植入17个电极（13~21个）。

11.8.4 耳蜗中转开孔与双电极植入

当打开底转不能在前内侧暴露管腔时，意味着底转升部骨化，若此时前庭阶植入（作为第一选择）无法实现，双电极/分割电极植入（Cochlear或Med-El）可作为下一步选择。

这一类植入体有两个短电极阵列，每个阵列10个电极。在底转外侧打开处尽可能多地植入底部电极阵列。第二个电极通过中转前庭阶植入，用1mm金刚钻在卵圆窗前方2~3mm匙突下方打开耳蜗中转[11]。为了更好地暴露中转开孔处，推荐使用颞骨次全切或扩大后鼓室径路。打开中转会有打开底转前庭阶的风险，因为其在中转更后下方（图11.7~图11.10）。

手术的第一步是打开底转，确认升部已骨化，然后行中转开窗。接下来，在底转植入第一个电极并固定，然后是中转植入。在耳蜗开窗处两个电极周围均需填塞肌肉或筋膜，用纤维蛋白胶水固定，以增加密封性。

因为更多的电极可被植入于（部分）骨化的耳蜗（底转8~11个电极，中转4~10个电极），因此可获得更显著的听力学结果和言语理解力。因为底转升部有未刺激区域，底部与顶部电极之间在音调上有差异。这个差异可被大脑可塑性纠正。同时，底部电极对于言语识别的贡献比顶部电极更大[42]。

中转的电极可顺行[11,42]或逆行[43]植入，取决于打开中转的确切位置和骨化或纤维化病

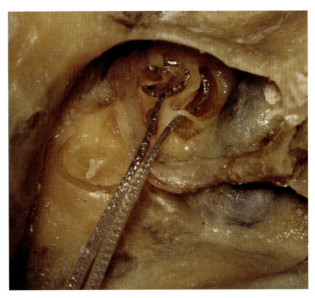

图11.7　双电极植入解剖图；两电极均顺行植入

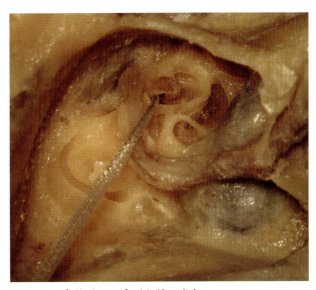

图11.8　中转耳蜗开窗逆行植入电极

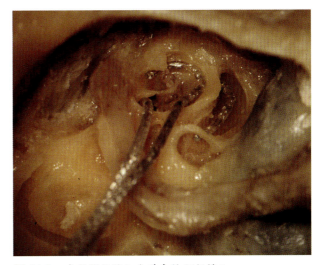

图11.9　底转逆行植入合并中转顺行植入

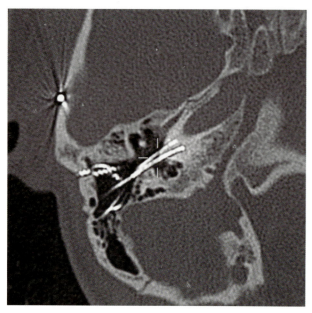

图 11.10 双电极植入患者的术后 CT 成像

灶部位。逆行植入后需要听力师重新编码电极顺序，但在音调上并无差异。

打开中转可暴露前庭阶或鼓阶。Isaacson 等[44]显示此操作通常用于打开中转的前庭阶，且经常会严重损伤中阶和前庭膜。蜗轴或骨螺旋板未发现骨折。基于上述原因，双电极植入无法保留残余听力，而且精细的中转植入非常困难；已有报道，应用此技术时电极易误入顶转或底转的前庭阶。Lenarz 报道通过中转开孔可在中转和顶转植入 8~10 个电极[41]。

另一个应用该技术（与底转开放行部分植入相反）的理由是骨化部分的耳蜗神经组织会被进一步破坏，而中转未骨化部分的神经组织会保留功能，可以获得更好的听力效果。然而，更长时间的耳聋会导致更差的效果，对于非骨化区域也是如此。

根据经验，无论是底转植入还是底转-中转联合植入，至少需要 8~10 个电极植入方可获得最佳的听力效果。植入电极越多，效果越好[42]。

11.8.5 耳蜗中转打开与双排电极植入

当中转也存在骨化时，可能需要行全底转和中转打开[40]。风险之一是损伤蜗轴。

当有可能植入 14 个或 15 个电极时，我们倾向于采用中转打开以尽可能降低蜗轴损伤的风险。这一过程中，将中转开孔处向后及向前扩大，与已经打开的底转凹槽平行。磨出一个 6~7mm 的骨床以放置和固定双电极的第二电极，而底转凹槽放置第一电极[11]。

中转打开的风险是损伤蜗轴、面神经水平段甚至迷路段，以及颈内动脉。亦有关于耳蜗中转开窗导致术中脑脊液漏的报道，这可通过将小块肌肉填塞于电极周围，并用纤维蛋白胶固定来处理[11]。由于疼痛或面神经刺激，一些电极可能不得不关闭。

此操作步骤最好通过岩骨次全切径路进行。

11.8.6 无管腔：听觉脑干植入的适应证

需要提醒的是，并不是所有尝试打开耳蜗的操作最终都可成功进行电极植入。一些患者不得不转为听觉脑干植入，原因是无法找到耳蜗管腔。因此，建议这类耳蜗植入困难病例在同一个中心施行，便于其在术中转为听觉脑干植入。

骨化病例耳蜗植入后听觉康复效果通常优于听觉脑干植入，因此尝试打开耳蜗行电极植入是听力恢复的首选。关于听觉脑干植入的更多内容参见第 8 章。

11.9 电极类型

在此类手术中，带导丝的电极能够在植入时多施加一些力量（有纤维化时）。正常和略细的电极最适合于前庭阶植入（前庭阶和中阶直径之和与鼓阶相当）[45-46]。双电极/Gemini 电极适用于耳蜗两处开窗[11]（图 11.7~图 11.10）。亦有三电极植入体的报道[47]。

11.9.1 假电极

当无法立即进行耳蜗植入时，假电极可用来保留耳蜗的管腔，以便将来植入。例如，在有些国家，耳蜗植入的费用补贴或保障需要一定时间[48]。耳蜗公司可根据要求提供假电极（灭菌无功能电极）：与计划植入的耳蜗植入体电极直径相同。在更换过程中环绕假电极的纤维鞘容易辨认，功能电极可通过此鞘方便地插入（参见第 14 章）。

病例 11.1　圆窗打开：左耳开放式术腔，耳蜗植入及圆窗封闭（ⅠA 级）（图 11.1.1~11.1.10）

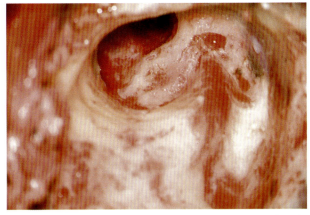

图 11.1.1　患者曾行左耳开放式乳突切除术。完全去除术腔上皮和鼓膜并磨平术腔骨质。圆窗和卵圆窗均已骨化

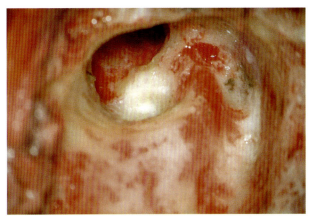

图 11.1.2　圆窗区和耳蜗底转逐步被磨开。以面神经、圆窗龛和匙突为标志。从下方开始磨以避免开放前庭阶或耳蜗中转

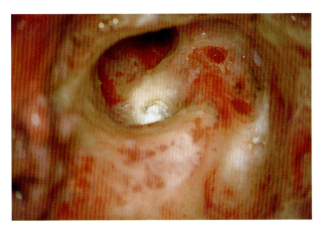

图 11.1.3　圆窗骨化；底转鼓阶中新生骨质被磨除。注意骨化的骨质要比耳囊原有黄色骨质颜色更白。同时，新生骨的结构更像晶体，也更脆

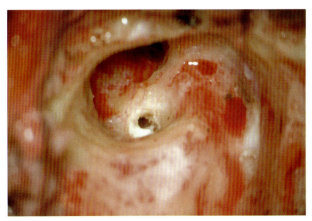

图 11.1.4　磨除更多骨质后，底转鼓阶可见并可植入电极

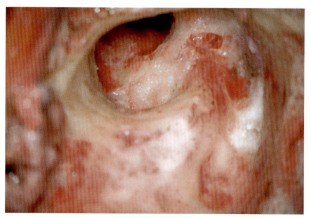

图 11.1.5 在磨出接收器骨床之前,耳蜗开窗处需用盐水明胶海绵覆盖以防止骨粉和血液进入耳蜗。或者可在打开耳蜗之前磨出接收器骨床,或在耳蜗入口处使用透明质酸。这种黏稠溶液亦可防止血和骨粉进入耳蜗

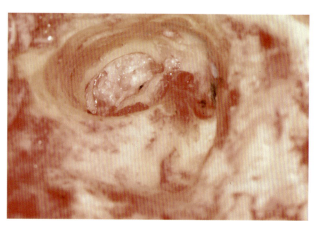

图 11.1.6 使用肌肉、软骨或骨蜡闭塞咽鼓管开口,并用一层骨膜或筋膜覆盖。此步骤在电极植入前完成

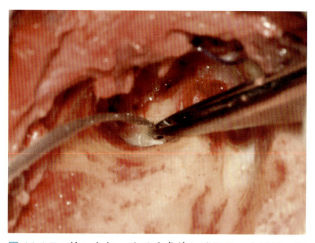

图 11.1.7 植入电极。使用非常精细的镊子。应缓慢、轻柔地插入电极。此类患者中,电极植入时可能会遇到纤维组织

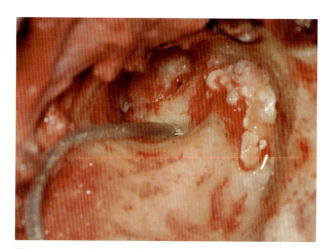

图 11.1.8 电极被完全植入

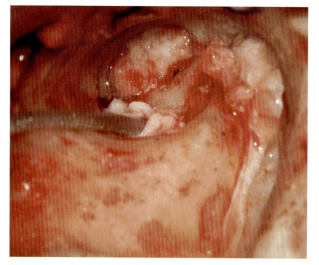

图 11.1.9 使用小块筋膜和纤维蛋白胶于耳蜗开窗处固定电极

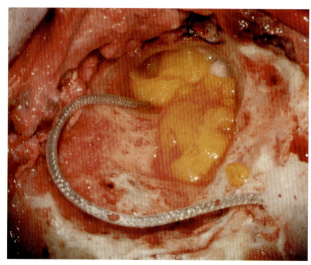

图 11.1.10 最后用腹部脂肪封闭术腔

病例 11.2　底转打开：骨发育不良、右耳底转骨化（ⅡB级）患者的耳蜗植入，开放式乳突切除
（图 11.2.1~ 图 11.2.8）

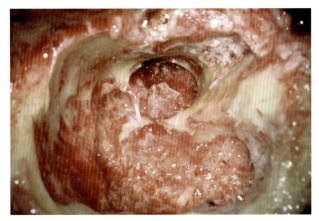

图 11.2.1　盲囊技术关闭外耳道后，完全去除外耳道皮肤和鼓膜，并行开放式乳突切除术。鼓岬被鼓室硬化斑块覆盖

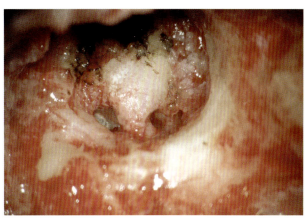

图 11.2.2　去除鼓室硬化斑块，暴露镫骨底板和圆窗龛

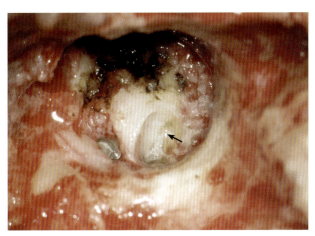

图 11.2.3　因圆窗膜已完全骨化，向鼓岬的后下方钻磨打开耳蜗底转。沿骨化的耳蜗向前磨除骨质。注意骨化的底转与耳囊原有骨质颜色的不同（箭头）

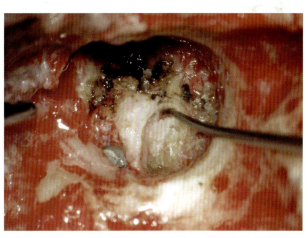

图 11.2.4　打开耳蜗底转，于其前方末端发现一个小管腔。从解剖上来看，这应该是底转的鼓阶

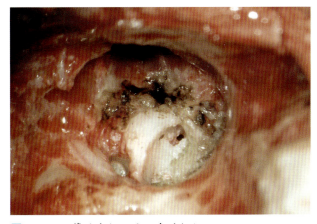

图 11.2.5　管腔内仍可见阻塞的组织

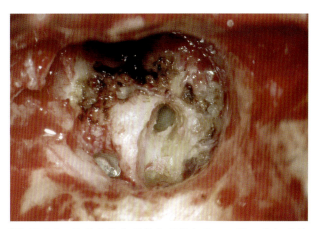

图 11.2.6　使用小的金刚钻向下扩大开口，进一步打开鼓阶。注意不要损伤上方的蜗轴

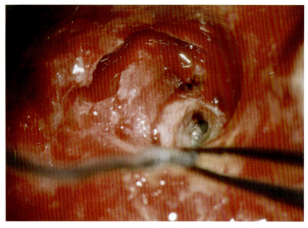

图 11.2.7 用小块肌肉、软骨或骨蜡封闭咽鼓管。电极完全植入鼓阶

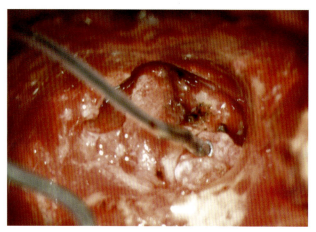

图 11.2.8 电极植入鼓阶并被筋膜和肌肉固定。因耳蜗打开的开口较大,导致脑膜炎的风险升高,植入体脱出的风险亦升高。术腔用腹部脂肪填塞后,耳后切口分三层关闭

病例 11.3 鼓阶电极植入,可见前庭阶(左耳)(图 11.3.1~ 图 11.3.10)

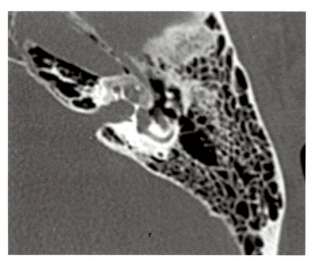

图 11.3.1 60 岁老年男性因耳硬化症导致双耳进行性听力下降,CT 示窗后累及全耳囊的硬化灶

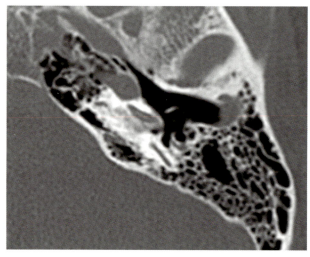

图 11.3.2 圆窗附近耳蜗底转受累尤其严重,但未见双环结构。底转看似没有被钙化,但圆窗区域"模糊"。从此图还无法推断术中需要注意的事项

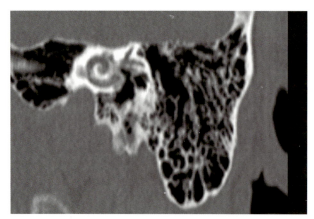

图 11.3.3 冠状位影像可见耳硬化灶集中在以迷路为中心的轴上,并累及圆窗和卵圆窗

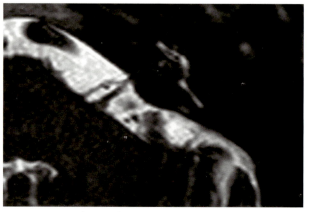

图 11.3.4 尽管 CT 清楚地显示出了异常,但 MRI 仍可见内耳淋巴液充盈

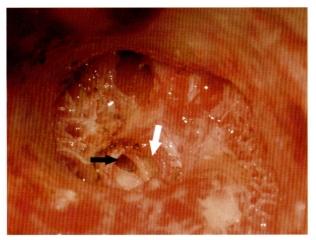

图 11.3.5 部分打开底转后，鼓阶（黑箭头）和前庭阶（白箭头）均良好暴露。注意基底膜和骨化的螺旋韧带将这两阶分隔开

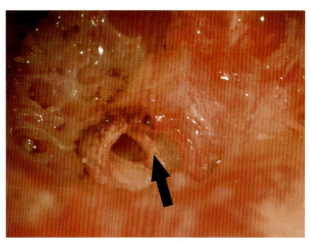

图 11.3.6 细节放大示意图。注意基底膜和骨螺旋板（黑箭头）分隔了两阶。鼓阶的下方仍可见残留的新生骨质

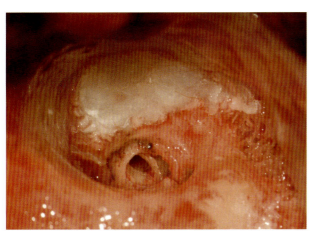

图 11.3.7 用骨蜡封闭咽鼓管

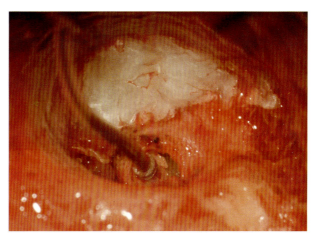

图 11.3.8 电极插入鼓阶，因为这样直径更宽并且更靠近螺旋神经节细胞，与前庭阶植入相比，损伤基底膜和前庭膜的风险更小

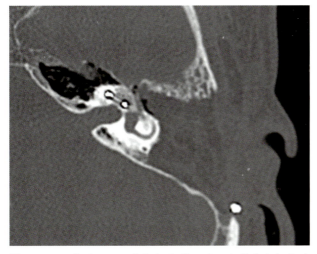

图 11.3.9 术后 CT 证实电极位置正确。岩骨次全切术后的术腔用腹部脂肪填塞

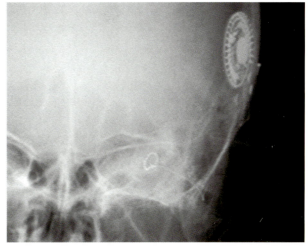

图 11.3.10 术后颅脑前-后位 X 线片示电极位置良好

11.10 耳蜗骨化手术的风险

- 在耳蜗开放过程中，蜗轴、螺旋神经节细胞和骨螺旋板的损伤。在全耳蜗开放中，很难避免损伤基底膜、骨螺旋板和前庭膜。然而，这些结构通常已因广泛骨化而失去作用。
- 损伤颈内动脉：打开耳蜗的一个危险并发症是损伤颈内动脉，后者与底转的前份关系密切[15,44,49-50]。当需要磨到较前方时，建议识别颈内动脉。
- 电极植入的路径错误。
- 前庭阶植入后导致眩晕[13]。
- 前庭阶植入时损伤前庭膜、Corti 器和基底膜更常见[13]。
- 因为距离耳蜗内神经组织更远，前庭阶植入时需要更高的电刺激量[16]。
- 由于磨骨更广泛、解剖标志较少，所以容易损伤面神经。
- 中转和底转在更广泛的打开过程中，耳蜗的开口较大，所以并发脑膜炎的风险较大。
- 耳蜗底转和中转打开范围更大，而电极仅放置在磨出的骨槽中，电极脱出的风险较高。

> **骨化耳蜗手术的经验和教训**
> - 打开耳蜗的手术具有挑战性并充满刺激！
> - 我们总结出的经验是，至少需要8~10个电极植入到耳蜗；通常植入电极越多越好[41,51]。
> - 对于大范围的耳蜗打开，岩骨次全切径路可提供更好的进入通道和视野（参见第10章）。

参考文献

[1] Kotzias SA, Linthicum FH Jr. Labyrinthine ossification: differences between two types of ectopic bone. AmJ Otol, 1985, 6(6):490-494

[2] Xu HX, Joglekar SS, Paparella MM. Labyrinthitis ossificans. Otol Neurotol, 2009, 30(4):579-580

[3] Durisin M, Bartling S, Arnoldner C, et al. Cochlear osteoneogenesis after meningitis in cochlear implant patients: a retrospective analysis. Otol Neurotol, 2010, 31(7):1072-1078

[4] Wang JR, Yuen HW, Shipp DB, et al. Cochlear implantation in patients with autoimmune inner ear disease including cogan syndrome: a comparison with age- and sex-matched controls. Laryngoscope, 2010, 120(12):2478-2483

[5] Affab S, Semaan MT, Murray GS, et al. Cochlear implantation outcomes in patients with autoimmune and immune-mediated inner ear disease. Otol Neurotol, 2010, 31(8):1337-1342

[6] Merkus P, Free RH, Mylanus LA, et al; 4th Consensus in Auditory Implants Meeting. Dutch Cochlear Implant Group (CI-ON) consensus protocol on postmeningitis hearing evaluation and treatment. Otol Neurotol, 2010, 31(8):1281-1286

[7] Rotteveel LJ, Proops DW, Ramsden RT, et al. Cochlear implantation in 53 patients with otosclerosis: demographics, computed tomography scanning, surgery, and complications. Otol Neurotol, 2004, 25(6):943-952

[8] Ruiz AP, Garcia Gomez JM. Labyrinthitis ossificans in a cochlear implant patient with Usher syndrome. Otol Neurotol, 2013, 34(3):e10-11

[9] Liu BP, Saito N, Wang JJ, et al. Labyrinthitis ossificans in a child with sickle cell disease: CT and MRI findings. Pediatr Radiol, 2009, 39(9):999-1001

[10] Sando I, Egami T. Inner ear hemorrhage and endolymphatic hydrops in a leukemic patient with sudden hearing loss. Ann Otol Rhinol Laryngol, 1977, 86(4 Pt 1):518-524

[11] Lenarz T, Lesinski-Schiedat A, Weber BP, et al. The nucleus double array cochlear implant: a new concept for the obliterated cochlea. Otol Neurotol, 2001, 22(1):24-32

[12] Hegarty JL, Patel S, Fischbein N, et al. The value of enhanced magnetic resonance imaging in the evaluation of endocochlear disease. Laryngoscope, 2002, 112(1):8-17

[13] Adunka O, Kiefer J, Unkelbach MH, et al. Evaluating cochlear implant trauma to the scala vestibuli. Clin Otolaryngol, 2005, 30(2):121-127

[14] Isaacson B, Booth T, Kutz JW Jr, et al. Labyrinthitis ossificans: how accurate is MRI in predicting cochlear obstruction? Otolaryngol Head Neck Surg, 2009, 140(5):692-696

[15] Roland JT Jr, Coelho DH, Pantelides H, et al. Partial and double-array implantation of the ossified cochlea. Otol Neurotol, 2008, 29(8): 1068-1075

[16] Steenerson RL, Gary LB. Multichannel cochlear implantation in children with cochlear ossification. Am J Otol, 1999, 20(4):442-444

[17] Harris JP, Heydt J, Keithley EM, et al. Immunopathology of the inner ear: an update. Ann N Y Acad Sci, 1997, 830(830): 166-178

[18] Nabili V, Brodie HA, Neverov NI, et al. Chronology of labyrinthitis ossificans induced by Streptococcus pneumoniae meningitis. Laryngoscope, 1999, 109(6):931-935

[19] Tinling SP, Nabili V, Brodie HA. Fine structure histopathology of labyrinthitis ossificans in the gerbil model. Ann Otol Rhinol Laryngol, 2005, 114(2):161-166

[20] Tinling SP, Colton J, Brodie HA. Location and timing of initial osteoid deposition in postmeningitic labyrinthitis ossificans determined by multiple fluorescent labels. Laryngoscope, 2004, 114(4):675-680

[21] Green JD Jr, Marion MS, Hinojosa R. Labyrinthitis ossificans: histopathologic consideration for cochlear implantation.

Otolaryngol Head Neck Surg, 1991, 104(3):320-326

[22] Brodie HA, Thompson TC, Vassilian L, et al. Induction of labyrinthitis ossificans after pneumococcal meningitis: an animal model. Otolaryngol Head Neck Surg, 1998, 118(1): 15-21

[23] van Loon MC, Hensen EF, de Foer B, et al. Magnetic resonance imaging in the evaluation of patients with sensori-neural hearing loss caused by meningitis: implications for cochlear implantation. Otol Neurotol, 2013, 34(5):845-854

[24] Aschendorff A, Klenzner T, Laszig R. Deafness after bacterial meningitis: an emergency for early imaging and cochlear implant surgery. Otolaryngol Head Neck Surg, 2005, 133(6):995-996

[25] Bergemalm PO. Progressive hearing loss after closed head injury: a predictable outcome? Acta Otolaryngol, 2003, 123(7):836-845

[26] Beijen J, Casselman J, Joosten F, et al. Magnetic resonance imaging in patients with meningitis induced hearing loss. Eur Arch Otorhinolaryngol, 2009, 266(8):1229-1236

[27] Beijen J, Casselman J, Joosten F, et al. Magnetic resonance imaging in patients with meningitis induced hearing loss. Eur Arch Otorhinolaryngol, 2009, 266:1229-1236

[28] Bacciu S, Bacciu A, Pasanisi E, et al. Nucleus multichannel cochlear implantation in partially ossified cochleas using the Steenerson procedure. Otol Neurotol, 2002, 23(3):341-345

[29] Chan CC, Saunders DE, Chong WK, et al. Advancement in post-meningitic lateral semicircular canal labyrinthitis ossificans. J Laryngol Otol, 2007, 121(2):105-109

[30] Muren C, Bredberg G. Postmeningitic labyrinthine ossification primarily affecting the semicircular canals. Eur Radiol, 1997, 7(2):208-213

[31] Malik MU, Pandian V, Masood H, et al. Spectrum of immune-mediated inner ear disease and cochlear implant results. Laryngoscope, 2012, 122(11):2557-2562

[32] Bovo R, Ciorba A, Martini A. The diagnosis of autoimmune inner ear disease: evidence and critical pitfalls. Eur Arch Otorhinolaryngol, 2009, 266(1):37-40

[33] Ruckenstein MJ. Autoimmune inner ear disease. Curt Opin Otolaryngol Head Neck Surg, 2004, 12(5):426-430

[34] Sudhoff H, Linthicum FH Jr. Temporal bone fracture and latent meningitis: temporal bone histopathology study of the month. Otol Neurotol, 2003, 24(3):521-522

[35] Free RH, Falcioni M, di Trapani G, et al. The role of subtotal petrosectomy in cochlear implant surgery—a report of 32 cases and review on indications. Otol Neurotol, 2013, 34:1033-1040

[36] Pau HW, Just T, Bornitz M, et al. Noise exposure of the inner ear during drilling a cochleostomy for cochlear implantation. Laryngoscope, 2007, 117(3):535-540

[37] Steenerson RL, Gary LB, Wynens MS. Scala vestibuli cochlear implantation for labyrinthine ossification. Am J Otol, 1990, 11(5):360-363

[38] Cohen NL, Waltzman SB. Partial insertion of the nucleus multichannel cochlear implant: technique and results. Am J Otol, 1993, 14(4):357-361

[39] Balkany T, Gantz BJ, Steenerson RL, et al. Systematic approach to electrode insertion in the ossified cochlea. Otolaryngol Head Neck Surg, 1996, 114(1):4-11

[40] Gantz BJ, McCabe BF, Tyler RS. Use of multichannel cochlear implants in obstructed and obliterated cochleas. Otolaryngol Head Neck Surg, 1988, 98(1):72-81

[41] Lenarz T, Battmer RD, Lesinski A, et al. Nucleus double electrode array: a new approach for ossified cochleae. Am J Otol, 1997, 18(6, Suppl):S39-S41

[42] Lenarz T, Büchner A, Tasche C, et al. The results in patients implanted with the nucleus double array cochlear implant: pitch discrimination and auditory performance. Ear Hear, 2002, 23(1, Suppl):90S-101S

[43] Bredberg G, Lindström B, Baumgartner WD, et al. Open-set speech perception in adult cochlear implant users with ossified cochleae. Cochlear Implants Int, 2003, 4(2):55-72

[44] Isaacson B, Roland PS, Wright CG. Anatomy of the middle-turn cochleostomy. Laryngoscope, 2008, 118(12):2200-2204

[45] Gulya AJ, Steenerson RL. The scala vestibuli for cochlear implantation. An anatomic study. Arch Otolaryngol Head Neck Surg, 1996, 122(2):130-132

[46] Zrunek M, Lischka M. Dimensions of the scala vestibuli and sectional areas of both scales. Arch Otorhinolaryngol, 1981, 233(1):99-104

[47] Richardson HC, Beliaeff M, Clarke G, et al. A three-array cochlear implant: a new approach for the ossified cochlea. J Laryngol Otol, 1999, 113(9):811-814

[48] Kirtane MV, More YI, Mankekar G. Cochlear stenting: how I do it. Eur Arch Otorhinolaryngol, 2010, 267(6):985-987

[49] Lin K, Marrinan MS, Waltzman SB, et al. Multichannel cochlear implantation in the scala vestibuli. Otol Neurotol, 2006, 27(5):634-638

[50] Balkany T, Bird PA, Hodges AV, et al. Surgical technique for implantation of the totally ossified cochlea. Laryngoscope, 1998, 108(7):988-992

[51] Hartrampf R, Dahm MC, Battmer RD, et al. Insertion depth of the Nucleus electrode array and relative performance. Ann Otol Rhinol Laryngol Suppl, 1995, 166:277-280

延伸阅读

Belal A Jr. The effects of vascular occlusion on the human inner ear. J Laryngol Otol, 1979, 93(10):955-968

Hinojosa R, Green JD Jr, Marion MS. Ganglion cell populations in labyrinthitis ossificans. Am J Otol, 1991, 12(Suppl): 3-7, discussion, 18-21

Kerr J, Backous DD. Cochlear implantation in the partially ossified cochlea. Oper Tech Otolaryngol, 2005, 16:113-116

Kesser BW, Hashisaki GT, Spindel JH, et al. Time course of hearing loss in an animal model of pneumococcal meningitis. Otolaryngol Head Neck Surg, 1999, 120(5):628-637

Pasanisi E, Bacciu A, Vincenti V, et al. Multi-channel cochlear implant in cochlear ossification. Acta Otorhinolaryngol Ital, 2002, 22(3):127-134

Smullen JL, Balkany TJ. Implantation of the ossified cochlea. Oper Techn Otolaryngol, 2005, 16:117-220

deSouza C, Paparella MM, Schachern P, et al. Pathology of labyrinthine ossification. J Laryngol Otol, 1991, 105(8):621-624

第12章
脑膜炎与耳蜗植入

12.1 引 言

在世界范围内，针对流感嗜血杆菌、脑膜炎奈瑟球菌和肺炎链球菌疫苗的使用，使细菌性脑膜炎的罹患率明显下降。肺炎链球菌是现今最主要的病原体，约占发达国家细菌性脑膜炎感染的68%。对于细菌性脑膜炎幸存者，在脑膜炎后应做早期听力评估以筛选耳蜗植入获益者。因存在耳蜗闭塞的风险，延迟评估可能会使耳蜗植入陷入复杂境地[1-2]或降低人工耳蜗性能，甚至无法植入人工耳蜗[3-5]（参见第11章）。各种听力学检查和影像学检查可指导临床决策的制定。本章将讨论脑膜炎后的患者听力学和影像学评估及处理步骤。另外，耳蜗完全闭塞患者可通过接受听觉脑干植入而获益。

12.2 细菌性脑膜炎后听力障碍

细菌性脑膜炎是儿童获得性耳聋最常见的病因[6-7]。5%~36%细菌性脑膜炎患者会并发感音神经性听力障碍（SNHL）。重度到极重度双侧SNHL占3%~9%，尤以肺炎球菌性脑膜炎患者多见[8-11]。然而，在急性期，SNHL常被忽视或漏诊，导致SNHL长期未被发现，造成缺乏适当随访，以致延误治疗[6,11-12]。

12.3 脑膜炎后听力学随访

细菌性脑膜炎幸存者的随访方案很重要。听力学评估延迟和（或）耳蜗植入转诊延迟可能会导致更差的听力结果。

尤其在婴幼儿，其听力下降可能只有通过正式评估才会被发现，也可能会延迟或遗漏评估，而此年龄段对于言语发育至关重要[13]。良好的听力评估，恰当的尽早的影像学检查，以及人工耳蜗咨询是获得最佳听觉康复方案的关键。例如Merkus等提出的脑膜炎后患者听力评估方案[14]，可使所有儿童（和成人）获得精准快速的评估，从而使重度听力障碍者在脑膜炎后尽早植入人工耳蜗。该方案中的两个关键检查项目包括：①在出院前或只要患者有能力时即行听力评估；②如有听力下降（大于30dB，至少一耳），就直接转诊到听力中心/耳蜗植入（CI）中心。

对于无听力下降或仅有轻微听力下降的患者，第一个月为确认听力稳定性的最重要随访期。当出现（迟发性）进行性听力下降，必需转诊和进一步检查。最好有专门的团队对婴幼儿（12个月龄以下）进行听力评估。

听力损失30dB以上的SNHL患者应行MRI检查和随访，其听力会进一步下降，并发生耳蜗纤维化或骨化（至6~12个月）[15]。因此，所有脑膜炎后SNHL患者，无论是否存在骨化性迷路炎，均应在第一次听力测试后的1、2、6、12个月进行听力随访。当有怀疑听力正在下降，额外进行听力测试很有必要。当随访中发现听力恶化，需反复行MRI检查确定耳蜗内病理改变如骨化性迷路炎的进展。听力下降至听阈在30~70dB时需行听力检查和MRI随访[14]。

12.4 脑膜炎后听力评估与处理流程
（图 12.1 和 12.2）

所有儿童和成人脑膜炎幸存者，无论是否怀疑有听力下降，均应尽早进行听力评估（最好在出院前）。由于脑膜炎后的听力下降可持续进展 6~12 个月，因此，患者出院后应按时接受正规听力随访。在我们的随访病例中，至今尚未发现脑膜炎患者 12 个月再后出现听力恶化或耳蜗纤维化的现象。

在随访中，一旦发现 SNHL，患者应被立即转入耳蜗植入中心行进一步的听力和影像学评估；参见流程图第二部分（图 12.2）。

随着流程的引入，关键的一步是使儿科医生、神经科医生或重症监护科医生对于脑膜炎后 SNHL 的风险和需要快速评估的认识得以提高。他们负责接收和治疗脑膜炎患者，应是该流程的"守门人"。因此，与儿科医生、神经科医生及重症监护医生的紧密合作对每个耳蜗植入团队都是至关重要的。

12.4.1 首次听力评估

细菌性脑膜炎更多见于两岁以内婴幼儿。针对此年龄段，必须用耳声发射（OAE）[16] 和听觉脑干反应（ABR）做客观听力检测。由于脑膜炎后听力下降的可能性较大且很多在短期内出现，因此即使脑膜炎后 OAE 通过，也需经常随访。应在听力中心进行随访，如无条件，至少行 OAE 检查并在听力下降进展期快速转诊患者。如果 OAE 检查未通过，患者应立即被转诊并在 2 周内接受客观听力评估。

这个公认的流程为所有医院的专职工作者提供了简单可行的实用指南。由于接种流感嗜血杆菌和肺炎链球菌疫苗使脑膜炎的发病率逐步下降，因此对每一位脑膜炎患者常规行听力学随访容易被忽视。

12.4.2 地塞米松

无论是成人还是儿童脑膜炎患者，在抗生素治疗前使用地塞米松可减少神经并发症和听力下降的风险[17-21]。对于儿童患者，我们建议在首次抗生素补液前，使用 4d 的地塞米松治疗，0.6mg/（kg·d），分 4 次使用。而在成年人中，则每 6h 使用 10mg 地塞米松（40mg/d），连用 4d，尤其在肺炎球菌活动期更应如此。

由于细菌在耳蜗中的溶解是触发耳蜗内免疫反应的原因之一，因此在第一次使用抗生素前 10~30min 使用地塞米松治疗尤为重要[18,20]。

12.4.3 管腔闭塞

一个悬而未决的问题是明显的耳蜗闭塞何时出现。根据动物实验结果、病例报道和我们的经验，一般在几周左右[1,2,22]。建议如果出院时未通过 OAE 检查，则需在 2~3 周内决定是否行耳蜗植入。

需要完成一系列的工作才能做出这样的决定。首先，及时转诊到耳蜗植入中心是必要的。在这些病例中，转诊到耳蜗植入中心尤其重要，因为需要在多学科框架下及时提供咨询、诊断和专业知识。有时在一些健康的儿童或成年人中尤其是这样，因为听力下降对于父母甚至对他们周围的医生来说不认为是一个紧急情况。

12.4.4 30dB 以上的听力下降

耳蜗植入中心将对所有 SNHL>30dB，以及脑膜炎后听力筛查发现下降<30dB 或听力仍正常的患者进行听力评估。根据我们的经验，这是判定听力是否受累的一个安全和有价值的分界点。所以，无论是儿童还是成人患者，听力下降>30dB 应被认为有发展为不可逆性 SNHL 的风险；并且，儿童容易在言语和语言发育中出现问题。参见流程图第二部分（图 12.2）。尽管仅 30dB 的听力下降尚无须耳蜗植入，但耳蜗纤维化的 MRI 征象和 30~70dB 的听力下降应通过定期听力检测和 MRI 检查密切监测。对于听力下降进展或 MRI 检查提示纤维化的

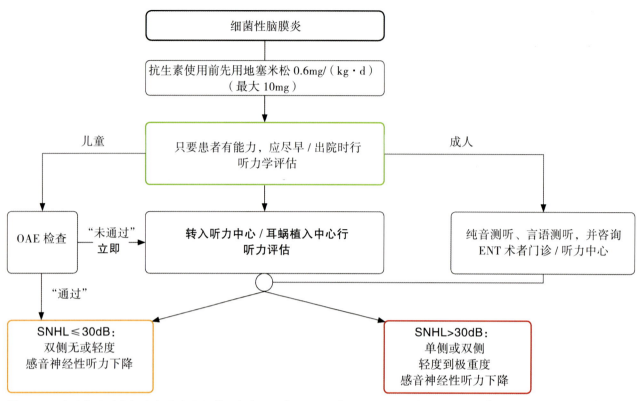

图 12.1 脑膜炎后听力评估和治疗流程第一部分。儿童 ABR 检查。立即：2 周内；ENT：耳鼻咽喉科；OAE：耳声发射；SNHL：感音神经性听力障碍（本流程图摘自 Merkus 等 2010[11]，详见文字解释）

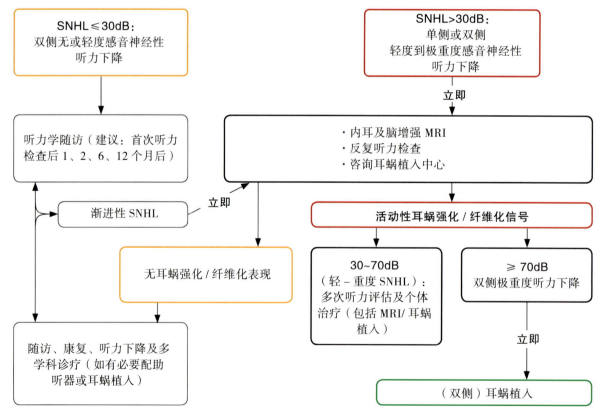

图 12.2 脑膜炎后听力评估和治疗流程第二部分。立即：2 周内。MRI：磁共振影像。SNHL：感音神经性听力障碍（本流程图摘自 Merkus 等 2010[11]，详见文字解释）

患者，耳蜗植入不可避免。听力下降 >70dB 和 MRI 检查发现有迷路炎或纤维化征象者，则需紧急行耳蜗植入。听力下降 <30dB 者，应反复进行听力学评估随访观察，当有指征时 MRI 是随访的重点。在考虑耳蜗植入时，最好在术前扫描整个大脑，因为植入后人工耳蜗的磁铁会妨碍脑部成像（参见第 3 章）。

12.4.5 炎症、纤维化及骨化的影像学分期[14,23-24]（图 12.3）

脑膜炎后各阶段耳蜗炎症的 MRI 和 HRCT 表现

正常
- T1 加权钆增强 MRI（GdMRI）显示耳蜗无增强
- 重 T2 加权 MRI 示耳蜗内液体充盈无缺损
- 高分辨率 CT（HRCT）提示无钙化

急性期
- GdMRI 示耳蜗有增强（黄色箭头）
- T2 加权 MRI 示耳蜗内液体充盈无缺损

中间期
- GdMRI 示耳蜗有增强
- T2 加权 MRI 示耳蜗内液体充盈无缺损

终末期
- 耳蜗无增强。T2W MRI 示耳蜗内液体充盈缺损明显
- T2 加权 MRI 和 HRCT（蓝色箭头）相结合可判断
- 耳蜗闭塞是由纤维化引起还是骨化引起

12.5 脑膜炎后早期影像学评估与决策

近年来，人们已经认识到听力下降的进展与增强 T1 加权图像有很强的相关性[23]。如果脑膜炎患儿 T1 加权增强像中出现增强，其听力很可能会下降。如果对人工耳蜗能否植入有疑问，影像的质量和层厚非常重要。影像学检查可定位耳蜗内炎症最严重的区域，并据此评估听力下降的结局。图 12.4 和图 12.5 显示了结合 MRI 和听力检查结果评估后放弃耳蜗植入的病例。

12.5.1 单侧听力下降与影像学

脑膜炎后 T2 加权 MRI 异常出现晚于 T1 加权增强异常。T1 加权相显示急性期炎症，因纤维化或钙化（纤维）组织阻塞耳蜗，T2 加权相显示液体充盈缺损。脑膜炎发病后数周只要出现液体充盈缺损，即应考虑耳蜗植入。仅当单侧耳受累（单侧听力下降，MRI 异常）、对侧耳听力保持稳定者，可考虑单侧耳蜗植入或不植入。健侧耳的听力需在之后密切随访。如果脑膜炎后仅有一侧耳出现增强，则对侧无增强耳的听力很有可能保留[23]。

12.5.2 双侧听力下降 0~30dB 与影像学

如前面所述，此类患者需进行良好的听力学随访。MRI 并非常规需要，但若听力继续下降，则需将患者转诊至耳蜗植入中心并紧急行 MRI 检查。

12.5.3 双侧听力下降 30~70dB 与影像学

此类患者最难做出决策。患者听力下降虽无须植入人工耳蜗，但仍很严重。随着时间的推移，进一步的恶化可能会显现出来。经听力学及 T1 加权 MRI 随访，某些假设有助于决策。听力补偿策略和双耳间听阈差也会影响决策。明智之举是使用适当的听力评估（在幼儿中使用 ABR）密切随访，当有疑问可进行第二次 MRI 检查。如果 T2 加权 MRI 显示有耳蜗阻塞，需即刻考虑耳蜗植入。

12.5.4 双侧听力下降 >70dB 与影像学

此类患者常被讨论是否同期行双侧耳蜗植入[25]。虽然此类患者在脑膜炎后听力下降患者中仅占少数，但却是最需要讨论的。此类患者需尽快行双侧耳蜗植入。术者可通过 MRI 了解耳蜗炎症是否为急性期、中间期或终末期。在急性期，耳蜗植入并不困难；中间期的手术植入很大程度上取决于耳蜗阻塞情况，以及从影像学检查到手术的间隔时间；在终末期，耳蜗内无增强。T2 加权 MRI 显示阻塞，但无法明确耳蜗内阻塞区域是否钙化。因此需要结合

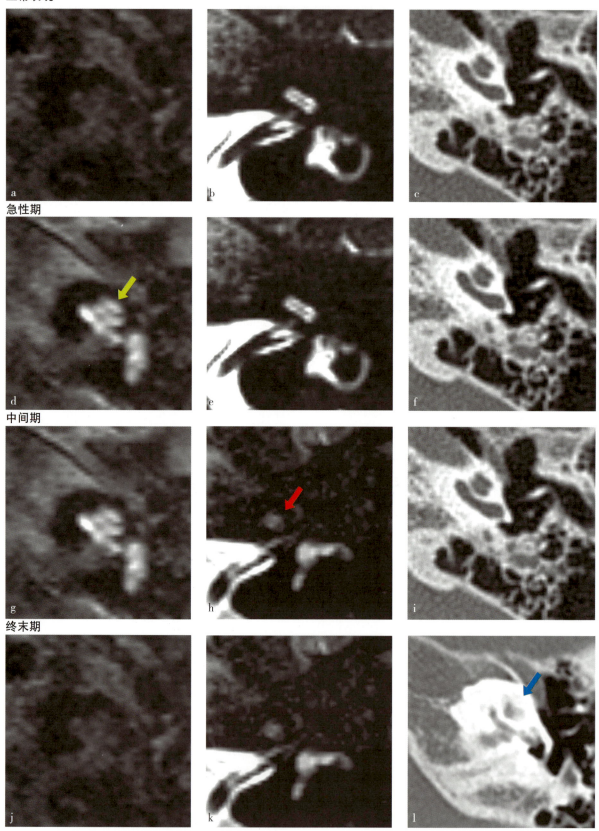

图 12.3 a~l 耳蜗炎症、纤维化和骨化的影像学分期。第一列为 GdMRI，第二列为 T2 加权 MRI，第三列为 HRCT 影像（经 Otology & Neurotology 许可摘自参考文献[14,23-24]）

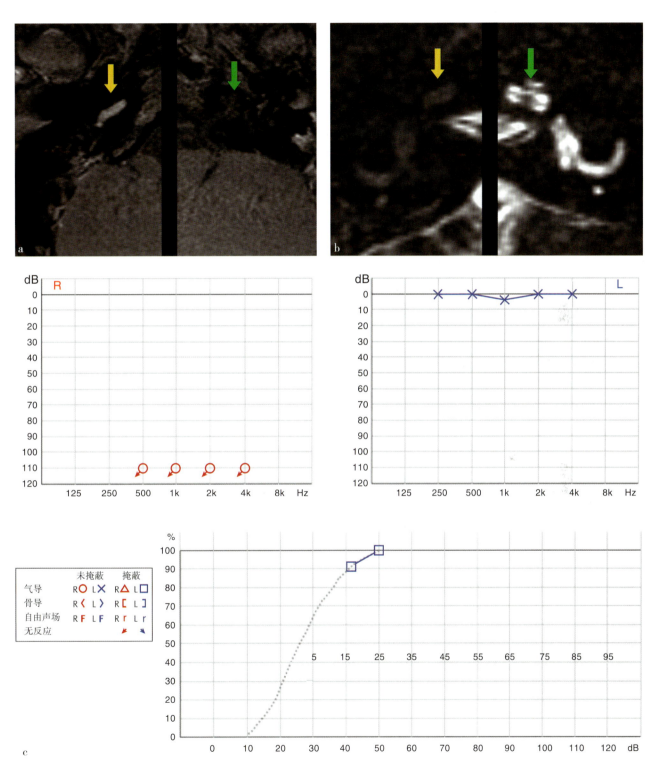

图 12.4 a~c 单侧听力下降和增强。a. 11 月龄婴儿,脑膜炎后 2 周行听力评估。ABR 检查示右耳全聋,左侧正常。T1 加权增强 MRI 示右耳增强(黄色箭头),左耳未增强(绿色箭头)。b. 重 T2 加权 MRI 示右侧炎症耳蜗内充盈液体减少(黄色箭头)。对侧可见整个迷路内液体正常分布(左侧外半规管完全充盈,邻近影像此处未显示)。本例患者是否行单侧耳蜗植入存在争议。c. 未受累的左耳听力随访 12 个月,分别于 1、2、6 及 12 个月复查,听力保持稳定

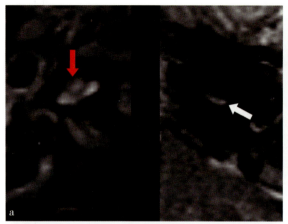
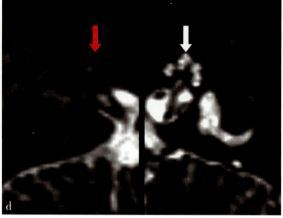
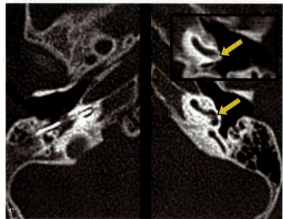

图 12.5 a~d　非对称性听力下降；个体化方案。a. 此例 T1 加权 MRI 示左侧耳蜗底转轻度增强（鼓阶，白色箭头）。右耳为脑膜炎后全聋，MRI 显示耳蜗增强（红色箭头）。左耳听力经 3 周连续监测 ABR（3000Hz）保持稳定，高频听力损失达 60dB，未再继续下降。b. T2 加权 MRI 示左侧耳蜗液体充盈正常，而右侧低信号"充盈缺损"。因患者左侧耳蜗低频区中转和顶转未增强，ABR 反应阈稳定，所以计划为该患儿行右侧耳蜗植入，高频听力损失的左耳佩戴助听器。c. 脑膜炎 1 周左侧圆窗区域有增强。1 年后 CT 示（黄色箭头）圆窗区域有钙化。MRI 在急性期的增强与终末期 CT 显示的闭塞/骨化密切相关。d. 数年后患者听力保持平稳，左耳每日佩戴使用助听器。值得注意的左耳为混合性听力下降，除了脑膜炎后 SNHL 以外，还提示有左耳圆窗部位骨化（C 图黄色箭头）导致低频传导性听力下降

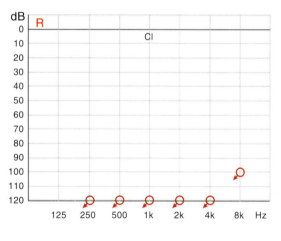
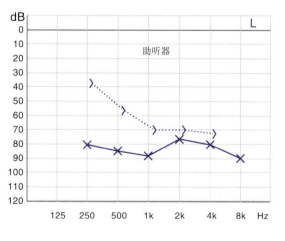
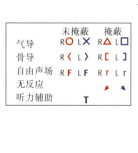
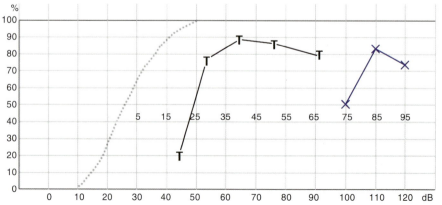

HRCT影像。必须谨记，闭塞可能是纤维化和（或）钙化[23]，而这些影像学方法是互补的。钙化过程始于脑膜炎后数周，但何时结束不得而知。

12.6 评估阶段的难点

细菌性脑膜炎可发生于所有年龄段，但幼儿尤其是婴儿更容易因为他们的免疫状态而患病。此年龄段中评估和康复需要更多的专业知识。本节讨论听力评估、影像学检查的难点，以及后遗症和家长咨询方面的问题。

12.6.1 婴幼儿的听力评估

年幼耳蜗植入候选者的听力评估方法取决于其发育年龄和配合度[26]。尤其是新生儿至5~6月龄患儿，行为测听无法获得可靠听阈，需采用客观测听法。ABR可检测3kHz左右的听力阈值。在某些病例中则需要更多频率特异性信息。例如，对于低中频中到重度听力下降并且高频听力下降>100dB的患儿，其Click声ABR可能无反应[27]。此类患儿可受益于助听器，但并不是人工耳蜗植入本身的候选者[28]。其他客观听力检查如听觉稳态反应（ASSR）、短纯音ABR、耳蜗电图（ECochG）可提供更多特定频率的信息。虽然在耳蜗植入前进行助听试验的必要性近来受到质疑，因为它可能会推迟某些儿童的耳蜗植入，但这仍是大多数耳蜗植入中心的标准流程。我们认为，对于大多数婴幼儿，这仍是诊断流程中的重要步骤，尤其是助听试验使这个阶段的行为测听成为可能。此外，耳蜗植入前的声放大很重要，因为它可激活听觉通路，提高耳蜗植入效果。助听器的佩戴也有助于患儿适应人工耳蜗的耳背式处理器。

脑膜炎后幼儿术前评估在多方面与其他听力下降患儿有所差异。确定听力损失和植入耳蜗的间隔时间可缩短为一周。在如此短的时间内，家长需要被告知听力下降和耳蜗植入的可能性，以及在决策中为他们提供专业咨询。这对于家长来说是极为困难的时期，因为他们的孩子刚从危及生命的疾病中脱险，却又要做出决策。

非常重要的是，父母必须充分认识到孩子的内耳受到永久而严重的损害并导致听力丧失。在这个过程中，行为观察测听可能有所帮助。如果患儿双侧重度至极重度听力下降，且MRI证实耳蜗纤维化，则可忽略佩戴助听器的步骤。确定听力损失和耳蜗植入之间的间隔时间往往太短，父母无法吸收和理解听力丧失、耳蜗植入以及脑膜炎可能产生的长期影响的所有后果。但是，耳蜗植入至首次调机之间的时间可以用于这个目的，包括建立对耳蜗植入的实际期望的过程。由于脑膜炎的远期影响在植入时尚不能完全预测，因此脑膜炎患儿耳蜗植入的期望值低于其他耳蜗植入患儿。

尤其对于脑膜炎后的患者来说，诊断过程在多学科协作框架下进行是很重要的，包括外科、听力学、交际及心理学科。

12.6.2 婴幼儿的影像学检查

MRI是脑膜炎后患者的首选影像学检查。优先扫描序列有T1加权、钆增强的T1加权、T2加权、重T2（CISS/Fiesta C）及一般的脑扫描序列。所有这些序列完成至少需要45min。层厚小和持续时间长会使扫描容易移动，因此幼儿在全麻下才能完成MRI检查。至少5岁以下的患儿需要全身麻醉才能尽快得到必要的图像。而在有些医院，ABR检查也需要在全麻下进行。

12.6.3 脑膜炎的其他后遗症

耳蜗植入团队重点关注的是听力恢复，但不应忘记脑膜炎在许多方面的影响可能是毁灭性的。首先，父母宽慰的是孩子还活着，而听力有时不是他们生活中的关键问题。许多后遗症在脑膜炎之后接踵而至。幸运的是，许多问题会随着时间推移而改善。

> **脑膜炎后遗症**
> - 单个或多个肢体麻痹/无力
> - 认知障碍，影响学习能力评估和康复
> - 记忆丧失或注意力不集中，干扰康复
> - 平衡失调/眩晕
> - 动作笨拙
> - 残余的头痛
> - 癫痫/癫痫发作
> - 失明

12.6.4 与家长的协商

细菌性脑膜炎有潜在的致死性，父母自然会庆幸他们的儿子或女儿在这种毁灭性疾病中幸存下来。他们有时会感到惊讶，这时又出现了一个新的困境：孩子的听力障碍甚至耳聋。耳蜗植入团队必须特别努力，让家长有时间适应新的情况，同时强调迅速进行诊断性随访的重要性。一些家长对耳蜗植入是否为其子女未来最好的选择感到无法决断。父母希望他们的孩子在手术和康复后听觉良好。这并不是一个现实的前景，因为只有一部分孩子在耳蜗植入后能够拥有良好听力［听觉行为分级（CAP）=5~6，言语可懂度分级（SIR）=5］，而其他孩子在脑膜炎后植入效果并不理想（CAP=3，SIR=0）[29]。

不同的植入效果是由于后遗症而非听力下降的影响，这些后遗症在年幼时并不总是可见，而且神经损伤的程度也未知。耳蜗电极能否完全植入亦不确定。针对这些不确定性应该予以讨论，对最终结果的任何预测都应相应地进行调整。幸运的是，最新研究表明，在MRI T2加权相没有充盈缺损者，其电极植入不成功率为零[23]，因此，协商时可能的话应对患儿父母给出一些有成功希望的陈述。麻醉方面的讨论参见第6章6.6节[30-32]。

12.7 策略选择

当某一患者需行耳蜗植入，而可能的致聋原因是脑膜炎，他就需要被仔细地评估和咨询。脑膜炎可能是多年以前的事了，而且病史并不总是很清楚，尤其是遭受着听力下降和年轻时有过脑膜炎的成年患者。需先明确耳蜗骨化情况，才能与患者讨论耳蜗植入的效果及预后。

12.7.1 听力与MRI评估

几个月后，脑膜炎的后遗症大多已显现，炎症处于终末阶段。鉴于患者的年龄，有时听力下降和认知障碍可能最晚才被发现。如果脑膜炎后短期内未考虑行耳蜗植入，通常在数年后才会提及此问题。在这些患者中，耳蜗闭塞之前耳蜗植入的紧迫性不再适用。除额外的MRI检查外，此类患者应该与其他的耳蜗植入候选者一样进行评估。考虑到期望值和手术结果，咨询应该谨慎进行。在诊断性的方法中，通过MRI对耳蜗通畅度进行评估是必不可少的。如果发现耳蜗闭塞，则预后较差[23]。

12.7.2 骨 化

在（部分）耳蜗纤维化或骨化情况下，可选择某些手术方法。例如耳蜗底转部分磨开、前庭阶植入、开放式鼓室成形伴耳蜗底转完全磨开、双电极植入等。第11章介绍了指南和手术技术。当耳蜗内闭塞没有耳蜗植入的可能性时，应考虑行听觉脑干植入。

12.7.3 脑膜炎后的听觉脑干植入

目前的文献尚不明确耳蜗完全闭塞病例的首选植入装置。是否应先尝试耳蜗植入，如不成功再行听觉脑干植入？或直接行听觉脑干植入？抑或仅用手语？耳蜗植入是重获听力的最佳手段，但在个别情况下，听觉脑干植入也能获得成功。至今尚缺乏支持任何治疗策略的大宗病例研究。我们认为，在开放式鼓室成形术

式下，在耳蜗内发现开口是确认耳蜗电极植入可能性的最佳方法。如果不成功，听觉脑干植入和（或）手语依旧可行。

病例 12.1　幼儿脑膜炎后急性期耳蜗增强，双侧耳蜗植入（图 12.1.1~图 12.1.7）

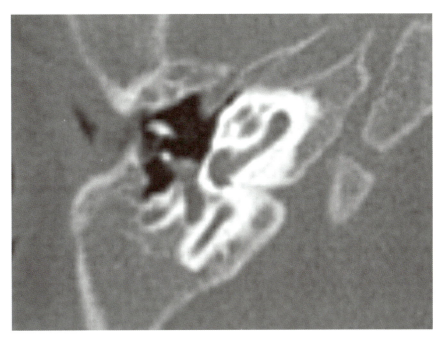

图 12.1.1　3月龄女婴，肺炎链球菌脑膜炎，在重症监护病房接受地塞米松和14d的抗生素治疗。患儿恢复良好，但左腿不能动。怀疑其听力下降，ABR检查显示全聋。影像学检查迅速跟上，CT扫描未见异常

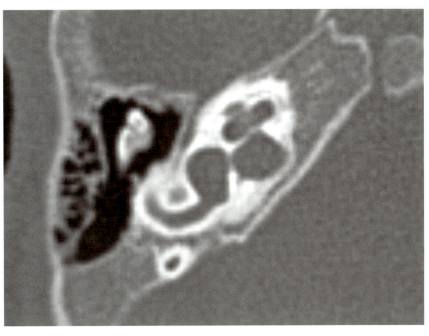

图 12.1.2　迷路的其他部分未显示管腔堵塞。3月龄幼儿乳突还小，仅有一个气房——鼓窦。听骨链和耳蜗已达正常大小。乳突骨尚未钙化并充满骨髓

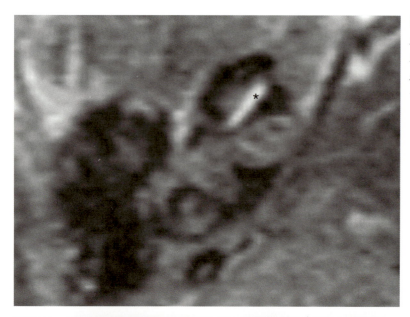

图 12.1.3 脑膜炎后 13d 行 MRI 检查。T1 加权增强影像示耳蜗底转增强（星号）。底转显示白色线性增强（与 T2 加权影像一致，很可能是鼓阶）。外半规管未增强但模糊可见

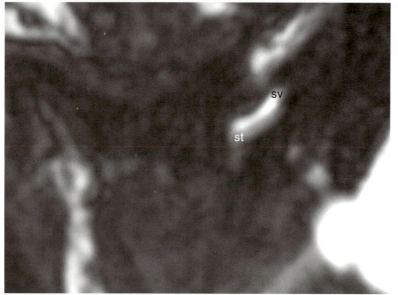

图 12.1.4 重 T2 加权 MRI 示耳蜗内液体充盈。鼓阶和前庭阶间有明显差别：鼓阶（st）显示更偏灰色（等信号），前庭阶（sv）显示更偏白色（高信号）。鼓阶外淋巴液内细胞增多使外淋巴液更偏灰色/等信号甚至低信号

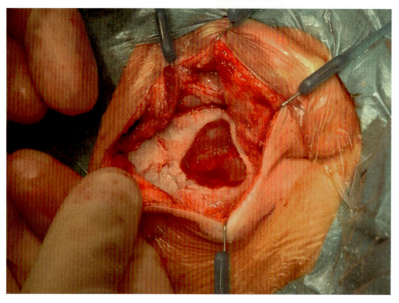

图 12.1.5 脑膜炎后 34d 行双侧耳蜗植入，患儿仅 4 月龄。乳突被打开，显示一单个的腔，大量的骨髓渗出，中耳大小正常

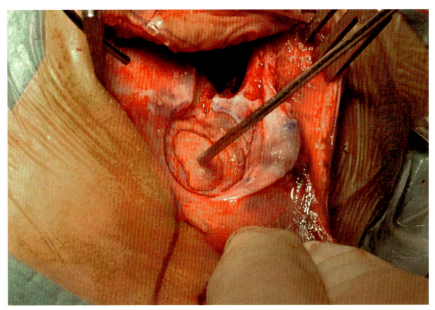

图 12.1.6 皮质骨菲薄，制备骨岛容纳接受-刺激器。双侧电极完全植入。值得注意的是在圆窗后发现有碎屑，貌似"白色的塞子"，其后的外淋巴液呈牛奶样

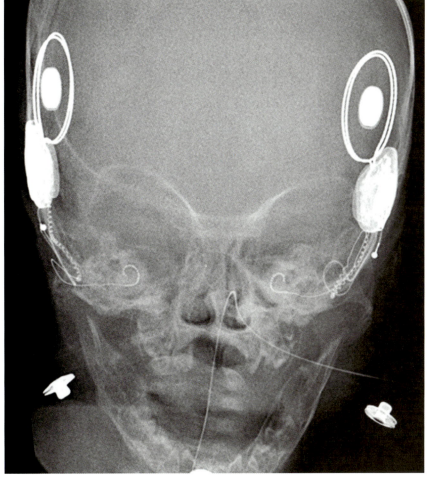

图 12.1.7 术后 X 线片示双侧电极位置良好。可见鼻饲胃管。患儿恢复良好，左下肢偏瘫但在之后逐渐好转。听力发育情况：术后 1 年 CAP 4 分（言语声识别，无唇读）

评论 1	评论 2
脑膜炎患者应尽及早进行听力评估，至少在出院前完成。	耳蜗植入无年龄限制。

病例 12.2　脑膜炎后急性炎症期耳蜗纤维化，双侧耳蜗植入（图 12.2.1~图 12.2.10）

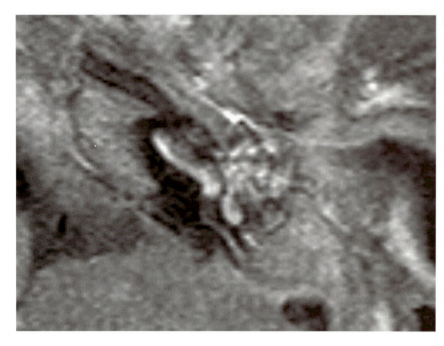

图 12.2.1　7月龄男孩，脑膜炎后即耳聋。ABR 证实全聋。全麻下获得 MRI。T1 加权增强 MRI 示左耳蜗底转（鼓阶）增强

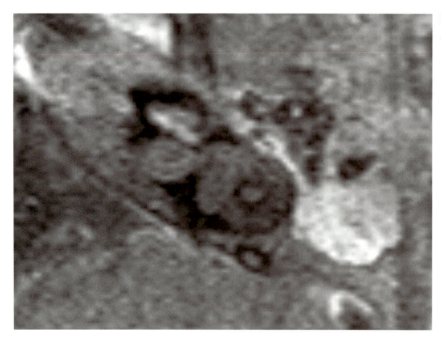

图 12.2.2　耳蜗其他部分同样增强，但外半规管未增强。乳突和中耳可见（增强）液体

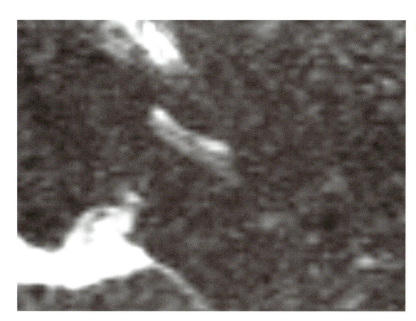

图 12.2.3 CISS 序列（重 T2 加权）影像示耳蜗底转部分低信号。前庭阶相比鼓阶更亮，提示鼓阶内开始纤维化

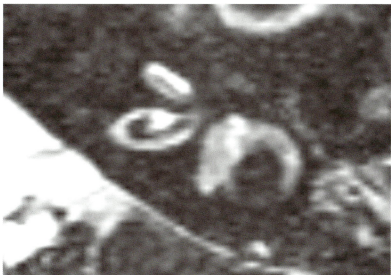

图 12.2.4 耳蜗中转示同样表现。鼓阶等信号，前庭阶高信号

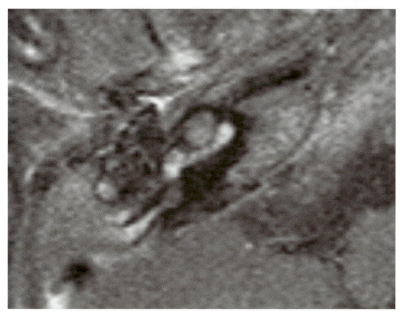

图 12.2.5 右侧有类似增强信号。T1 加权增强影像示底转炎性增强

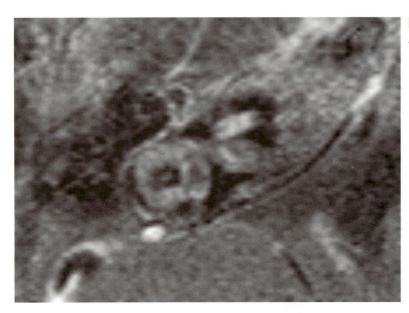

图 12.2.6 耳蜗其余部分亦增强。迷路可见，但无明显增强

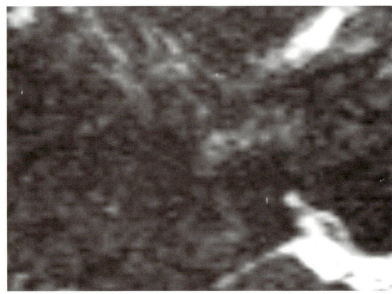

图 12.2.7 CISS 序列示右侧与左侧不同。耳蜗几乎没有明显的轮廓，但形状依稀可辨。外淋巴液被炎症细胞或纤维化组织取代。为排除骨化行 CT 扫描，未在全麻下施行，但因有太多的运动伪影而影响质量

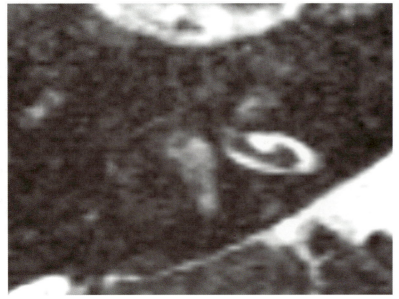

图 12.2.8 前庭内仍有液体信号。MRI 检查后 8d，即脑膜炎后首次听力检查 15d，行双侧耳蜗植入

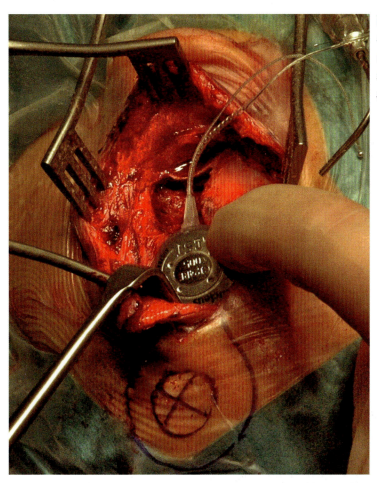

图 12.2.9　手术选择最有可能植入电极的一侧进行。左侧植入非常顺利；右侧植入中，在耳蜗开窗处发现白色碎屑，所幸管腔仍在，可容纳模拟电极。虽然植入时有些阻力，但仍可通过"进极止芯"技术完全植入电极

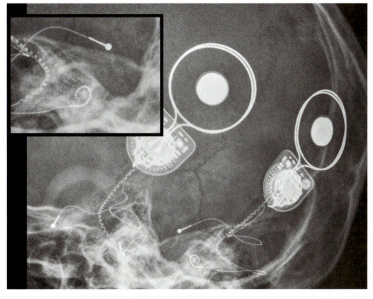

图 12.2.10　术后 X 线片显示电极完全植入。患儿虽有脑膜炎后遗症，如注意力缺陷和舌体偏瘫，但发育良好。目前听觉表现 CAP 5 分（不需唇读即能理解常用语），SIR 5 分（连贯的讲话对所有听众都是可理解的）。患儿容易理解日常生活语言

评论

　　即使 T2 加权 MRI 显示耳蜗内液体几乎消失，也有可能实现耳蜗电极完全植入。然而，T2 加权影像耳蜗内液体低信号与电极部分植入风险增加相关[23]。

病例 12.3　幼儿前庭阶耳蜗植入（图 12.3.1~图 12.3.6）

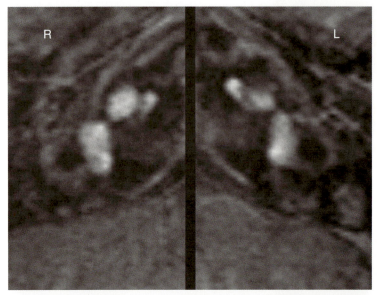

图 12.3.1　2 岁男孩，肺炎链球菌引起的脑膜炎后数天听力下降。一周后，ABR 证实无可测的反应阈值。由于家长和医生的延误，MRI 检查于 4 周后进行。T1 加权增强 MRI 示双侧耳蜗中转和前庭增强

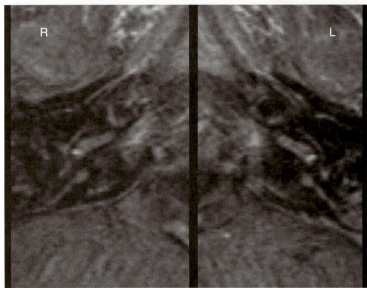

图 12.3.2　底转似乎没什么增强。这是否为好的征象？是否说明底转炎症反应较轻？或者是炎症已开始纤维化？

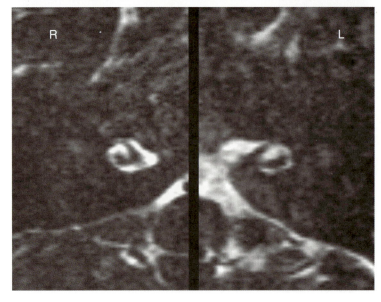

图 12.3.3　重 T2 加权影像示"黑耳蜗"，提示耳蜗内纤维化。拟立即行耳蜗植入，但仍需告知家长情况紧急

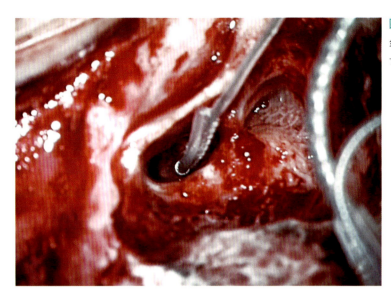

图 12.3.4 术中发现鼓阶完全纤维化，充满肉芽组织。耳蜗开窗进一步向前朝向前庭阶方向延伸。前庭阶内纤维组织较少，尝试植入电极

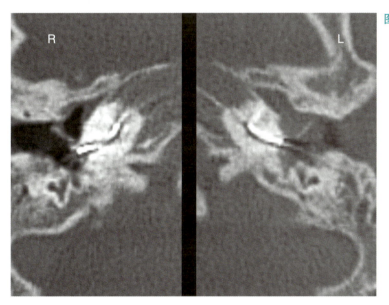

图 12.3.5 术后 CT 示耳蜗底转前庭阶内的电极

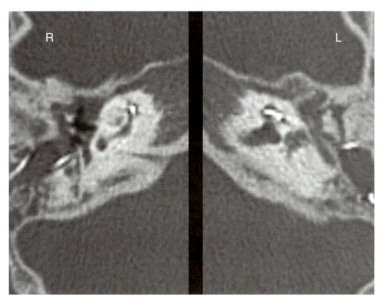

图 12.3.6 在耳蜗中转，电极遇到阻力太大，左侧 21 个电极中有 4 个未能植入。右侧有 5 个电极未能植入。结果是脑膜炎 2 个月后纤维化引起的双侧不完全植入

评论

急性脑膜炎患者，耳蜗管腔闭塞会在数周内出现。因此，必须抓紧时间进行听力检查、影像学评估及良好的咨询。

病例 12.4　脑膜炎后耳蜗纤维化骨化，双电极植入（图 12.4.1~图 12.4.9）

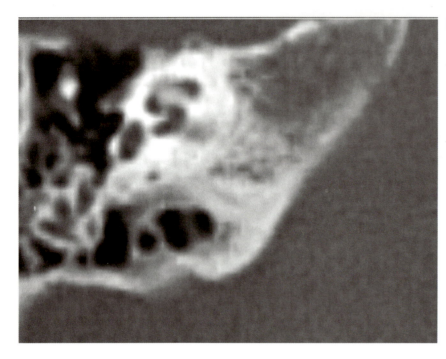

图 12.4.1　79 岁女性患者，肺炎链球菌脑膜炎。在重症监护室治疗 2 个月后从昏迷中苏醒。出现共济失调、记忆缺失和铭记困难。因其身体状况差，听力学和影像学检查被延后

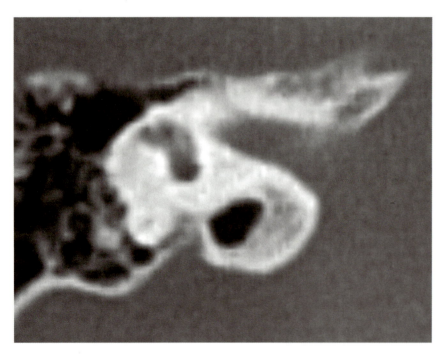

图 12.4.2　上图和本图示右侧迷路和耳蜗部分骨化。患者双耳全聋，左侧残留微弱听力（阈值 >100dB）

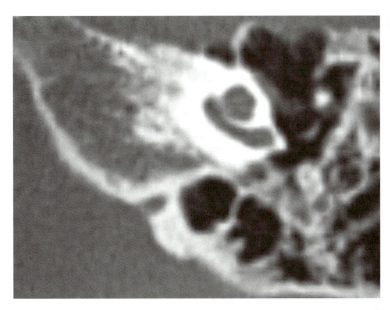

图 12.4.3　CT 影像提示左侧耳蜗未骨化，有希望成功植入耳蜗。但记忆缺失和铭记困难令人担忧其植入后的学习能力

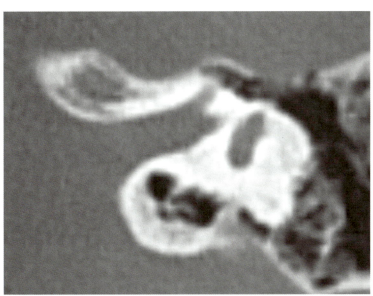

图 12.4.4　与同一侧的耳蜗形成鲜明对比，左侧外半规管大部分骨化。要评估耳蜗的通畅度 MRI 是绝对必要的

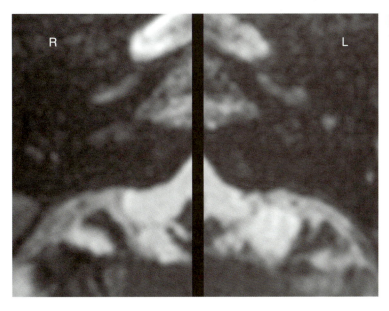

图 12.4.5　MRI 示双侧相似。耳蜗难以看清，可以预见耳蜗植入术中将面临大量纤维组织。此患者的 MRI 及其脑膜炎和耳蜗植入之间数月的时间间隔，令人担心人工耳蜗能否植入

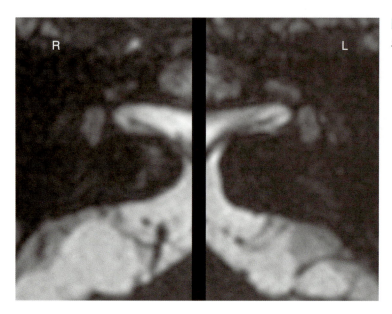

图 12.4.6　影像示耳蜗和前庭内仍可见液体，因此可尝试行双侧耳蜗植入

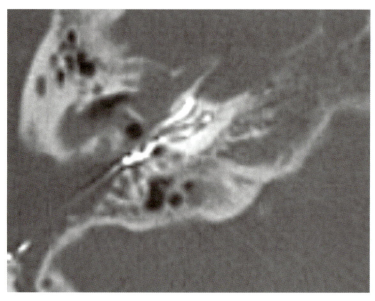

图 12.4.7　术中用深度测量仪（模拟电极）来测量可能植入的深度。模拟电极很容易进入底转，但无法进入顶转。在这种情况下，决定使用双电极。去除砧骨，在匙突的一侧第二次耳蜗开窗。右侧耳蜗术后 CT 示平行的两组耳蜗电极

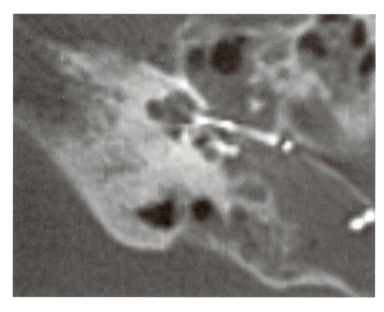

图 12.4.8　在左侧，尽管术前 CT 扫描结果较为乐观，但术中不能完全植入电极。此图显示进入耳蜗时电极的排列清晰可见。即使术前 CT 显示耳蜗通畅，但电极仍无法完全植入，证明了 MRI 作为评估耳蜗可及性方法的优越性

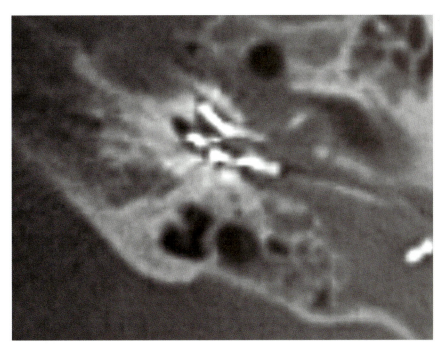

图 12.4.9 双侧耳蜗双电极的四组电极均完全植入。患者术后听力有所改善，但未能达到言语理解。声音识别是可达到的最佳效果

> **评论**
> 脑膜炎后即使术前 CT 扫描显示耳蜗正常通畅，但并不能保证真正的耳蜗通畅。MRI 在耳蜗可及性评估中有明显优势。

病例 12.5　耳蜗植入失败后磨出耳蜗底转（图 12.5.1~图 12.5.11）

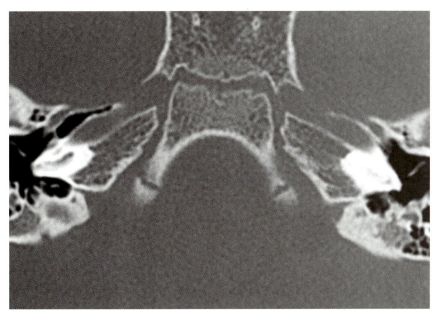

图 12.5.1 此患者已在转诊医院尝试进行了三次耳蜗植入，均告失败。患者转入我中心拟行听觉脑干植入。CT 示左侧耳蜗完全闭塞；右侧耳蜗在底转前庭阶前部，有未钙化区域

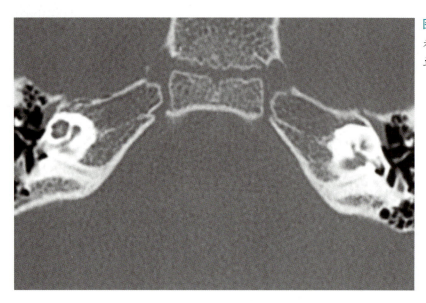

图 12.5.2　右侧耳蜗上半部的中转、顶转未钙化（本图和下图）。左侧更差，底转至顶转弥漫性钙化

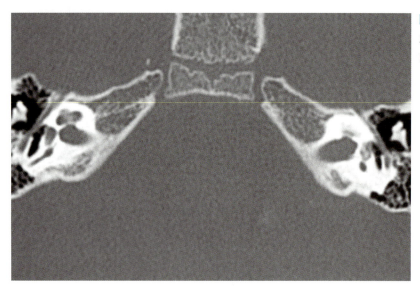

图 12.5.3　右侧耳蜗中转未钙化。MRI 仍然是需要的，要确保管腔未钙化但也没有闭塞。MRI 显示闭塞，效果最好

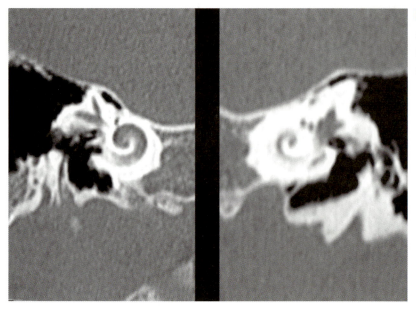

图 12.5.4　底转平面成像轴冠状位 CT 中左、右耳蜗。左侧耳蜗几乎完全钙化，而右侧仅近端部分钙化。CT 扫描结果提示我们探索磨开右侧耳蜗底转的可能性

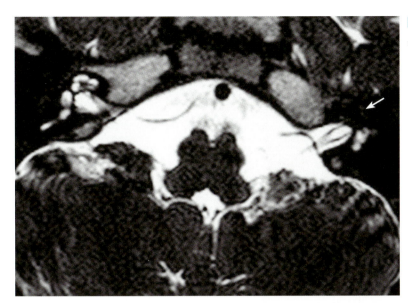

图 12.5.5 MRI 示左侧耳蜗完全无液体（箭头），而右侧耳蜗部分通畅

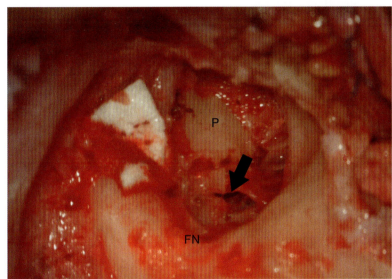

图 12.5.6 耳蜗植入采用开放式鼓室成形术式，以更好地暴露圆窗龛（箭头），降低磨开耳蜗底转过程中的风险。FN：面神经；P：鼓岬

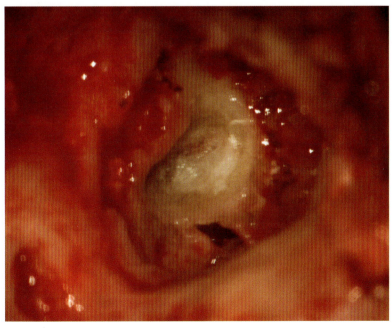

图 12.5.7 磨开鼓岬并暴露耳蜗底转，未发现管腔

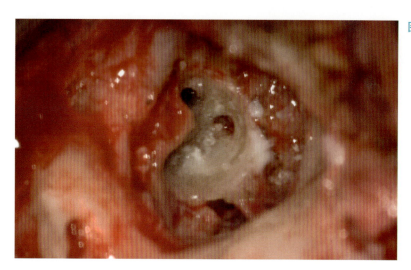

图 12.5.8　向前继续磨，发现一小开口

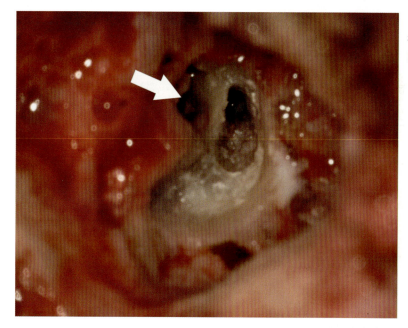

图 12.5.9　用钩针和小钻慢慢扩大耳蜗开口。被发现的管腔似乎是被很好地打开的某一个阶。中转亦被开放（箭头）

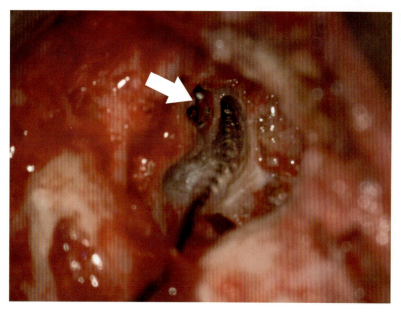

图 12.5.10　从耳蜗开窗处植入电极。可见中转处电极（箭头）

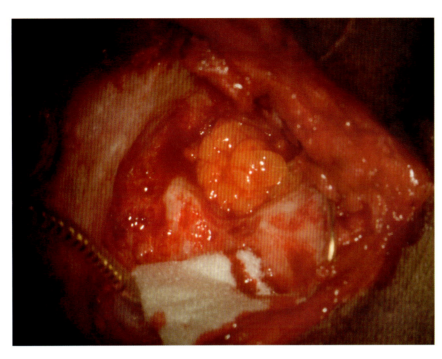

图 12.5.11 关闭时,耳蜗开窗处填塞骨膜片,术腔填塞腹部所取脂肪

> **评论**
>
> MRI 和 CT 可提供足够的关于耳蜗管腔通畅度的信息。如果底转部分阻塞,有经验的术者应尝试在开放式鼓室成形术式下磨出耳蜗底转。

病例 12.6 耳蜗底转磨出失败后的听觉脑干植入(图 12.6.1~图 12.6.12)

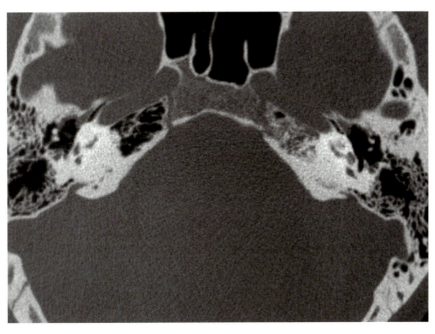

图 12.6.1 此脑膜炎后病例中,双侧耳蜗均阻塞,患者全聋。数月后转入我中心。CT 示双侧耳蜗骨化,几乎完全阻塞。此病例之前已由 Sanna 于 2006 年报道[33]

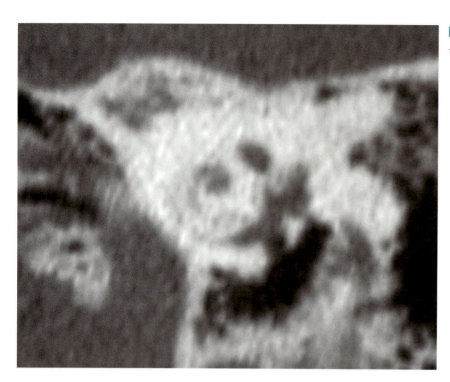

图 12.6.2 双侧冠状位 CT（此处显示左侧耳蜗）证实耳蜗完全骨化

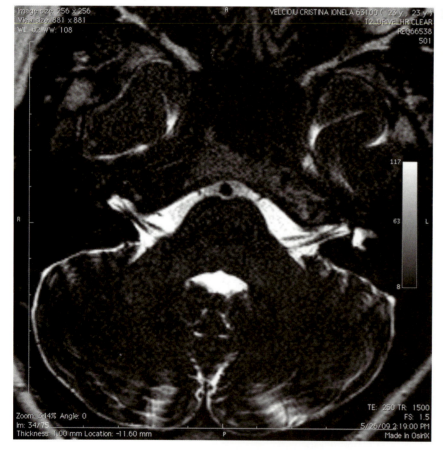

图 12.6.3 MRI CISS 序列示双侧"黑耳蜗"，耳蜗内无液体可见。双侧耳蜗完全闭塞

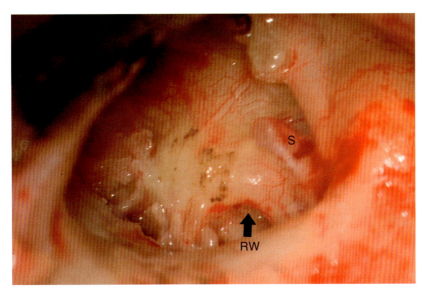

图 12.6.4 手术计划为岩骨次全切径路到达耳蜗，以便在同一手术中转为经迷路径路到达脑干。左耳术中图示圆窗（RW）龛和镫骨（S）

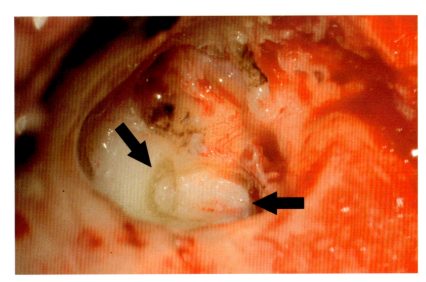

图 12.6.5 图中箭头之间的区域为底转管腔一般所在位置。底转磨出过程中未见任何耳蜗管腔。随即决定经迷路径路行听觉脑干植入

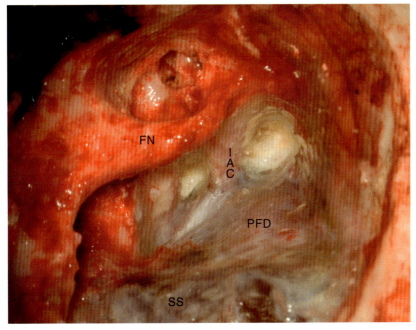

图 12.6.6 迷路切除，轮廓化后颅窝（PFD）、乙状窦（SS）、面神经（FN）和内听道（IAC）。所有乳突气房或磨除或用骨蜡封闭，以防止脑脊液漏。封闭咽鼓管

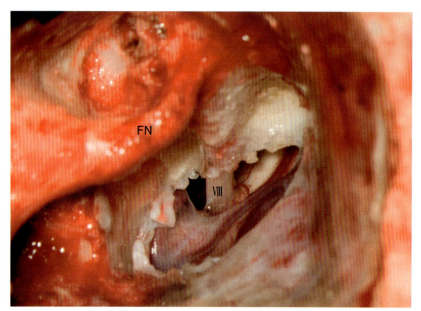

图12.6.7 朝向脑干方向打开硬脑膜，保留内听道底少量骨质。如果暴露不够充分，则该骨质也可磨除，但保留该骨质可保护面神经和蜗神经。FN：面神经；Ⅷ：前庭蜗神经

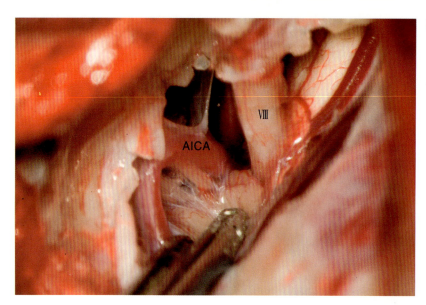

图12.6.8 近观图：轻压后可辨别第四脑室外侧孔（Luschka孔）。小脑前下动脉（AICA）位于吸引管下方。Ⅷ：前庭蜗神经

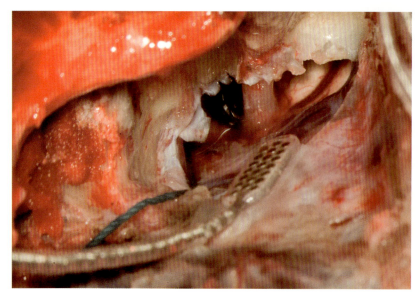

图12.6.9 ABI处于桥小脑角，即将被植入于第四脑室隐窝

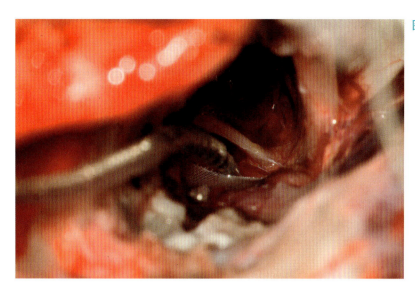

图 12.6.10　轻柔放置 ABI 电极

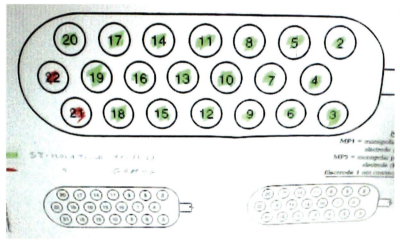

图 12.6.11　术中 EABR 检测以优化植入位置。此图示 2 个电极无听觉刺激。19 个电极刺激听觉皮层结果良好

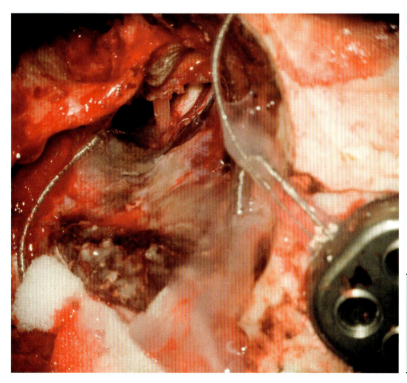

图 12.6.12　ABI 电极被妥善植入后，可用胶水和明胶海绵固定导线。长条状脂肪条用于像软木塞一样关闭桥小脑角，无须缝合硬脑膜。该患者听觉脑干植入后效果很好，能够与认识的人或亲属进行电话交谈

评论

磨出耳蜗底转后尝试耳蜗植入和听觉脑干植入可在同一径路中完成。岩骨次全切除可扩展至迷路径路。

参考文献

[1] Tinling SP, Colton J, Brodie HA. Location and timing of initial osteoid deposition in postmeningitic labyrinthitis ossificans determined by multiple fluorescent labels. Laryngoscope, 2004, 114(4):675-680

[2] Aschendorff A, Klenzner T, Laszig R. Deafness after bacterial meningitis: an emergency for early imaging and cochlear implant surgery. Otolaryngol Head Neck Surg, 2005, 133(6):995-996

[3] Rotteveel LJC, Snik AFM, Vermeulen AM, et al. Three-year follow-up of children with postmeningitic deafness and partial cochlear implant insertion. Clin Otolaryngol, 2005, 30(3):242-248

[4] Rauch SD, Herrmann BS, Davis LA, et al. Nucleus 22 cochlear implantation results in postmeningitic deafness. Laryngoscope, 1997, 107(12 Pt 1):1606-1609

[5] El-Kashlan HK, Ashbaugh C, Zwolan T, et al. Cochlear implantation in prelingually deaf children with ossified cochleae. Otol Neurotol, 2003, 24(4):596-600

[6] Fortnum H, Davis A. Hearing impairment in children after bacterial meningitis: incidence and resource implications. Br J Audiol, 1993, 27(1):43-52

[7] Durisin M, Arnoldner C, Stöver T, et al. Audiological performance in cochlear implanted patients deafened by meningitis depending on duration of deafness. Eur Arch Otorhinolaryngol, 2008, 265(4):381-388

[8] Dodge PR, Davis H, Feigin RD, et al. Prospective evaluation of hearing impairment as a sequela of acute bacterial meningitis. N Engl J Med, 1984, 311(14):869-874

[9] Nadol JB Jr, Hsu WC. Histopathologic correlation of spiral ganglion cell count and new bone formation in the cochlea following meningogenic labyrinthitis and deafness. Ann Otol Rhinol Laryngol, 1991, 100(9 Pt 1):712-716

[10] Wellman MB, Sommer DD, McKenna J. Sensorineural hearing loss in postmeningitic children. Otol Neurotol, 2003, 24(6):907-912

[11] Koomen I, Grobbee DE, Roord JJ, et al. Hearing loss at school age in survivors of bacterial meningitis: assessment, incidence, and prediction. Pediatrics, 2003, 112(5):1049-1053

[12] Riordan A, Thomson A, Hodgson J, et al. Children who are seen but not referred: hearing assessment after bacterial meningitis. Br J Audiol, 1993, 27(6):375-377

[13] Davis JM, Elfenbein J, Schum R, et al. Effects of mild and moderate hearing impairments on language, educational, and psychosocial behavior of children. J Speech Hear Disord, 1986, 51(1):53-62

[14] Merkus P, Free RH, Mylanus EAM, et al; 4th Consensus in Auditory Implants Meeting. Dutch Cochlear Implant Group (CI-ON) consensus protocol on postmeningitis hearing evaluation and treatment. Otol Neurotol, 2010, 31(8):1281-1286

[15] Beijen J, Casselman J, Joosten F, et al. Magnetic resonance imaging in patients with meningitis induced hearing loss. Eur Arch Otorhinolaryngol, 2009, 266(8):1229-1236

[16] Richardson MP, Williamson TJ, Reid A, et al. Otoacoustic Emissions as a Screening Test for Hearing Impairment in Children Recovering From Acute Bacterial Meningitis. Pediatrics, 1998, 102:1364-1368

[17] Gans de J, Beek van de D. European Dexamethasone in Adulthood Bacterial Meningitis Study Investigators. Dexamethasone in adults with bacterial meningitis. N Engl J Med, 2002, 347(20):1549-1556

[18] van de Beek D, de Gans J, McIntyre P, et al. Corticosteroids for acute bacterial meningitis. Cochrane Database Syst Rev, 2007, (1):CD004405

[19] Odio CM, Faingezicht I, Paris M, et al. The beneficial effects of early dexamethasone administration m infants and children with bacterial meningitis. N Engl J Med, 1991, 324:1525-1531

[20] Schaad UB, Lips U, Gnehm HE, et al. Dexamethasone therapy for bacterial meningitis in children. Swiss Meningitis Study Group. Lancet, 1993, 342(8869):457-461

[21] McIntyre PB, Berkey CS, King SM, et al. Dexamethasone as adjunctive therapy in bacterial meningitis. A meta-analysis of randomized clinical trials since 1988. JAMA, 1997, 278:925-931

[22] Nabili V, Brodie HA, Neverov NI, et al. Chronology of labyrinthitis ossificans induced by Streptococcus pneumoniae meningitis. Laryngoscope, 1999, 109(6):931-935

[23] van Loon MC, Hensen EF, de Foer B, et al. Magnetic resonance imaging in the evaluation of patients with sensorineural hearing loss caused by meningitis: implications for cochlear implantation. Otol Neurotol, 2013, 34(5):845-854

[24] Merkus P, van Loon MC, Hensen EF. Cochlear implantation in young post-meningitis patients: decision making based on hearing evaluation and imaging. Audiol Neurootol, 2013, 18(Suppl 1): 19-23

[25] Offeciers E, Morera C, Müller J, et al. International consensus on bilateral cochlear implants and bimodal stimulation. Acta Otolaryngol, 2005, 125(9):918-919

[26] Cosetti M, Roland JT Jr. Cochlear implantation in the very young child: issues unique to the under-I population. Trends Amplif, 2010, 14(1):46-57

[27] Marttila TI, Karikoski JO. Comparison between audiometric and ABR thresholds in children. Contradictory findings. Eur Arch Otorhinolaryngol, 2006, 263(5):399-403

[28] Leigh J, Dettman S, Dowell R, et al. Evidence-based approach for making cochlear implant recommendations for infants with residual hearing. Ear Hear, 2011, 32(3):313-322

[29] Roukema BY, Van Loon MC, Smits C, et al. Cochlear implantation after bacterial meningitis in infants younger than 9 months. Int J Otolaryngol, 2011, 2011:845879

[30] Battersby EF. Paediatric anaesthesia. In Adams DA, Cinnamond MJ, eds. Scott-Brown's Otolaryngology. Oxford: Butterworth-Heinemann, 1997:6-24

[31] Cross KW, Hey EN, Kennaird DL, et al. Lack of temperature control in infants with abnormalities of central nervous system. Arch Dis Child, 1971, 46(248):437-443

[32] Hannallah RS. Who benefits when parents are present during anaesthesia induction in their children? Can J Anaesth, 1994, 41(4):271-275

[33] Sanna M, Khrais T, Guida M, et al. Auditory brainstem implant in a child with severely ossified cochlea. Laryngoscope, 2006, 116(9): 1700-1703

延伸阅读

Kopelovich JC, Germiller JA, Laury AM, et al. Early prediction of postmeningitic hearing loss in children using magnetic resonance imaging. Arch Otolaryngol Head Neck Surg, 2011, 137(5):441-447

Yoon PJ. Pediatric cochlear implantation. Curr Opin Pediatr, 2011, 23(3):346-350

第13章
耳硬化症患者的听觉植入

13.1 耳硬化症

耳硬化症是岩骨骨质吸收（耳海绵症），而代以致密、不规则硬化骨质（耳硬化症）的过程，常导致耳聋。最常累及病变的部位为卵圆窗周围，由于镫骨底板固定（窗型耳硬化症），这会导致传导性耳聋。在大约10%的患者中，耳硬化灶也会累及耳囊（窗后型耳硬化症），导致伴有感音神经性听力障碍（SNHL）的耳蜗耳硬化症[1]。相对影像学诊断而言，还有一种功能诊断，即对于伴有严重混合性聋的耳硬化症，称为极晚期耳硬化症（FAO）。FAO首先被House和Sheehy[2]描述为气导听阈>85dB，骨导听阈不能测得（由于那时听力计质量的限制）。在当前的耳蜗植入时代，更多使用言语分辨率代替纯音听阈。因此，FAO的术语不再适用。在本章，当耳硬化症患者伴有SNHL及言语分辨率（SDS）降低（<100%）时，我们使用晚期耳硬化症这一术语。相对于窗型和窗后型耳硬化症而言，晚期耳硬化症是纯粹基于听力学的术语（相关解释见后文）。

13.2 耳硬化症的CT分级

HRCT可以显示耳蜗精细的骨质结构和去矿化现象。因此，HRCT被认为是一种适合诊断耳硬化症的成像技术方法。因为HRCT能够显影耳蜗周围和内部的硬化灶，所以它可以预测手术中遇到的额外困难。例如，钻磨耳蜗而获得电极成功插入的必要性与窗型硬化侵犯的范围和（或）耳蜗底转[3-5]的狭窄有关，这两种情况均在HRCT上可见。

在影像学方面，耳硬化症可被分为窗型耳硬化症（邻近圆窗附近的骨质去矿化）和窗后型耳硬化症（耳蜗周围的骨质去矿化）。

对耳硬化的分级有不同的分级系统（Rotteveel[1]、Symons和Fanning[5]）（图13.1）。总体上说，是基于耳硬化病变的位置进行的分类：仅仅窗型侵犯（1级），窗后侵犯（2级），弥散融合的窗后侵犯（3级）[1,5-7]。

电极插入的难度大小与CT显示耳蜗的侵犯程度有关，但没有发现统计学意义[1,6]。耳硬化症的严重程度与术后面神经的刺激风险有关：在CT上有更高分级的患者更有可能产生面神经刺激[1,56]。

13.3 耳硬化症的治疗策略

遗憾的是，目前仍没有关于晚期耳硬化症康复的标准治疗准则。在晚期耳硬化症患者中，有3种治疗可以告知患者：①不干预，持续使用助听器；②镫骨开窗术和助听器的使用；③安装耳蜗植入体（CI）。在某些晚期耳硬化症患者中，很难选择治疗方案，原因有如下两个因素：首先，由于患者伴有混合性聋，尤其是与作为替代干预手段的耳蜗植入相比，很难预测镫骨开窗术的成功率；其次，耳囊周围广泛的耳硬化病灶可能导致耳蜗植入术并发症的发生[1,8-9]。

除了成功率的考量之外，每一种干预都

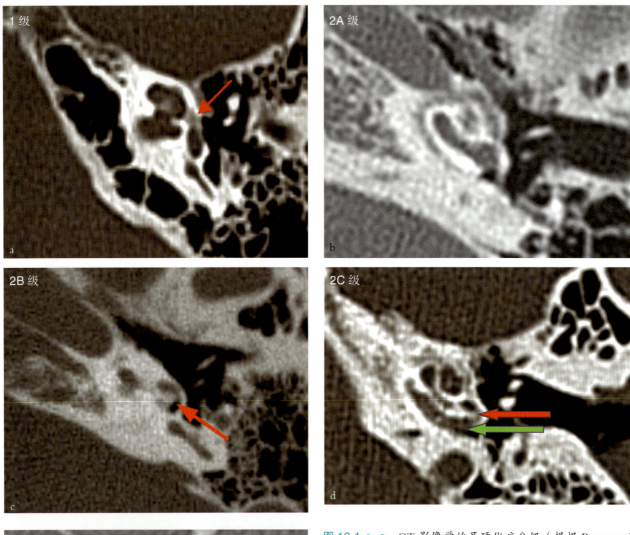

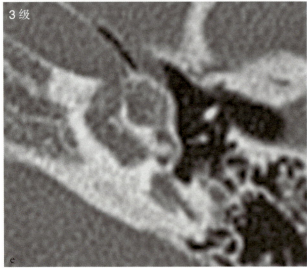

图 13.1 a~e CT 影像学的耳硬化症分级（根据 Rotteveel 等[1]的研究）。耳硬化症患者岩骨水平位 CT 扫描。a. 1 级：窗型受累，前庭前缘耳海绵状骨性病损（窗前裂）（红色箭头）。b. 2A 级：窗后型耳硬化症的双环效应，也被称作"光晕征"或"Valvasori 环"。c. 2B 级：耳蜗底转鼓阶内骨化（红色箭头）。d. 2C 级：可见耳蜗底转骨化（绿色箭头），耳蜗周围双环征（红色箭头）。这种情况会增加电极误插入的风险。底转管腔狭窄，圆窗膜变白，紧邻并平行于新形成的（但是错误的）腔隙。参见本章病例 13.6。e. 3 级：耳蜗广泛性融合受累，耳蜗不易识别

有其优缺点。镫骨开窗术相对简单、安全、费用低廉并可能达到良好的治疗效果。然而，在严重混合性聋的患者中，镫骨开窗术的治疗效果很难预测，因为镫骨开窗术不适用于治疗SNHL[10-11]。因为韦伯试验可以确定双耳中哪侧耳具有最佳骨导听力和最大气-骨导差，所以韦伯试验有助于判断行镫骨开窗术的最佳侧别耳。手术医师一定要知晓，对于圆窗钙化的患者而言，镫骨开窗的手术效果可能并不令人满意。此外，镫骨开窗术可能会升高严重SNHL的发生率，在晚期耳硬化症患者中可能导致全聋。耳蜗植入取得了非常好的治疗效果，只要可以插入电极，耳蜗植入似乎是一种治疗晚期耳硬化症患者满意的手段[3,12-13]。另一方面，它也是一种昂贵且更加复杂的治疗手段，由于耳海绵化和耳硬化对植入手术造成困难，所以需要特别有经验的外科医生开展此类手术。此外，耳硬化的进行性恶化将会导致术后耳蜗植入效果下降，因此，这对CI的编程也是一种挑战[14]。

图13.2所示为治疗方案的选择方法。根据标准言语听力检测法，患者被分成三类。

13.4 治疗方案

根据最大SDS将患者分成两组：0~50%和50%~70%[15-16]（图13.2）。根据影像学检查结果和气-骨导差的程度，可采取耳蜗植入、镫骨开窗术或助听器和随访等方法对患者进行治疗。

对于SDS（开放式单音节[16-17]）在0~50%的患者可选择耳蜗植入或镫骨开窗术进行治疗。HRCT分类为2C或3级的严重窗后型耳硬化症的患者，耳蜗植入是最好的治疗选择。因为耳蜗植入会获得非常好的听力结果，而且耳蜗病变的进行性加重，延迟手术可能会造成耳蜗植入困难。如果CT扫描显示较少的耳蜗受累（影像学分级为1、2A或2B），根据气-骨导差的大小，医生会选择镫骨开窗术或耳蜗植入。如果气-骨导差≥30dB，镫骨开窗术应该是改善听力的一种高性价比选择。

如果镫骨开窗术后，听力提高不理想或随着时间进展听力进行性下降，患者仍然可以选择耳蜗植入治疗。如果患者气-骨导差≤30dB，应该选择耳蜗植入治疗而不是镫骨开窗术。因为在这类患者中，镫骨开窗术不能明显地改善听力。

SDS在50%~70%的患者中可以采用镫骨开窗术、助听器康复，甚至在某些患者中也可以采用耳蜗植入进行治疗。在HRCT显示有限的耳蜗受累（影像学分级为1、2A或2B）并且气-骨导差≥30dB的患者，应该采取镫骨开窗术进行治疗。当气-骨导差≤30dB并且HRCT显示有限的耳蜗受累的患者，通常佩戴助听器和随访就能让患者受益。在另一方面，如果HRCT显示广泛的窗后型耳硬化症（2C或3级），耳蜗植入似乎是一种可行的治疗选择。到目前为止，当SDS在50%~70%时，通常不作为耳蜗植入的手术适应证，甚至在某些国家，费用可能不会被医保支付。然而，HRCT显示伴有即将耳蜗封闭的广泛性耳蜗受累的患者可能是耳蜗植入的手术适应证，因为术前等待的时间越长，言语识别和耳蜗成功植入的可能性越小。这个窗口期是耳蜗成功植入的一次机会，耳蜗植入是这类患者的一种治疗选择[1,6,15]。

13.5 晚期耳硬化症患者的耳蜗植入手术难点及处理

许多学者已经描述了在耳硬化症患者中行耳蜗植入手术的难点，如窗型和底转骨化、额外钻孔的必要性、部分电极插入和前庭阶插入（表13.1）。表13.2显示了文献报道中这些难点和术后面神经刺激的发生率。

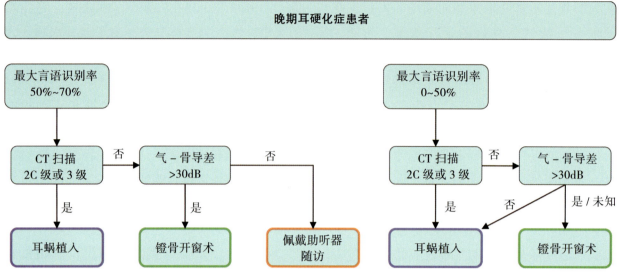

图 13.2 言语分辨率（SDS）<70% 耳硬化症患者的治疗策略（经 Laryngoscope 杂志许可摘自 Merkus 等[15]，2011）。如果气－骨导差不详，新的证据也可表明镫骨开窗术使患者受益[16]

表 13.1　晚期耳硬化症患者耳蜗植入术中或术后的手术难点

术中难点	圆窗硬化性阻塞 鼓阶闭锁和（或）前庭阶闭锁 "双环"产生假道 既往听骨链重建术，作为手术标志的镫骨缺如 电极部分植入
严重的耳硬化症患者（CT 3 级）	脑脊液井喷/脑脊液漏 电极误插入（内听道、颈内动脉等）
术后难点	电极部分植入，调整软件程序 面神经刺激，关闭部分电极的刺激 脑脊液漏

表 13.2　文献报道的晚期耳硬化症患者耳蜗植入术中或术后手术难点或并发症的发生率

文献中的手术难点/并发症	范围	均值
圆窗骨化	0~89%	38%
底转骨化	3%~60%	31%
额外开孔	0~60%	28%
面神经刺激	0~75%	25%
前庭阶植入	2%~25%	5%
电极部分植入	0~19%	5%

摘自 Merkus 等[15]对 13 项研究的综述

窗型骨化通常需要额外钻磨才能辨认鼓阶腔隙以便于成功插入电极[1,3-4,10,12,15]。

耳蜗底转骨化是一种严重的病理改变，因为几乎所有术中电极部分插入或误插入的患者（80%~100%）都存在底转骨化[1,13,15]。2%~25%鼓阶闭锁的患者需要行前庭阶电极插入[1,10,15,18]。这种插入的方法已在第11章中描述。

一些学者认为晚期耳硬化症也是听觉脑干植入的手术适应证，但我们认为，就像所有耳硬化症患者都需要耳蜗植入一样[19]，这并非一个正确的观点。像前面解释的那样，尽管很困难，但有时为了取得更好的手术径路和术野，应该选择岩骨次全切除径路行耳蜗植入，因为这种情况下，耳蜗植入通常是可行的（听觉脑干植入适应证参见第8章；岩骨次全切除术参见第10章）。

在严重的耳海绵化患者中，由于耳海绵化骨和内听道的连接，脑脊液井喷可能发生（参见本章展示的病例）。建议采取三个重要的步骤解决脑脊液井喷病例的手术难点：

· 行岩骨次全切除术。这会提供手术入路、方向，最重要的是可以安全关闭术腔，将术后脑膜炎的风险降至最低。

· 做一个足够大的耳蜗开窗术并在耳蜗电极周围用骨膜或筋膜严实封闭开窗。

· 确保电极指向正确的角度（后上到前下）。很容易发生假道植入，术间可以选择CT扫描。

术后植入体与面神经之间的电流分流可引起面神经刺激（FNS）。在耳硬化症患者中，FNS是一个令人担忧的耳蜗植入并发症，因为平均25%的耳硬化症患者都会发生FNS[15]。与对照组相比，耳硬化症患者组FNS的发生率明显更高，而在对照组中，FNS是一个很少报道的并发症[5,8,12-13,20-22]。FNS高发生率可以解释为耳海绵化骨的高导电性导致面神经更容易受到刺激[23]。FNS的处理包括降低颅内电极的刺激水平、关闭引起面神经刺激的电极，甚至电极重新植入[1,13,20,22]。因为膝状神经节周围区域是面神经最容易受到刺激的部位，所以使用预弯电极将电极末端远离面神经似乎更适合耳硬化症患者（图13.3）。

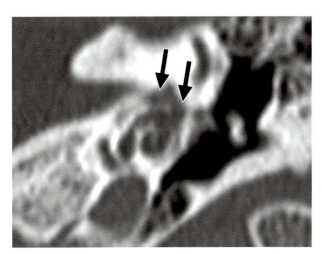

图13.3 重度窗后型耳海绵化病变中的面神经刺激。患者植入前的CT冠状位影像。耳蜗周围可见耳海绵化骨性病灶，病灶在内听道和膝状神经节之间与面神经骨管融为一体（黑色箭头）。位于此部位的耳蜗内电极产生的电流不但刺激蜗神经的螺旋神经节也同时刺激面神经。此时耳蜗植入体需要重新编程，关闭中部相关电极

病例 13.1　符合耳蜗植入适应证的耳硬化症患者行镫骨开窗术（图 13.1.1~图 13.1.4）

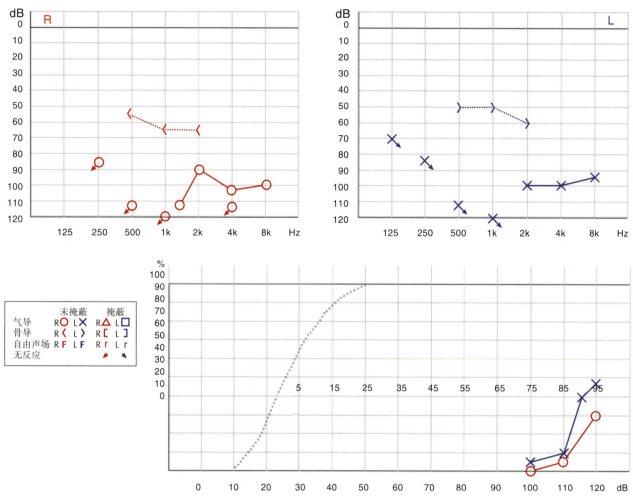

图 13.1.1　听力图所示为一名 51 岁重度耳聋女性患者的听力情况。患者未意识到自己可能患有耳硬化症，佩戴助听器数年，既往也未行耳科手术

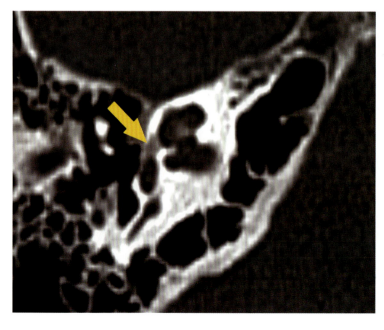

图 13.1.2　CT 所示耳硬化的脱钙范围完全位于卵圆窗前方（1 级：窗型，黄色箭头）。本例显示听力下降的程度并不与窗型/窗后型脱钙的范围大小直接相关

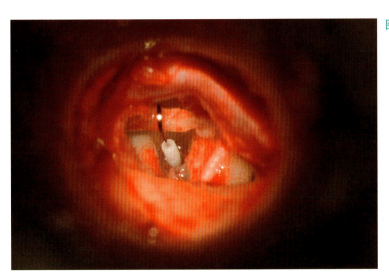

图 13.1.3 右耳镫骨开窗术，未发生任何并发症

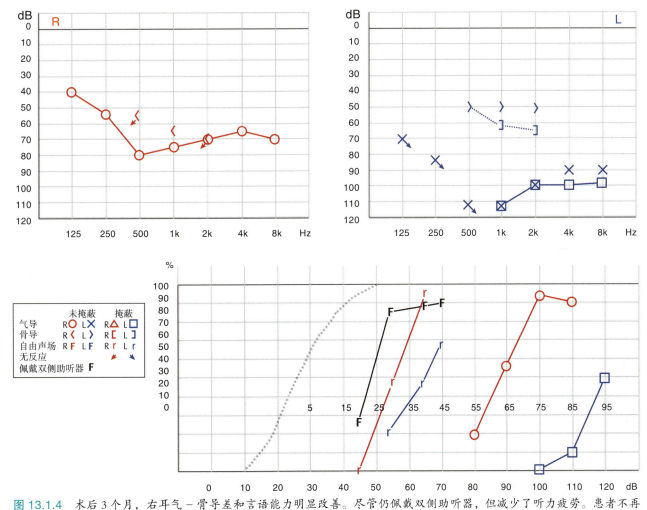

图 13.1.4 术后 3 个月，右耳气-骨导差和言语能力明显改善。尽管仍佩戴双侧助听器，但减少了听力疲劳。患者不再适合行耳蜗植入术，目前考虑行左侧镫骨开窗术

评论

由于存在气-骨导差，同时不伴有严重耳海绵骨重塑且符合耳蜗植入适应证的耳硬化症患者，应该考虑镫骨开窗术[16]。

病例 13.2　圆窗骨化的窗后型耳硬化症（右耳）（图 13.2.1~图 13.2.9）

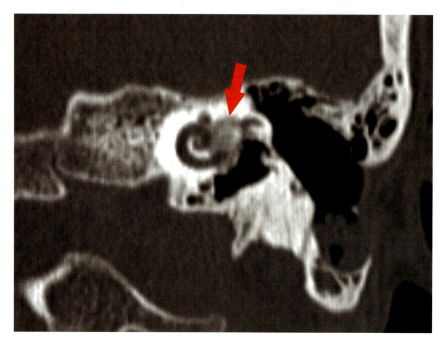

图 13.2.1　73 岁女性患者左耳胆脂瘤行开放式乳突根治术后。可见左侧窗后型耳硬化病灶（箭头）。左耳极重度聋

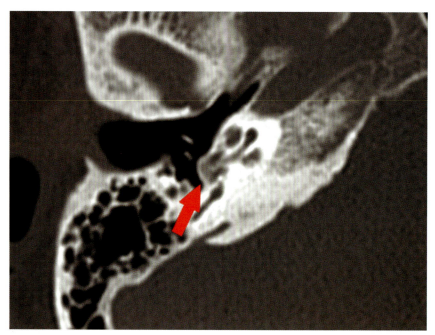

图 13.2.2　右耳可见较轻的窗后型耳硬化病灶（箭头）。耳海绵骨主要局限于圆窗。本侧耳已于数年前行镫骨开窗术，听力已下降到无法使用助听器

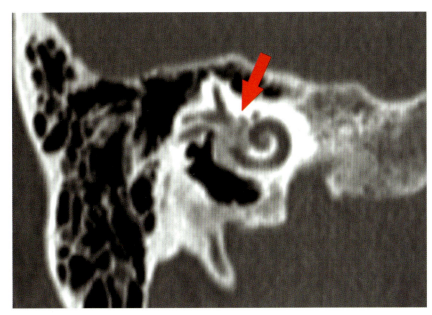

图 13.2.3 右耳蜗冠状 CT 扫描显示迷路中央部位脱钙（箭头）。底转圆窗区域受累，底转其他部位正常

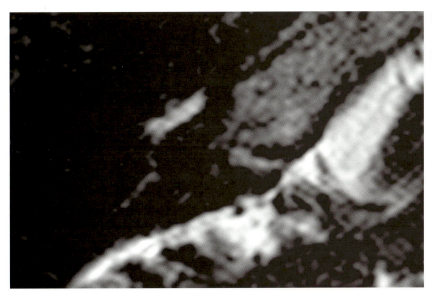

图 13.2.4 右侧耳蜗 MRI 显示打开的鼓阶。通过后鼓室切开行耳蜗植入，计划行常规鼓阶植入

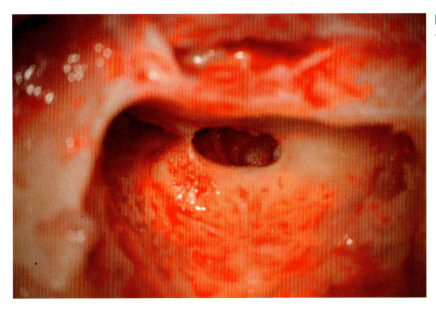

图 13.2.5 通过后鼓室切开入路，术中可见圆窗完全钙化

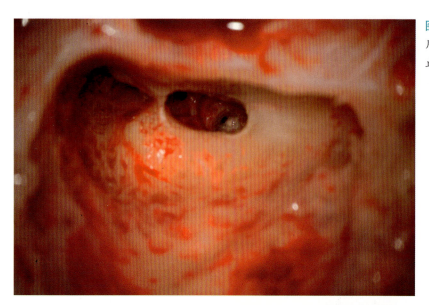

图 13.2.6　用小号钻头开孔进入鼓阶。再用小号钩针扩大开孔。可使用透明质酸防止骨粉进入耳蜗（此图未显示）

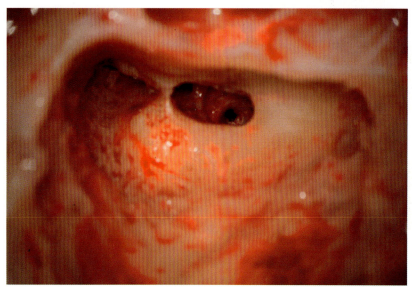

图 13.2.7　扩大开孔至便于电极插入，准备植入所用的植入体

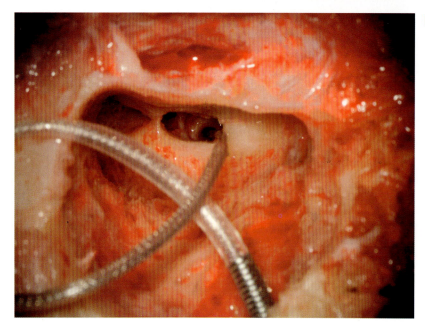

图 13.2.8　电极被轻柔地插入鼓阶

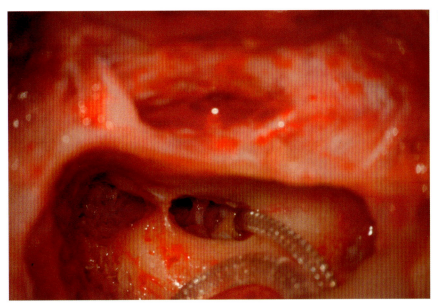

图 13.2.9 圆窗开孔处用数块软组织封闭。患者术后仍处于恢复期的第一年，言语表现仍在提升

评论
存在圆窗骨化增厚的患者，适合标准的后鼓室切开植入。

病例 13.3　圆窗和卵圆窗骨化：岩骨次全切除术和耳蜗植入（图 13.3.1~图 13.3.5）

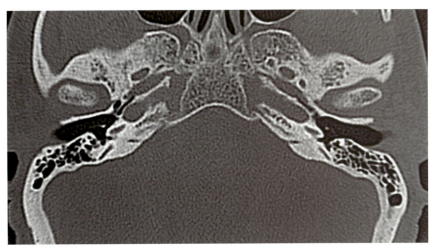

图 13.3.1　61 岁女性双侧耳硬化症患者。双侧圆窗轻度骨化。由于既往行左侧镫骨切除修正术出现解剖困难，所以选择了岩骨次全切除术

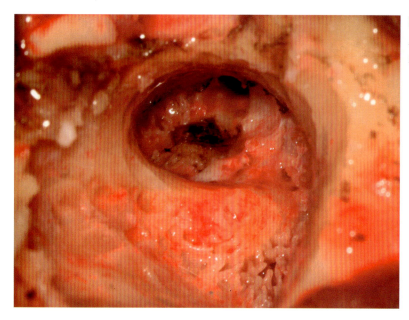

图 13.3.2 在岩骨次全切除径路，中耳解剖显露。存在许多黏稠的黏液，圆窗不容易定位

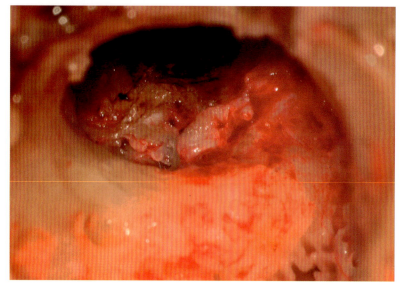

图 13.3.3 从既往的手术中了解到，解剖标志很难识别。在镫骨切除术中用于封闭卵圆窗的软骨膜妨碍了解剖结构的识别。去除圆窗部位的黏膜层后，圆窗隐约可见。因圆窗骨化，所以不能清楚地看到圆窗

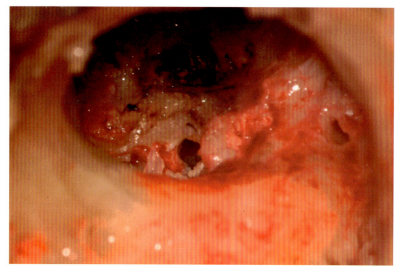

图 13.3.4 通过慢速钻磨，在圆窗部位打开鼓阶

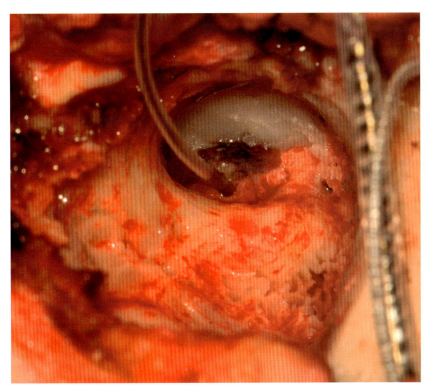

图 13.3.5 用骨蜡封闭咽鼓管（电极前为白色的骨蜡）。电极被插入耳蜗。在神经功能测试中，所有电极均诱发了螺旋神经节和神经的反应

评论
岩骨次全切除术可以提供圆窗区域更加良好的视野，从而确保从鼓阶植入。

病例 13.4　耳蜗底转鼓阶骨化患者的耳蜗植入（图 13.4.1~图 13.4.6）

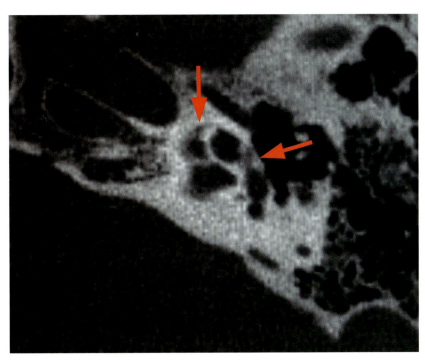

图 13.4.1 男性 38 岁患者，7 年前曾行右耳镫骨开窗术，获得暂时性听力提高后，目前出现双耳极重度聋（渐进性），佩戴助听器效果不佳。CT 影像显示双侧存在同样的病变。耳硬化改变的窗后型耳硬化症（红色箭头）。耳蜗仍然可以被辨认

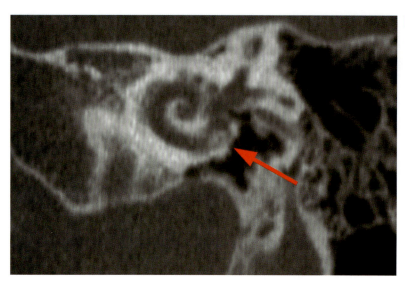

图 13.4.2 在冠状位，可以很好地显示圆窗的钙化（红色箭头）。而且，在此图片上，耳囊周围的脱钙病灶可以获得较好评估

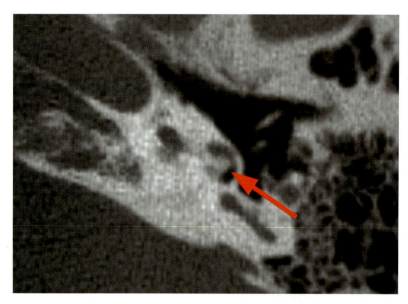

图 13.4.3 耳蜗底转鼓阶钙化。在 CT 上，沿着耳蜗底转，存在从圆窗到半程耳蜗底转的钙化病变（红色箭头）。可见前庭阶开放，但还是做了 MRI 检查进行确认

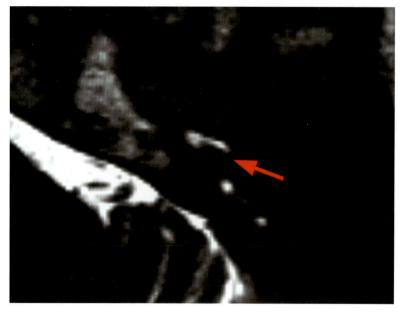

图 13.4.4 在 MRI 上，底转阻塞的区域（CT 上显示为钙化/骨化）可很好地被区分（红色箭头）。前庭阶仍然开放，没有被耳硬化症的骨化所累及

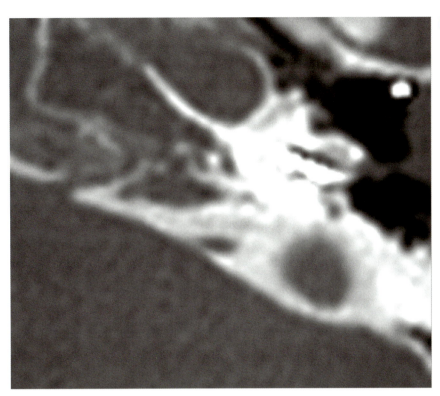

图 13.4.5　开放鼓阶后，植入耳蜗电极（参见第 11 章关于耳蜗骨化部分）

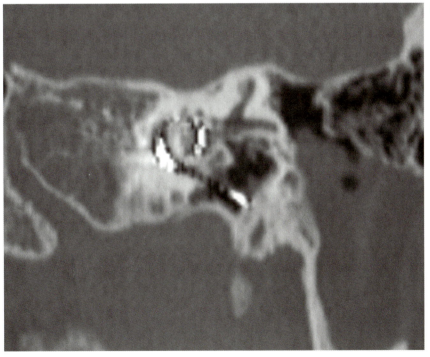

图 13.4.6　电极被无任何障碍地完全插入。无面神经刺激，所有电极均被激活。6 个月内开放式言语表现得分达到 90%

评论

在半程耳蜗底转闭锁的耳硬化症患者中，尽管开放鼓阶后也可以行鼓阶植入，但前庭阶植入更加容易。

病例 13.5　耳蜗底转骨化患者行岩骨次全切除径路耳蜗植入（图 13.5.1~图 13.5.14）

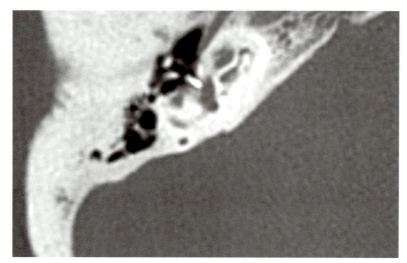

图 13.5.1　71 岁男性耳硬化症患者，有耳硬化家族史，双侧镫骨开窗术 30 年。修正手术并没有改善听力。右耳水平位 CT 扫描：镫骨假体清晰可见，耳蜗底转骨化亦可见

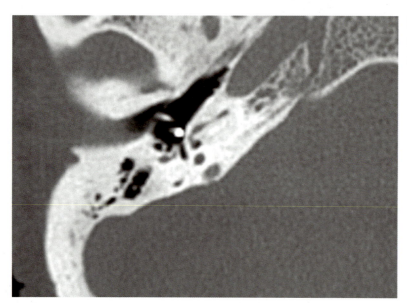

图 13.5.2　右耳耳蜗底转的鼓阶完全骨化，前庭阶似乎开放。MRI 被用于进一步确认前庭阶开放情况

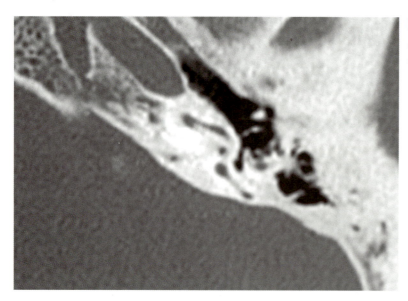

图 13.5.3　左耳骨化较轻。2/3 耳蜗底转的鼓阶骨化。前庭阶存在，但仍需要 MRI 检查确认

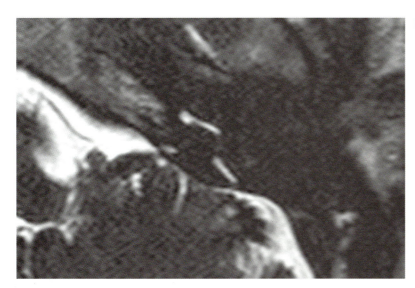

图 13.5.4 MRI 进一步确认前庭阶开放、鼓阶消失，与 CT 影像一致

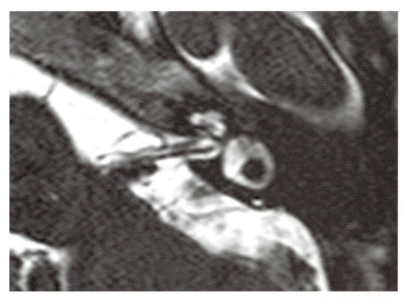

图 13.5.5 MRI 显示耳蜗内液体没有缺失，所以耳蜗中转管腔完全开放

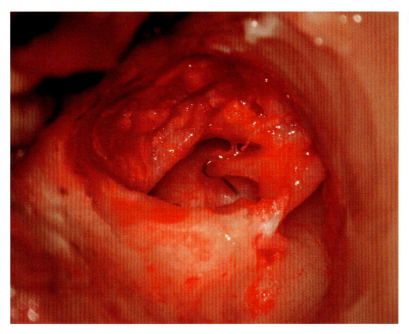

图 13.5.6 由于左耳骨化较轻，所以首选左耳行耳蜗植入术。当钻磨开放耳蜗管腔时，岩骨次全切除术可提供更好的入路和视野

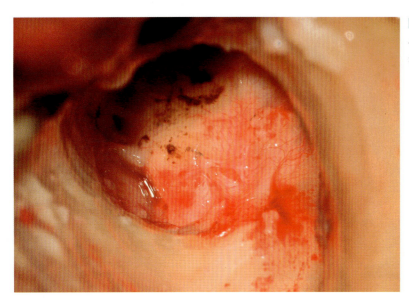

图 13.5.7 去除外耳道壁、鼓膜和残余的听小骨后,聚焦圆窗区域。去除软组织,并以卵圆窗和圆窗为标志,开始钻磨开放耳蜗

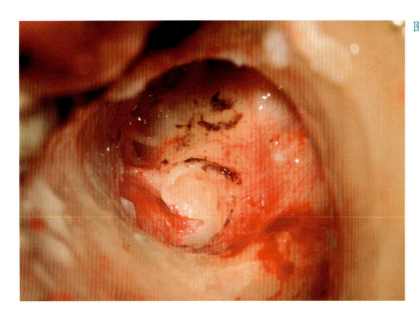

图 13.5.8 意料之中,鼓阶区域未见管腔存在

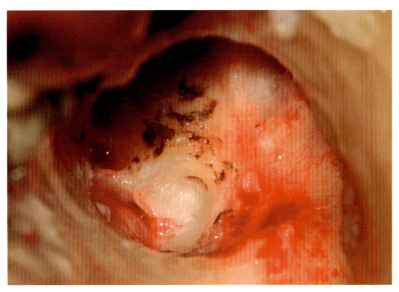

图 13.5.9 继续向前、向上转磨,可见前庭阶

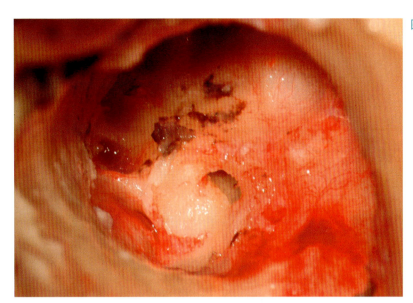

图 13.5.10　扩大前庭阶开口

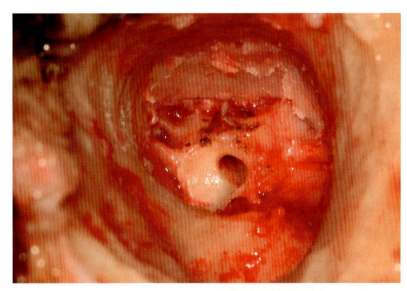

图 13.5.11　前庭阶开口足够大时，封闭咽鼓管。已经封闭外耳道，并收集腹部脂肪备用（此处未显示）。准备放置植入体

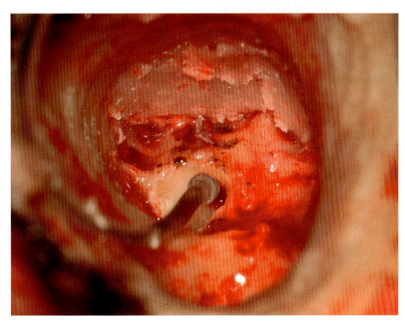

图 13.5.12　通过前庭阶完全植入电极。神经反应测试提示电极在位，功能良好

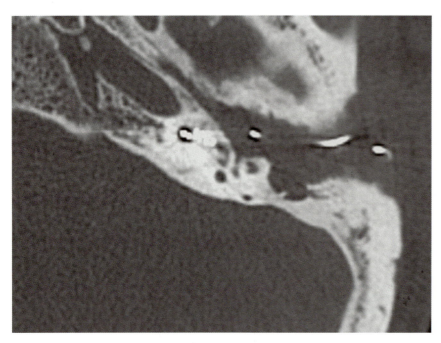

图 13.5.13　术后 CT 扫描显示电极位于耳蜗底转更靠前的位置，即位于前庭阶

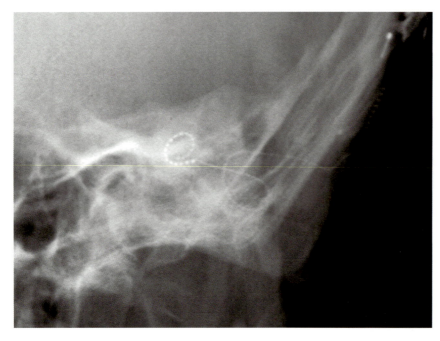

图 13.5.14　术后放射影像显示非常完美的弧形电极

评论
耳蜗部分骨化、标志不清楚时，乳突开放技术是更容易的电极植入方法（岩骨次全切除术）。

病例 13.6 耳硬化 2 级，术中电极误入双环（图 13.6.1~图 13.6.7）

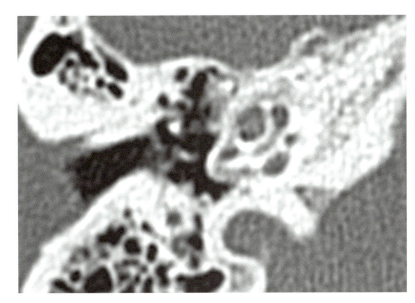

图 13.6.1 51 岁女性患者，因耳硬化症极重度聋。影像显示清晰的窗后型耳硬化症，并伴有双环征。额外的管腔紧邻耳蜗底转和顶转。图片所示为右耳

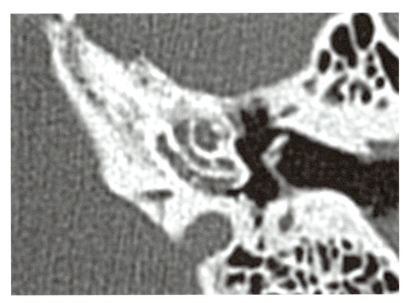

图 13.6.2 在左耳，相同的影像学表现：明显的管腔紧邻圆窗，并与耳蜗底转平行。圆窗骨化，耳蜗底转部分骨化

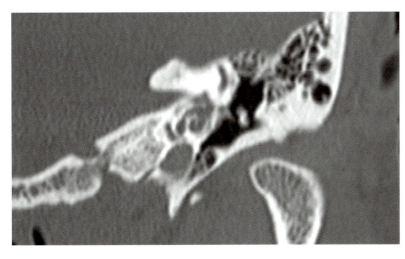

图 13.6.3 患者右耳佩戴助听器仍能受益，因此选择左耳进行耳蜗植入。由于耳蜗周围全是耳海绵化骨，因此选择预弯电极进行植入，防止顶转电极刺激面神经

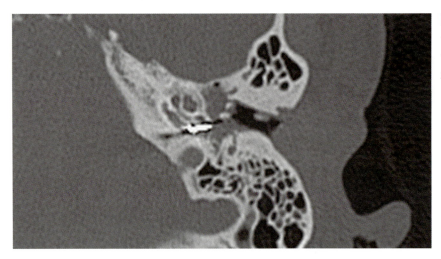

图 13.6.4 通过后鼓室切开径路植入电极并显露圆窗。发现小管腔,并给予扩大。如图所示,电极被轻柔地植入

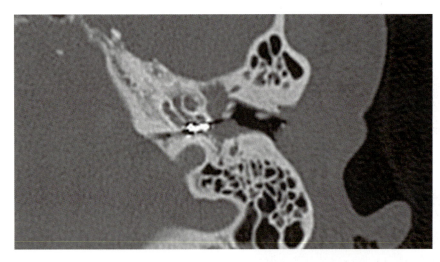

图 13.6.5 植入数个电极后,阻力增加(有电极扭结的感觉),拔出导芯之前停止电极继续植入。术中 CT 扫描显示电极进入双环中。电极被植入假道,予以拔除

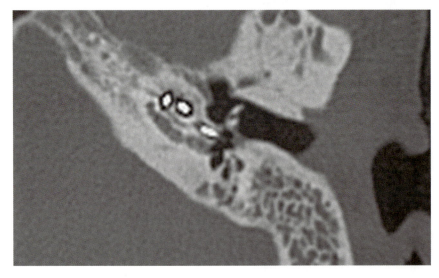

图 13.6.6 CT 成像之后,尝试更靠前植入电极。钻磨圆窗与镫骨前弓之间的区域,打开前庭阶

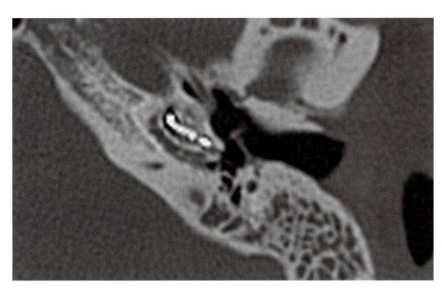

图 13.6.7 由于鼓阶钙化，这项技术可以将电极更加准确地植入前庭阶

评论

由于双环紧邻耳蜗底转，可能被误认为鼓阶，因此尝试前庭阶植入可能更具优势；另一选择是采取乳突开放式技术（岩骨次全切除术）可获得更好的术野，从而确保植入正确的阶，并避免错误的管腔植入。

病例 13.7　严重的蜗型耳硬化症（3 级）：双耳先后行耳蜗植入，其中一侧电极误入内听道（图 13.7.1~ 图 13.7.19）

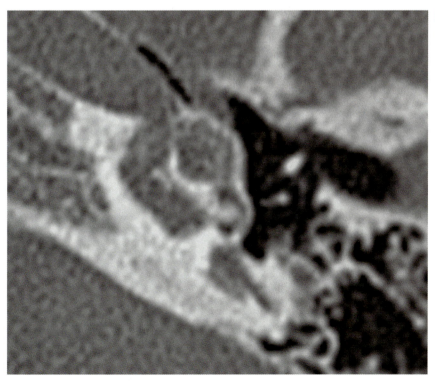

图 13.7.1　33 岁男性重度耳聋患者。CT 影像显示严重的蜗型耳硬化症。左侧耳蜗的轮廓很难辨认

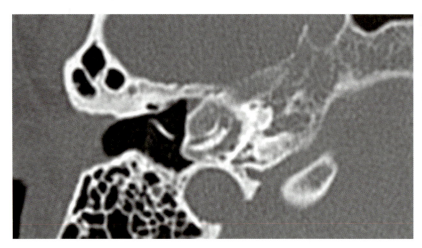

图 13.7.2 右耳听力更差，甚至佩戴助听器也不能改善。拟行右侧耳蜗植入。为了入路安全并防止并发症，本应该采取岩骨次全切除术，但因经验不足而选择了常规入路

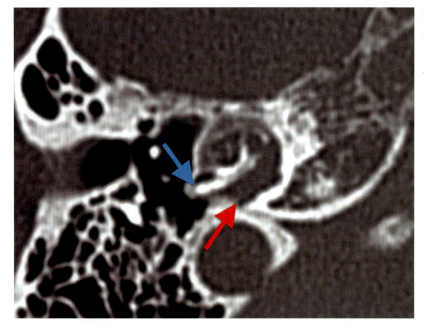

图 13.7.3 右侧耳蜗周围是平行于耳蜗底转的脱钙耳海绵骨（红色箭头）。手术时未识别圆窗和鼓阶钙化（蓝色箭头）。植入径路错误，电极插入非常困难

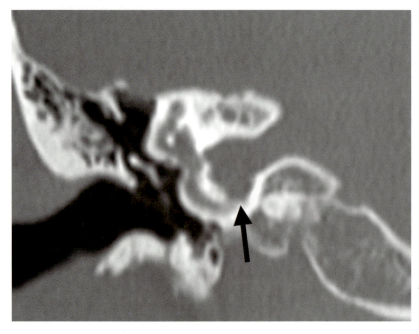

图 13.7.4 冠状 CT 扫描显示骨性内听道也脱钙（黑色箭头），这使得底转与内听道之间的骨性屏障非常薄弱

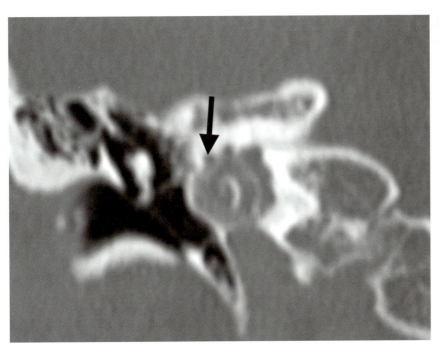

图 13.7.5 耳蜗上边界也脱钙,这使得通向面神经的电阻更小(黑色箭头)。正如术前给患者解释的那样,术后可能会出现面神经刺激

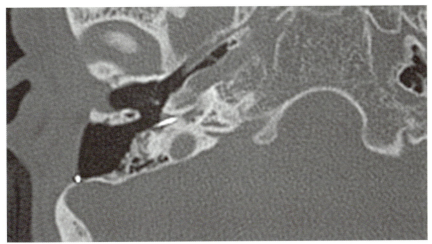

图 13.7.6 通过后鼓室切开径路开放蜗窗区域,立即出现脑脊液井喷。数分钟后井喷停止,电极被插入圆窗处开放的管腔。插入电极时未出现任何问题或阻抗。中途行神经反应测试以确定电极位置。然后拔出电极导芯,植入完成

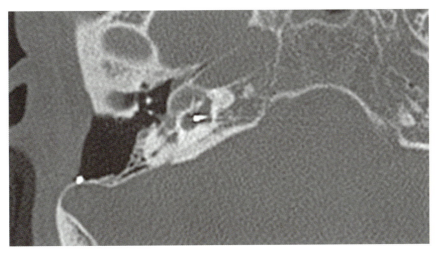

图 13.7.7 术中 CT 扫描确认电极位置。如图所示,电极被插到耳蜗外并进入内听道。在神经反应测试中,许多电极产生面神经刺激

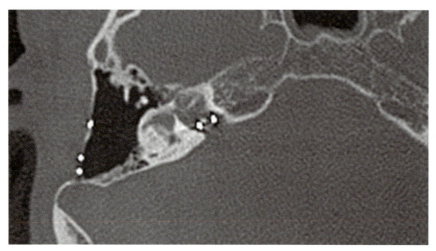

图 13.7.8 底转电极（21个电极中的8个电极）产生听性反应。鉴于潜在的风险，电极保持在位，没有被拔出（如图所示电极卷曲在内听道内）。耳蜗切开处封闭良好。如前所述，岩骨次全切除术本可以作为预防脑脊液井喷患者术后脑膜炎的第二道防线

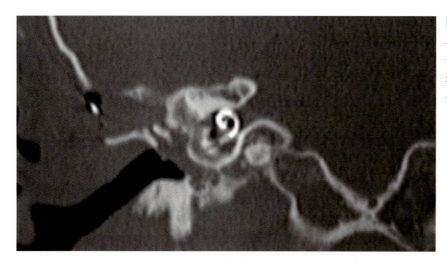

图 13.7.9 尽管电极在内听道内，但有8个电极起作用，患者恢复良好，开放式言语表现得分为100%。良好的结果维持了一年，随后降到85%。另一耳也做了耳蜗植入评估

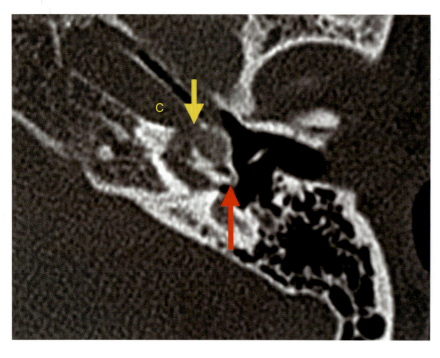

图 13.7.10 左耳CT扫描显示与右耳术前情况相似。圆窗完全钙化（红色箭头），耳囊严重脱钙（黄色箭头）。尽管在右耳中未提及（图13.7.7中显示不清），但双侧耳蜗与颈动脉（C）的天然骨性屏障均变得薄弱

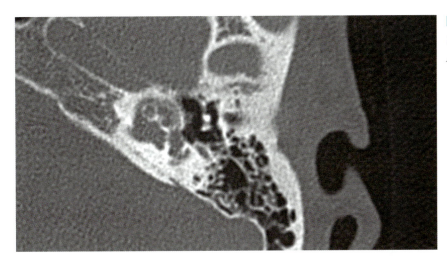

图 13.7.11 与右耳相似,在耳蜗边界,因内听道脱钙,有再一次通过假道插入的可能性

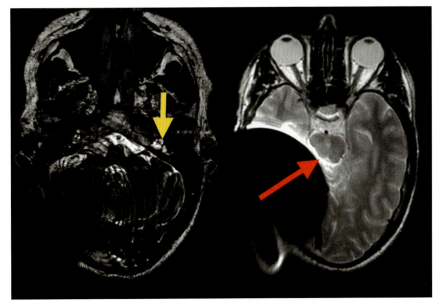

图 13.7.12 用 MRI 评估了鼓阶阻塞的情况。在头部被绷带加强固定的情况下,使用 1.5T MRI 进行了左耳检查。尽管有些疼痛但没有对植入体产生不良影响。由于磁铁的存在,在植入耳可见伪影(T2 序列,红色箭头)。对侧内耳仍然可以显示(CISS 序列,黄色箭头)

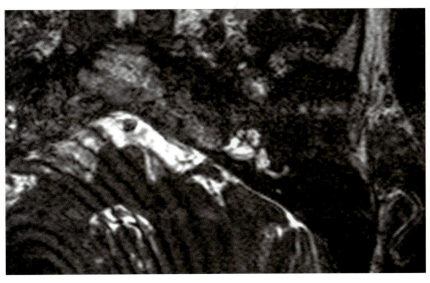

图 13.7.13 在 MRI 上评估扩大的内听道。此外,中转和顶转液体充填良好,并未阻塞消失

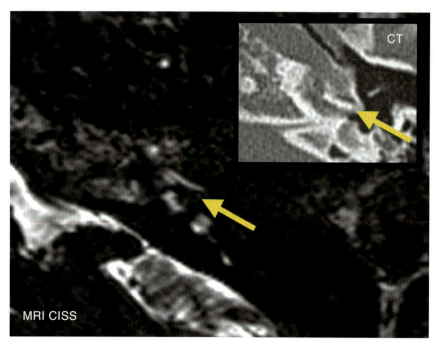

图 13.7.14 鼓阶骨化。底转异于正常。如此处 MRI CISS 序列所示耳蜗鼓阶消失，插图为相应位置的 CT 影像（黄色箭头所示为鼓阶阻塞/液体消失）。在此病例中，拟采取前庭阶径路

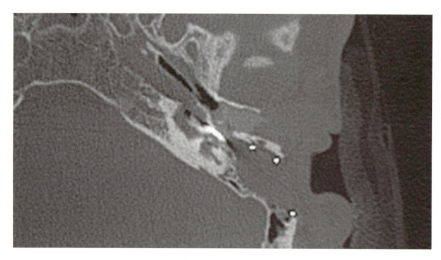

图 13.7.15 术中选择 CT 扫描。打开前庭阶和插入电极第一部分后，进行术中 CT 扫描。乳突及耳道内可见积血。在外耳道内，高信号部分可能是碘。神经反应为阳性，扫描显示电极在耳蜗内位置良好

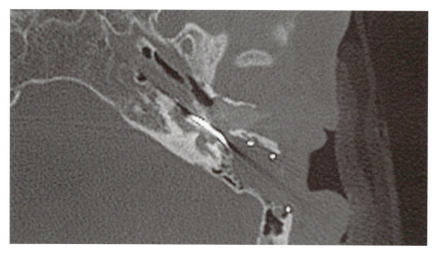

图 13.7.16 术中另一 CT 扫描影像。电极在钙化鼓阶的前方。术中未发生脑脊液井喷

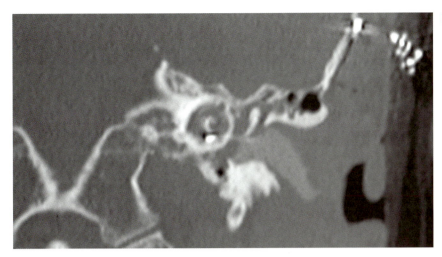

图 13.7.17　术中冠状位 CT 影像信息量较少，因为此时内听道的边界很难显影。轻柔地拔出电极导芯并封闭耳蜗开窗处

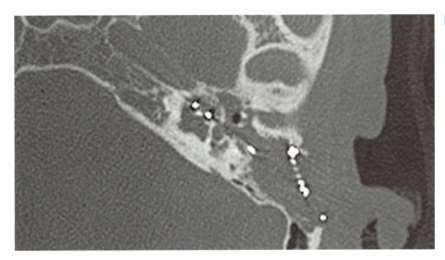

图 13.7.18　术后 CT 影像显示电极卷曲在耳蜗内，而不是内听道内

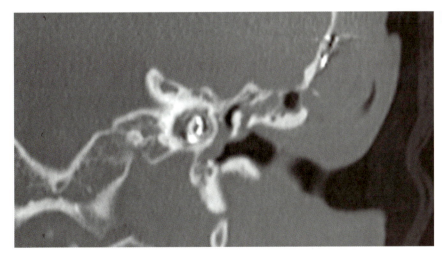

图 13.7.19　术后冠状位 CT 影像显示电极完全卷曲在耳蜗内。数月之后，患者言语表现得分为 100%，可以再次使用电话交流

> **评论**
> 　　严重的耳硬化症可能会导致电极植入假道，或者植入颈内动脉及内听道内，因此积累了很多经验和教训。首先，电极应该没有阻力地顺畅植入，最好使用直/软电极；其次，岩骨次全切除径路可以更好地控制脑脊液井喷及预防脑膜炎的发生；第三，耳蜗植入是可行的，即使在严重耳硬化症患者中也如此；耳硬化症并不是听觉脑干植入的手术适应证。

病例 13.8　镫骨开窗术后耳蜗骨化的修正手术（图 13.8.1~图 13.8.8）

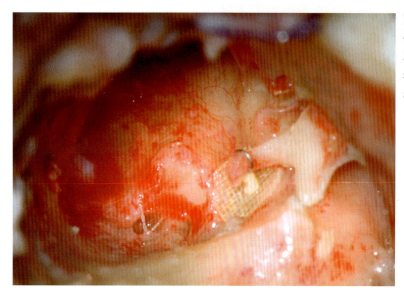

图 13.8.1　患者因晚期耳硬化症在其他医院做了镫骨开窗术，但并无效果。随之患者出现进行性极重度听力丧失。外耳道后壁已经被去除，锤骨被取出。图片所示为与砧骨相连的假体。硅胶薄膜覆盖在卵圆窗上

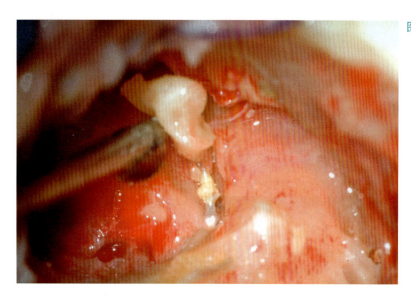

图 13.8.2　砧骨被去除，假体被取出

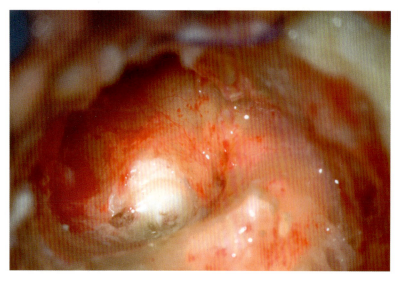

图 13.8.3　钻磨鼓岬开放耳蜗。如图所示，耳蜗底转骨化

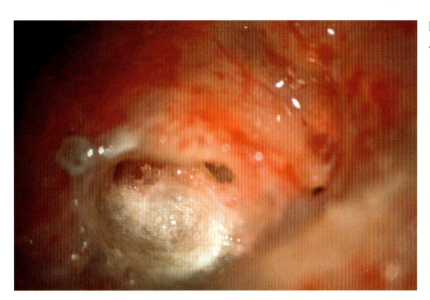

图 13.8.4 在圆窗附近，骨化的底转被打开

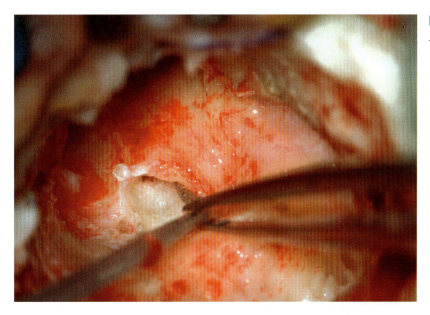

图 13.8.5 用钟表工镊将电极阵列植入耳蜗

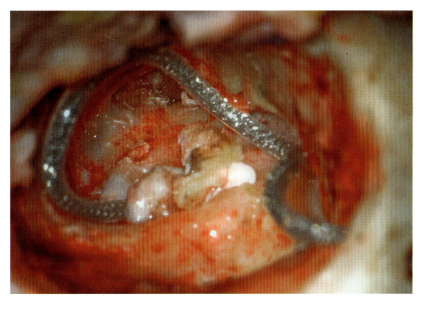

图 13.8.6 植入完成后，开孔处用数片骨膜封闭

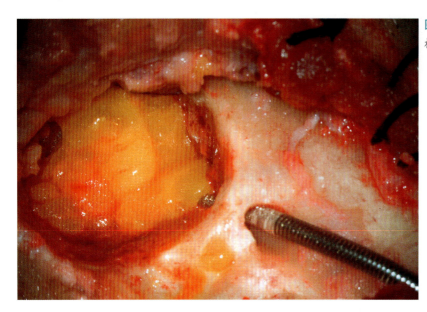

图 13.8.7　用腹部脂肪封闭术腔。注意电极阵列通过骨孔固定，而没有结扎

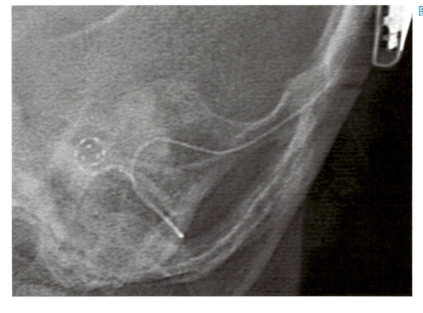

图 13.8.8　术后影像显示电极阵排列良好

耳硬化症治疗中的经验和教训

评　估

- 许多耳硬化症患者都伴有混合性听力损失，当听力损失为重度或极重度时，便无法测量到患者听力。可尝试参考以前的听力图，从而确定听力传导的状态。
- 在传导性听力损失的病例中，在考虑进行耳蜗植入之前，可考虑镫骨开窗术作为康复选项。
- 彻底进行 CT 扫描，从而确定恰当的手术径路。
- CT 扫描：观察圆窗和鼓阶的钙化情况。观察耳蜗周围的耳海绵化病变（双环），尤其是邻近圆窗的位置。观察既往听骨链重建情况。

- 当 CT 扫描显示耳蜗周围多发耳海绵化（脱钙）病变时，要当心内听道、面神经和颈动脉的薄弱骨壁。
- 根据 CT 扫描所见病变与患者谈话。根据具体情况可提及脑脊液井喷、术后面神经刺激、电极错位、手术时间延长及调试问题。
- 在明显的鼓阶钙化病例中，特别是在伴有耳海绵化双环的患者中，应该考虑岩骨次全切除术。因为岩骨次全切除术可提供更好的手术径路、更好的术野全貌，以及更直接地处理脑脊液漏的情况，还可降低术后耳蜗炎或脑膜炎的风险。
- 如果可能，可以考虑术中 CT 扫描和（或）术中神经反应测试，以确保手术/植入时位置正确。

> **手　术**
> - 在预期有困难的病例中，确保选择正确的手术径路（后鼓室切开术或岩骨次全切除术、鼓阶或前庭阶）。
> - 谨防手术标志的变化。通常由于钙化，圆窗不能显露。
> - 谨防脑脊液井喷，做一个足够大的耳蜗开窗，便于用小块骨膜牢牢地封闭。
> - 术中刺激所有的电极，以发现刺激面神经的电极。刺激面神经的通常是中间位置的电极，因为这些电极位于耳蜗的上半部分。
>
> **术　后**
> - 如果存在面神经刺激，首先应关闭与面神经相关的电极。然后再尝试逐个电极依次开放。
> - 在耳海绵化耳蜗中，有时需要低电压，因为脱钙耳囊电阻更低，电流更容易传导。

参考文献

[1] Rotteveel LJ, Proops DW, Ramsden RT, et al. Cochlear implantation in 53 patients with otosclerosis: demographics, computed tomographic scanning, surgery, and complications. Otol Neurotol, 2004, 25(6):943-952

[2] House HP, Sheehy JL. Stapes surgery: selection of the patient. Ann Otol Rhinol Laryngol, 1961, 70:1062-1068

[3] Rama-López J, Cervera-Paz FJ, Manrique M. Cochlear implantation of patients with far-advanced otosclerosis. Otol Neurotol, 2006, 27(2): 153-158

[4] Fayad J, Moloy P, Linthicum FH Jr. Cochlear otosclerosis: does bone formation affect cochlear implant surgery? Am J Otol, 1990, 11(3):196-200

[5] Marshall AH, Fanning N, Symons S, et al. Cochlear implantation in cochlear otosclerosis. Laryngoscope, 2005, 115(10):1728-1733

[6] Ramsden R, Rotteveel L, Proops D, et al. Cochlear implantation in otosclerotic deafness. Adv Otorhinolaryngol, 2007, 65:328-334

[7] Lee TC, Aviv RI, Chen JM, et al. CT grading of otosclerosis. AJNR Am J Neuroradiol, 2009, 30(7):1435-1439

[8] Psillas G, Kyriafinis G, Constantinidis J, et al. Far-advanced otosclerosis and cochlear implantation. B-ENT, 2007, 3(2):67-71

[9] Ramsden R, Bance M, Giles E, et al. Cochlear implantation in otosclerosis: a unique positioning and programming problem. J Laryngol Otol, 1997, 111(3):262-265

[10] Berrettini S, Burdo S, Forli F, et al. Far advanced otosclerosis: stapes surgery or cochlear implantation? J Otolaryngol, 2004, 33(3):165-171

[11] Calmels MN, Viana C, Wanna G, et al. Very far-advanced otosclerosis: stapedotomy or cochlear implantation. Acta Otolaryngol, 2007, 127(6):574-578

[12] Quaranta N, Bartoli R, Lopriore A, et al. Cochlear implantation in otosclerosis. Otol Neurotol, 2005, 26(5):983-987

[13] Sainz M, Garcia-Valdecasas J, Ballesteros JM. Complications and pit-falls of cochlear implantation in otosclerosis: a 6-year follow-up cohort study. Otol Neurotol, 2009, 30(8): 1044-1048

[14] Toung JS, Zwolan T, Spooner TR, et al. Late failure of cochlear implantation resulting from advanced cochlear otosclerosis: surgical and programming challenges. Otol Neurotol, 2004, 25(5):723-726

[15] Merkus P, van Loon MC, Smit CF, et al. Decision making in advanced otosclerosis: an evidence-based strategy. Laryngoscope, 2011, 121(9):1935-1941

[16] van Loon MC, Merkus P, Smit CF, et al. Stapedotomy in cochlear implant candidates with far advanced otosclerosis: a systematic review of the literature and meta-analysis. Otol Neurotol, 2014, 35(10):1707-1714

[17] Bosman AJ, Smoorenburg GF. Intelligibility of Dutch CVC syllables and sentences for listeners with normal hearing and with threetypes of hearing impairment. Audiology, 1995, 34(5):260-284

[18] Ruckenstein MJ, Rafter KO, Montes M, et al. Management of far advanced otosclerosis in the era of cochlear implantation. Otol Neurotol, 2001, 22(4):471-474

[19] Merkus P, Di Lella F, Di Trapani G, et al. Indications and contraindications of auditory brainstem implants: systematic review and illustrative cases. Eur Arch Otorhinolaryngol, 2014, 271(1): 3-13

[20] Bigelow DC, Kay DJ, Rafter KO, et al. Facial nerve stimulation from cochlear implants. Am J Otol, 1998, 19(2):163-169

[21] Muckle RP, Levine SC. Facial nerve stimulation produced by cochlear implants in patients with cochlear otosclerosis. Am J Otol, 1994, 15(3):394-398

[22] Rayner MG, King T, Djalilian HR, et al. Resolution of facial stimulation in otosclerotic cochlear implants. Otolaryngol Head Neck Surg, 2003, 129(5):475-480

[23] Frijns JH, Kalkman RK, Briaire JJ. Stimulation of the facial nerve by intracochlear electrodes in otosclerosis: a computer modeling study. Otol Neurotol, 2009, 30(8):1168-1174

延伸阅读

Frattali MA, Sataloff RT. Far-advanced otosclerosis. Ann Otol Rhinol Laryngol, 1993, 102(6):433-437

Ghonim MR, el-Degwy AA, el-Sharabasy AE. Far-advanced otosclerosis. ORL J Otorhinolaryngol Relat Spec, 1997, 59(6):332-335

Glasscock ME, Storper IS, Haynes DS, et al. Stapedectomy in profound cochlear loss. Laryngoscope, 1996, 106(7):831-833

House WF. Oval window and round window surgery in extensive otosclerosis: a preliminary report. Laryngoscope, 1959, 69(6):693-701

Iurato S, Ettorre GC, Onofri M, et al. Very far-advanced otosclerosis. Am J Otol, 1992, 13(5):482-487

Khalifa A, el-Guindy A, Erfan F. Stapedectomy for far-advanced otosclerosis. J Laryngol Otol, 1998, 112(2):158-160

Lippy WH, Battista RA, Schuring AG, et al. Far-advanced otosclero-sis.

Am J Otol, 1994, 15(2):225-228

Lippy WH, Burkey JM, Arkis PN. Word recognition score changes after stapedectomy for far advanced otosclerosis. Am J Otol, 1998, 19(1):56-58

Mosnier I, Bouccara D, Ambert-Dahan E, et al. Cochlear implantation and far-advanced otosclerosis. Adv Otorhinolaryngol, 2007, 65:323-327

Myers D, Wolfson RJ, Tibbels EW Jr, et al. Apparent total deafness due to advanced otosclerosis. Arch Otolaryngol, 1963, 78:52-58

Shea PF, Ge X, Shea JJ Jr. Stapedectomy for far-advanced otosclerosis. Am J Otol, 1999, 20(4):425-429

Sheehy JL. Far-advanced otosclerosis; diagnostic criteria and results of treatment: report of 67 cases. Arch Otolaryngol, 1964, 80:244-249

Wiet RJ, Morgenstein SA, Zwolan TA, et al. Far-advanced otosclerosis. Cochlear implantation vs stapedectomy. Arch Otolaryngol Head Neck Surg, 1987, 113(3):299-302

第 14 章
中耳乳突炎与耳蜗植入

几种类型的中耳乳突感染以及前期开放式鼓室成形术遗留的术腔会影响人工耳蜗的植入。本章就以下疾病情况下行耳蜗植入的术前处理进行阐述：
- 慢性化脓性中耳炎
  — 不伴胆脂瘤
  — 伴中耳不张
  — 伴胆脂瘤
  — 伴根治术腔 / 既往已行开放式鼓室成形术
- 儿童和成人分泌性中耳炎

耳蜗植入术后发生的急、慢性中耳乳突疾病详见第 7 章，本章不再赘述。

14.1 慢性化脓性中耳炎

在慢性中耳感染、术腔感染、胆脂瘤侵蚀破坏或既往手术创伤造成感音神经性听力障碍（SNHL）后，慢性化脓性中耳炎患者也可能成为耳蜗植入术的候选人群，同时，也有符合耳蜗植入手术适应证的患者恰好伴发慢性中耳炎，而患者听力下降的病因并非慢性中耳感染。对于这两类患者，耳蜗植入或可重建其听力，然而，感染的存在一直被视为耳蜗植入的（相对）禁忌证[1-5]。

对于本组病例，耳蜗植入的最大风险是术后感染复发，可引起迷路炎、脑膜炎或植入体的排出[6-7]。后者可能是电极阵列从耳蜗或从鼓膜排出，也可能是耳后皮肤覆盖的接收 – 刺激器脱出[3,6-10]。

14.1.1 术前评估

对每一位准备行耳蜗植入的患者采集病史时，均需询问是否同时伴有活动期或静止期的慢性中耳疾病。在进行耳鼻咽喉科专科检查时，需特别注意之前的耳部手术情况、咽鼓管功能障碍 / 腭裂、鼓膜穿孔、反复鼓膜置管的情况，以及是否伴有胆脂瘤或中耳不张等。CT 成像可提供更全面的信息，如乳突气化不良、乳突气房浑浊、确认胆脂瘤或其他慢性化脓性中耳炎的体征。还需检查是否伴有鼻腔病变或过敏，并在需要时给予治疗。另外，患者是否伴有诸如既往放射治疗史、免疫缺陷等感染或妨碍切口愈合的高危因素也必须予以确认。

尽管慢性化脓性中耳炎的不同类型是相互关联的，但治疗方案不尽相同，这取决于疾病的病理类型、患者的情况，以及术者的经验和选择。由于局限性的治疗对慢性中耳疾病通常只是暂时有效，因此多选择更安全的根治方案。这应该在耳蜗植入前做出决定，因为耳蜗植入后，实施彻底清除所有病灶的修正手术即便不是不可能，也是非常困难的，并且，术中意外损坏耳蜗植入体的风险极大。此外，一旦发生感染，耳蜗植入体表面会形成细菌生物膜，药物治疗很难奏效[11-13]。基于这些原因，岩骨次全切除术可能是更加安全的首选手术方案，在绝大多数病例中，可同期植入人工耳蜗。若术前伴有严重的感染，即使行岩骨次全切除手术，也应该延期数月再行耳蜗植入。岩骨次全切除术的更多相关内容可参见第 10 章。

14.1.2 手术治疗

对于单纯的干性鼓膜穿孔，在炎症静止期，可分期封闭中耳，即先行乳突切开鼓室成形术或鼓膜成形术，3个月后，如鼓膜完整且无慢性化脓性中耳炎或分泌性中耳炎表现，可行后鼓室切开径路耳蜗植入术[14]。然而，在有些患者中，鼓膜穿孔可起到生理性通气管的作用，从而防止相关疾病（如慢性化脓性中耳炎或分泌性中耳炎）的发作。鼓膜成形术（伴或不伴乳突切除术）后，慢性化脓性中耳炎可能会复发，从而妨碍耳蜗植入。另外，鼓膜成形术的失败也应纳入考虑。基于这几个原因，同期行岩骨次全切除联合耳蜗植入（SP+CI）可以作为此类疾病优先选择的手术方式[15]。

对于不伴胆脂瘤的慢性化脓性中耳炎患者，感染灶必须彻底清除。手术可分期进行，乳突切开鼓室成形术与耳蜗植入术至少间隔3个月[14]。围手术期抗生素治疗可同期进行。术前外耳道细菌培养可发现多重耐药菌群，这些菌群可造成持续感染。根据细菌培养的结果，预防性使用有效抗生素可降低术后感染风险。对于那些铜绿假单胞菌或多重耐药金黄色葡萄球菌持续活动性感染的病例，在应用有效抗生素情况下，行完壁式乳突切开鼓室成形术并进行长期随访观察后，再行耳蜗植入是非常必要的。也可一期或二期行岩骨次全切除术联合耳蜗植入术。

对于中耳不张的患者，可分期行完壁式手术，并用软骨对鼓膜进行加强。在这类患者中，为了尽早发现复发的病变，推荐使用术后随访策略。然而，对于严重的中耳不张患者，岩骨次全切除术可更有效地防止术后胆脂瘤的形成或电极的脱出[8]。该策略对于患有腭裂、咽鼓管功能障碍或中耳不张的患者尤其重要[7]。

对于伴有胆脂瘤的慢性化脓性中耳炎患者，可行分期完壁式手术、岩骨次全切除术，或一期岩骨次全切除联合耳蜗植入术。伴胆脂瘤者，行完壁式手术之后，建议进行9~12个月或更长时间的随访。即便如此，仍绝不能保证完全清除病灶，因为胆脂瘤残留或复发在长达9~12个月的随访之后仍有可能发生。因此，我们主张行岩骨次全切除联合耳蜗植入术。岩骨次全切除术的优势是其可以更彻底地清除病灶，从而降低复发风险。小心细致的手术操作可将胆脂瘤残留的风险几乎降低为零[15-17]。岩骨次全切除术的缺陷在于其根治腔不能从体外直接进行检查，而需要进行影像学随访以检查是否有胆脂瘤残留或复发。对于伴有胆脂瘤的慢性化脓性中耳炎患者，当存在活动性感染或术者不确定能否彻底清除病灶时，可分二期进行岩骨次全切除术。

最后，需要特别注意陈旧性根治腔。在早期，在已有的根治腔（开放式）中插入耳蜗植入体的尝试导致了较多的并发症，主要是电极阵列从薄弱的根治腔上皮内脱出[4,6,10,18]。另外，由于根治腔与外部环境直接相通，很容易反复感染。在门诊进行的每年1次或2次的根治腔常规清理也会损伤腔内上皮层，从而对植入体具有潜在风险。根治腔一旦感染，也更易引起迷路炎、脑膜炎或植入体脱出。尽管多种电极阵列覆盖技术（使用肌肉、软骨）已见诸文献报道，我们认为，对于陈旧性根治腔，行岩骨次全切除术后，以腹部脂肪填塞是最安全、最持久有效的解决方案；此外，对于腹部脂肪不多的儿童，有报道封闭外耳道和咽鼓管，而不用腹部脂肪填塞[19]。对于干燥、无活动性感染的根治腔，可一期行岩骨次全切除术，而对于感染的根治腔，也可考虑分期手术。

14.1.3 术后影像学检查

当存在胆脂瘤残留或复发风险时，需要进行影像学随访。尽管使用绷带将耳蜗植入体固定于头部，可以安全使用1.5T及以下的MRI检查，但耳蜗植入体的存在还是会妨碍MRI对胆脂瘤病例随访的常规应用[20-21]。MRI时直径达 8cm 的伪影（参见第 3 章），会严重影响可疑胆脂瘤的显现。在局麻、无菌环境下，移除成人磁体只需取出和重新放置简单的两步，然而，由于来自植入体的干扰，MRI 检查时仍会产生直径达 3cm 的伪影。此外，这两步简单的手术也可能引起术区感染、放置磁体的囊袋松动，以及增大磁体异位的风险[21]。

尽管 CT 成像不是检查胆脂瘤残余的金标准，但它仍不失为一种良好的随访方法，可分别在术后第 1 年、第 3 年、第 5 年和第 10 年进行随访。空气（在联合入路，分期手术）和腹部脂肪（岩骨次全切除术）的存在可以改善 CT 容积效应，因为它们均可以形成理想的界面，从而有助于病变的鉴别。同时，反复 CT 检查可以显示病变的渐进性增大，从而提示胆脂瘤的诊断（参见第 10 章图 10.1 和图 10.2）。

14.1.4 特殊人群

并非所有患者都同样容易发生中耳感染，在计划实施耳蜗植入之前，需特别关注以下几类患者。这几类患者发生并发症或术后耳蜗植入体脱出的风险更高。长期使用抗生素（局部应用滴耳液或全身使用）可导致真菌生物膜形成，也需要治疗[12]。

> **感染或植入体脱出的危险因素**
> - 3 岁以下儿童
> - 诸如铜绿假单胞菌、金黄色葡萄球菌等多重耐药性细菌引起的中耳炎
> - 结核性中耳炎
> - 腭裂或咽鼓管功能障碍
> - 免疫缺陷（如艾滋病、糖尿病、化疗等）
> - 放射治疗
> - 放射性骨坏死
> - 多重皮肤切口或既往存在切口愈合障碍

多重耐药性金黄色葡萄球菌、铜绿假单胞菌等

在慢性中耳乳突炎或持续佩戴助听器的患者中，外耳道可能会永久存在这些细菌的定殖。术前行外耳道细菌培养，并根据培养结果于术前 1 周开始使用抗生素，可以预防术后感染[22-23]。

结核性中耳炎

结核性中耳炎（TOM）通常发现较晚，是慢性中耳炎的一种罕见类型[24-25]。结核杆菌的特异性检查并非常规进行。尽管在发达国家，结核性中耳炎发病率较低，其发病率仅占所有慢性中耳感染的 0.05%~0.9%，但从世界范围来看，其发病率在不断增加。结核性中耳炎的典型症状为难治性的耳漏、伴肉芽形成的鼓膜坏死、白色分泌物、单发或多发鼓膜穿孔，其并发症包括 SNHL、瘘管、面瘫、迷路炎、骨髓炎，甚至感染蔓延至中枢神经系统。当抗细菌或抗真菌治疗无效时，应考虑结核性中耳炎的可能，并至少给予 6 个月的抗结核菌强化治疗[24-27]。在充分治疗后再行耳蜗植入术是明智的选择。已有报道[26]称结核性中耳炎患者可发生耳蜗纤维化或骨化，由于长期炎症刺激，部分结核性中耳炎患者耳蜗发生纤维变性和骨化也在情理之中。结核性中耳炎患者的 SNHL 也可能源于抗结核治疗（氨基糖苷类抗生素）。结核病可能会伴发艾滋病毒感染，因此，建议结核性中耳炎患者同时进行艾滋病毒检测。

腭裂或咽鼓管功能障碍

由于腭裂或中耳不张患者多伴有咽鼓管功能障碍，故更易发生慢性化脓性中耳炎伴胆脂瘤形成或分泌性中耳炎，建议行岩骨次全切除术[7]。

放射治疗

既往的放射治疗不但可引起感音神经性听力下降，也可妨碍耳蜗的植入。放射治疗所导致的病变可引起分泌性中耳炎、咽鼓管纤维变性或慢性化脓性中耳炎，也可引起耳蜗内结构发生纤维化或骨化[28]，甚至导致内听道组织纤维化或瘢痕形成，以及导致闭塞性动脉内膜炎的发生，从而影响放射治疗区域的血管[29]。由

于皮肤也可受到放射治疗的影响（放射性皮炎），所以应考虑最小的切口和皮瓣设计[29]。尽管接受过放射治疗的病例极具挑战性，然而对于放射治疗后耳部不伴有任何感染的病例，采用耳蜗植入进行康复还是可能的[29]。对于这些罕见患者，选择岩骨次全切除联合耳蜗植入似乎是一项合理的解决方案，但有一些学者建议使用肌瓣填塞而不是脂肪填塞[29]。

放射性骨坏死

对于放射性骨坏死的患者而言，颞骨的血供常常因为骨质的坏死而遭到破坏。有报道称，放射性骨坏死可导致感染迁延不愈[30]，由此引发的颞骨软化会增加面神经损伤的风险。局部清创、局部使用抗生素、高压氧可以治疗这种病变，另外，有时手术去除死骨也是必要的。建议行分期手术[30]。

14.2 分泌性中耳炎

第二类表现为术前中耳感染的患者是伴有间歇性急性中耳炎发作的分泌性中耳炎儿童（也可能是部分成年人）。此病与上呼吸道疾病、腺样体或扁桃体肥大、解剖结构发育不成熟、咽鼓管功能障碍和免疫系统不健全有关。成人分泌性中耳炎多伴有过敏性疾病或鼻窦疾病、咽鼓管功能障碍或不张，或鼻咽部病变。

对于分泌性中耳炎患者，可在耳蜗植入术前或术后行鼓膜置管术。一旦干耳、耳部没有病变，鼓膜通气管便不是耳蜗植入术的禁忌证[14,31]。对于这类患者，建议检查腺样体和扁桃体是否肥大，实施预防性腺样体切除术，治疗过敏性或慢性鼻窦疾病。对于耳蜗植入的患者，鼓膜通气管的处理与其他情况下植入鼓膜通气管并没有多大的差异。有时需要在耳蜗植入术前插入鼓膜通气管联合ABR检测，以便更好地诊断听力下降的程度。

建议在耳蜗植入术前至少2~6周行鼓膜置管术[31]。与患者或患儿父母沟通手术风险时，需要告知由于鼓膜通气管的存在，术后中耳炎甚至由此引发脑膜炎的风险会增加。也推荐告知全科医生这些风险及存在中耳疾病的患者需要全身使用抗生素。众所周知，3岁以下儿童的急性中耳炎发病率较高：50%的患儿3岁前曾有3次急性中耳炎的发作史，发病高峰期在1岁左右[14]。对于伴有中耳感染的患者（常指儿童），术前1周行门诊检查，是术前充分治疗的额外保障，有助于提高手术成功的概率。近期耳漏、术中发现黏膜水肿或黏脓性分泌物是耳蜗植入术禁忌证。对于儿童耳蜗植入人群，术者可先在受影响最小的患耳行耳蜗植入术，以建立听力、言语发育的通路，并在对侧耳置入鼓膜通气管，后期再行延期的第二侧耳蜗植入术。术前须和患儿父母沟通，由于另一只耳感染的存在，或许只能植入一侧的人工耳蜗[31]。延期行第二次耳蜗植入也许需要进一步沟通，因为并不是所有的患儿父母都会同意行第二次植入。

表14.1显示了不同中耳乳突感染及相应处理。

14.3 术后慢性中耳乳突疾病

耳蜗植入术后的感染可能直接与手术相关，也可能是术前已存在的中耳疾病的延续。术者必须能够在耳蜗植入手术前识别已然存在的病变，并依此调整相关检查和手术方案。

对于耳蜗植入术后伴有非活动性感染及进行性鼓膜不张的患者，由于可能形成胆脂瘤或耳蜗电极从鼓膜脱出，因此，可行鼓室成形术联合软骨鼓膜加固。并且，术后的鼓膜穿孔也要进行修补。这两项操作可能会对耳蜗植入体造成不良影响或造成胆脂瘤残留。建议术中使用抗生素。岩骨次全切除术可能是更为确切的处理手段，但也会对植入体带来更大的风险。

表 14.1 植入术前中耳乳突病变的处理及治疗

术前中耳疾病	处理	治疗
分泌性中耳炎	儿童：检查是否有腺样体和扁桃体增生、过敏性疾病 成人：检查是否有鼻咽肿瘤、过敏性疾病、慢性鼻窦疾病	术前2~6周行鼓膜置管术，有指征时同时行腺样体切除术和（或）扁桃体切除术 鼓膜置管 治疗鼻部疾病
慢性化脓性中耳炎	伴穿孔的非活动性疾病 伴鼓室不张的非活动性疾病 活动性感染 化脓性活动性感染 检查过敏性、慢性鼻窦疾病	CT及鼓膜成形分期手术，3个月后再行耳蜗植入术，或1期SP+耳蜗植入 CT联合软骨鼓膜增强技术分期手术，3个月后行耳蜗植入术，或1期SP+耳蜗植入 在抗感染条件下CT联合鼓膜成形技术分期手术，6个月后行第2期耳蜗植入，或1期SP+耳蜗植入 分期手术：SP，6个月后行耳蜗植入 治疗鼻部疾病
伴胆脂瘤的慢性化脓性中耳炎	局灶性的胆脂瘤 广泛的胆脂瘤	分期手术：先行CT及软骨鼓膜增强术，9个月后行第2期探查+耳蜗植入或者 1期或2期SP径路，第2期手术至少在6个月后实施
根治腔	活动性感染 稳定的、干燥性根治腔	分期SP，6个月后行耳蜗植入 1期SP+耳蜗植入
鼓膜内陷或鼓膜穿孔	腭裂？ 咽鼓管功能障碍？ 检查腺样体、扁桃体、过敏反应、慢性鼻窦疾病、鼻咽部情况	考虑1期SP+耳蜗植入

CT：联合入路技术——鼓室探查联合乳突切除术； SP：岩骨次全切除术

对于不伴胆脂瘤的活动性慢性化脓性中耳炎患者，即使安装了耳蜗植入体，静脉给予抗生素通常足以控制感染。接收-刺激器周围有液体波动感时，需要通过穿刺抽吸或在耳后瘢痕处做一小切口进行抽吸、引流，并行细菌培养。需注意切勿损伤接收-刺激器或电极阵列。当有空腔存在时，需在头部用绷带加压包扎。对于局部感染，此措施切实有效，但当感染范围较广时，此措施或许不够充分。细菌生物膜可能开始形成，会使得药物治疗无效或更加困难[11]。此时，只能选择移除植入体，并在感染控制3~6个月后重新植入。

对于安装有植入体的胆脂瘤患者，移除耳蜗设备似乎不可避免。推荐施行岩骨次全切除术彻底清除胆脂瘤，并同期或于数月后分期手术重新行耳蜗植入。

包括术后感染和植入体脱出在内的医源性因素导致的植入体移除率在成人约为1%~3%，在儿童约为2%~8%[23]。文献报道在耳后脓肿形成的患者中，植入体移除的可能性大约为1:3，中耳炎患者中大约为1:10[23]。因此，植入后的感染须谨慎处理，一些术后感染及相应处理的实例已在第7章中有论述。

表14.2显示了不同的术后中耳感染及其处理。

表 14.2 耳蜗植入术后中耳乳突病变的处理及治疗

耳蜗植入术后中耳疾病	检查	治疗
分泌性中耳炎	耳镜、鼓室导抗图	鼓膜置管术
慢性化脓性中耳炎 活动性 非活动性	耳镜、细菌培养、乳突CT：查看是否有胆脂瘤	静脉内抗生素强化治疗10d，穿刺并行细菌培养 在门诊反复定期检查随访 如果治疗效果不佳，移除耳蜗植入体并静脉应用抗生素 预防性使用抗生素的情况下行鼓膜成形术 反复定期检查
慢性化脓性中耳炎伴胆脂瘤		移除耳蜗植入体，清除胆脂瘤，1期SP+耳蜗植入，或2期SP
中耳不张		活动型：静脉应用抗生素 在非活动期，抗生素应用的情况下，考虑行鼓室成形术加强鼓膜 非活动型：注意随访，定期检查鼓膜

14.4 术后急性中耳乳突感染

最后，耳蜗植入术后的患者也可发生伴或不伴颞骨内或颅内并发症的急性中耳感染。这不一定与耳蜗植入有关，但确实会对患者和植入体构成严重的威胁，需要采取迅速有效的处理，且常常会导致植入体的移除。参见表14.2和第7章。

14.5 耳蜗电极移除与电极模型的使用

当必须移除耳蜗植入体且耳蜗本身并未感染时，最好将电极远端、耳蜗内的部分继续留在耳蜗内，而将其他部分移除。这既可以维持耳蜗管腔的开放，以用于将来电极的重新植入，又能隔绝感染。当电极阵列周围有广泛的化脓性感染或感染已侵犯耳蜗时，需要移除电极阵列。此时，可在耳蜗内插入一个电极模型，以便维持耳蜗管腔的开放[32]。在后一种情况下，发生脑膜炎的风险更高，因此围手术期使用抗生素治疗是必要的。

14.5.1 电极模型

在极少数病例中，需要使用电极模型以维持耳蜗腔隙的开放，而不是直接使用真正的耳蜗植入体。例如急性中耳乳突炎伴脑膜炎患者，此时，感染仍然处于活动期不宜行耳蜗植入，为了确保3~6个月后再次植入耳蜗时有一个开放的耳蜗腔隙，就有必要使用电极模型。在修正手术中，如果需要移除耳蜗植入体，应剪断其电极阵列并将其留在耳蜗内。只有当耳蜗内发生感染时（耳蜗炎），才应用电极模型取代最初的电极阵列，以维持耳蜗腔隙的开放，便于将来新电极的植入（参见第7章病例7.6）。

在耳蜗植入相关的保险与赔偿耗时较长的国家，电极模型也可提供有益的帮助，尤其是一些急性感染的患者[32]。

提供植入体的耳蜗公司会按要求提供电极模型（无菌非功能性电极）。其直径需与计划安装的耳蜗植入体的电极一致。在电极置换过程中，电极模型周围的纤维鞘很容易识别，利用该纤维鞘提供的有效通路就可以插入真正的电极。

病例 14.1　根治腔患者的耳蜗植入（右耳）（图 14.1.1~图 14.1.16）

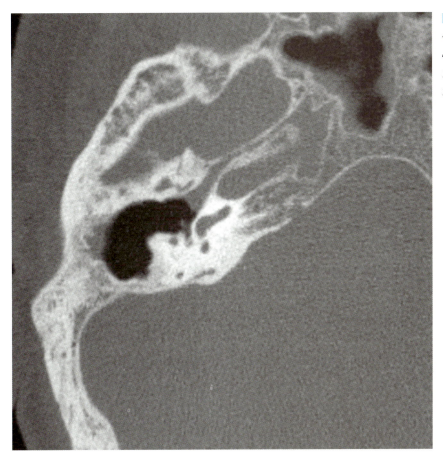

图 14.1.1　慢性感染性根治腔内行岩骨次全切除联合耳蜗植入的病例。男性，70岁，右耳根治腔17年伴全聋。对侧耳有残余听力，佩戴助听器受益有限。CT 成像无耳蜗骨化征象

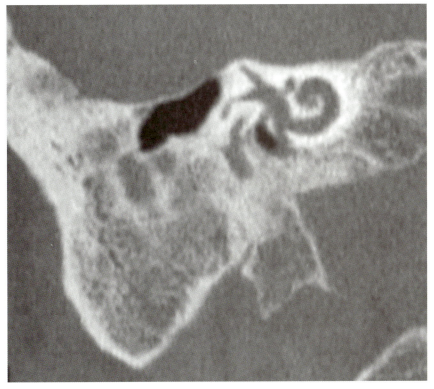

图 14.1.2　注意硬化的乳突尖、慢性感染或气化差的征象，未见耳蜗骨化

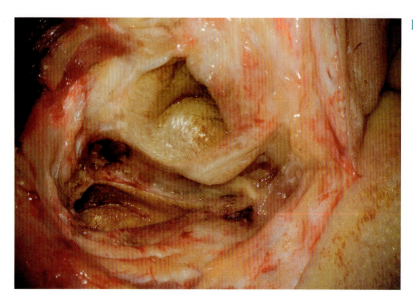

图 14.1.3　既往被扩大的外耳道横断面

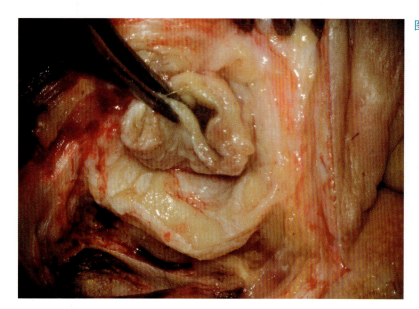

图 14.1.4　将耳道皮肤从软骨上剥离

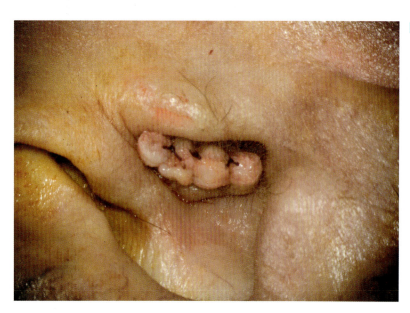

图 14.1.5　皮肤外翻并用可吸收线缝合

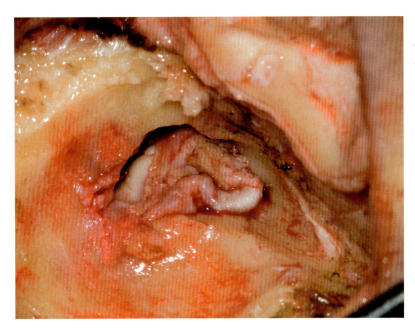

图 14.1.6 仔细剥离根治腔的皮肤。防止皮肤被包埋,从而防止根治腔封闭后,发展成胆脂瘤

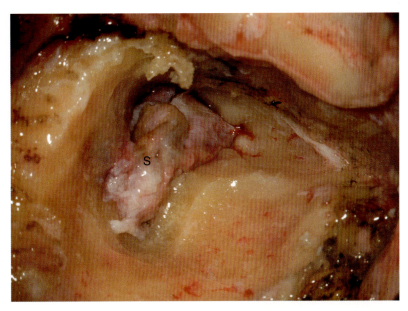

图 14.1.7 剥离术腔皮肤(S)

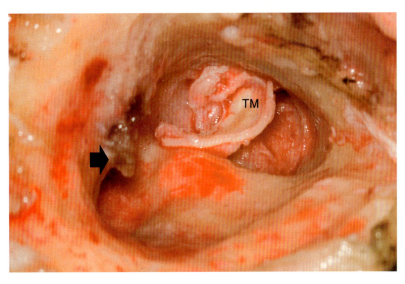

图 14.1.8 整块去除鼓膜(TM)、砧骨和锤骨。小片脑膜脑膨出已电凝(箭头)

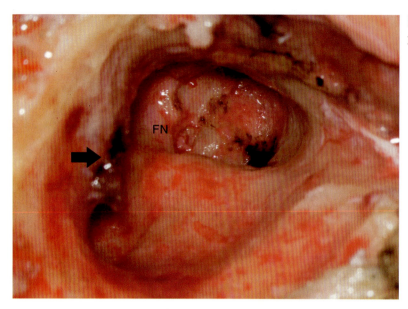

图 14.1.9 已去除皮肤、鼓膜和听小骨。FN：面神经；箭头所示为脑膨出处

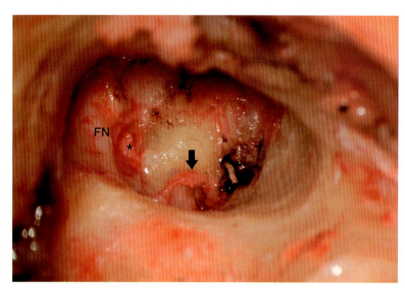

图 14.1.10 辨认前庭窗（星号）和圆窗（箭头）的位置。FN：面神经

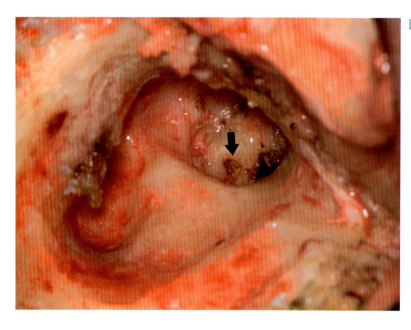

图 14.1.11 圆窗龛区域（箭头）已被清理

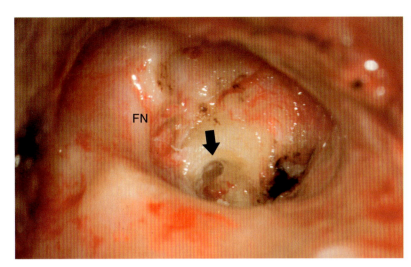

图 14.1.12 圆窗龛骨缘已被磨除（箭头）；圆窗膜已暴露可见。FN：面神经

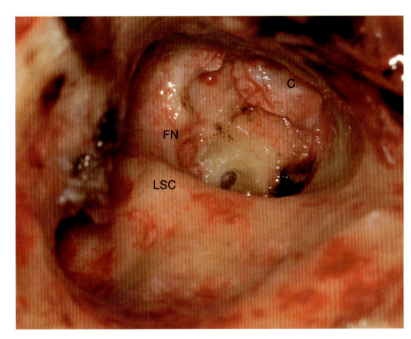

图 14.1.13 用软骨（C）封闭咽鼓管以阻断术腔与鼻咽通路。FN：面神经；LSC：外半规管

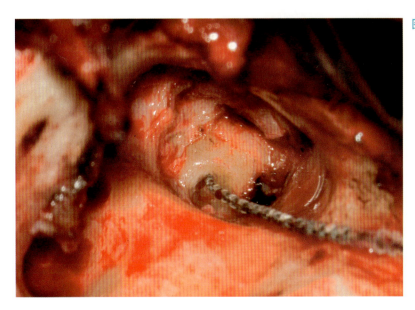

图 14.1.14 经圆窗植入电极阵列

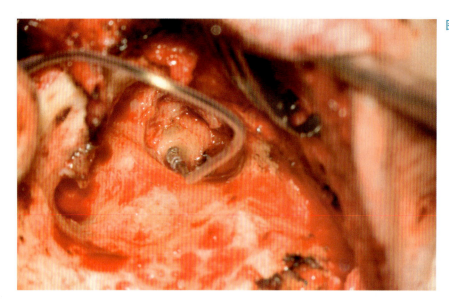

图 14.1.15 已插入全部电极

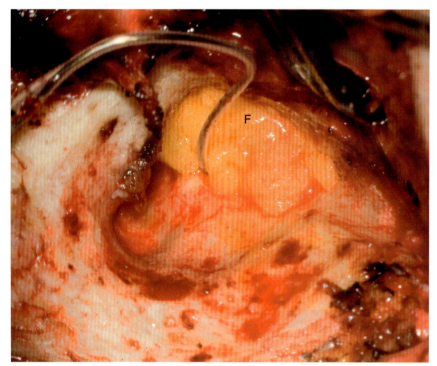

图 14.1.16 电生理测试后,用腹部脂肪(F)封闭术腔

病例 14.2　慢性中耳炎伴鼓膜穿孔患者的耳蜗植入（右耳）（图 14.2.1~图 14.2.2）
（完整的手术病例参见第 10 章病例 10.1）

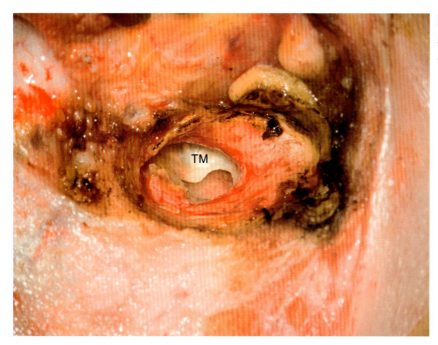

图 14.2.1　去除外耳道外侧皮肤后，鼓膜穿孔清晰可见。中耳黏膜似未见感染

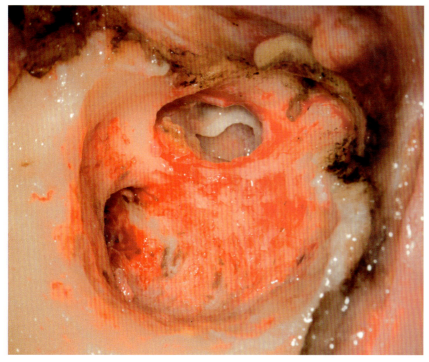

图 14.2.2　首先行开放式乳突切除以备岩骨次全切除术，为耳蜗植入创造一个安全的手术环境。该患者耳部没有感染，适合 1 期行岩骨次全切除联合耳蜗植入术

病例 14.3　根治腔患者的耳蜗植入（左耳）（图 14.3.1~图 14.3.3）

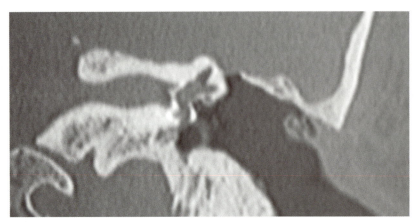

图 14.3.1　男性患者，受累于眩晕反复发作，先前的开放式鼓室成形术后听力丧失。冠状位 CT 显示根治术腔，根治腔干燥，无感染征象，黏膜薄弱

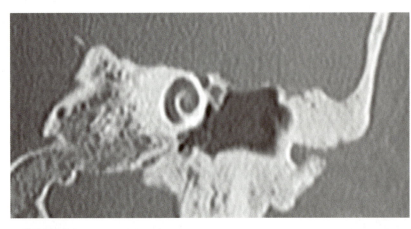

图 14.3.2　无气房残留

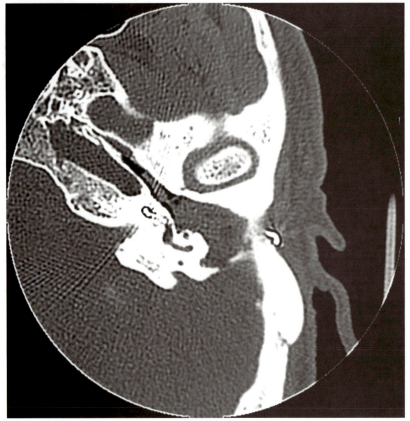

图 14.3.3　术后 CT 成像显示已填塞的根治腔和咽鼓管（部分空气残留），耳蜗底转可见电极

> **经验和教训**
> - 分泌性中耳炎和鼓膜通气管的存在并非耳蜗植入术的禁忌证。
> - 建议耳蜗植入术前2~6周行鼓膜置管术。
> - 推荐所有的慢性化脓性中耳炎患者选择岩骨次全切除术，尤其是伴胆脂瘤、中耳不张和腭裂者。
> - 存在化脓性感染时，不管计划使用哪种术式，分期手术可能是更安全的选择。
> - 尤其对于儿童而言，后期耳蜗植入术距前期手术的间隔时间越短，耳蜗植入年龄就越小，植入效果越好[33-36]。
> - 为了防止中耳感染沿着电极阵列蔓延至颅内，大多数术者会使用软组织封闭耳蜗造口周围及后鼓室切开处[37-38]。另外，数周内电极周围会形成纤维组织包裹，从而封闭耳蜗造口，防止感染扩散。

参考视频

参见视频14.1。

参考文献

[1] Axon PR, Mawman DJ, Upile T, et al. Cochlear implantation in the presence of chronic suppurative otitis media. J Laryngol Otol, 1997, 111(3):228-232

[2] Gray RF, Irving RM. Cochlear implants in chronic suppurative otitis media. AmJ Otol, 1995, 16(5):682-686

[3] Incesulu A, Kocaturk S, Vural M. Cochlear implantation in chronic otitis media. J Laryngol Otol, 2004, 118(1):3-7

[4] Issing PR, Schönermark MP, Winkelmann S, et al. Cochlear implantation in patients with chronic otitis: indications for subtotal petrosectomy and obliteration of the middle ear. Skull Base Surg, 1998, 8(3):127-131

[5] Kim CS, Chang SO, Oh SH, et al. Cochlear implantation in chronic ear disease. Cochlear Implants Int, 2004, 5 Suppl, 1:156-157. doi:10.1002/cii.212

[6] Leung R, Briggs RJS. Indications for and outcomes of mastoid obliteration in cochlear implantation. Otol Neurotol, 2007, 28(3):330-334

[7] Roehm PC, Gantz BJ. Cochlear implant explantation as a sequela of severe chronic otitis media: case report and review of the literature. Otol Neurotol, 2006, 27(3):332-336

[8] Xenellis J, Nikolopoulos TP, Marangoudakis P, et al. Cochlear implantation in atelectasis and chronic otitis media: long-term follow-up. Otol Neurotol, 2008, 29(4):499-501

[9] Hellingman CA, Dunnebier EA. Cochlear implantation in patients with acute or chronic middle ear infectious disease: a review of the literature. Eur Arch Otorhinolaryngol, 2009, 266(2):171-176

[10] Postelmans JTF, Stokroos RJ, Linmans JJ, et al. Cochlear implantation in patients with chronic otitis media: 7 years' experience in Maastricht. Eur Arch Otorhinolaryngol, 2009, 266(8): 1159-1165

[11] Antonelli PJ, Lee JC, Burne RA. Bacterial biofilms may contribute to persistent cochlear implant infection. Otol Neurotol, 2004, 25(6):953-957

[12] Cristobal R, Edmiston CE Jr, Runge-Samuelson CL, et al. Fungal biofilm formation on cochlear implant hardware after antibiotic-induced fungal overgrowth within the middle ear. Pediatr Infect Dis J, 2004, 23(8):774-778

[13] Pawlowski KS, Wawro D, Roland PS. Bacterial biofilm formation on a human cochlear implant. Otol Neurotol, 2005, 26(5):972-975

[14] Barafiano CF, Sweitzer RS, Mahalak ML, et al. The management of myringotomy tubes in pediatric cochlear implant recipients. Arch Otolaryngol Head Neck Surg, 2010, 136(6):557-560

[15] Free RH, Falcioni M, Di Trapani G, et al. The role of subtotal petrosectomy in cochlear implant surgery—a report of 32 cases and review on indications. Otol Neurotol, 2013, 34(6): 1033-1040. doi:10.1097/MAO.0b013e318289841b

[16] Vercruysse JP, De Foer B, Somers T, et al. Mastoid and epitympanic bony obliteration in pediatric cholesteatoma. Otol Neurotol, 2008, 29(7):953-960

[17] De Foer B, Vercruysse JP, Pouillon M, et al. Value of high-resolution computed tomography and magnetic resonance imaging in the detection of residual cholesteatomas in primary bony obliterated mastoids. Am J Otolaryngol, 2007, 28(4):230-234

[18] Pasanisi E, Vincenti V, Bacciu A, et al. Multichannel cochlear implantation in radical mastoidectomy cavities. Otolaryngol Head Neck Surg, 2002, 127(5):432-436

[19] EI-Kashlan HK, Arts HA, Telian SA. External auditory canal closure in cochlear implant surgery. Otol Neurotol, 2003, 24(3): 404-408

[20] Wackym PA, Michel MA, Prost RW, et al. Effect of magnetic resonance imaging on internal magnet strength in Med-El Combi 40+ cochlear implants. Laryngoscope, 2004, 114(8):1355-1361

[21] Crane BT, Gottschalk B, Kraut M, et al. Magnetic resonance imaging at 1.5 T after cochlear implantation. Otol Neurotol, 2010, 31(8):1215-1220

[22] Hoep LS, Merkus P, van Schie A, et al. The value of nuclear scans in cochlear implant infections. Eur Arch Otorhinolaryngol, 2006, 263(10):895-899

[23] Masterson L, Kumar S, Kong JH, et al. Cochlear implant failures: lessons learned from a UK centre. J Laryngol Otol, 2012, 126(1): 15-21

[24] Abes GT, Abes FL, Jamir JC. The variable clinical presentation of tuberculosis otitis media and the importance of early detection. Otol Neurotol, 2011, 32(4):539-543

[25] Chirch LM, Ahmad K, Spinner W, et al. Tuberculous otitis media: report of 2 cases on Long Island, N.Y., and a review of all cases reported in the United States from 1990 through 2003. Ear Nose Throat J, 2005, 84(8):488-497,490, 492 passim

[26] Chen CF, Liu ZH, Xie J, et al. Cochlear implant challenges encountered in tuberculous otitis media. Asian Pac J Trop Med,

2012, 5(5):416-419

[27] Vaamonde P, Castro C, García-Soto N, et al. Tuberculous otitis media: a significant diagnostic challenge. Otolaryngol Head Neck Surg, 2004, 130(6):759-766

[28] Hoistad DL, Ondrey FG, Mutlu C, et al. Histopathology of human temporal bone after cis-platinum, radiation, or both. Otolaryngol Head Neck Surg, 1998, 118(6):825-832

[29] Adunka OF, Buchman CA. Cochlear implantation in the irradiated temporal bone. J Laryngol Otol, 2007, 121(1):83-86

[30] Leonetti JP, Matzo SJ, Zender CA, et al. Temporal bone osteoradionecrosis after surgery and radiotherapy for malignant parotid tumors. Otol Neurotol, 2010, 31 (4):656-659

[31] Holland JF, Galvin KL, Briggs RJ. Planned simultaneous bilateral cochlear implant operations: how often do children receive only one implant? Int J Pediatr Otorhinolaryngol, 2012, 76(3):396-399. doi:10.1016/j.ijporl.2011.12.019. Epub 2012

[32] Kirtane MV, More YI, Mankekar G. Cochlear stenting: how I do it. Eur Arch Otorhinolaryngol, 2010, 267(6):985-987

[33] Gordon KA, Valero J, Papsin BC. Auditory brainstem activity in children with 9-30 months of bilateral cochlear implant use. Hear Res, 2007, 233(1-2):97-107. Epub 2007

[34] Sharma A, Gilley PM, Dorman MF, et al. Deprivation-induced cortical reorganization in children with cochlear implants. Int J Audiol, 2007, 46(9):494-499

[35] Galvin KL, Hughes KC, Mok M. Can adolescents and young adults with prelingual hearing loss benefit from a second, sequential cochlear implant? Int J Audiol, 2010, 49(5):368-377. doi:10.3109/14992020903470767

[36] Scherf F, van Deun L, van Wieringen A, et al. Hearing benefits of second-side cochlear implantation in two groups of children. Int J Pediair Otorhinolaryngol, 2007, 71(12):1855-1863. Epub 2007

[37] Hoffman RA. Cochlear implant in the child under two years of age: skull growth, otitis media, and selection. Otolaryngol Head NeckSurg, 1997, 117(3 Pt 1):217-219

[38] Clark GM, Blamey PJ, Busby PA, et al. A multiple-electrode intracochlear implant for children. Arch Otolaryngol Head Neck Surg, 1987, 113(8):825-828

延伸阅读

Achiques MT, Morant A, Muñoz N, et al. [Cochlear implant complications and failures]. [Article in Spanish]. Acta Otorrinolaringol Esp, 2010, 61 (6):412-417

Basavaraj S, Shanks M, Sivaji N, et al. Cochlear implantation and management of chronic suppurative otitis media: single stage procedure? Eur Arch Otorhinolaryngol, 2005, 262(10):852-855

Bendet E, Cerenko D, Under TE, et al. Cochlear implantation after subtotal petrosectomies. Eur Arch Otorhinolaryngol, 1998, 255(4):169-174

Brown KD, Connell SS, Balkany TJ, et al. Incidence and indications for revision cochlear implant surgery in adults and children. Laryngoscope, 2009, 119(1):152-157

Fayad JN, Eisenberg LS, Gillinger M, et al. Clinical performance of children following revision surgery for a cochlear implant. Otolaryngol Head Neck Surg, 2006, 134(3):379-384

Nadol JB Jr, Eddington DK. Histologic evaluation of the tissue seal and biologic response around cochlear implant electrodes in the human. Otol Neurotol, 2004, 25(3):257-262

Parnes LS, Gagne JP, Hassan R. Cochlear implants and otitis media: considerations in two cleft palate patients. J Otolaryngol, 1993, 22(5):345-348

Pasanisi E, Vincenti V, Bacciu A, et al. Multichannel cochlear implantation in radical mastoidectomy cavities. Otolaryngol Head Neck Surg, 2002, 127(5):432-436

Roland JT Jr, Alexiades G, Jackman AH, et al. Cochlear implantation in human immunodeficiency virus-infected patients. Otol Neurotol, 2003, 24(6):892-895

Rubin LG. Prevention and treatment of meningitis and acute otitis media in children with cochlear implants. Otol Neurotol, 2010, 31(8):1331-1333

Sanna M, Dispenza F, Flanagan S, et al. Management of chronic otitis by middle ear obliteration with blind sac closure of the external auditory canal. Otol Neurotol, 2008, 29(1):19-22

Valencia DM, Rimell FL, Friedman BJ, et al. Cochlear implantation in infants less than 12 months of age. Int J Pediatr Otorhinolaryngol, 2008, 72(6): 767-773

van der Putten L, de Bree R, Plukker JT, et al. Permanent unilateral hearing loss after radiotherapy for parotid gland tumors. Head Neck, 2006, 28(10):902-908

Vincenti V, Pasanisi E, Bacciu A, et al. Cochlear implantation in a human immunodeficiency virus-infected patient. Laryngoscope, 2005, 115(6):1079-1081

Weiner GM, O'Connell JE, Pahor AL. The role of surgery in tuberculous mastoiditis: appropriate chemotherapy is not always enough. J Laryngol Otol, 1997, 111(8):752-753

第15章
内耳畸形与听觉植入

15.1 引言

内耳畸形或蜗神经异常患者的听觉植入具有挑战性。一般来说，畸形越严重、越不常见，就越具有挑战性。此外，结果越不可预料，手术风险也越大。对于某些罕见且严重的内耳畸形，如何进行听觉康复仍在讨论中，是行耳蜗植入还是听觉脑干植入？胚胎学知识对于理解内耳畸形分类不可或缺，但更重要的是对其影像学差异的了解。

15.2 胚胎学

内耳在妊娠的第3~10周内发育。妊娠第3周，位于后脑两侧的耳囊各自分化为两个小囊。其腹侧部分发育为耳蜗导水管和球囊，背侧段则发育为内淋巴囊、内淋巴管、椭圆囊、半规管。妊娠第10周时内耳形态接近成人。耳蜗和迷路的软骨囊骨化于妊娠14周开始，至妊娠23周完成[1]。

15.3 畸形分类

先天性内耳畸形种类多样，通常根据膜迷路和骨迷路发育期间的停滞来分类[2-5]。耳蜗前庭畸形不仅与骨性内听道和（或）蜗神经畸形关联，也与单独的蜗神经发育不良或未发育、内听道狭窄，或者单独的内耳前庭部分畸形相关。罕见畸形，如CHARGE综合征或X连锁不完全分隔3型，并不符合"发育停滞"分类，但也不能被排除在畸形分类以外。现有的分类是定义不同内耳畸形的工具，但实际上也存在介于不同畸形间的过渡类型。

迷路、内听道及蜗神经畸形分类

膜迷路畸形
- 完全：膜迷路发育不良
- 部分：耳蜗球囊发育不良，耳蜗底转发育不良

膜迷路和骨迷路畸形
- 不完全分隔2型 [包括前庭导水管扩大（EVA）]
- 大前庭导水管综合征（LVAS）
- 耳蜗（前庭）发育不全
- 不完全分隔1型（囊性耳蜗前庭异常）
- 共同腔畸形
- 耳蜗未发育
- 耳蜗前庭未发育（Michel畸形）
- 不完全分隔3型（X连锁）
- 迷路发育异常（孤立性）
- CHARGE综合征相关畸形

蜗神经和内听道畸形
- 蜗神经发育不全或缺失
- 蜗神经未发育
- 内听道发育不全

在本章，我们将讨论和介绍耳蜗前庭结构、内听道和蜗神经畸形的听觉康复选择。

为定义畸形，我们使用以下术语

- 未发育（aplasia）：完全未发育
- 发育不全（hypoplasia）：不完全发育
- 发育不良（dysplasia）：发育异常

迷路是指整个内耳，包含耳蜗及前庭系统。

15.3.1 膜迷路畸形

在耳蜗植入的时代，即使患者和耳外科医生不熟悉这类畸形，单纯的膜迷路畸形患者也

会被植入，因为它在影像上是看不出来的。

此类患者影像学无明显特征，手术过程亦与标准耳蜗植入无差异。未来的高分辨率成像技术也许能显示膜迷路发育异常。

完全膜迷路发育不良

完全膜迷路发育不良极其罕见，已知可伴发于 Jervell-Lange-Nielsen 综合征和 Usher 综合征[6]。

部分膜迷路发育不良

部分膜迷路发育不良包括两种形式：①耳蜗球囊发育不良，Corti 器部分或完全缺失[7]；②耳蜗底转发育不良，仅限于耳蜗底转。第2种可能与家族性高频感音神经性听力障碍（SNHL）有关，此类患者可行电声联合刺激，详细论述参见第9章。

15.3.2 膜迷路与骨迷路畸形

（参见表 15.1。）

在 Jackler 分型中，不完全分隔分为重型和轻型，而前庭导水管扩大（EVA）与任一型均无密切关系。在 Sennaroglu 和 Saatci 的新分型中，EVA 与不完全分隔 2 型（IP-2）关系密切，而与不完全分隔 1 型（IP-1）则不相关。此外，轻度和重度耳蜗发育不全的区别被弃用，提出了一个更明确的新的畸形，即 IP-1[2,4]。某些畸形的亚型也被分类[8]，将在以下的概述中提及。

表 15.1 膜迷路和骨迷路畸形：两种最常见的分型及其差异

Jackler 1987[2]	Sennaroglu 2002[4]
不完全分隔（轻度）/Mondini 畸形	不完全分隔 2 型（IP-2）
耳蜗发育不全（轻度）	
不完全分隔（重度）	耳蜗发育不全
耳蜗发育不全（重度）	不完全分隔 1 型（IP-1）
共同腔畸形	共同腔畸形
耳蜗未发育	耳蜗未发育
Michel 畸形	Michel 畸形

15.3.2.1 IP-2（包括 LVAS）

这是最常见畸形，被认为是妊娠第 7 周发育停滞引起。

分　型

IP-2

IP-2 由三部分组成：囊性蜗顶伴正常耳蜗底转、前庭扩大、前庭导水管扩大。IP-2 型患者耳蜗仅为 1.5 圈，耳蜗中转和顶转融合为囊性蜗顶。顶转与中转无分隔。如伴有前庭扩大和前庭导水管扩大，则称为 Mondini 畸形[9-10]，但现在称为不完全分隔 2 型。

EVA

EVA 定义为水平位影像同时显示前庭导水管和后半规管层面，前者直径扩大并超过后者直径[5]。其他的 Valvassori 等[11]、Phelps[12]、Zheng 等[13] 和最常用的定义是前庭导水管长轴中点最宽直径 >1.5mm（图 15.1 和图 15.2）。

大前庭导水管综合征（LVAS）

EVA 也可作为孤立性畸形出现，不合并耳蜗发育不良[14]。而 EVA 伴感音神经性耳聋者，即为大前庭导水管综合征。EVA 是否可作为独立畸形仍有疑问，最新研究认为几乎所有的 EVA 患者均伴有蜗轴异常[15]。最有可能的是蜗顶轴和分隔逐步发育不良所致，与 EVA 有关。

临床特点

典型的临床表现是开始于儿童期的进行性或波动性感音神经性听力下降。轻微头部创伤后可出现突发性耳聋，但并不会出现在所有的 IP-2 患者中[16]。

IP-2 与 Pendred 综合征相关：所有的 Pendred 综合征患者均有 IP-2。

IP-2，或至少 EVA，也与腮耳肾（BOR）综合征、Waardenburg 综合征和其他几种综合征有关[17]。IP-2 伴听力下降患者，如无证实的遗传因素，应考虑为 LVAS，即 EVA 伴听力下降。

参见图 15.1 和图 15.3~ 图 15.5。

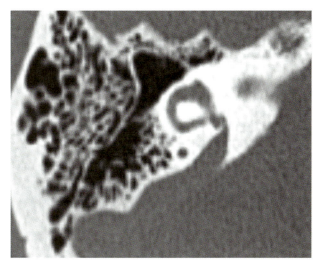

图15.1 CT轴位图像显示前庭导水管扩大

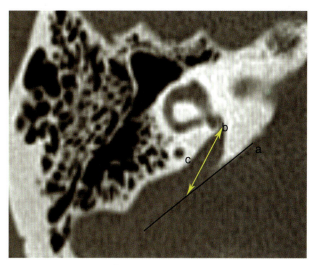

图15.2 前庭导水管扩大病例，本图演示了如何测量导水管中段管径：a. 沿后颅窝硬脑膜做一"虚拟"线（黑线），管径测量以此线为界；b. 在导水管内做一直线，为最前内侧和最后外侧点之间中点连线（黄色箭头）。c. 黄线中点（红十字标记）为测量前庭导水管直径的最佳位置，红色箭头之间即为直径

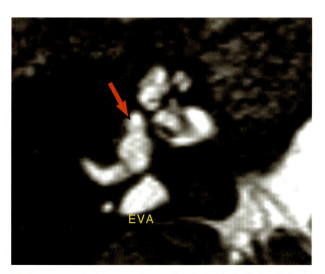

图15.3 T2加权MRI（CISS）显示前庭导水管扩大（EVA）。前庭扩大（红色箭头）伴EVA和囊性蜗顶（见下图）构成典型的不完全分隔2型（Mondini于1791年描述）

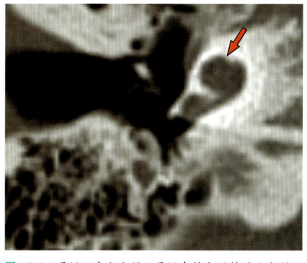

图15.4 耳蜗不完全分隔；耳蜗中转和顶转因无分隔而形成囊性结构（红色箭头所指为正常间隔应在位置）

15.3.2.2 耳蜗（耳蜗前庭）发育不全

此类畸形被认为是由妊娠第6周发育停滞引起。

分　型

耳蜗（耳蜗前庭）发育不全中，耳蜗、前庭和前庭结构彼此分隔但发育较IP-2差。所有结构较正常迷路小。耳蜗高度<4mm，蜗圈少于2.5圈。耳蜗内组织可正常或发育不良。此类患者不伴有EVA，内听道正常或直径小，半规管系统发育不全或未发育[18]。发育不全的耳蜗可分为Ⅰ型（芽状）、Ⅱ型（囊性发育不全）、Ⅲ型（耳蜗少于2圈）。

临床特点

患者大多表现为先天性重度到极重度感音

神经性听力下降（图 15.6~图 1.10）。

15.3.2.3 IP-1（囊性耳蜗前庭异常）

此类畸形被认为是由妊娠第 5 周发育停滞引起。

分型

IP-1，是囊性耳蜗与囊性前庭相连。耳蜗内无分隔，蜗轴完全消失，即耳蜗完全未分隔。耳蜗为空泡状囊形结构，伴有前庭明显扩大。耳蜗和前庭结构分开（这与共同腔畸形不同）。外半规管大多为囊性，而其他半规管也有畸形。耳蜗和内听道之间的筛区可缺失，使囊性前庭与内听道内脑脊液直接相通。

参见图 15.11~图 15.13。

15.3.2.4 共同腔畸形

共同腔调畸形被认为是由妊娠第 4 周发育停滞引起。

分型

在共同腔畸形中只有一个腔，代表耳蜗和前庭，耳蜗和前庭结构没有分化。若此腔位于内听道后侧，则共同腔畸形与耳蜗未发育无法区分。所有共同腔畸形均有内听道直径异常，与共同腔大小直接相关[4,19-20]。并且，共同腔与内听道交通，但可能有明显的膜性分隔。镫骨足板膨出与共同腔畸形相关[21]。

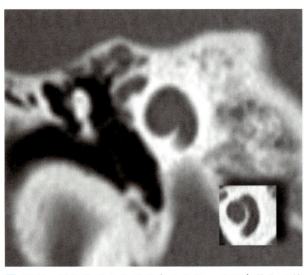

图 15.5 冠状位显示耳蜗不完全分隔：耳蜗中转和顶转形成囊性结构。右下角插图显示耳蜗分隔的正常形态

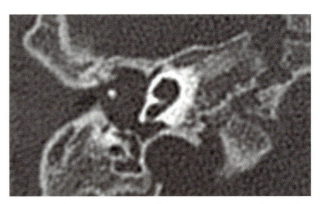

图 15.6 患儿 CT 示耳蜗发育不全，耳蜗顶转和中转融合，耳蜗底转可见

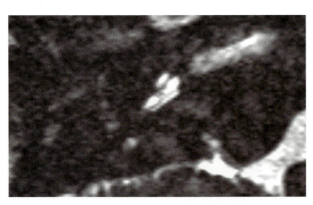

图 15.7 MRI CISS 序列显示耳蜗底转分隔清晰，与 IP-1 不同

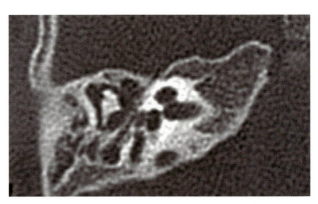

图 15.8 CT 影像显示蜗顶畸形，圆形腔替代扁平的耳蜗中转和顶转。此例可被归类为Ⅲ型——"耳蜗少于两圈"的耳蜗发育不全

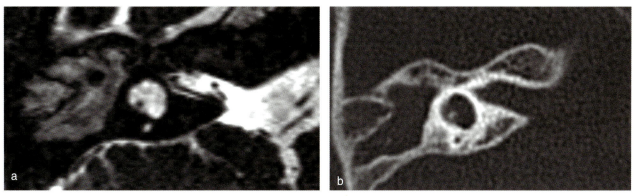

图 15.9 a~b　MRI CISS 序列（a）和 CT 影像（b）显示，畸形小外半规管内小的骨岛，形成迷路畸形。这种类型的迷路并非仅存在于耳蜗发育不全，亦可存在于 IP-1

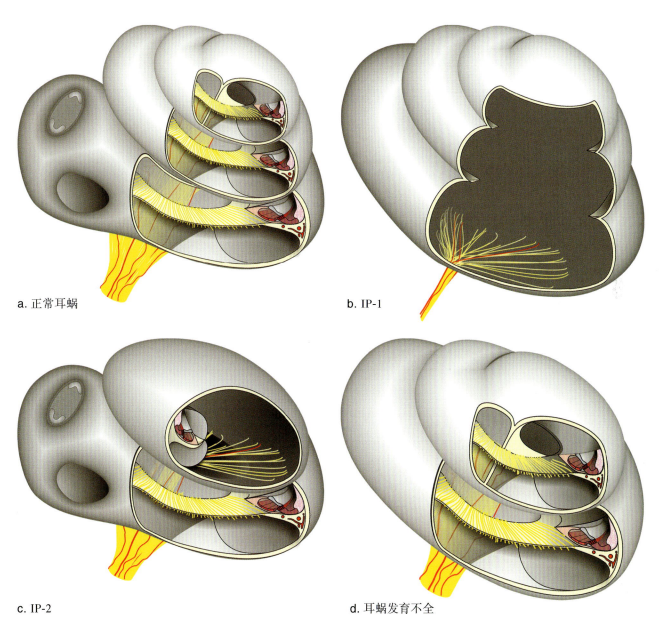

a. 正常耳蜗　　　　　　　　　　　　　　　　b. IP-1

c. IP-2　　　　　　　　　　　　　　　　　　d. 耳蜗发育不全

图 15.10 a~d　正常耳蜗（a）、IP-1（b）、IP-2（c）及耳蜗发育不全（d）示意图。IP-1、IP-2 和耳蜗发育不全的区别在于耳蜗大小和内部结构（蜗轴和分隔）。IP-1 型中，耳蜗为囊性无分隔，蜗轴消失。耳蜗（前庭）发育不全和 IP-2 型中，耳蜗较小，耳蜗分隔和蜗轴存在。区分这些畸形之间差异的最好方法是 MRI

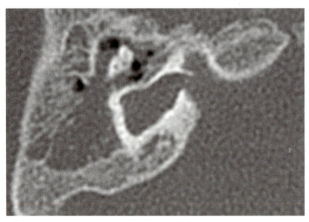

图15.11 迷路的囊性耳蜗前庭异常可分为两个独立但发育不良的结构（本图和图15.12），此与共同腔畸形不同，后者仅有1个囊性结构

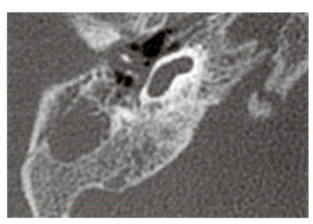

图15.12 若囊性耳蜗存在某种形式的分隔，则为耳蜗发育不全，但如果它是非结构化的，没有蜗内分隔或蜗轴，即为IP-1型。分析耳蜗分隔和结构的最佳工具是MRI（参见图15.13，同一耳蜗的MRI）

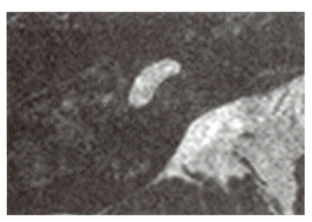

图15.13 IP-1患者耳蜗内无分隔，仅有一个囊性空腔。这在MRI上显示最清楚（参见图15.10b）

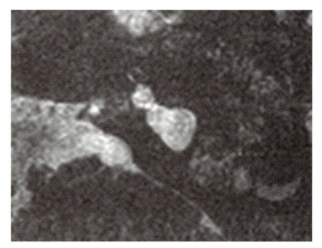

图15.14 有时很难鉴别耳蜗未发育和共同腔畸形。在另一患者的MRI上，虽然内听道显示不清，但有可能是耳蜗未发育或共同腔畸形。仅从内听道的连接和大小才能鉴别耳蜗未发育和共同腔畸形。在这个定义中没有"灰色区域"

在MR成像中寻找与共同腔连接的神经结构是非常重要的。这将为耳蜗植入患者的候选资格提供必要的信息。即使MRI上的神经连接不清晰，连接仍可能存在。

参见图15.14和表15.2。

15.3.2.5 耳蜗未发育

耳蜗未发育被认为是由妊娠第4周发育迟滞引起。

分 型

耳蜗未发育与共同腔畸形仅有轻微区别，关于其是否为一个独立的畸形类型尚存争论。内听道外侧前方若无结构即为耳蜗未发育。前庭结构存在，但前庭或外半规管发育不良。

需要确认耳蜗并未完全骨化，骨质区域面积正常，鼓岬存在。耳蜗未发育时鼓岬消失，面神经迷路段位于耳蜗位置。

参见图15.15~图15.19。

15.3.2.6 耳蜗前庭未发育（Michel畸形）

此种畸形被认为是由妊娠第3周或之前的发育迟滞引起。

表 15.2 内耳畸形分类和定义

结 构	畸 形	定 义
耳蜗	Michel 畸形	所有的耳蜗和前庭结构完全消失
	耳蜗未发育	耳蜗完全消失
	共同腔畸形	耳蜗和前庭呈囊性结构，之间无分隔
	IP-1	正常大小但囊状的耳蜗，没有内部结构
	耳蜗发育不全	完全或不完全分隔的小耳蜗
	IP-2	正常大小的耳蜗缩短至 1.5 圈，底转完整
前庭	前庭扩大	轴位宽度 >4.7mm 或冠状位宽度 >3.8mm
	前庭发育不全	轴位宽度 <3.6mm 或冠状位宽度 <2.6mm
半规管	孤立的外半规管发育不良	轴位骨岛宽度 <2.7mm，且冠状位骨岛宽度 < 2.3mm 或冠状位外半规管骨岛与前庭骨壁融合
	其他半规管发育不良	以上两种畸形以外的所有半规管畸形
内听道	内听道狭窄	同时测量内听道口：后颅窝内听道轴位直径 <4.7mm，冠状位内听道口直径 <3.2mm，冠状位内听道中点宽度 <3.2mm
	内听道缩短	内听道长度 <7.1mm
内听道底	内听道底开放	内听道与耳蜗或前庭间无骨性分隔
	前庭导水管扩大	同时显示两种结构时，前庭导水管开口宽于轴位后半规管管径；或者前庭导水管中点宽度 >1.5mm

修改自 Shim 2006[20] 和 Purcell 2003[22]

分 型

耳蜗和前庭结构完全缺如。可伴有内听道缺如。中耳结构和听骨链正常。

参见图 15.20~图 15.22。

15.3.2.7 IP-3（X 连锁）

此类畸形亦被称为 X 连锁畸形[23-24]。

分 型

最明显的特征为内听道底和耳蜗底转之间的骨质缺失。

临床特点

与 X 连锁相关的混合性聋，伴有镫骨井喷（如果镫骨受扰，脑脊液可大量涌出前庭窗）。此种特殊畸形与性别有关。大部分典型的 IP-3 畸形见于重度聋的男性患者[24]。而女性 IP-3 仅表现为轻度听力下降，畸形较轻。

骨性蜗孔缺如使耳蜗植入时电极可能误入内听道而不是进入耳蜗。

遗传研究显示，至少有两种类型的 X 连锁耳聋[24-25]，有些有正常内耳，如 CT 所示。

参见图 15.23~图 15.25。

15.3.2.8 迷路发育不良（孤立性）

分 型

这种畸形的真正分类并不存在。最简单的定义是有一个影像学上正常耳蜗的迷路畸形。听力学检测可用来定义正常和畸形的迷路。最常见的畸形为外半规管畸形（图 15.26）。

15.3.2.9 CHARGE 综合征相关畸形

分 型

CHARGE 是由一些首字母组合成的缩略词，代表眼残缺、心脏缺陷、后鼻孔闭锁、生

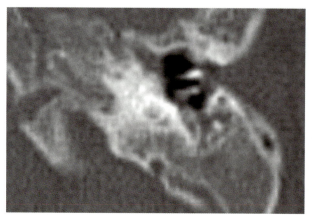

图 15.15 前 5 张图为左侧耳蜗未发育的同一患者（图 15.15~图 15.19）轴位 CT 耳蜗平面，此平面无鼓岬、无圆窗龛、无耳蜗显影。迷路骨前部可见结构大多为面神经或内听道

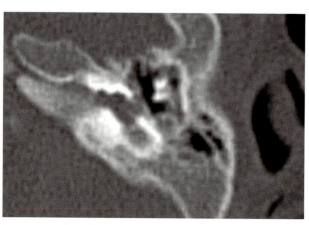

图 15.16 在这个轴位图像中，内听道为朝向更靠后方的狭窄而发育不全的管道。在内听道底前方未见耳蜗结构，砧骨和锤骨尺寸正常，但面神经走行异常

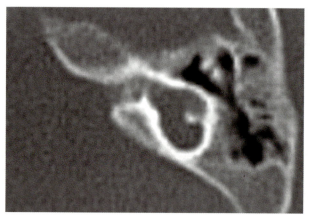

图 15.17 轴位 CT 示外半规管发育不良，有一个小的骨岛

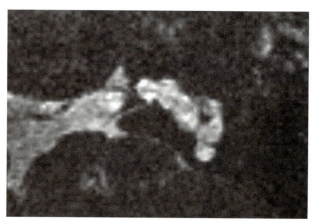

图 15.18 在这个轴位 MRI 中，与 CT 扫描相比（图 15.17），迷路的轴向角度稍有不同。内听道前方未见耳蜗。可能是由于未发育的耳蜗完全被包埋于畸形中，与共同腔畸形很难区分

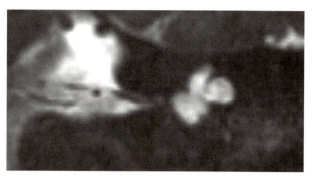

图 15.19 冠状位影像显示外半规管和上半规管发育不良。在耳蜗未发育畸形中，前庭部分可为发育不良或部分发育不全。此图中面神经可清楚显示，而前庭蜗神经在其他影像上显示欠清晰

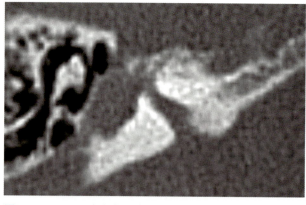

图 15.20 耳蜗前庭未发育示例。虽然毗邻中耳有一些松质骨形成，但狭窄的内听道并未终止于"迷路样"结构。正常的注意听骨链显影类似"冰激凌蛋卷"

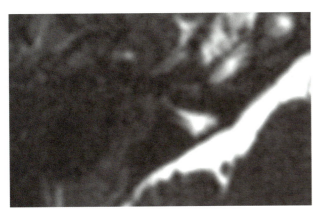

图 15.21 图 15.20 同一患者的 MRI。可见内听道内仅有一根神经，松质骨内无任何开放的液体充盈结构

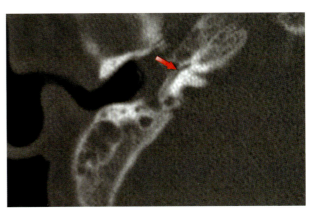

图 15.22 耳蜗前庭未发育另一示例。在内耳位置唯一可辨的结构为面神经水平段（红色箭头）

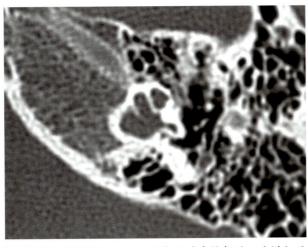

图 15.23 蜗孔开放，耳蜗与内听道直接相通。这增加了迷路内压，也增加了对听骨链的压力，导致混合性听力丧失。植入过程中，经常发生脑脊液井喷

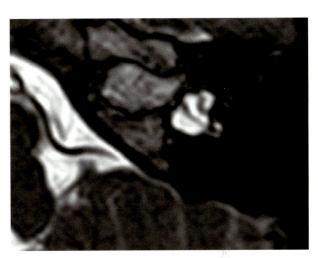

图 15.24 与图 15.23 断层相同的 MRI

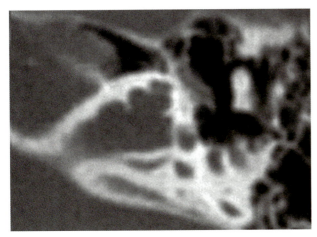

图 15.25 X 连锁 IP-3 畸形患者 CT。耳蜗孔宽大使耳蜗植入时脑脊液井喷不可避免

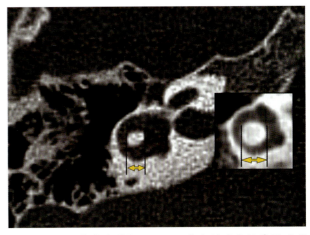

图 15.26 此患者为单侧 SNHL，左右侧外半规管区别明显。在右侧插图中，可见旋转的左侧外半规管，并与右侧外半规管比较。外半规管内的骨岛直径（黄色箭头）是判断外半规管畸形和非畸形的良好指标

长和（或）发育迟缓、生殖和（或）泌尿系统异常、耳畸形和耳聋。虽然这些特征已不再用于诊断CHARGE综合征，但其名称仍然延续使用。CHARGE综合征是先天性聋盲的主要病因。很少有CHARGE综合征患者会出现所有临床症状。

从遗传学上看，60%的患者会出现CHD7基因突变。

临床特点

大部分为极重度感音神经性聋，但传导性聋、混合性聋或轻度到中度感音神经性聋亦可见。除了耳聋之外，CHARGE综合征最常见的耳部异常为碗形或凹形耳，称为"招风耳"。影像学上，内耳畸形包括半规管发育不全或未发育、耳蜗和前庭异常。发育异常常见而多发，大多累及面神经、静脉系统、耳蜗孔和蜗神经等。

CHARGE综合征患儿的面神经累及较为普遍（与VACTERL，即椎骨、肛门、心脏、气管、食管、肾及肢体先天性异常相关），面神经向前移位邻近圆窗龛或在圆窗龛内[26]。同时，较多见的是颞骨内静脉移位或畸形[27]。CT可显示耳蜗孔狭窄或闭锁，但即使极重度感音神经性聋，有些耳蜗孔结构也正常。CHARGE综合征可合并蜗神经缺如[28-29]。乳突和中耳亦常有发育不全、圆窗发育不全或未发育[29]。

参见图15.27~图15.32。

15.3.3 蜗神经与内听道畸形

15.3.3.1 （前庭）蜗神经发育不全和未发育

影像学上前庭蜗神经未发育于1997年被第一次报道[30]。MRI 3DFT-CISS序列旁矢状位重建可显示前庭蜗神经行程中面神经和前庭蜗神经束的蜗神经、前庭下和前庭上神经分支。参见第3章图3.38和图3.39。

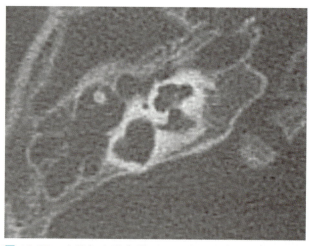

图15.27 此图与后图（图15.28~图15.32）为CHARGE综合征女性患儿，右侧CT影像示外半规管发育不全，耳蜗孔狭窄，耳蜗大小正常

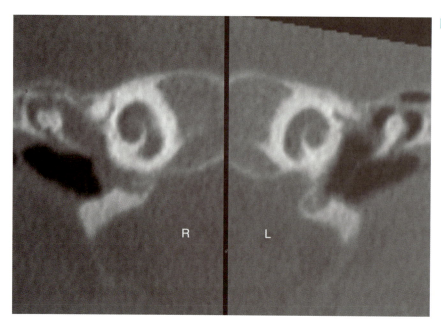

图15.28 双侧耳蜗大小正常

前庭蜗神经缺陷与一些类型的畸形可能合并存在，尤其是内听道畸形、耳蜗未发育、共同腔畸形及 IP-1，但与耳蜗发育不全罕有相关。在这些情况下，在耳蜗植入前行 MRI 以明确前庭蜗神经的形态是绝对必要的。前庭蜗神经发育不良与以下畸形无关：LVAS、IP-2、孤立性半规管发育不良、X 连锁耳聋。在这些病例中前庭蜗神经比面神经粗[31]。

分 型

确定前庭蜗神经是否发育不全，一般是比较内听道斜矢状位上面神经和蜗神经的直径。前庭蜗神经未发育在影像学上定义为斜矢状位 MRI 上未见此神经。

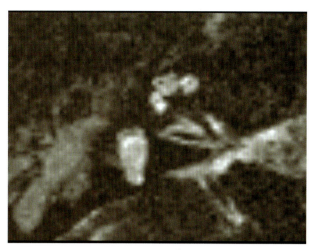

图 15.29　右侧内听道内蜗神经清楚显示

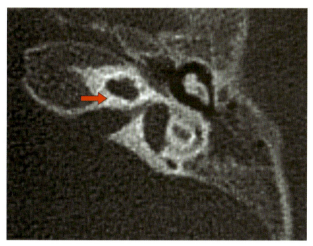

图 15.30　左侧耳蜗孔闭锁（红色箭头），这种现象也被称为"耳蜗闭塞"，与 CHARGE 综合征紧密关联。CT 上内听道与耳蜗之间无交通

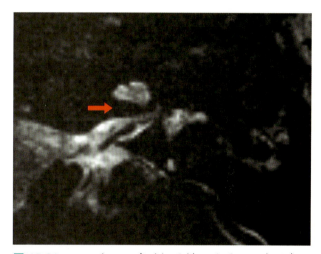

图 15.31　MRI（CISS 序列）同样可见耳蜗闭塞现象：耳蜗与内听道之间无交通（红色箭头）。尽管可见一些灰色线，但未见蜗神经

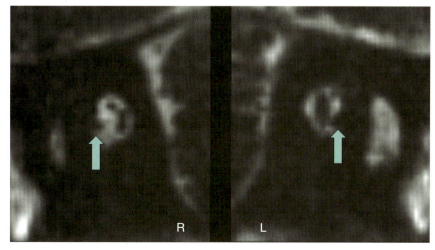

图 15.32　恰在耳蜗/内听道水平垂直于内听道的 MRI 矢状位。右侧（R）可见蜗神经（箭头）；左侧（L）亦可见一神经（箭头），位于内听道前壁

前庭蜗神经发育不全/未分化有4型（Ⅰ、Ⅱa、Ⅱb、Ⅲ）。Ⅲ型（仅前庭支异常）实际上从未被报道，因此不再赘述[30]。

参见图 15.33~ 图 15.36。

15.3.3.2 内听道畸形

内听道狭窄在影像学上常与蜗神经发育不全或蜗神经未发育相关[32-33]，但并不是所有的内听道狭窄均伴有神经或神经纤维缺失[31,33]。内听道狭窄常与迷路畸形相关[31]。

分 型

蜗神经管（又称耳蜗孔）的直径<1.5mm，则大多常伴有蜗神经发育不全[33-34]，因此可认为内听道狭窄。1.5mm 这个分界线本质上比较随意，文献中也提到其他直径值而且内听道狭窄可不伴任何病理改变（图 15.37）。

15.4 内耳畸形的耳蜗植入与听觉脑干植入

（表 15.3）

15.4.1 IP-2 的耳蜗植入

建议径路：正常经乳突后鼓室切开径路。

植入建议：正常植入。

特别注意：除了外淋巴液缓溢和耳蜗开窗处的紧密填塞，与正常耳蜗植入无异。

结果/建议：总体而言，IP-2 患者耳蜗植入预期效果好，可预期开放式言语感知[26]。

15.4.2 IP-3 的耳蜗植入

建议径路：因脑脊液漏而行岩骨次全切除术。

植入建议：正常植入；最好是预弯电极；正常或略宽的耳蜗开窗，用条状骨膜填塞。

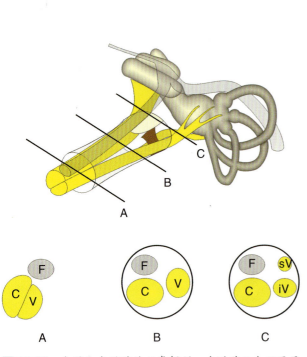

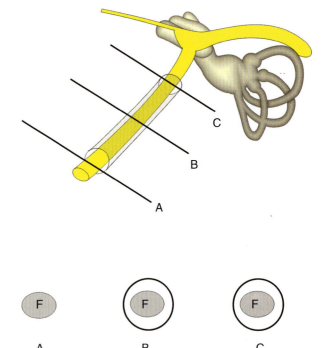

图 15.33 内耳和内听道的正常解剖。内听道三个不同层面（A、B、C）均显示有神经。C：前庭蜗神经的蜗神经纤维；V：前庭蜗神经的前庭神经纤维；F：面神经；sV：前庭上神经；iV：前庭下神经

图 15.34 Ⅰ型前庭蜗神经发育不全/未发育。神经：前庭蜗神经完全受累。迷路：迷路可正常或发育不良。内听道：狭窄且仅有面神经。在三个层面（A、B、C）显示内听道内容物

内耳畸形与听觉植入 第 15 章

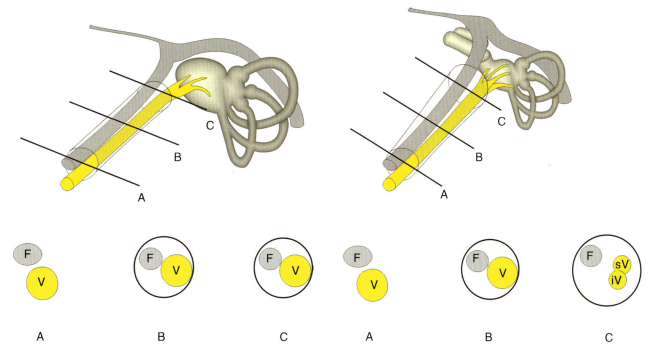

图 15.35 Ⅱa 型前庭蜗神经发育不全/未发育。神经：前庭蜗神经的蜗神经支未发育。迷路：发育不良，甚至共同腔畸形。在三个不同层面（A、B、C）显示内听道内容物。F：面神经；V：前庭神经

图 15.36 Ⅱb 型前庭蜗神经发育不全/未发育。神经：前庭蜗神经的蜗神经未发育。迷路：形态正常。在三个不同层面（A、B、C）显示内听道内容物

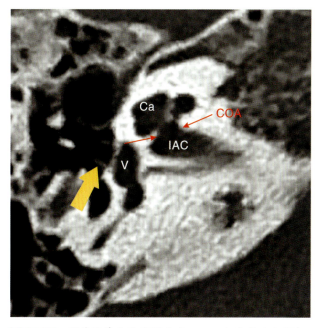

图 15.37 蜗神经管亦称耳蜗孔（COA，红色箭头之间），其直径为蜗轴基底部轴位影像中间部分骨壁内缘的间距。此图其他结构在第 3 章图 3.5 中介绍。Ca：蜗尖；IAC：内听道；V：前庭

特别注意：脑脊液井喷多见；耳蜗开窗紧密关闭；岩骨次全切除的术腔用脂肪填塞。注意开机时的面神经刺激。

结果/建议：即使效果与非畸形耳蜗植入患者可比，IP-3 患者耳蜗植入总体预期较好，但围手术期和术后可能存在风险（面神经刺激、脑脊液漏、脑膜炎）[35-36]。

15.4.3 耳蜗发育不全的耳蜗植入

建议径路：经乳突径路。

植入建议：正常电极或短电极。

特别注意：圆窗难以定位，面神经走行可能异常。

结果/建议：结果取决于电极正确植入的数量和发育不全耳蜗的神经支配度。因此，效果预期应相应调整。

15.4.4 IP-1 的耳蜗植入

建议径路：经乳突径路，备岩骨次全切除。

表 15.3　最常见内耳畸形的最突出解剖特点和此类畸形听觉植入注意点

畸形	解剖	特征	听觉植入注意点
不完全分隔 2 型（IP-2）	耳蜗和前庭正常大小，耳蜗 1.5 圈	EVA	正常植入
不完全分隔 3 型（IP-3）（X 连锁）	耳蜗正常，蜗孔缺如，内听道球根状	内听道开放	脑脊液井喷，岩骨次全切除，正常电极
耳蜗发育不全	耳蜗与前庭分开	前庭正常或发育不全，内听道正常或狭窄	短电极
不完全分隔 1 型（IP-1）	囊性蜗前庭畸形	内听道扩大，无 EVA	全环电极或短电极
共同腔畸形	耳蜗前庭形成一大囊腔	内听道大小与耳蜗前庭囊性结构有关	全环电极，预弯电极，LSC，注意脑脊液井喷，岩骨次全切除
耳蜗未发育	无耳蜗，仅有前庭/内听道	无鼓岬膨隆	无耳蜗植入指征，听觉脑干植入可行
Michel 畸形	无耳蜗或前庭		无耳蜗植入指征，听觉脑干植入

IP：不完全分隔；EVA：前庭导水管扩大；LSC：外半规管植入

植入建议：电极选择取决于耳蜗腔的大小和形态。侧壁电极可能刺激更好。

特别注意：耳蜗孔径应进行扫描评估，如果耳蜗与内听道有交通，应预先考虑到脑脊液井喷，可能行岩骨次全切除。而若耳蜗孔较小，前庭蜗神经则可能发育不全甚至未发育。

结果/建议：虽然没有足够的文献数据，但未分隔囊性耳蜗的术后效果并不比共同腔畸形好。而且，前庭蜗神经发育不全，会使术后功能效果不佳。

15.4.5　共同腔畸形的耳蜗植入

建议径路：经乳突迷路切开植入电极。因共同腔与内听道有明显交通或面神经走行异常，应考虑岩骨次全切除。

植入建议：侧壁直电极，组织学研究显示，在共同腔外侧壁可能存在神经成分[3]。

特别注意：常遇到面神经走形异常。需要完善的影像学检查和手术计划。

结果/建议：术后开放式言语感知 0~40% 不等[26,37]。应相应地进行协商。特别是合并蜗神经缺陷者，术后效果更差。

15.4.6　CHARGE 综合征的耳蜗植入

建议径路：如果有面神经和血管异常，建议行岩骨次全切除。因解剖结构较正常小，应预先考虑到不保留外耳道后壁的开放术式下耳蜗植入。面神经监护非常重要。

植入建议：耳蜗畸形并不常见，因此，任何耳蜗电极都是可行的。只有在尝试耳蜗植入却不能植入时才考虑听觉脑干植入。

特别注意：应注意是否存在耳蜗孔闭锁，即"耳蜗闭塞"。此时，高质量的影像（CT 和 MRI）非常重要。如果怀疑蜗神经纤维与耳蜗是否有连接，最好尝试耳蜗植入，然后进行测试。若测试无反应或耳蜗与蜗神经无连接，才考虑听觉脑干植入。

结果/建议：耳蜗植入的效果因其他残疾的程度而异，比如发育迟缓、智力延迟和视力障碍。植入年龄和畸形程度（如蜗神经发育不全/未发育）也具有一定影响[38]。

15.4.7　共同腔畸形或耳蜗未发育的听觉脑干植入或耳蜗植入

若耳蜗无管腔，则无法植入人工耳蜗。

但如果有发育不完全的空腔或似乎与脑干相连的腔，就可尝试耳蜗植入。至少应行鼓岬刺激试验排除听神经纤维进入迷路畸形的可能。仅靠影像学不足以证明迷路和脑干之间无联系[39-41]。

仅当完全无迷路管腔如 Michel 畸形时，才是听觉脑干植入的直接指征。

15.4.8 蜗神经未发育或内听道狭窄的听觉脑干植入或耳蜗植入

影像学上明显的蜗神经未发育常伴内听道狭窄[32]。但是，最新文献报道指出即使影像学上无可见的蜗神经或内听道发育不全，亦不能排除耳蜗的听神经支配[39-41]。只要蜗神经未发育患者通过了适当的检测，耳蜗植入仍然是一个有价值的选择[40]。电诱发 ABR 对于此类患者的评估极为重要[40,42-43]。此类患者的耳蜗植入效果并不令人满意[44]，应给予明确的咨询意见，不要高估耳蜗植入的效果。文献报道，Ⅱa 型蜗神经未发育者耳蜗植入术后可获得一定程度的听力提高，但开放式言语理解并无提高。

足够刺激下如果有证据表明双侧蜗神经或神经纤维缺如，或者蜗神经完全未发育，或者双侧 Michel 畸形，听觉脑干植入可能是使患者产生听觉发育机会的一个解决方案[26,32]。

15.4.9 迷路未发育（Michel 畸形）的听觉脑干植入

建议径路：经迷路径路。乙状窦后径路中可能会更多地牵拉小脑。参见第 8 章。

植入建议：目前市场上的各型 ABI 在效果上无显著差异。ABI 与 CI 的区别在于前者磁铁可移除。

特别注意：经常会遇到面神经走形异常，因此要制订良好的影像学检查和手术计划。

结果/建议：听觉脑干植入的效果各异。最有可能实现的是声音辨识或比较差的闭合式言语识别[32,45]。

15.5 内耳畸形患者耳蜗植入的手术风险

15.5.1 面神经损伤

内耳畸形的患者中常见面神经走形异常[32,37,46]。准确的影像学、手术径路的安全规划和围手术期面神经监测是避免面神经损伤并发症的关键。岩骨次全切除通常可使面神经清晰可辨。

15.5.2 面神经刺激

在开机调试或使用人工耳蜗期间，有两种情况下会出现面神经刺激[32]：面神经走形异常或面神经在内听道内与耳蜗关系密切并伴有耳蜗孔开放（IP-3/共同腔畸形）。这时候电极的选择非常重要。有时必须重新植入[47]，或在对侧植入[35]。

15.5.3 脑脊液井喷

耳蜗与内听道直接相通，则脑脊液井喷无法避免[26,35,37]。有时，镫骨足板膨隆可预示脑脊液压力升高[22]。抬高手术台的头部并等待一段时间通常足以获得一个清晰的手术野。此步骤中，耳蜗开窗大小也很重要。虽然有些学者建议耳蜗开窗应尽量小[48]，但目前有经验的术者都倾向于做一个比较大的耳蜗开窗，并把肌肉块放在电极周围，并在上面覆盖骨粉[3,19,49]。更重要的是通过关闭咽鼓管和外耳道以及多层关闭切口来防止脑脊液漏，如第 10 章岩骨次全切除术中所述的那样。

类软木塞电极（图 15.38）专门为防止此并发症而设计。这种电极有助于形成"第一道防线"，但不一定会预防脑膜炎。我们认为在岩骨次全切除术式下用这种类软木塞电极作为

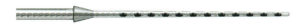

图 15.38　Med-El 类软木塞 FORM 电极，专为耳蜗畸形设计，有 24mm 和 19mm 两种版本

第二道防线可最大限度降低脑脊液漏，更重要的是脑膜炎的风险。

15.5.4 脑膜炎

脑膜炎是由内耳与中耳或乳突直接相通引起。在内耳畸形患者中，抵抗细菌侵入的屏障比正常内耳形态的患者要弱得多。因此，脑膜炎可在耳蜗植入前出现，而内耳畸形有时在脑膜炎诊断时才被首次发现[21]。标准的耳蜗植入手术本身并不能改变这种解剖学上的薄弱屏障。为避免术后脑脊液漏，至关重要的是在岩骨次全切除术式下确保术腔安全，如同在迷路径路中那样[50]。如不彻底切除黏膜、关闭中耳和乳突腔，术后就有可能出现脑脊液漏[21]。

15.5.5 并发症

内耳畸形患者术后严重和一般并发症（参见第 7 章讨论）文献已有报道，但病例相对较少。因此，报道的并发症范围差异很大。总体而言，因为上述的解剖异常，一般并发症比例较高，但内耳畸形患者的耳蜗再植入率可能与内耳正常的患者无差别（表 15.4）。

15.5.6 无听觉效果/不使用

严重内耳畸形患者在耳蜗植入后可能出现无或仅有轻微听觉效果，甚至不使用人工耳蜗

表 15.4 耳蜗畸形患儿耳蜗植入并发症报道

报道	并发症	
	严重并发症	一般并发症
Hoffman 等（1997）[51]	–	33.0%
Eisenman 等（2001）[52]	0	11.7%
Buchman 等（2004）[53]	14.2%	7.1%
Mylanus 等（2004）[36]	–	7.6%
Loundon 等（2005）[54]	0	5.5%
Papsin（2005）[5]	3.0%	2.0%
Kim 等（2006）[55]	2.1%	–
Sennaroglu 等（2006）[19]	0	15.0%
Lee 等（2011）[56]	0	17.0%

总体患者数量较少，所报道的内耳畸形和并发症差异大

的情况，特别是在蜗神经缺陷的患者中[26]。

可对此类患者采取再调机、再植入、对侧植入或听觉脑干植入等对策。所有这些都应该被考虑或与手语相比较。

15.6 小 结

15.6.1 内耳畸形

目前的内耳畸形分型，按耳蜗发育不良最重到最轻，包括：
- 耳蜗前庭未发育（Michel 畸形）
- 耳蜗未发育
- 共同腔畸形
- IP-1（囊性耳蜗前庭畸形）
- IP-2
- IP-3（X 连锁）
- 耳蜗发育不全
- 迷路发育不良（孤立性）

此连续列表中不包括 CHARGE 综合征相关畸形。

15.6.2 内听道与前庭蜗神经畸形

前庭蜗神经缺陷强烈怀疑合并有内听道畸形、耳蜗未发育、共同腔畸形、IP-1，但很少合并耳蜗发育不全。

15.6.3 耳蜗植入或听觉脑干植入

大部分双侧重度或极重度感音神经性聋的迷路畸形是耳蜗植入的指征。听觉脑干植入适用于无迷路腔；如果影像学显示蜗神经缺如，还需要做一些检查来证明内听道内无蜗神经纤维与其他神经伴行。

15.6.4 植入效果

内耳畸形的植入效果参差不齐：虽然 IP-2 患者有望获得开放式言语识别，但严重畸形患者植入后可能仅有声感。最轻的内耳畸形的耳蜗植入效果最好。而最严重的畸形，就有指征行听觉脑干植入。

> **迷路畸形和蜗神经发育不全/未发育中的经验和教训**
>
> - IP-1 和耳蜗（前庭）发育不全的区别在于耳蜗内部结构。IP-1 的耳蜗为囊性结构无分隔，蜗轴亦消失。耳蜗（前庭）发育不全为耳蜗较小，但仍有分隔和蜗轴。
> - IP-3 罕见，耳蜗孔宽大，耳蜗植入术中会不可避免地出现脑脊液井喷。建议耳蜗开窗加宽、仔细填塞，并在岩骨次全切除术式下完成。
> - Michel 畸形为耳蜗前庭未发育，可伴有内听道缺如。中耳和听小骨可完全正常。听觉脑干植入是唯一的解决方案。
> - 前庭蜗神经缺陷强烈怀疑合并有内听道畸形、耳蜗未发育、共同腔畸形、IP-1，很少合并耳蜗发育不全。
> - 内听道畸形、耳蜗未发育、共同腔畸形、IP-1 和耳蜗发育不全的患者在听觉植入前行 MRI 检查绝对必要，以明确前庭蜗神经状态，排除前庭蜗神经发育不全或未发育。
> - CT 可显示中耳及面神经畸形，以明确耳蜗植入术中是否需要行岩骨次全切除。

病例 15.1　IP-2 患者的双侧耳蜗植入（图 15.1.1~图 15.1.4）

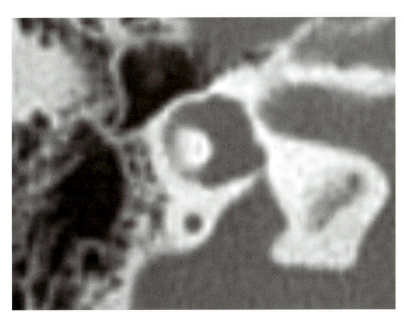

图 15.1.1　女性患者前庭导水管扩大（EVA）、前庭扩大、渐进性聋、术前言语行为得分低于 20%

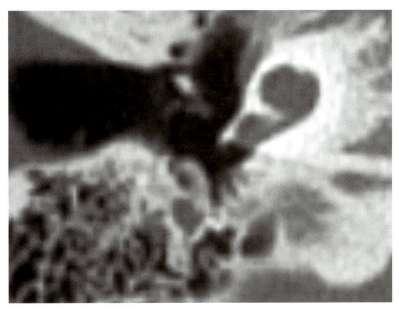

图 15.1.2　CT 显示耳蜗顶转分隔不完全。底转正常发育，但顶转与中转之间无分隔。Mondini 三联征：顶转-中转未分隔、前庭扩大、前庭导水管扩大

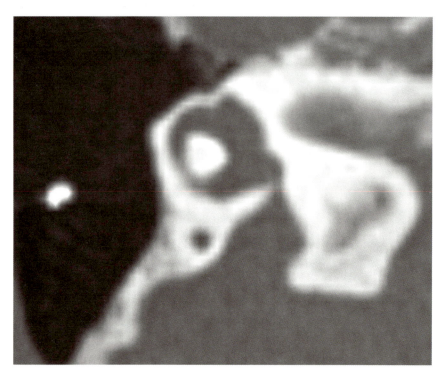

图 15.1.3 前庭导水管扩大患者手术无须特别径路。脑脊液井喷不常见,但外淋巴液渗出是可能的。关闭耳蜗开窗可防止外淋巴液渗出。术后轴位CT显示乳突切除后的空腔和进入耳蜗前的电极(高密度点)

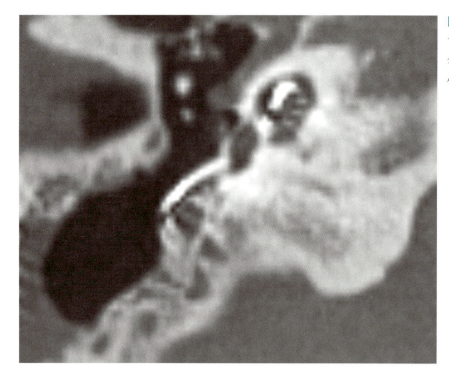

图 15.1.4 术后轴位CT显示耳蜗内电极。电极尖端位于耳蜗囊性顶转部分。中耳气化良好。患者接受了良好的康复训练,并能在电话中与亲属交谈

评论
IP-2畸形患者的听觉康复(手术和疗效)与一般的耳蜗植入患者没有区别。

病例 15.2　CHARGE 综合征患者的耳蜗植入和岩骨次全切除术（图 15.2.1~图 15.2.14）

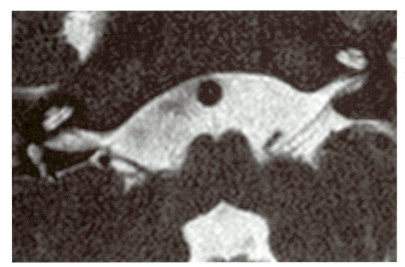

图 15.2.1　CHARGE 综合征患者可出现不同类型的内耳畸形。3 岁 CHARGE 综合征男孩 MRI 显示，左侧前庭蜗神经的连接可疑，右侧耳蜗似与内听道内神经相连。男孩几乎失明、双侧耳聋，需要紧急听力康复

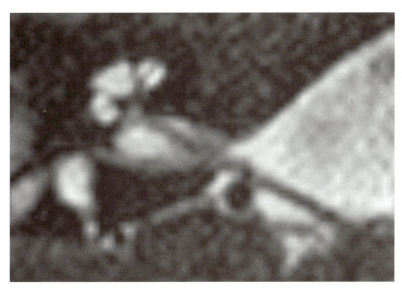

图 15.2.2　此男孩 MRI 显示耳蜗发育良好，蜗神经可见。迷路的前庭部分缺失，仅有发育不良的外半规管 / 前庭。未见面神经；面神经功能分级为 Ⅳ 级

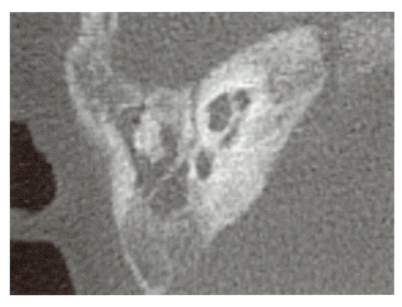

图 15.2.3　中耳硬化患者，可见面神经鼓室段纤细

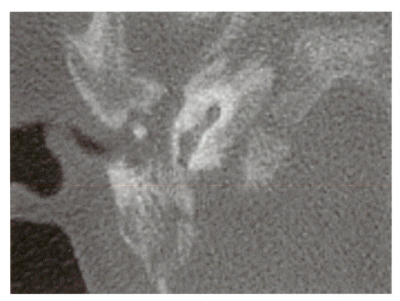

图 15.2.4　耳蜗底转通畅，圆窗周围可见一小管腔。然而，在这些 CT 影像中，尚不清楚在手术过程中圆窗能否被显露而作为解剖标志。在手术计划中，我们考虑行岩骨次全切除术以充分暴露

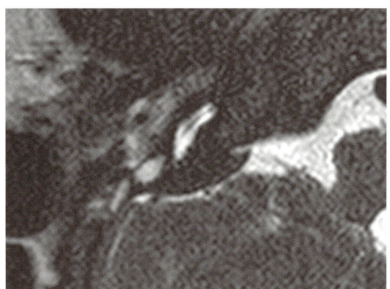

图 15.2.5　MRI 证实底转和两阶的通畅度正常

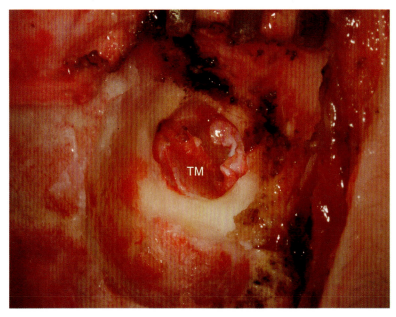

图 15.2.6　行外耳道盲囊式关闭后，行岩骨次全切除术。仅少量气房可见，鼓膜（TM）可见

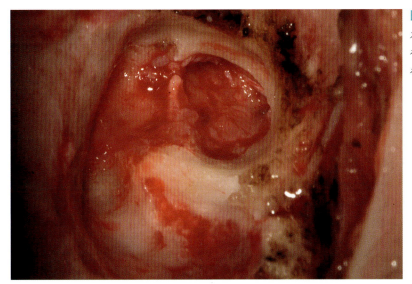

图 15.2.7　一旦外耳道后壁被去除，就很难发现解剖标志。最为重要的是面神经的走行，CHARGE 综合征患者通常有面神经走行异常

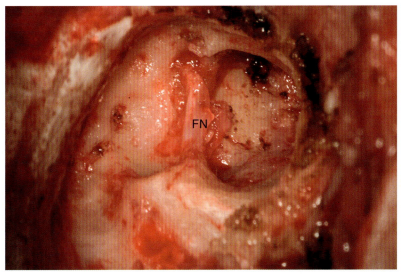

图 15.2.8　面神经（FN）鼓室段裸露。小心去除大部分肥厚黏膜，仍无法清楚显示卵圆窗和圆窗。通过岩骨次全切除可获得安全和满意的术野

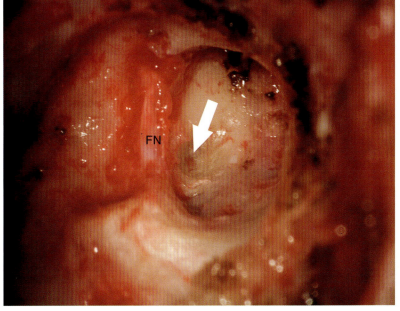

图 15.2.9　根据 CT 扫描和手术经验在圆窗的最佳位置小心钻磨，不暴露管腔。磨到"黑色"区域（箭头）即停止钻磨。FN：面神经

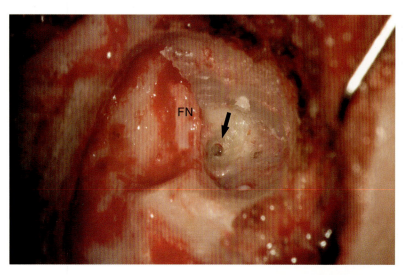

图 15.2.10　用肌肉和骨蜡（见图前方部分）封闭咽鼓管，钻磨之前所述的"黑色区域"，暴露管腔（箭头）。FN：面神经

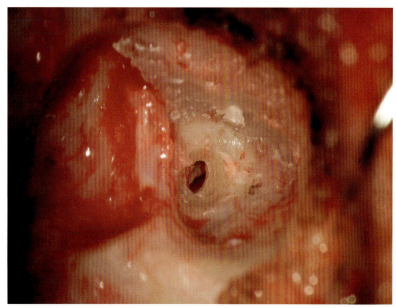

图 15.2.11　用磨钻和钩针慢慢扩大管腔

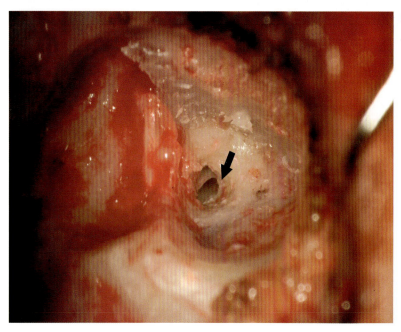

图 15.2.12　显露骨螺旋板，准备将电极植入鼓阶，图中显示下方的鼓阶（箭头）

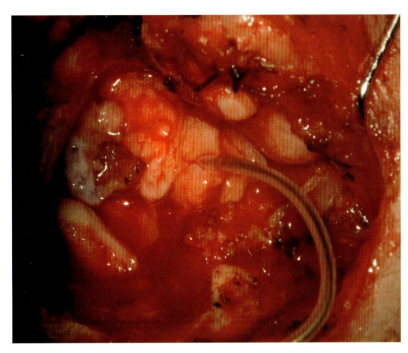

图 15.2.13 植入后，术腔用脂肪填塞，分层关闭

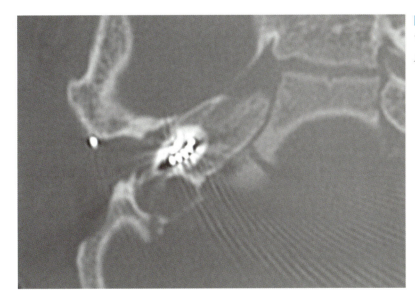

图 15.2.14 术后CT显示耳蜗内电极。患儿可识别声音，发出一些言语，但言语和语言发育仍明显滞后

评论
CHARGE 畸形患者的手术较难且解剖结构不清：最好采用暴露效果更好的手术径路。

病例 15.3　耳蜗发育不全患儿的耳蜗植入（图 15.3.1~图 15.3.3）

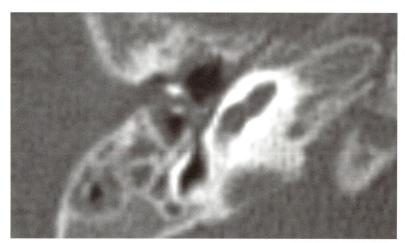

图 15.3.1　12 月龄女孩先天性聋，评估其耳蜗植入适应证。CT 发现耳蜗发育不全，需 MRI 进一步评估其耳蜗内结构

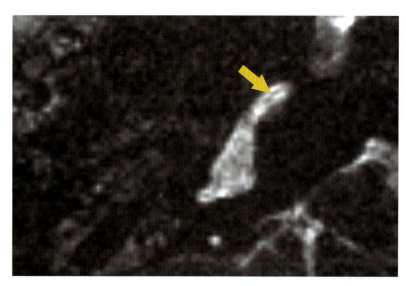

图 15.3.2　MRI 显示发育不全的耳蜗底转（黄色箭头）有两阶的分隔。因此畸形为耳蜗发育不全（并非 IP-1，为"空"囊性耳蜗）。内听道包含两根神经直达迷路（此处未显示）

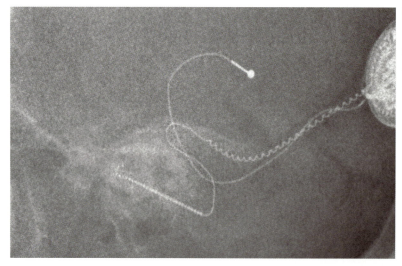

图 15.3.3　术后影像可见耳蜗底转内电极。由于耳蜗内曲度较小，因此选择全环侧壁电极以利于信号传播。目前，该女孩 4 岁，闭合数字得分 100%，无手语情况下有简单的言语理解，手语协助下有良好的言语理解（CAP 5）

> **评论**
> IP-1 和耳蜗发育不全只能在 MRI 上鉴别。

病例 15.4　IP-1 患者的耳蜗植入和岩骨次全切除术（图 15.4.1~图 15.4.11）

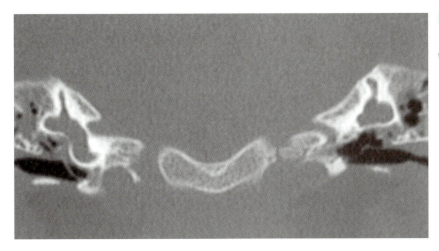

图 15.4.1　9 月龄男孩在全麻下做 CT（和 MRI）检查评估。可见双侧迷路畸形，伴外半规管扩大

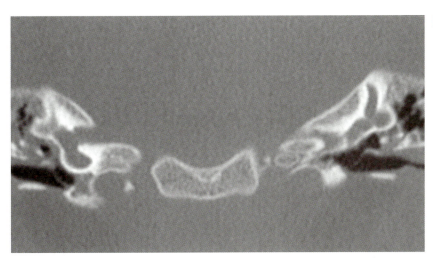

图 15.4.2　耳蜗曲度未见，右侧耳蜗呈囊状。在这个冠状位上左侧耳蜗显示不清

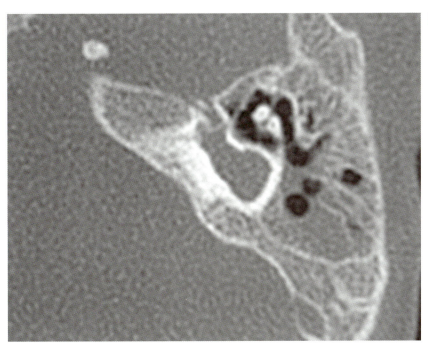

图 15.4.3　左侧迷路，在轴位仅显示耳蜗前庭呈囊性，耳蜗和半规管之间无分化。提示共同腔畸形或耳蜗未发育

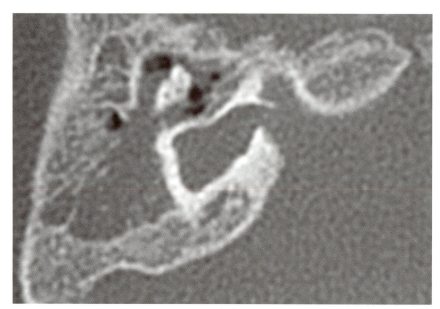

图 15.4.4　在右侧，迷路位置可见类似的囊性结构，但与左侧相比，畸形前末端与耳蜗样结构的"尾端"融合（见下一张图）

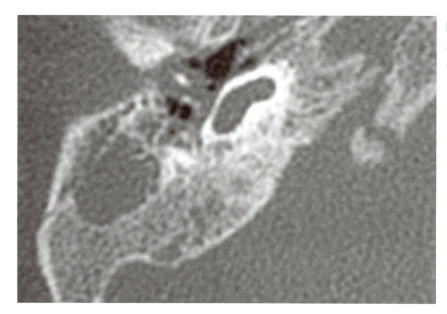

图 15.4.5　更小的类似耳蜗形态的"尾端"与囊性迷路相连。MRI 用于分析耳蜗内分隔及与脑干的连接。

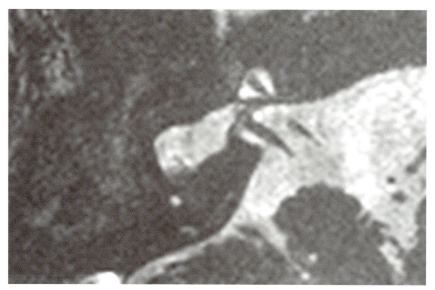

图 15.4.6　右侧内听道内见两根神经终止于异常的囊性迷路末端。没有神经分叉进入耳蜗或前庭

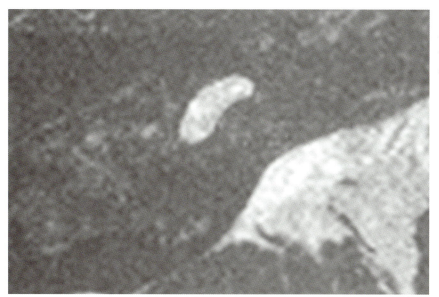

图 15.4.7　在耳蜗平面仅见囊性耳蜗；与神经的连接在此处无法识别。IP-1型，也称为囊性耳蜗前庭畸形，仅囊性耳蜗可见

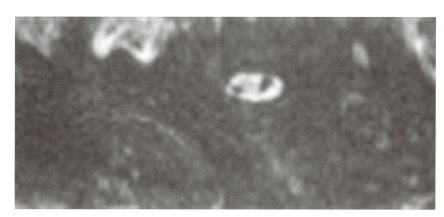

图 15.4.8　垂直于内听道（参见第3章）的矢状位3D重建MRI CISS序列影像，可见自脑干发出的神经。可识别第7和8脑神经

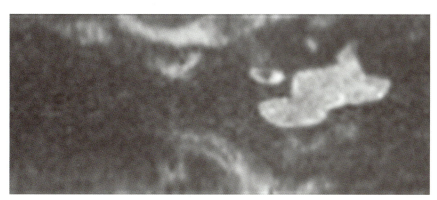

图 15.4.9　在畸形迷路平面，可见靠近畸形迷路的前庭蜗神经（主要是后部）

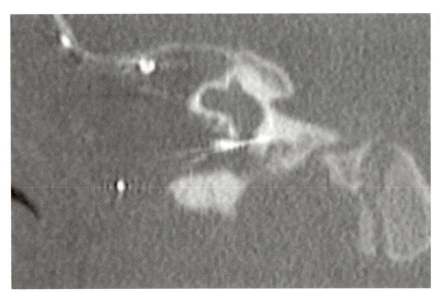

图 15.4.10 选择岩骨次全切除术以获得更好的视野,并可控制可能的脑脊液井喷。脑脊液井喷未出现,直电极植入。术腔用脂肪和肌肉填塞(术后冠状位)

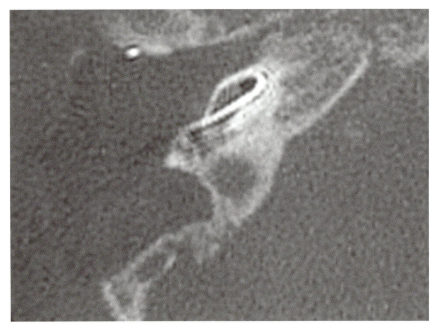

图 15.4.11 术中植入部分电极:植入10个直全环电极。电极阻抗好,但无NRT反应或镫骨肌反射。康复2年后,患者自由声场中40dB有反应,可识别环境声(CAP 3)

评论

需要清晰的MRI来确定内耳道内神经的状态。

病例 15.5 单侧 IP-1 畸形两次尝试耳蜗植入（图 15.5.1～图 15.5.19）

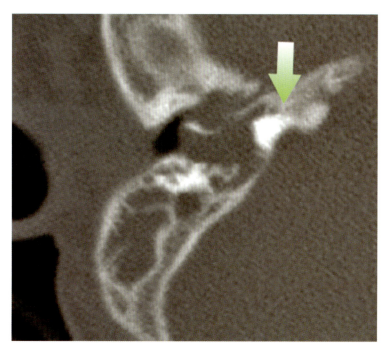
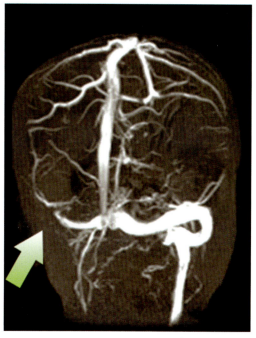

图 15.5.1 3 岁男孩，因脑静脉畸形和回流不足行脑室腹腔引流。该患儿双侧极重度感音神经性聋，影像学评估发现右侧耳蜗未发育（左图，CT 影像，箭头）、横窦和乙状窦畸形（右图，MRI 静脉相，箭头）

图 15.5.2 CT 显示左侧耳蜗发育不全

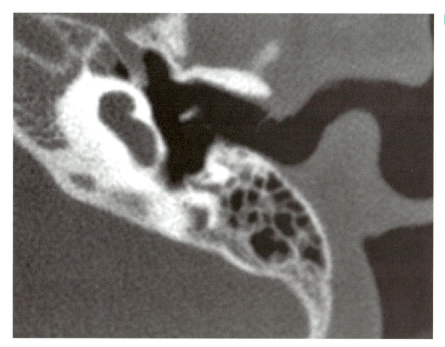

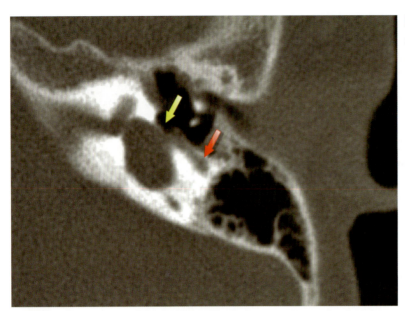

图 15.5.3　发育不全的耳蜗与畸形的迷路相连。但卵圆窗龛（黄色箭头）和面神经（红色箭头）正常

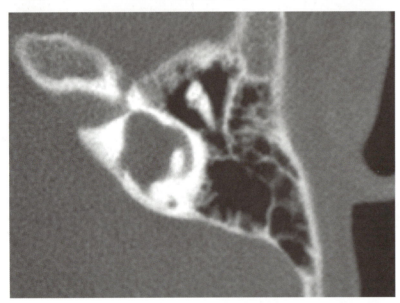

图 15.5.4　与内听道的连接处未见扩大，听骨链正常。前庭/外半规管明显扩大

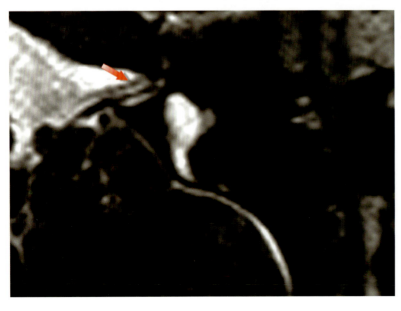

图 15.5.5　MRI 用于分析耳蜗内分隔和前庭蜗神经的存在。此图中可见内听道内两根神经（红色箭头）

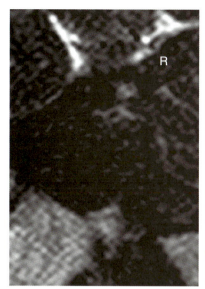 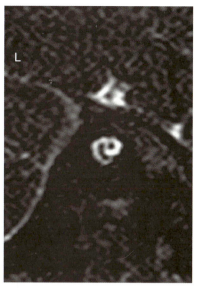

图 15.5.6　垂直于内听道的矢状位影像显示内听道内神经。此图中右侧（R）桥小脑角是"空的"，而左侧（L）内听道至少有三根神经

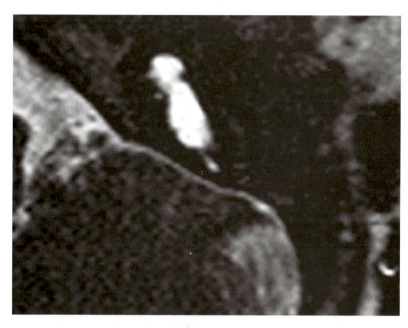

图 15.5.7　耳蜗呈囊性结构，不含任何分隔。有神经与脑干连接的囊性耳蜗前庭畸形或 IP-1 的诊断明确，计划行耳蜗植入

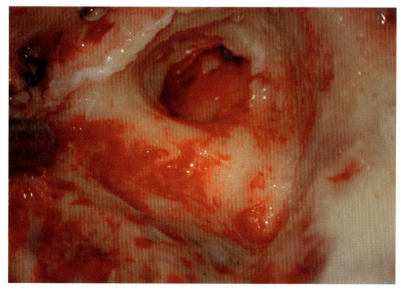

图 15.5.8　外耳道盲囊关闭后，磨低外耳道后壁，为显露中耳提供更广的术野

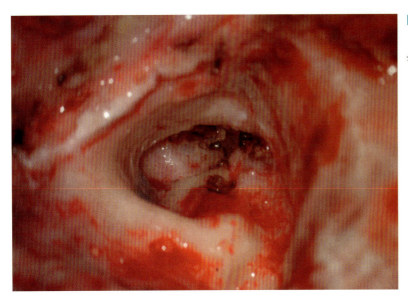

图 15.5.9 电凝咽鼓管口黏膜，用鼓膜张肌（代替游离肌瓣）填塞咽鼓管。最后用骨蜡封闭。一切就绪准备耳蜗植入

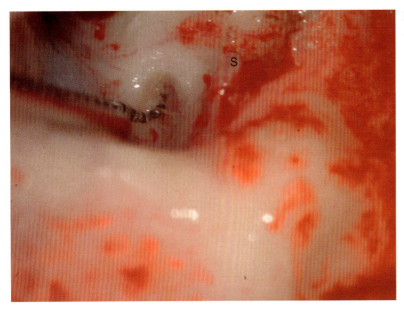

图 15.5.10 打开圆窗前，磨除圆窗龛以获得更好的视野。使用侧壁电极。在更近头端处，仍然可见镫骨头。S：镫骨

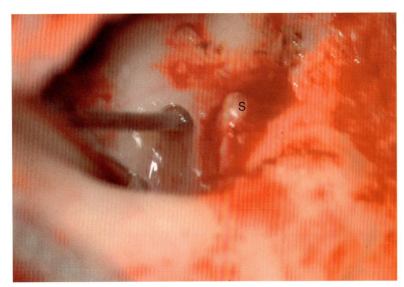

图 15.5.11 电极植入顺利。仅部分电极有神经反应。S：镫骨

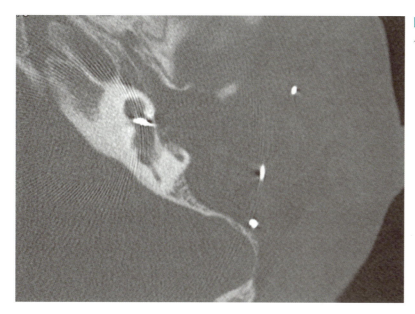

图 15.5.12 术后CT影像示电极植入在正确位置

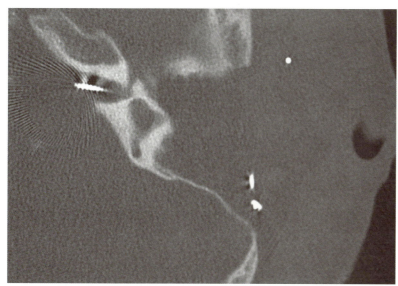

图 15.5.13 实际上电极直接被插入了内听道

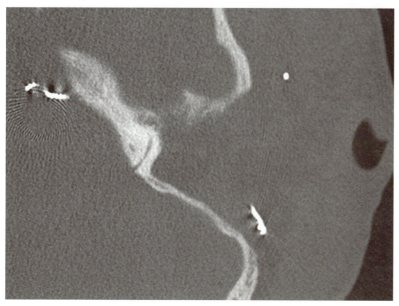

图 15.5.14 电极头端在桥小脑角。拟在同一次住院期间再次植入

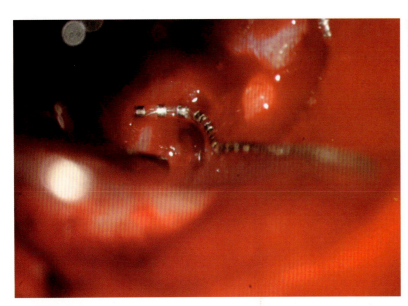

图 15.5.15 再植入手术中,电极被缓慢移出。有脑脊液溢出,但未出现井喷

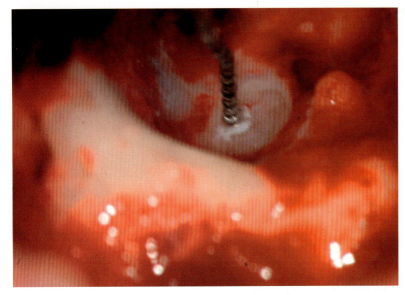

图 15.5.16 经同一耳蜗开窗处植入新的全环电极,但方向偏前下方

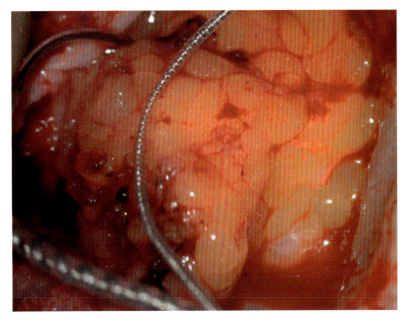

图 15.5.17 用腹部脂肪填塞术腔

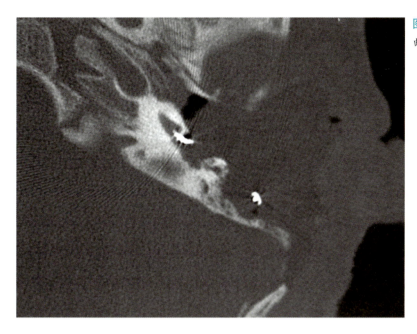

图 15.5.18 再次手术后CT影像显示电极弯曲向前

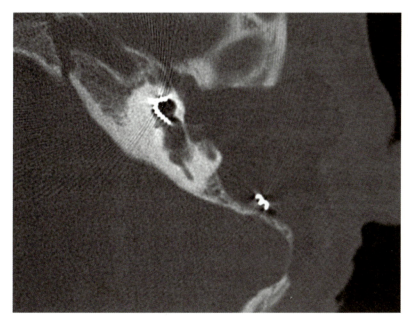

图 15.5.19 因为囊性耳蜗发育不全电极不能完全植入。术中可测得神经反应，特别是低频区的神经反应。术后亦可测得同样反应。患儿渴望使用人工耳蜗，其听力和言语表现将被密切随访

> **评论**
>
> 　　即使是在不保留外耳道后壁的开放式径路，有时也难以将电极正确植入畸形的耳蜗中。应该预料到脑脊液井喷，而且术前、术后的影像学检查非常重要。

病例 15.6 X 连锁 IP-3 畸形：因脑脊液井喷行岩骨次全切除术联合耳蜗植入（图 15.6.1～图 15.6.13）

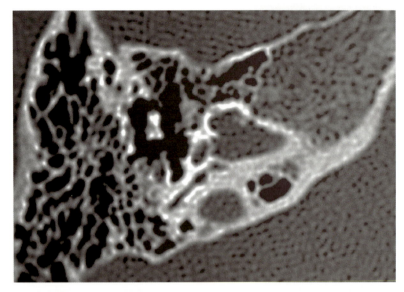

图 15.6.1　13 岁男孩，双侧极重度感音神经性听力下降，评估其是否可行耳蜗植入。仅右侧对 85dB 声音有反应，佩戴助听器无改善。耳镜和鼓室图正常。CT 示右侧内听道与耳蜗之间宽大

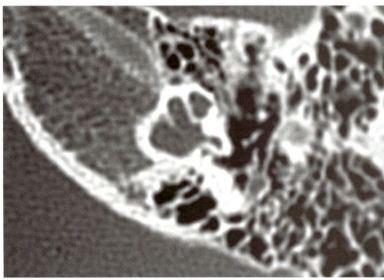

图 15.6.2　左耳发现类似的畸形，为典型的 IP-3 畸形。耳蜗孔增宽，蜗轴消失

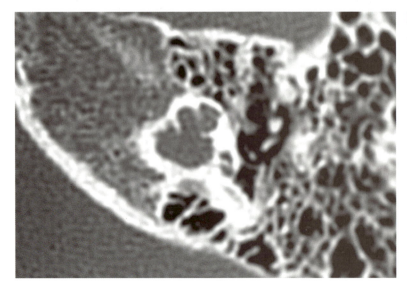

图 15.6.3　耳蜗仍有 2.5 圈，但蜗轴消失，耳蜗底转和内听道的分隔缺如

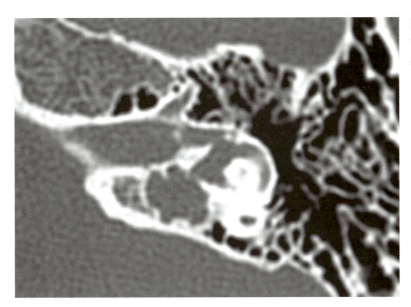

图 15.6.4　内听道内面神经与更后方内听道前庭部分的分隔明显。图像如同在所有 IP-3 病例中那样是对称的

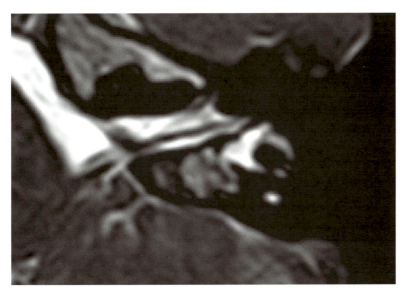

图 15.6.5　有两根神经从脑干走向迷路（在内听道底显示最清楚）

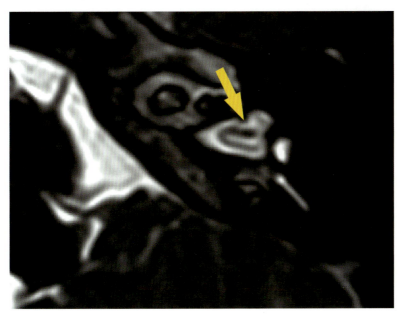

图 15.6.6　耳蜗与内听道之间的开口可见（黄色箭头）。神经走行在一个"开放的空间"

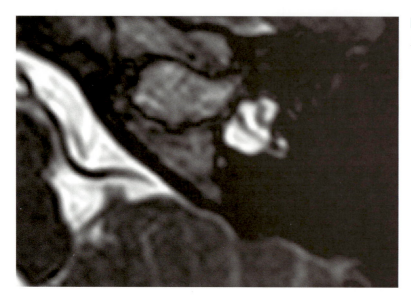

图15.6.7 耳蜗内各阶分隔不清,但仍可见至少两圈耳蜗

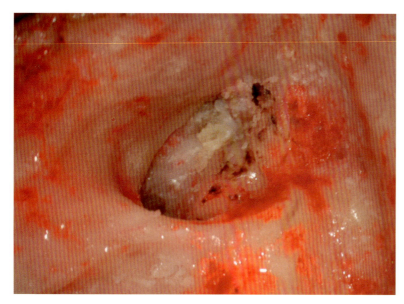

图15.6.8 经岩骨次全切除行耳蜗植入。咽鼓管已被骨蜡封闭

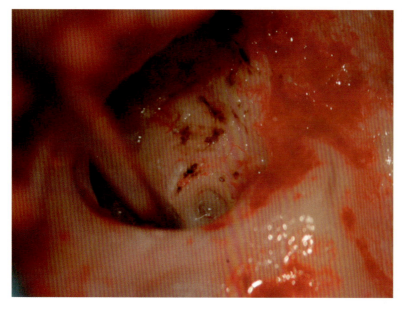

图15.6.9 缓慢磨除圆窗龛,以暴露圆窗。一旦圆窗被打开,可见大量脑脊液流出。这就是此图中用吸引器的原因

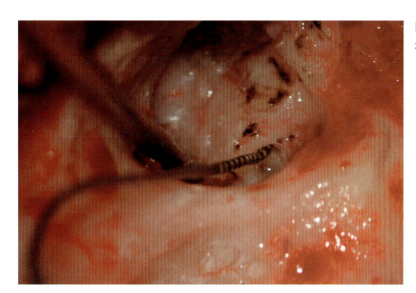

图 15.6.10 一旦找到圆窗和部分耳蜗底转,就可植入电极。吸引器持续吸除流出的脑脊液

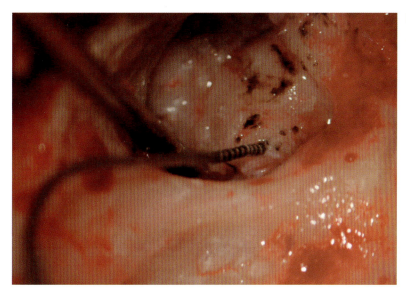

图 15.6.11 因脑脊液井喷是复发性脑脊液漏或脑膜炎的潜在风险,所以耳蜗开窗处必须紧密填塞。防御的"第二层"是岩骨次全切除,即切除黏膜层、封闭中耳与鼻腔和外界的交通

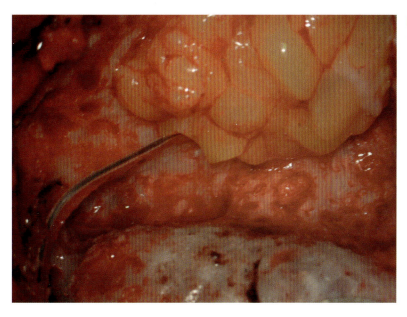

图 15.6.12 使用腹部脂肪填塞,以获得稳定和安全的术腔,以及良好的外观

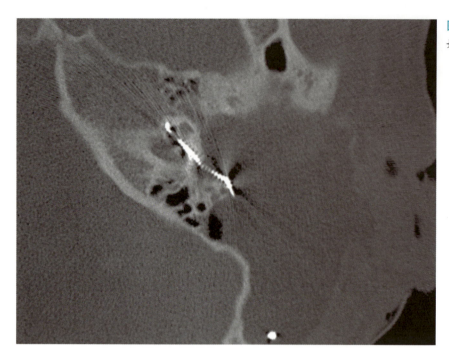

图 15.6.13 术后 CT 显示电极位置良好，术腔牢固封闭

评论

IP-3 患者脑脊液井喷不可避免，应采取预防措施，提前控制局面。

病例 15.7 蜗神经未发育患者，耳蜗植入转换为听觉脑干植入（图 15.7.1~图 15.7.20）

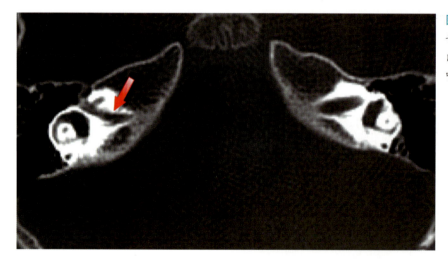

图 15.7.1 2 岁女孩，双侧极重度感音神经性听力障碍。CT 影像显示双侧内听道狭窄，内耳结构正常。右侧内听道较狭窄（红色箭头）

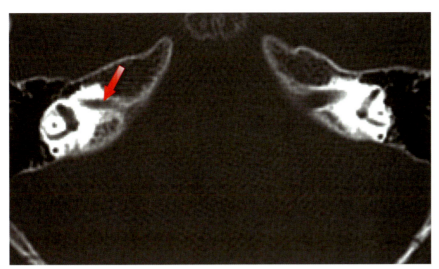

图 15.7.2　CT 显示右侧内听道为一直线（红色箭头）。正常情况下，内听道的形状由内听道口向内听道底由宽变窄

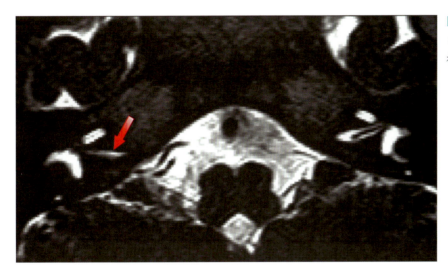

图 15.7.3　在轴位 MRI 上，右侧的小内听道（红色箭头）内未显示有任何神经，而对侧可见明显的神经

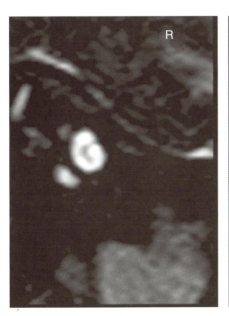
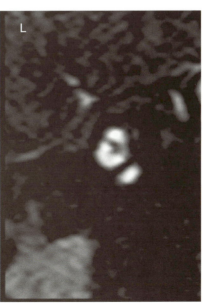

图 15.7.4　经内听道的重建矢状位片显示，右侧隐约可见三根神经；左侧内听道内神经显示更清晰，但蜗神经的存在令人怀疑。因右侧蜗神经显示较好，所以被选为耳蜗植入侧

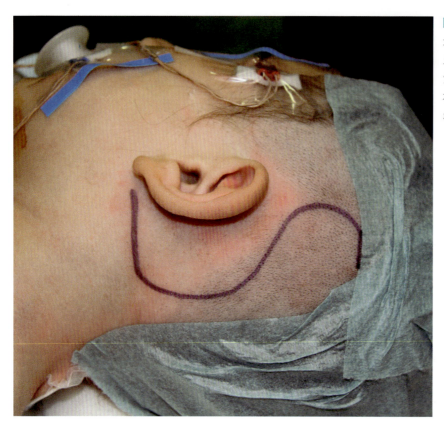

图 15.7.5　左耳。做一宽大切口，以方便在转为听觉脑干植入时将径路改为迷路径路（TLA）。S 形切口始于乳突尖，终于耳廓上至少 5cm。如果曾有耳部手术史，应尽量扩大原有切口，以避免因供血不足而导致皮肤坏死

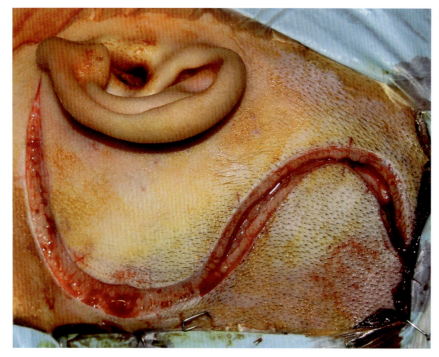

图 15.7.6　皮肤切口。首先，沿着切口的不同位置标记垂直于切口的小切口。随后，切开皮肤和皮下组织，直至颞肌筋膜表面

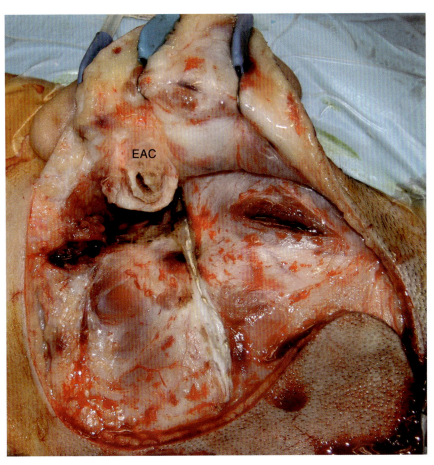

图 15.7.7 翻起皮瓣,用"手术鱼钩"固定。切开外耳道(EAC),在外耳道后做另一个瓣(软骨或皮下瓣),形成一个额外的封闭层

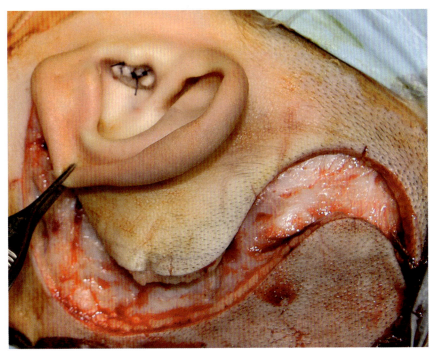

图 15.7.8 此图可见被封闭的外耳道

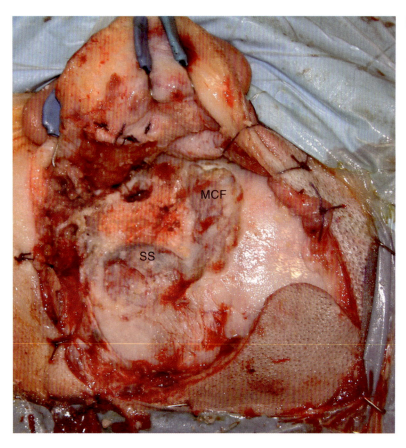

图 15.7.9 行扩大乳突切除，将肌瓣暂时缝合于头端，以保护肌瓣、减少出血，扩大视野。SS：乙状窦；MCF：颅中窝

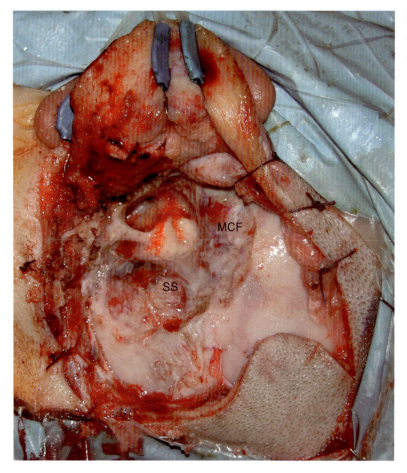

图 15.7.10 磨低外耳道后壁直至面神经嵴水平，耳蜗被完全暴露。此时，洗手护士和术者准备耳蜗植入。SS：乙状窦；MCF：颅中窝

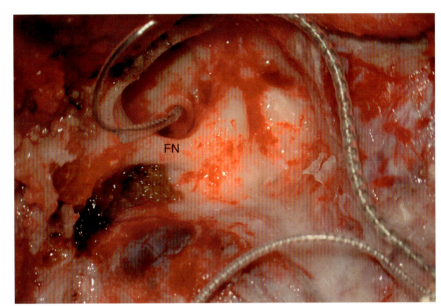

图 15.7.11 耳蜗植入过程顺利，但 EABR 显示无反应。此时，将径路扩大为迷路径路，按术前计划行听觉脑干植入。FN：面神经

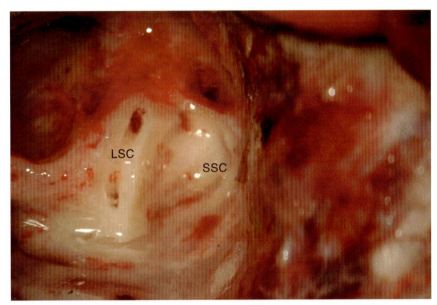

图 15.7.12 移除耳蜗植入体，开始做迷路切除。LSC：外半规管；SSC：上半规管

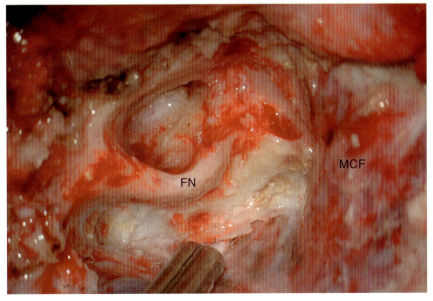

图 15.7.13 切除迷路，去除外耳道和中耳，关闭咽鼓管。FN：面神经；MCF：颅中窝

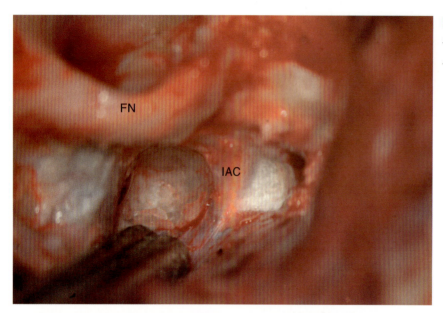

图 15.7.14 轮廓化内听道（IAC），打开硬脑膜和内听道之前，将内听道周围骨质磨除。FN：面神经

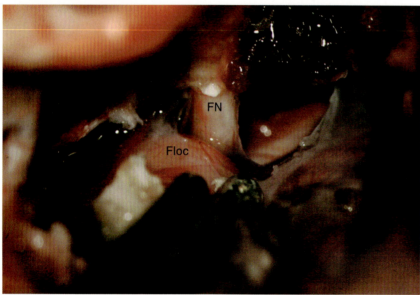

图 15.7.15 打开硬脑膜后，桥小脑角处神经清晰可辨。此病例仅见面神经。FN：面神经；Floc：绒球

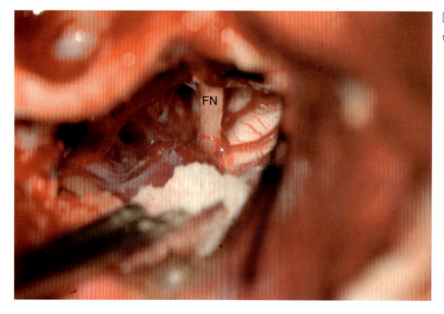

图 15.7.16 即使在脑干平面，也仅见面神经。FN：面神经

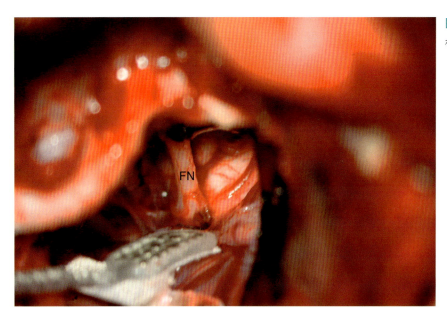

图 15.7.17 准备缓慢植入听觉脑干电极。FN：面神经

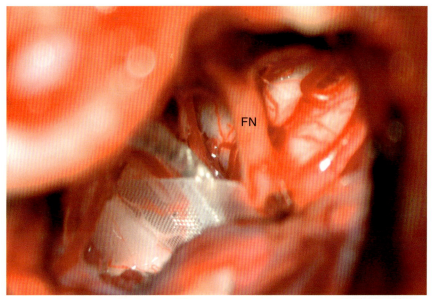

图 15.7.18 面神经作为解剖标志之一。打开 Luschka 孔植入听觉脑干电极。FN：面神经

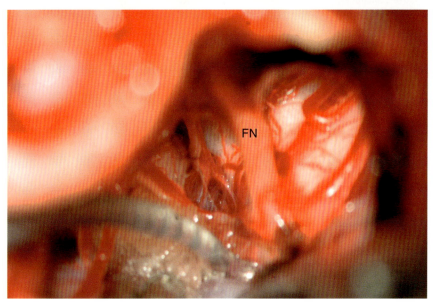

图 15.7.19 听觉脑干电极在正确的位置上。听力师应检测所有电极的 EABR。此步骤很费时，但非常重要。如果有必要，可稍微移动电极，以增加给予听觉刺激的电极数量。在这种情况下，有可能需要术中记录听觉反应。FN：面神经

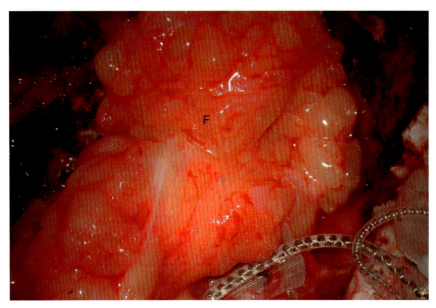

图15.7.20 最后,术腔用腹部脂肪(F)填塞,以保护和固定电极。初步结果令人鼓舞。年轻的患者使用植入体能识别不同的声音,她也开始说些简单的话

评论

在某些内耳畸形病例中,必须采用影像和听力学检查来判断人工耳蜗是否适用。仅在没有耳蜗结构的情况下,听觉脑干植入才被列为首选。在这样的情况下,很可能伴有前庭蜗神经发育不全,需要手术来确认是否有听觉脑干植入的指征。

参考视频

参见视频 15.1。

参考文献

[1] Baino T, Fayad JN. Malformations of the ear. In: Kirtane MV, Brackmann D, Borkar DM, et al, eds. Comprehensive Textbook of Otology. Diagnosis, Management and Operative Techniques. Mumbai: Bhalani Publishing House, 2010:194-211

[2] Jackler RK, Luxford WM, House WF. Congenital malformations of the inner ear: a classification based on embryogenesis. Laryngoscope, 1987, 97(3 Pt 2, Supp140): 2-14

[3] Graham JM, Phelps PD, Michaels L. Congenital malformations of the ear and cochlear implantation in children: review and temporal bone report of common cavity.J Laryngol Otol Suppl, 2000, 25:1-14

[4] Sennaroglu L, Saatci I. A new classification for cochleovestibular malformations. Laryngoscope, 2002, 112(12):2230-2241

[5] Papsin BC. Cochlear implantation in children with anomalous cochleovestibular anatomy. Laryngoscope, 2005, 115(1 Pt 2, Suppl 106):1-26

[6] Friedmann I, Fraser GR, Froggatt P. Pathology of the ear in the cardioauditory syndrome of Jervell and Lange-Nielsen (recessive deafness with electrocardiographic abnormalities). J Laryngol Otol, 1966, 80(5):451-470

[7] Nomura Y, Kawabata I. Scheibe dysgenesis of the inner ear. J Laryngol Otol, 1980, 94(12):1345-1352

[8] Sennaroglu L. Cochlear implantation in inner ear malformations-a review article. Cochlear Implants Int, 2010, 11 (1):4-41

[9] Paparella MM. Mondini's deafness. A review of histopathology. Ann Otol Rhinol Laryngol Suppl, 1980, 89(2 Pt 3):1-10

[10] Mondini C. Anatomica surdi nati sectio. De Bononiesi Scientarium et Artium lnstituto atque Academia Commenarii. Banoniae, 1791, 7:419

[11] Valvassori GE, Clemis JD. The large vestibular aqueduct syndrome. Laryngoscope, 1978, 88(5):723-728

[12] Phelps PD. Dilatation of the vestibular aqueduct/the association with congenital deafness. Clin Otolaryngol Allied Sci, 1994, 19(2): 93-94

[13] Zheng Y, Schachern PA, Cureoglu S, et al. The shortened cochlea: its classification and histopathologic features, Int J Pediatr Otorhinolaryngol, 2002, 63(1):29-39

[14] Phelps PD, Lloyd GAS. Diagnostic Imaging of the Ear. Berlin: Springer, 1990:43

[15] Lemmerling MM, Mancuso AA, Antonelli Pi, et al. Normal modiolus: CT appearance in patients with a large vestibular aqueduct. Radiology, 1997, 204(1):213-219

[16] Colvin IB, Beale T, Harrop-Griffiths K. Long-term follow-up of hearing loss in children and young adults with enlarged vestibular aqueducts: relationship to radiologic findings and Pendred syndrome diagnosis. Laryngoscope, 2006, 116(11):2027-2036

[17] Chen A, Francis M, Ni L, et al. Phenotypic manifestations of branchio-oto-renal syndrome. AmJ Med Genet, 1995, 58(4):365-

[18] Sennaroglu L, Saatci I. Unpartitioned versus incompletely partitioned cochleae: radiologic differentiation. Otol Neurotol, 2004, 25(4):520-529

[19] Sennaroglu L, Sarac S, Ergin T. Surgical results of cochlear implantation in malformed cochlea. Otol Neurotol, 2006, 27(5): 615-623

[20] Shim HJ, Shin JE, Chung JW, et al. Inner ear anomalies in cochlear implantees: importance of radiologic measurements in the classification. Otol Neurotol, 2006, 27(6):831-837

[21] Ehmer DR Jr, Booth T, Kutz JW Jr, et al. Radiographic diagnosis of transstapedial cerebrospinal fluid fistula. Otolaryngol Head Neck Surg, 2010, 142(5):694-698

[22] Purcell DD, Fischbein N, Lalwani AK. Identification of previously "undetectable" abnormalities of the bony labyrinth with computed tomography measurement. Laryngoscope, 2003, 113(11):1908-1911

[23] Nance WE, Setleff R, McLeod A, et al. X-linked mixed deafness with congenital fixation of the stapedial footplato and perilymphatic gusher. Birth Defects Orig Artic Ser, 1971, 7(4):64-69

[24] Phelps PD, Reardon W, Pembrey M, et al. X-linked deafness, stapes gushers and a distinctive defect of the inner ear. Neuroradiology, 1991, 33(4):326-330

[25] Reardon W, Middleton-Price HR, Malcolm S, et al. Clinical and genetic heterogeneity in X-linked deafness. Br J Audiol, 1992, 26(2):109-114

[26] Buchman CA. Teagle HF, Roush PA, et al. Cochlear implantation in children with labyrinthine anomalies and cochlear nerve deficiency: implications for auditory brainstom implantation. Laryngoscope, 2011, 121(63):1979-1988

[27] Friedmann DR, Amoils M, Germiller JA, et al. Venous malformations of the temporal bone are a common feature in CHARGE syndrome. Laryngoscope, 2012, 122(4):895-900

[28] Holcomb MA, Rumboldt Z, White DR. Cochlear nerve deficiency in children with CHARGE syndrome. Laryngoscope, 2013, 123(3):793-796

[29] Morimoto AK, Wiggins RH Ⅲ, Hudgins PA, et al. Absent semicircular canals in CHARGE syndrome: radiologic spectrum of findings. AJNR Am J Neuroradiol, 2006, 27(8):1663-1671

[30] Casselman JW, Offeciers FE, Govaerts PJ, et al. Aplasia and hypoplasia of the vestibulocochlear nerve: diagnosis with MR imaging. Radiology, 1997, 202(3):773-781

[31] Giesemann AM, Kontorinis G, Jan Z, et al. The vestibulocochlear nerve: aplasia and hypoplasia in combination with inner ear malformations. Eur Radiol, 2012, 22(3):519-524

[32] Sennaroglu L, Ziyal I, Atas A, et al. Preliminary results of auditory brainstem implantation in prelingually deaf children with inner ear malformations including severe stonosis of the cochlear aperture and aplasia of the cochlear nerve. Otol Neurotol, 2009, 30(6):708-715

[33] Miyasaka M, Nosaka S, Morimoto N, et al. CT and MR imaging for pediatric cochlear implantation: emphasis on the relationship between the cochlear nerve canal and the cochlear nerve. Pediatr Radiol, 2010, 40(9):1509-1516

[34] Komatsubara S, Haruta A, Nagano Y, et al. Evaluation of cochlear nerve imaging in severe congenital sensorineural hearing loss. ORL J Otorhinolaryngol Relat Spec, 2007, 69(3):198-202

[35] Incesulu A, Adapinar B, Kecik C. Cochlear implantation in cases with incomplete partition type Ⅲ (X-linked anomaly). Eur Arch Otorhinolaryngol, 2008, 265(11):1425-1430

[36] Kang WS, Shim BS, Lee KS. Audiologic performance after cochlear implantation in children with X-linked deafness: comparison with deaf children with a normal inner ear structure. Otol Neurotol, 2013, 34(3):544-548

[37] Mylanus EA, Rotteveel LJ, Leeuw RL. Congenital malformation of the inner ear and pediatric cochlear implantation. Otol Neurotol, 2004, 25(3):308-317

[38] Arndt S, Laszig R, Beck R, et al. Spectrum of hearing disorders and their management in children with CHARGE syndrome. Otol Neurotol, 2010, 31(1):67-73

[39] Acker T, Mathur NN, Savy L, et al. Is there a functioning vestibulocochlear nerve? Cochlear implantation in a child with symmetrical auditory findings but asymmetric imaging. Int J Pediatr Otorhinolaryngol, 2001, 57(2): 171-176

[40] Warren FM Ⅲ, Wiggins RH Ⅲ, Pitt C, et al. Apparent cochlear nerve aplasia: to implant or not to implant? Otol Neurotol, 2010, 31(7):1088-1094

[41] Song MH, Kim SC, Kim J, et al. The cochleoves-tibular nerve identified during auditory brainstem implantation inpatients with narrow internal auditory canals: can preoperative evaluation predict cochleovestibular nerve deficiency? Laryngoscope, 2011, 121(8): 1773-1779

[42] Colletti V, Shannon RV, Carner M, et al. Complications in auditory brainstem implant surgery in adults and children. Otol Neurotol, 2010, 31(4):558-564

[43] Beltrame MA, Bonfioli F, Frau GN. Cochlear implant in inner ear malformation: double posterior labyrinthotomy approach to common cavity. Adv Otorhinolaryngol, 2000, 57:113-119

[44] Govaerts PJ, Casselman J, Daemers K, et al. Cochlear implants in aplasia and hypoplasia of the cochleovestibular nerve. Otol Neurotol, 2003, 24(6):887-891

[45] Eisenberg LS, Johnson KC, Martinez AS, et al. Comprehensive evaluation of a child with an auditory brainstem implant. Otol Neurotol, 2008, 29(2):251-257

[46] Song JJ, Park JH, Jang JH, et al. Facial nerve aberrations encountered during cochlear implantation. Acta Otolaryngo, 2012, 132(7): 788-794

[47] Battmer R, Pesch J, Stöver T, et al. Elimination of facial nerve stimulation by reimplantation in cochlear implant subjects. Otol Neurotol, 2006, 27(7):918-922

[48] Weber BP, Dillo W, Dietrich B, et al. Pediatric cochlear implantation in cochlear malformations. Am J Otol, 1998, 19(6): 747-753

[49] Gstoettner WK, Hamzavi J, Baumgartner WD, et al. Fixation of the

electrode array with bone paté in cochlear implant surgery. Acta Otolaryngol, 2000, 120(3):369-374

[50] Merkus P, Taibah A, Sequino G, et al. Less than 1% cerebrospinal fluid leakage in 1,803 translabyrinthine vestibular schwannoma surgery cases. Otol Neurotol, 2010, 31(2):276-283

[51] Hoffman RA, Downey LL, Waltzman SB, et al. Cochlear implantation in children with cochlear malformations. Am J Otol, 1997, 18(2):184-187

[52] Eisenman DJ, Ashbaugh C, Zwolan TA, et al. Implantation of the malformed cochlea. Otol Neurotol, 2001, 22(6):834-841

[53] Buchman CA, Copeland BJ, Yu KK, et al. Cochlear implantation in children with congenital inner ear malformations. Laryngoscope, 2004, 114(2):309-316

[54] Loundon N, Rouillon I, Munier N, et al. Cochlear implantation in children with internal ear malformations. Otol Neurotol, 2005, 26(4):668-673

[55] Kim LS, Jeong SW, Huh MJ, et al. Cochlear implantation in children with inner ear malformations. Ann Otol Rhinol Laryngol, 2006, 115(3):205-214

[56] Lee KH, Lee J, Isaacson B, et al. Cochlear implantation in children with enlarged vestibular aqueduct. Laryngoscope, 2010, 120(8):1675-1681

延伸阅读

Morera C, De-Paula C, Mas F, et al. Cochleo-vestibular nerve (CVN) malformations with normal or dysplastic cochlea—cochlear or brain stem implantation? Int J Pediatr Otorhinolaryngol, 2011, 75(Suppl 1):11

Pakdaman MN, Herrmann BS, Curtin HD, et al. Cochlear implantation in children with anomalous cochleovestibular anatomy: a systematic review. Otolaryngol Head Neck Surg, 2012, 146(2):180-190

Phelps PD, Coffey RA, Trembath RC, et al. Radiological malformations of the ear in Pendred syndrome. Clin Radiol, 1998, 53(4):268-273

Sennaroglu L, Colletti V, Manrique M, et al. Auditory brainstem implantation in children and non-neurofibromatosis type 2 patients: a consensus statement. Otol Neurotol, 2011, 32(2):187-191

致 谢

We thank Professor Miguel Arístegui, ENT surgeon, Madrid, Spain, for sharing some of his cases and radiology images.

第16章
神经纤维瘤病2型与听觉植入

神经纤维瘤病2型（NF2）是一种常染色体显性遗传性疾病，其基因外显率超过95%。这类疾病的肿瘤来源倾向于神经嵴细胞，因此以双侧前庭神经鞘瘤（VS）为特征，其他表现包括其他脑神经和周围神经的神经鞘瘤、脑膜瘤和青少年的后囊下性白内障。室管膜细胞瘤和星形细胞瘤则比较罕见。大多数NF2基因携带者在30岁左右出现双侧VS，而NF2患者出现相应特征表现的平均发病年龄为18~24岁。

个体差异体现在肿瘤大小、位置、数量上。尽管这些肿瘤不是恶性的，但它们的解剖学定位和多样性通常导致发病率和早期死亡率较高。患者的平均预期寿命为36岁，而从疾病被正确诊断起的存活时间平均为15年。三级医疗中心的早期诊断和完善治疗将为这些患者提供一个更好的存活机会。

NF2和NF1没有遗传相关性和表型相关性。NF2患者不易出现NF1患者中常见的认知功能障碍（智力发育迟缓和学习能力缺失）。NF2患者可能会出现"咖啡牛奶"斑和皮肤神经纤维瘤，但与NF1患者相比出现率较少，症状相对轻微，因此不是疾病的主要特征。另外，神经鞘瘤几乎不会恶变为神经纤维肉瘤。

16.1　与单侧前庭神经鞘瘤的差异

· NF2患者比单侧VS患者更早出现肿瘤生长。

· NF2患者的肿瘤生长速度通常比较快，肿瘤生长会导致严重的脑干变形，内听道显著扩大，骨壁会被不规则侵蚀。肿瘤甚至会侵蚀内听道顶壁和（或）侵入颅中窝。另外，肿瘤可能侵蚀耳蜗轴并侵入耳蜗的底转。

· 在许多病例中，通常在颈静脉孔水平，也会同时出现其他脑神经鞘瘤和脑膜瘤。在一些病例中，前庭神经、蜗神经、面神经、其他脑神经和周围神经的所有分支和终末器官，包括颞骨，都会被增殖的施万细胞肿瘤累及。它们可能是局限和（或）扩散的，为治疗方案的确定和手术操作增加了困难。在临床上，脊髓受累有时会对患者的治疗造成影响，例如颈椎受累会导致插管困难。

· 在组织学上，NF2患者的肿瘤与一般VS无法分辨。然而，在某些情况下，它们很像脑膜瘤那样有明显的轮状生长模式。

16.2　临床诊断

NF2的临床诊断主要靠典型的双侧VS表现。然而，在不多见的不同病变组合情况下也可诊断NF2（图16.1）。

表16.1总结了NF2的分子遗传学。目前在临床上，可以进行NF2基因的分子遗传学检测。分子遗传检测的主要作用是及早发现高危人群（主要是患者的子女）并进行监测和医疗管理，也可用来确定NF2的诊断。NF2基因的确认是非常重要的，因为携带NF2基因的患者需要进行遗传咨询，对他们的期望值和生育计划有着举足轻重的作用。NF2的产前筛查可以

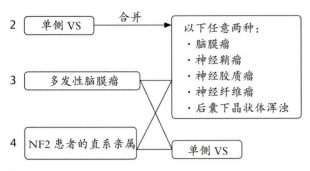

图 16.1 双侧前庭神经鞘瘤（VS）（1）或在此图中所示各种病变的组合（2~4）之一就可临床诊断为 NF2

表 16.1　NF2 的分子遗传学

基因符号	染色体位点	蛋白名称
NF2	22q12.2	Merlin

通过从孕 15~18 周羊水诊断中获取的胎心细胞或孕 10~12 周的绒毛膜取样。可通过分析从胎儿细胞中提取的 DNA 进行 NF2 产前筛查，在妊娠 15~18 周羊膜穿刺或妊娠 10~12 周绒毛取样。

16.3　临床表现

神经鞘瘤：通常累及双侧前庭神经，也有一些患者仅单侧受累（嵌合体）。双侧 VS 可能同时存在。罕见的情况下只见有单侧 VS，另一侧在之后才出现。神经鞘瘤也会发生在其他脑神经和周围神经。一般来说，感觉神经比运动神经更易受累。

脊髓肿瘤：可见于至少 2/3 的 NF2 患者。脊髓肿瘤对患者来说是灾难性的，非常难处理。最常见的脊髓肿瘤是神经鞘瘤，其来源于椎管内神经背根并向内侧和外侧延伸，形成"哑铃状"。5%~33% 的 NF2 患者会发生脊髓内肿瘤例如星形细胞瘤和室管膜瘤。脊髓受累的大多数患者都有多发肿瘤，但往往不会出现相应的症状。

脑膜瘤：出现于约半数的 NF2 患者。大多数是颅内病变，少数可表现为脊膜瘤。NF2 患者的脑膜瘤不常见于颅底，通常为成纤维细胞类型。眶内脑膜瘤会压迫视神经，导致视力丧失。颅底脑膜瘤会引起脑神经病变、脑干压迫和脑积水。脑膜瘤也可能是 NF2 的特征性表现，尤其是在童年时期。

眼部受累：可出现于 1/3 的 NF2 患者，表现为单侧或双侧失明。后囊下晶状体混浊是最常见的眼部发现，但是很少进展为明显可见的白内障。晶状体混浊可发生在 VS 症状出现之前。视网膜错构瘤和黄斑前膜出现于高达 1/3 的患者。颅内和眶内肿瘤可能会导致视力减退和复视。

单发/多发性神经病：是越来越公认的 NF2 特征，特别是在童年时期。经常表现为面瘫（仅有部分神经功能可恢复）、斜视（动眼神经麻痹）或手足下垂。

16.4　处　理

NF2 患者的诊断、评估、治疗、随访和基因咨询最好在多学科的医疗中心完成。完整的处理过程不属于本书范畴，这里仅讨论颅内病变的处理和随访。

16.5　前庭神经鞘瘤

（图 16.2~ 图 16.6）

听力保留在 NF2 患者的处理中非常重要。所有患者都要进行常规的听力评估，包括听觉脑干反应（ABR）、纯音测听和言语识别检查。这些检查结果的评估具有双重作用。首先，反映肿瘤进展的信息；第二，对这些患者的处理有显著影响，包括手术时机和类型。

治疗仍然以手术为主。完全位于内听道内的小 VS 通常可以完全切除而保留听力和面神经功能。较大的肿瘤应予手术切除。如果我们能成功地保留蜗神经，耳蜗植入就可行。如果蜗神经受损，就有指征行听觉脑干植入。我们认为，立体定向放射治疗NF2患者没有任何作用，因为NF2患者放射治疗的效果不如散发的、单侧VS患者，前者仅有60%的远期肿瘤控制率，其可能的后遗症是恶性变，但不常见。

16.6 其他肿瘤

其他的颅内、脑神经或脊神经的肿瘤生长非常缓慢，对这些肿瘤的外科干预可能会导致残疾，比肿瘤自然致残早几年。NF2相关肿瘤的放射治疗需谨慎，因为对携带无活性抑癌基因的患者而言，辐射暴露可能会诱导、加速或改变肿瘤性质。

16.7 随访监测

· 有风险的无症状人群：有NF2患病风险的人群，特别是儿童，需要进行密切监测。早期诊断就可早期干预，从而获得较好的预后，而这可通过基于DNA的测试来实现。

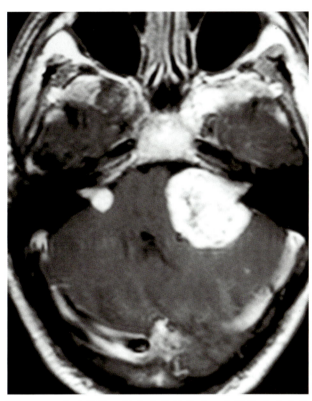

图16.2 非对称性双侧前庭神经鞘瘤，左侧肿瘤压迫脑干。这种肿瘤大小的显著差异是最常见的表现

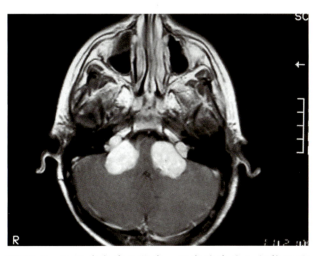

图16.3 双侧前庭神经鞘瘤，注意肿瘤是如何挤压脑干的

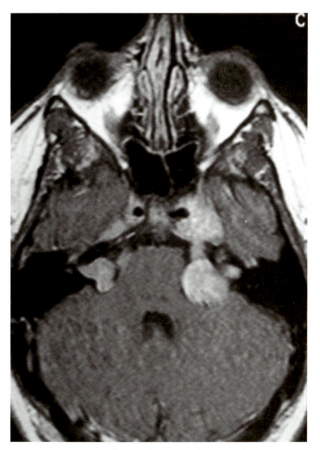

图16.4 双侧前庭神经鞘瘤和三叉神经鞘膜瘤

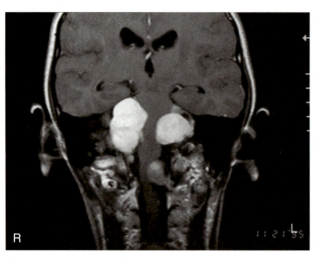
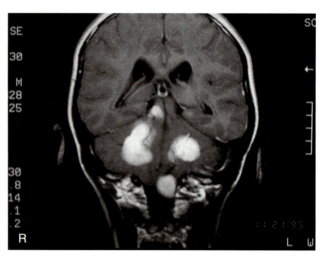

图 16.5 a~b 多发性神经鞘膜瘤表现。a. 注意部分肿瘤突入脑干。在这类病例中，必须告知患者肿瘤次全切除的可能性。b. 同时注意后组脑神经鞘瘤

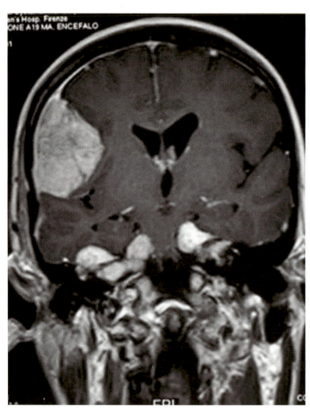

图 16.6 双侧前庭神经鞘瘤、颞叶脑膜瘤和后组脑神经鞘瘤

· 突变基因检测阳性的有风险无症状人群：这类人群需要从青少年时期起到至少 50 岁，每年常规 MRI 检查，因为有些 NF2 患者可能直到 60 岁才出现症状。

· 肿瘤人群：这类患者需要终身随访，至少每年应常规进行 MRI 检查。即使已经经过手术完全切除双侧 VS 的患者仍需要长期随访，因为肿瘤有复发的概率，更重要的是监测有无已有或新生的脑膜瘤和（或）其他脑神经鞘瘤。因为 VS 还有可能再生长，更重要的是，应监测已有或新发的脑膜瘤和（或）其他脑神经神经鞘瘤。

16.8 策略选择

图 16.7 和图 16.8 显示了 Gruppo otologico 关于 NF2 患者手术策略的制定流程。手术径路取决于听力是否存在及肿瘤大小。如果一侧听力被保留，那么同样的方案将被应用于另一侧。如果一侧听力丧失，对侧将根据蜗神经的情况考虑行人工耳蜗或听觉脑干植入。如果听力丧失，将根据蜗神经的情况，同时植入人工耳蜗或听觉脑干。

16.8.1 肿瘤大小

· 当肿瘤直径超过 1.5cm、对侧听力存在时，我们将尝试通过扩大迷路径路手术切除肿瘤，同时行耳蜗或听觉脑干植入。

· 当肿瘤直径 <1.5cm 或局限于内听道内，

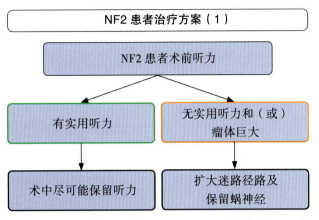

图 16.7　NF2 流程 1。Gruppo otologico 中制定的 NF2 患者手术方案

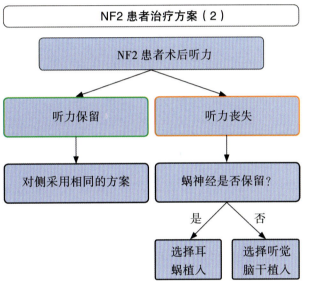

图 16.8　NF2 流程 2。Gruppo otologico 中制定的 NF2 患者手术方案

手术方案取决于患者的听力。

16.8.2　术前听力

· 无听力：如果可能，术中保护蜗神经，同时行耳蜗植入。

· 有听力：术中尝试保留听力，如果不成功，可同时行耳蜗或听觉脑干植入；或者行定期 MR 扫描、听力评估，密切随访。

如果仅患耳有听力，则有两种选择。一种是密切监测听力，当听力开始下降时考虑手术；另一种是尝试保留听力的手术径路，必要时行耳蜗植入。决策时患者的意见至关重要。

16.8.3　肿瘤的并发症

任何患者若出现因 VS 引起的神经系统并发症，不管肿瘤大小，也需要手术干预。

16.9　手术方式

决定进行手术（图 16.8），通常的首要目标是彻底安全地切除肿瘤。所选择的径路应使我们能够达到这一主要目标。听力（或蜗神经）的保留则是次要目标。

手术方式的选择没有固定的规则。每位患者都有不同的情况，因此处理也应个性化。然而，根据经验，肿瘤直径 <1.5cm 时我们可能会尝试听力保留的径路（如果听力仍然值得保留），比如颅中窝径路或乙状窦后 – 迷路后联合径路。如果听力已丧失但蜗神经被保留，通常行同期耳蜗植入。如果蜗神经不得不被牺牲，剩下的唯一可能性是行听觉脑干植入，以避免在桥小脑角再次手术。因为无法进入 Luschka 孔，因此听觉脑干植入不能经颅中窝径路完成。

如果肿瘤直径 >1.5cm，我们倾向于经扩大迷路径路跨岩尖径路切除肿瘤，同时行听觉植入。耳蜗或听觉脑干植入取决于蜗神经的活性。

遗憾的是，在本书成稿时，想在术中获得被保留的蜗神经的功能尚无可靠的测试，无法指导耳蜗植入或听觉脑干植入之间的选择。理想的可提供这方面信息的工具可能是一个临时的耳蜗内电极，但目前市场上并没有这种工具或植入体。

16.10　手术侧别

如果患者表现为双侧 VS，常规是切除较大一侧的肿瘤。因为肿瘤较大通常对应听力较差耳，因此不难做决定。如果两侧肿瘤大小相似，那么先切除听力较差侧的肿瘤。

如果肿瘤较大，而该侧听力较好，则需要进行细致的个体化处理。我们可以切除较大的肿瘤，注意保留蜗神经，以备将来的耳蜗植入。如果耳蜗神经未能保留，可行听觉脑干植入。有人可能会坚持应该先切除听力较差侧较小的肿瘤，因为切除较小肿瘤时损伤耳蜗和面神经的风险通常较低。在这种情况下，更有指征行耳蜗植入。这两种观点都是合理的，应该与患者及家属一起充分探讨。最终，在这种情况下，患者可能不得不做出决定。

16.11 NF2 患者的听觉脑干植入

听觉脑干植入体可使因 NF2 致聋的患者重新获得有意义的听力。这类装置在设计和功能上与耳蜗植入体相似。目前的多通道听觉脑干植入技术已能给予言语理解水平的帮助。经过编程，约 85% 的患者可通过听觉脑干植入获得听觉感知。许多患者可以实现有限的开放式言语识别，少数但数量可观的患者能够获得诸如电话使用等只有声音的开放式言语理解[1-2]。大多数患者会获得识别环境声音的能力，并在唇读方面取得显著进步。

16.12 听觉脑干植入的适应证与禁忌证

12 岁及以上、有合理的期望值和动机，以及家庭强烈支持的 NF2 患者可行听觉脑干植入。肿瘤自然病程后或者肿瘤切除术中未能成功保留蜗神经，这些患者可能有或将有双侧极重度听力下降。

听觉脑干植入唯一的绝对禁忌是患者有活动性的中耳化脓性感染或预期寿命很短。相对禁忌证包括符合正式标准但缺乏适当支持或动机的患者，如上所述。另外，如果 VS 切除后蜗神经能被保留完整，可行耳蜗植入。

16.13 听觉脑干植入体的可拆卸磁铁

Nucleus ABI 24M 型听觉脑干装置（Cochlear，Sydney，Australia）有一个平板硅胶电极载体（3mm×8.5mm），包含 21 个电极板（每个 0.7mm）以及一个接受-刺激器中的可拆卸磁铁。目前市场上另外两种 ABI 植入体没有可拆卸磁铁：Digisonic SP ABI（Neurelec MXM，France）有 15 个电极（每个 0.7mm）位于一个电极载体（3mm×8mm）上；Concerto ABI（Med-El，Innsbruck，Austria）有 12 个电极（每个 0.55mm）和 1 个参考电极（0.75mm）位于一个扁平电极载体（直径 5.5mm×3.0mm）上。详见第 4 章。

磁铁可拆卸对于 NF2 患者十分重要，因为需要 MRI 检查持续随访。所有的听觉脑干植入体（以上提到的三种）都具有 MRI（1.5T）兼容性，无须卸下接受-刺激器中的磁铁，但需要特殊的预防措施（头部绷带及牵拉感），同时磁铁会在 MRI 上留下伪影（参见第 3 章）。更高磁场的 MRI 或减少图像伪影只能靠移除磁铁。只有去除磁铁，才能用更高磁场的 MR 扫描，并减少图像伪影。在美国，关于携带磁铁行 MR 扫描的规定更加严格，要求 NF2 患者必须卸下磁铁并在头皮上使用一种黏附盘[2]。因而不可拆卸磁铁的听觉脑干植入体在 NF2 患者中不太受欢迎。

16.14 第一侧手术与第二侧手术对比

在我们中心行第一侧手术的目的是完全切除肿瘤和保留面神经功能，以及尽可能保留蜗神经。如果蜗神经不能保留，我们尝试在第一侧肿瘤切除后行听觉脑干植入，这与大多数中心的做法一致[2-5]。即使植入装置没有使患者在手术后获得最佳的治疗效果，在对侧需要手术时仍有机会再次植入。患者从而有第二次机会获得有功效的植入体。相反，如果第一侧手术成功完成，设备运行正常，患者会在另一侧耳仍然听到的情况下习惯这个植入装置。这种情况可能会帮助患者适应听觉脑干植入体的声音。

16.15 鼓岬试验

鼓岬试验是通过手术在中耳放置一个电极直接刺激耳蜗鼓岬。鼓岬试验的阴性结果——声音未被感知——提示蜗后因素致聋。阳性结果——刺激后声音被感知——提示蜗神经能够向中枢传递声音信号，那么患者就是耳蜗植入的理想候选者。因此，在某些情况下，若蜗神经的解剖完整性在数年前肿瘤切除时能保留，鼓岬试验可用于评估患者是否适宜植入人工耳蜗。正在开发新的策略/装置以在手术中提供更可靠的检测，以测试切除肿瘤后耳蜗植入体的功能和可行性。

16.16 手术注意事项

（图 16.9 和图 16.10）

16.16.1 术中监测

有关术中监测更全面的论述，参见第 4 章。重点内容将在以下讨论。

基于好几个理由，在植入 ABI 时，电诱发的听觉电位和其他可能被刺激到的脑神经（主要是面神经和迷走神经）的术中监测是十分关键的。监测 ABR 可以证实电极放置准确，而邻近脑神经的监测可发现区域结构的无意刺激。

在术中电诱发的 ABR 中，观察到的第一个波是Ⅲ波，代表耳蜗核。理想情况下可以观察到三个波，分别代表耳蜗核（Ⅲ）、橄榄核（Ⅳ）、外侧丘系（Ⅴ）。在临床上，通常会看到 1~3 个反应，称为 P1~P3。一个或多个反应的存在有助于确认合适的电极位置。波形反应的数量或质量（例如 P1、P2 和 P3）与 ABI 的有效性之间没有相关性，但是有效电极的数量与排列位置的准确性及术后听力效果有关。

也应该注意到，电诱发 ABR 监测还是被更多地认为是解剖方法定位耳蜗核的一种辅助手段。它的作用是确认 ABI 刺激听觉脑干，而很少或不刺激其他结构。只要术者基于可靠的解剖学标志确信电极放置足够，即使完全没有 ABR 波形也不意味着 ABI 将无法产生有效听力。

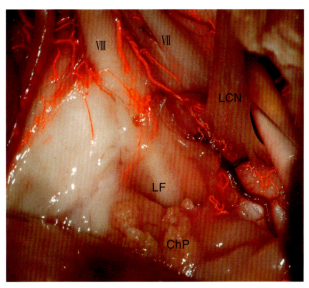

图 16.9 显微镜下灌注标本的 Luschka 孔。ChP：脉络丛；Ⅶ：面神经；Ⅷ：前庭蜗神经；LCN：后组脑神经；LF：Luschka 孔

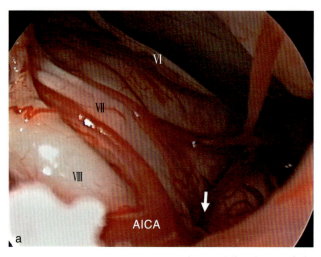 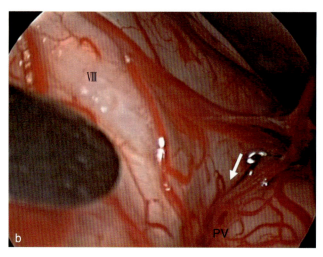

图 16.10 a~b　a. Luschka 孔显微镜下观（箭头）。b. 在高倍镜下，延髓脑桥的交界处非常清晰。AICA：小脑前下动脉；PV：静脉丛；Ⅵ：外展神经；Ⅶ：面神经；Ⅷ：前庭蜗神经

病例 16.1　NF2 患者小前庭神经鞘瘤的耳蜗植入（图 16.1.1 和图 16.1.2）

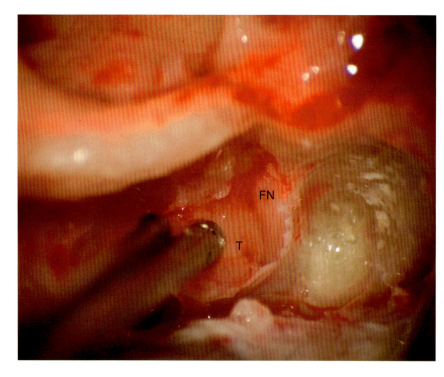

图 16.1.1　小肿瘤的 NF2 患者可以在手术中同时行肿瘤切除和耳蜗植入。在这个病例中，患侧耳已无实用听力，经迷路径路切除前庭神经鞘瘤（VS）。图示为一个相似的病例，患者为单侧 VS（非 NF2），术中同时行耳蜗植入。展示相同的手术步骤（参见第 17 章病例 17.1）。FN：面神经；T：肿瘤

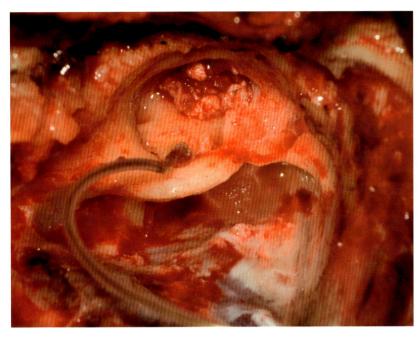

图 16.1.2 如果 NF2 患者在肿瘤切除时蜗神经能被保留，就可以行耳蜗植入。这种手术方式连同肿瘤切除提供了一种直接的康复选择。必须认识到，有时蜗神经的功能可能被误判，即便其解剖是完整的

> **评论**
> 耳蜗植入不应被排除在 NF2 患者的处理选择之外。

病例 16.2 双侧耳聋的 NF2 患者在右侧肿瘤切除术（第二侧手术）中行听觉脑干植入（图 16.2.1~图 16.2.23）

这是一例 NF2 患者，表现为双侧耳聋及双侧巨大 VS、其他脑神经肿瘤。较大肿瘤（左侧）已于 4 年前经扩大迷路径路切除。右侧的手术方案是经扩大迷路径路切除肿瘤，尽力保留蜗神经为耳蜗植入创造条件。如果蜗神经的保留很困难，手术方案将会调整为听觉脑干植入。

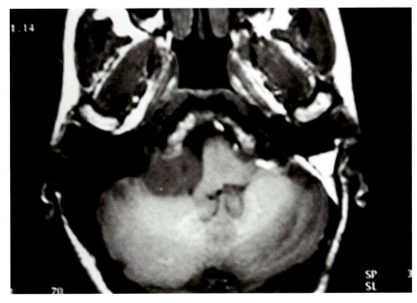

图 16.2.1 1999 年的 MRI 示右侧巨大前庭神经鞘膜瘤（VS），但患者仍有残余听力。仍可见填塞对侧耳乳突腔的脂肪。采用"等待和扫描"策略观察右侧 VS

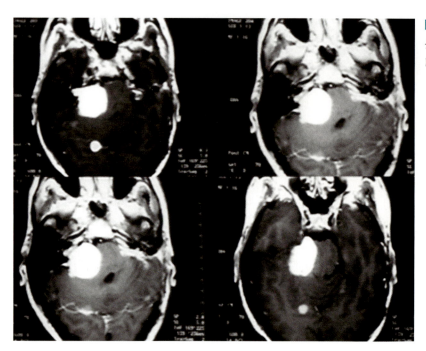

图 16.2.2　4 年随访之后，肿瘤继续生长，并且听力丧失。拟经迷路径路行手术切除，同时行听觉脑干植入以重建听力

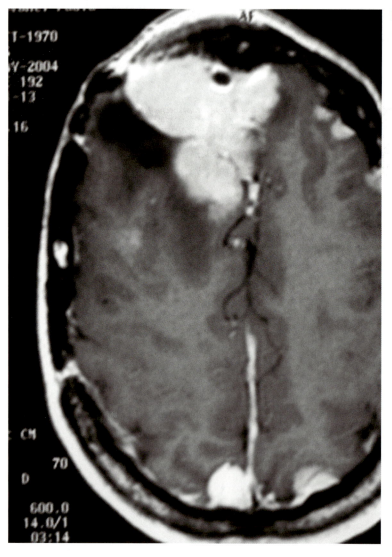

图 16.2.3　该患者有多发大脑镰旁和矢状面脑膜瘤

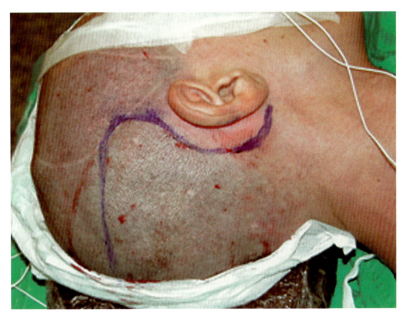

图 16.2.4 此病例的手术切口为倒 S 形,较常规耳蜗植入的切口大。与孤立的前庭神经鞘瘤的手术切口也有所不同

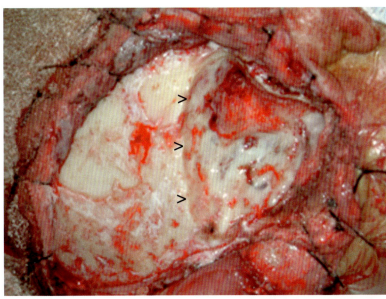

图 16.2.5 乳突已被扩大切除。与扩大迷路径路的唯一区别是磨除颅中窝底的骨质有限(箭头),从而为植入体的骨床留出所需的空间

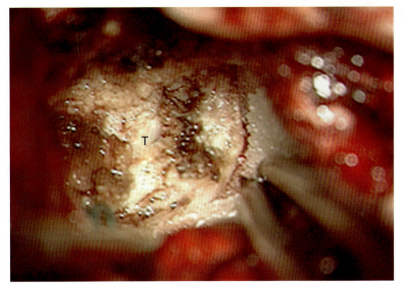

图 16.2.6 开始无血切除肿瘤(T)

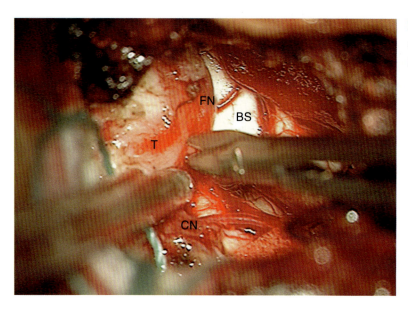

图 16.2.7 将肿瘤（T）的最后一部分与面神经（FN）和蜗神经（CN）分离。BS：脑干

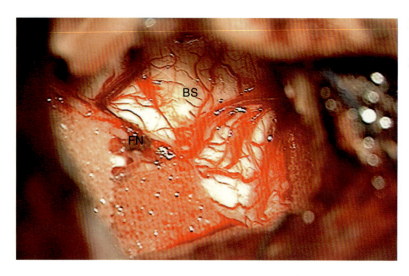

图 16.2.8 肿瘤已被完全切除，保留了面神经（FN）。不幸的是，蜗神经已经离断。BS：脑干

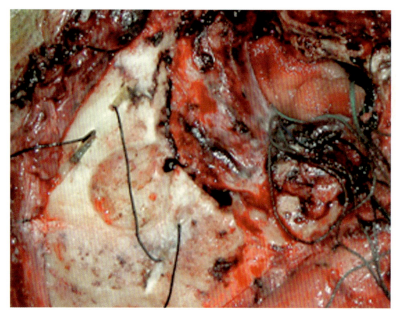

图 16.2.9 肿瘤被切除后，在径路的后上三角制备植入体的骨床。此步骤的钻磨已经完成，硬脑膜开口被暂时封闭，以防止骨粉进入硬脑膜内

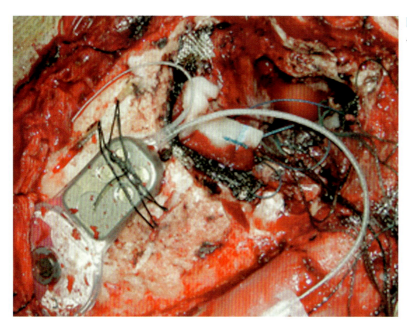

图 16.2.10 植入体的接收－刺激器被固定在骨床内

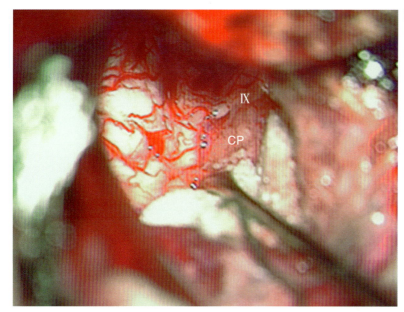

图 16.2.11 在舌咽神经（Ⅸ）根水平轻柔地拨回小脑绒球和脉络丛（CP）开始辨别 Luschka 孔

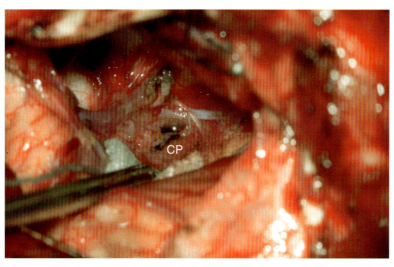

图 16.2.12 解剖变异会使 Luschka 孔的辨认多少有些困难。本例 Luschka 孔的开口比平时大，更容易找到。CP：脉络丛

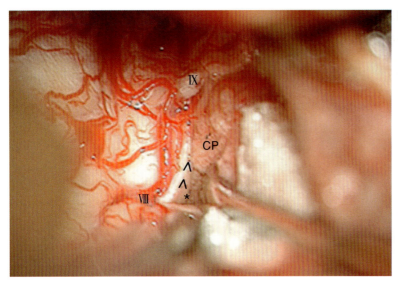

图 16.2.13　向侧后方牵开脉络丛（CP）即显露 Luschka 孔。注意软组织带（箭头）形成外侧隐窝的边界，以及蜗神经（Ⅷ）与腹侧耳蜗核的分界线。还要注意腹侧耳蜗核（星号）的光滑发光表面。Ⅸ：舌咽神经

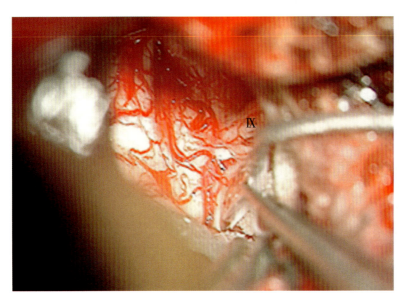

图 16.2.14　用无齿镊轻轻夹持听觉脑干植入体的电极。Ⅸ：舌咽神经

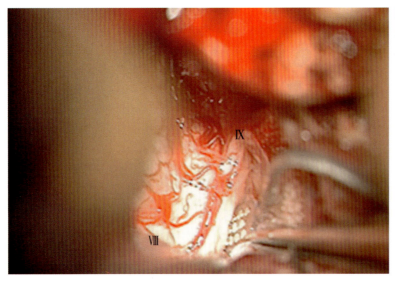

图 16.2.15　电极阵列已被部分植入。注意电极表面应该朝向前上方与腹侧耳蜗核的背侧表面接触。Ⅷ：前庭蜗神经；Ⅸ：舌咽神经

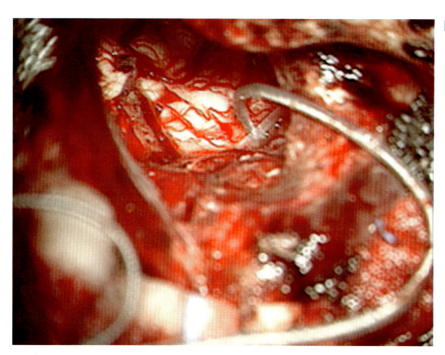

图 16.2.16 电极阵列被全部植入

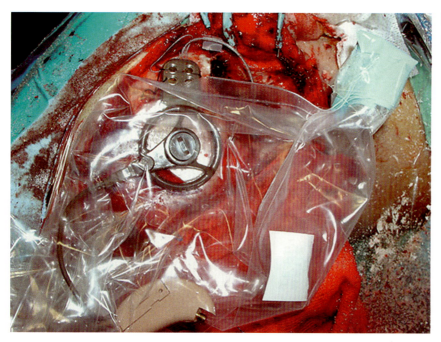

图 16.2.17 进行电诱发的听性脑干诱发电位监测，检查电极阵列的位置

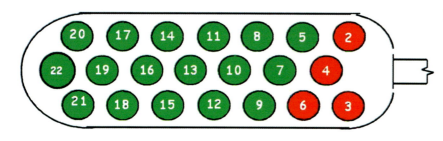

图 16.2.18 N24 电极术中标测提示除了 2、3、4 和 6，大多数通道都在工作。此病例中，电极需要向更内侧植入

● EABR 有反应　　　● EABR 无反应

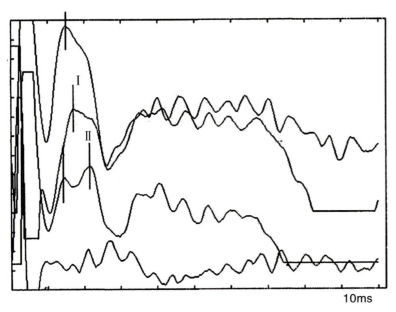

图 16.2.19 电诱发听觉脑干反应（EABR）的术中记录样本。图示为 P1 和 P2 波形，提示有声音刺激

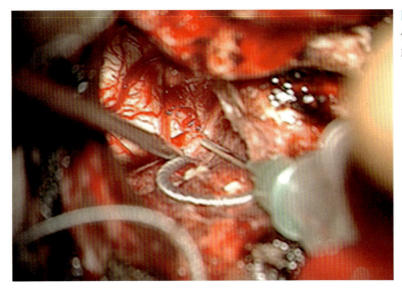

图 16.2.20 检查电极阵列的正确位置之后，使用纤维蛋白胶和一片筋膜进一步确保电极阵列处于原位

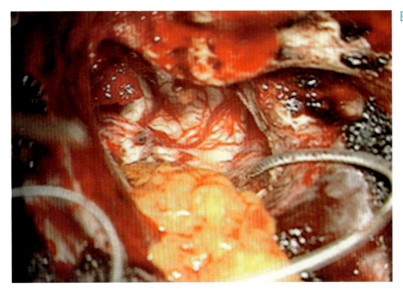

图 16.2.21 用长条形腹部脂肪填塞术腔

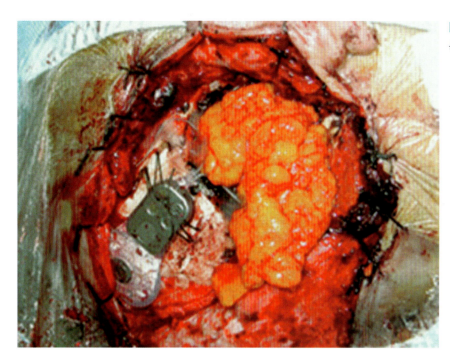

图 16.2.22 植入体与周围脂肪。术中缺损被分层关闭

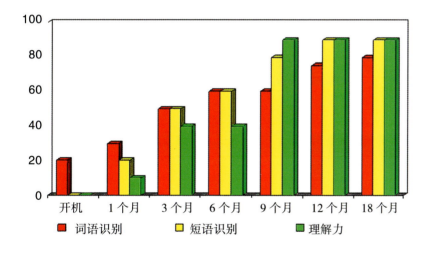

图 16.2.23 该患者的听力结果证实其理解能力有进步

评论
在一些 NF2 患者中,听觉脑干植入可使听力恢复到一定水平。

病例 16.3　左耳聋、右耳听力正常的 NF2 患者行左侧听觉脑干植入（图 16.3.1~ 图 16.3.5）

这是一例双侧前庭神经鞘膜瘤的 NF2 患者，表现为左侧听力丧失，右耳听力正常。左侧迷路径路肿瘤切除术同时行听觉脑干植入。

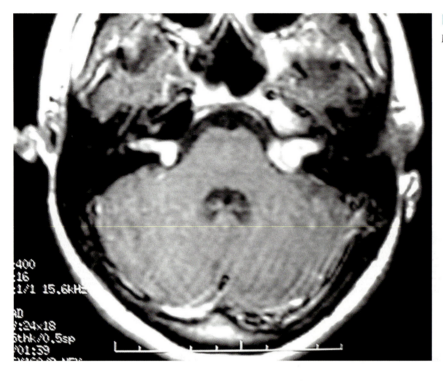

图 16.3.1　图示为双侧前庭神经鞘瘤 MRI。左侧的肿瘤大于右侧

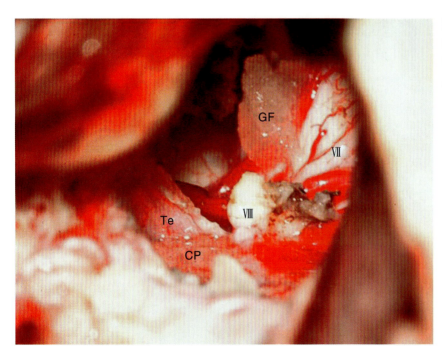

图 16.3.2　蜗神经在肿瘤切除时被切断。CP：脉络丛；GF：明胶海绵；Te：软组织带；Ⅶ：面神经；Ⅷ：前庭蜗神经

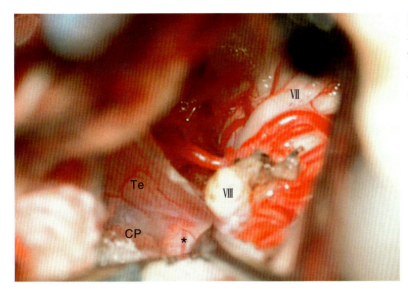

图 16.3.3 轻轻拨开脉络丛后,发现 Luschka 孔在脉络膜外、靠近蜗神经残端的位置。做 Valsalva 动作时可见脑脊液流出。星号:耳蜗核复合物;CP:脉络丛;Te:软组织带;Ⅶ:面神经;Ⅷ:前庭蜗神经

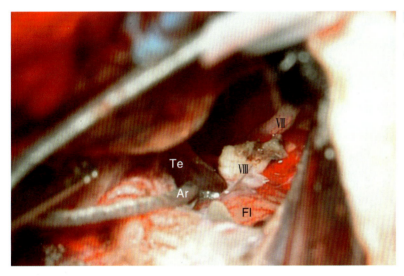

图 16.3.4 电极阵列被植入外侧隐窝。Ar:电极阵列;Fl:小脑绒球;Te:软组织带;Ⅶ:面神经;Ⅷ:前庭蜗神经

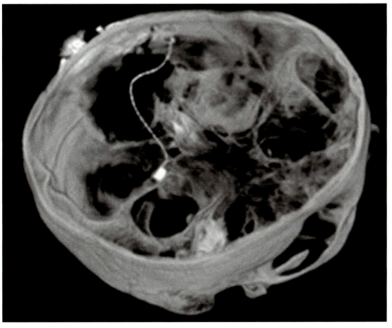

图 16.3.5 术后三维重建 CT 影像对确认电极和导线是否在正确位置非常有帮助

评论

NF2 患者总是双侧听力恶化。目前的共识是在第一侧植入,即便对侧听力正常时也如此。

病例 16.4　NF2 患者右侧（第一侧）肿瘤切除和听觉脑干植入（图 16.4.1～图 16.4.3）

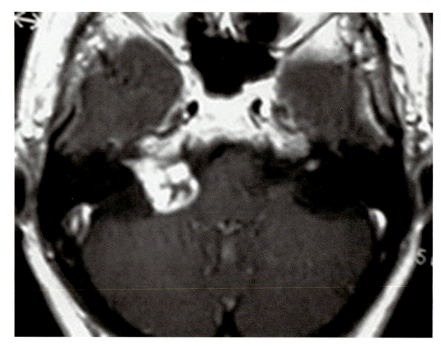

图 16.4.1　一例双侧前庭神经鞘瘤的 NF2 患者双耳对称性听力下降。MRI 提示两侧肿瘤大小有明显差别。右侧肿瘤经迷路径路切除，计划同时行听觉脑干植入

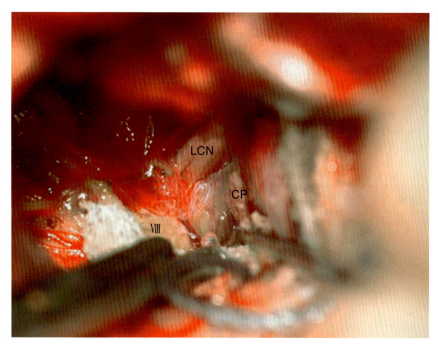

图 16.4.2　此例患者蜗神经未能保留，所以同时行听觉脑干植入术。CP：脉络丛；LCN：后组脑神经；Ⅷ：蜗神经残端

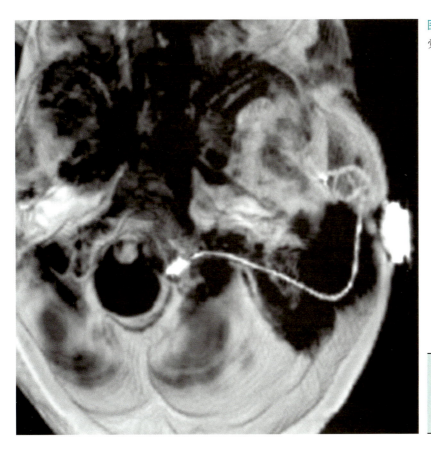

图 16.4.3 术后三维重建 CT 影像显示听觉脑干植入体的正确位置

评论

应尽量保留蜗神经，但如果未成功，再行听觉脑干植入。

病例 16.5　NF2 患者经迷路径路耳蜗植入及脑膜瘤切除术（图 16.5.1 和图 16.5.2）

这是一例右侧脑膜瘤、左侧前庭神经鞘瘤的 NF2 患者。该患者右耳全聋、左耳渐进性听力下降。经迷路径路切除脑膜瘤，联合岩骨次全切除和耳蜗植入。

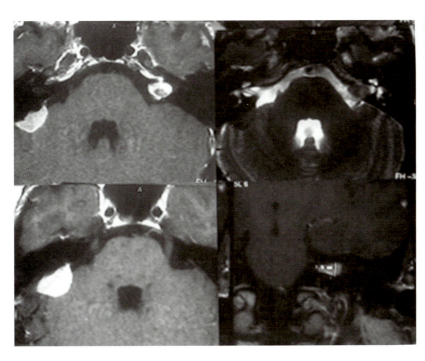

图 16.5.1　MRI 显示右侧颅后窝脑膜瘤和左侧小的前庭神经鞘瘤

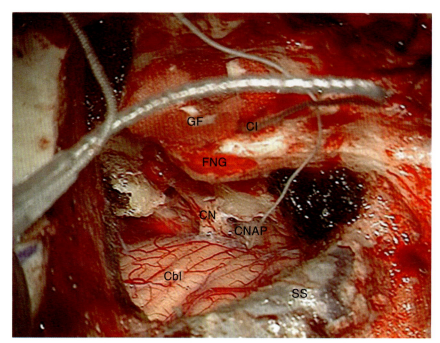

图 16.5.2 此例经迷路径路切除颅后窝脑膜瘤。蜗神经被成功保留,因此行耳蜗植入。Cbl:小脑;CI:耳蜗植入体;CN:蜗神经;CNAP:蜗神经动作电位导线;FNG:面神经膝部;GF:明胶海绵;SS:乙状窦

评论

脑膜瘤可引起 NF2 患者感音神经性聋。当脑膜瘤出现在前庭神经鞘瘤同样位置上时,其治疗与前庭神经鞘瘤相同。

16.17 NF2 与听觉植入小结

- 听觉脑干植入能使因 NF2 耳聋的患者恢复有意义的听力。仅少数 NF2 患者可通过人工耳蜗恢复听力。
- 在切除第一侧或第二侧累及听神经的肿瘤时可植入多通道 ABI。我们倾向于第一侧手术就经迷路径路植入 ABI。
- 对患者来说,适当的期望和动机十分重要。许多行听觉脑干植入的患者最初对 ABI 的声音质量感到不满意。他们必须明白,积极参与他们的听力康复计划是继续提高其熟练程度的关键。
- 几乎所有患者都期望能获得一些听觉感知和对环境声音的感知(Ⅰ级:信号功能)。只有少数患者能够获得充分的开放式言语理解能力而使用电话(Ⅲ级:开放式言语感知)。当植入体被用于辅助唇读时,大多数患者在开放式言语理解方面都会有显著提高(Ⅱ级)。
- 言语理解能力在听觉植入后长达 8 年时间里会持续改善。超过 90% 的被植入者每天使用 ABI。大多数患者对他们接受听觉脑干植入的决定感到满意,并愿意向其他人推荐该设备。

经验和教训

- 耳蜗植入适用于耳蜗神经被保留的患者。
- 扩大迷路径路最适用于完全切除任何大小的肿瘤,并可同时行听觉脑干植入的患者。这种手术径路使得进入侧隐窝更容易。
- 颅中窝硬脑膜表面骨质的钻磨范围不应太大,要留出制备植入体骨床所需的空间。
- ABI 的电极载体必须正确放置于侧隐窝中,面对耳蜗背侧核和腹侧耳蜗核的内侧部分。术中电诱发 ABR 的监测十分必要,有功能电极的数目多就意味着电极位置好,可能有更好的听力结果。如果没有足够的电极在工作,那么电极载体的位置需要在手术期间进行调整。
- 监测其他脑神经对于检查 ABI 的正确位置是非常重要的,因为它们也会受到电极的刺激,如果这样将表明 ABI 的位置是不正确的。

参考视频

参见视频 16.1。

参考文献

[1] Sanna M, Di Lella F, Guida M, et al. Auditory brainstem implants in NF2 patients: results and review of the literature. Otol Neurotol, 2012, 33(2):154-164

[2] Schwartz MS, Otto SR, Brackmann DE, et al. Use of a multichannel auditory brainstem implant for neurofibromatosis type 2. Stereotact Funct Neurosurg, 2003, 81(1-4):110-114

[3] Nevison B, Laszig R, Sollmann WP, et al. Results from a European clinical investigation of the Nucleus multichannel auditory brainstem implant. Ear Hear, 2002, 23(3):170-183

[4] Behr R, Müller J, Shehata-Dieler W, et al. The high rate CIS auditory brainstem implant for restoration of hearing in NF-2 patients. Skull Base, 2007, 17(2):91-107

[5] Grayeli AB, Kalamarides M, Bouccara D, et al. Auditory brainstem implant in neurofibromatosis type 2 and non-neurofibromatosis type 2 patients. Otol Neurotol, 2008, 29(8): 1140-1146

延伸阅读

Ahsan S, Telischi F, Hodges A, et al. Cochlear implantation concurrent with translabyrinthine acoustic neuroma resection. Laryngoscope, 2003, 113(3):472-474

Angeli RD, Piccirillo E, Di Trapani G, et al. Enlarged translabyrinthine approach with transapical extension in the management of giant vestibular schwannomas: personal experience and review of literature. Otol Neurotol, 2011, 32(1): 125-131

ArJstegui M, Denia A. Simultaneous cochlear implantation and translabyrinthine removal of vestibular schwannoma in an only hearing ear: report of two cases (neurofibromatosis type 2 and unilateral vestibular schwannoma). Otol Neurotol, 2005, 26(2):205-210

Arriaga MA, Marks S. Simultaneous cochlear implantation and acoustic neuroma resection: imaging considerations, technique, and functional outcome. Otolaryngol Head Neck Surg, 1995, 112(2): 325-328

Di Lella F, Merkus P, Di Trapani G, et al. Vestibular schwannoma in the only hearing ear: role of cochlear implants. Ann Otol Rhinol Laryngol, 2013, 122(2): 91-99

Ebinger K, Otto S, Arcaroli J, et al. Multichannel auditory brainstem implant: US clinical trial results. J Laryngol Otol Suppl, 2000, (27): 50-53

Edgerton BJ, House WF, Hitselberger W. Hearing by cochlear nucleus stimulation in humans. Ann Otol Rhinol Laryngol Suppl, 1982, 91(2 Pt 3):117-124

Graham J, Lynch C, Weber B, et al. The magnetless Clarion cochlear implant in a patient with neurofibromatosis 2. J Laryngol Otol, 1999, 113(5):458-463

Grayeli AB, Bouccara D, Kalamarides M, et al. Auditory brainstem implant in bilateral and completely ossified cochleae. Otol Neurotol, 2003, 24(1):79-82

Grayeli AB, Kalamarides M, Bouccara D, et al. Auditory brainstem implantation to rehabilitate profound hearing loss with totally ossified cochleae induced by pneumococcal meningitis. Audiol Neurootol, 2007, 12(1):27-30

Hitselberger WE, House WF, Edgerton BJ, et al. Cochlear nucleus implants. Otolaryngol Head Neck Surg, 1984, 92(1):52-54

Hoffman RA, Kohan D, Cohen NL. Cochlear implants in the management of bilateral acoustic neuromas. Am J Otol, 1992, 13(6): 525-528

Hulka GF, Bernard EJ, Pillsbury HC. Cochlear implantation in a patient after removal of an acoustic neuroma. The implications of magnetic resonance imaging with gadolinium on patient management. Arch Otolaryngol Head Neck Surg, 1995, 121(4):465-468

Kanowitz SJ, Shapiro WH, Golfinos JG, et al. Auditory brainstem implantation in patients with neurofibromatosis type 2. Laryngoscope, 2004, 114(12):2135-2146

Laszig R, Kuzma J, Seifert V, et al. The Hannover auditory brainstem implant: a multiple-electrode prosthesis. Eur Arch Otorhinolaryngol, 1991, 248(7):420-421

Laszig R, Marangos N, Sollmann P, et al. Initial results from the clinical trial of the nucleus 21-channel auditory brain stem implant. Am J Otol, 1997, 18(6, Suppl):Sl60

Laszig R, Sollmann WP, Marangos N. The restoration of hearing in neurofibromatosis type 2. J Laryngol Otol, 1995, 109(5):385-389

Lenarz M, Matthies C, Lesinski-Schiedat A, et al. Auditory brainstem implant part Ⅱ: subjective assessment of functional outcome. Otol Neurotol, 2002, 23(5):694-697

Lenarz T, Lim HH, Reuter G, et al. The auditory midbrain implant: a new auditory prosthesis for neural deafness-concept and device description. Otol Neurotol, 2006, 27(6):838-843

Lenarz T, Moshrefi M, Matthies C, et al. Auditory brainstem implant: part I. Auditory performance and its evolution over time. Otol Neurotol, 2001, 22(6):823-833

Lesinski-Schiedat A, Frohne C, Illg A, et al. Auditory brainstem implant in auditory rehabilitation of patients with neurofibromatosis type 2: Hannover programme. J Laryngol Otol Suppl, 2000, (27):15-17

Lustig LR, Yeagle J, Driscoll CL, et al. Cochlear implantation in patients with neurofibromatosis type 2 and bilateral vestibular schwannoma. Otol Neurotol, 2006, 27(4):512-518

Maini S, Cohen MA, Hollow R, et al. Update on long-term results with auditory brainstem implants in NF2 patients. Cochlear Implants Int, 2009, 10(Suppl 1):33-37

Marangos N, Stecker M, Laszig R. Topodiagnosis of deafness: strategy for treatment of neurofibromatosis type 2. J Laryngol Otol Suppl, 2000, (27):3-7

Marangos N, Stecker M, Sollmann WP, et al. Stimulation of the cochlear nucleus with multichannel auditory brainstem implants and long-term results: Freiburg patients. J Laryngol Otol Suppl, 2000, (27):27-31

Merkus P, Di Lella F, Di Trapani G, et al. Indications and contraindications of auditory brainstem implants: systematic review and illustrative cases. Eur Arch Otorhinolaryngol, 2014, 271 (1):3-13

Merkus P, Taibah A, Sequino G, et al. Less than 1% cerebrospinal fluid leakage in 1,803 translabyrinthine vestibular schwannoma surgery cases. Otol Neurotol, 2010, 31 (2):276-283

Neff BA, Wiet RM, Lasak JM, et al. Cochlear implantation in the neurofibromatosis type 2 patient: long-term follow-up. Laryngoscope, 2007, 117(6):1069-1072

Odat HA, Piccirillo E, Sequino G, et al. Management strategy of vestibular schwannoma in neurofibromatosis type 2. Otol Neurotol, 2011, 32(7):1163-1170

Otto SR, Brackmann DE, Hitselberger WE, et al. Multichannel auditory brainstem implant: update on performance in 61 patients. J Neurosurg, 2002, 96(6):1063-1071

Otto SR, Shannon RV, Wilkinson EP, et al. Audiologic outcomes with the penetrating electrode auditory brainstem implant. Otol Neurotol, 2008, 29(8):1147-1154

Piccirillo E, Guida M, Flanagan S, et al. CNAP to predict functional cochlear nerve preservation in NF-2: cochlear implant or auditory brainstem implant. Skull Base, 2008, 18(4):281-287

Piccirillo E, Hiraumi H, Hamada M, et al. Intraoperative cochlear nerve monitoring in vestibular schwan-noma surgery-does it really affect hearing outcome? Audiol Neurootol, 2008, 13(l):58-64

Ramsden R, Khwaja S, Green K, et al. Vestibular schwannoma in the only hearing ear: cochlear implant or auditory brainstem implant? Otol Neurotol, 2005, 26(2):261-264

Sanna M, Khrais T, Guida M, et al. Auditory brainstem implant in a child with severely ossified cochlea. Laryngoscope, 2006, 116(9):1700-1703

Sanna M, Russo A, Taibah A, et al. Enlarged translaby-rinthine approach for the management of large and giant acoustic neuromas: a report of 175 consecutive cases. Ann Otol Rhinol Laryngol, 2004, 113(4):319-328

Simmons FB, Mongeon CJ, Lewis WR, et al. Electrical stimulation of acoustical nerve and inferior colliculus (results in man). Arch Otolaryngol, 1964, 79:559-568

Sollmann WP, Laszig R, Marangos N. Surgical experiences in 58 cases using the Nucleus 22 multichannel auditory brainstem implant. J Laryngol Otol Suppl, 2000, (27):23-26

Temple RH, Axon PR, Ramsden RT, et al. Auditory rehabilitation in neurofibromatosis type 2: a case for cochlear implantation. J Laryngol Otol, 1999, 113(2):161-163

Thedinger BA, Cueva RA, Glasscock ME Ⅲ. Treatment of an acoustic neuroma in an only-hearing ear: case reports and considerations for the future. Laryngoscope, 1993, 103(9):976-980

Tono T, Ushisako Y, Morimitsu T. Cochlear implantation in an intralabyrinthine acoustic neuroma patient after resection of an intracana-licular tumour. J Laryngol Otol, 1996, 110(6):570-573

Vincent C, Zini C, Gandolfi A, et al. Results of the MXM Digisonic auditory brainstem implant clinical trials in Europe. Otol Neurotol, 2002, 23(1):56-60

Vincenti V, Pasanisi E, Guida M, et al. Hearing rehabilitation in neurofibromatosis type 2 patients: cochlear versus auditory brainstem implantation. Audiol Neurootol, 2008, 13(4):273-280

Yamakami I, Yoshinori H, Saeki N, et al. Hearing preservation and intraoperative auditory brainstem response and cochlear nerve compound action potential monitoring in the removal of small acoustic neurinoma via the retrosigmoid approach. J Neurol Neurosurg Psychiatry, 2009, 80(2):218-227

第17章
颅底与颞骨病变中的听觉植入

本章将讨论听觉植入——耳蜗植入或听觉脑干植入——的其他额外适应证；这些疾病混杂包含各种颅底病变和一些特殊的耳神经疾病，在之前的章节中未被讨论过。

一般而言，这类患者符合手术适应证的人数较少，并且其中还包含由于不同疾病导致的双侧耳聋的患者群。该类患者包括：单耳颅底病变，而对侧耳聋不适用植入的患者（否则对侧耳可以是首选植入耳），以及罕见的双侧病变，如颞骨骨折和梅尼埃病等。

尽管仅单耳病变不需要耳蜗植入，但在本组患者中，经过深思熟虑，给予患者个体化听力恢复治疗，甚至有时是试验性的手术治疗。尝试性听力恢复术后效果如何，术前不能总是提前预测，仅仅术后才能获知。

这类疾病可以被分为：

- 颅底病变：肿瘤或广泛性颅底和岩骨病变。
- 侵犯耳囊完整性的非肿瘤病变（岩骨骨折或迷路切除术）。

神经纤维瘤病2型（NF2）可归于第一类，是获得两种听觉植入（耳蜗植入和听觉脑干植入）经验的最大病人群。NF2不能被看作听觉植入的"额外"手术适应证；尽管发明ABI就是为了治疗此类疾病，但在其他疾病治疗和决策上，适用于相同的原则。有关NF2患者的听觉植入已在第16章中进行了讲解。

17.1 耳蜗植入与听觉脑干植入对比

越来越多的证据表明，只要耳蜗植入可行，总是比听觉脑干植入的言语识别率（SDS）更好[1-5]。这与耳蜗植入手术入路更加容易、植入体更加稳定、耳蜗的音频定位性更好有关。因此，如果可以，耳蜗植入总是作为这类患者的首选。此外，与听觉脑干植入相比，耳蜗植入手术的风险更小（参见第5章和第8章）。

17.2 术前条件

耳蜗植入的可行性取决于关键的两个解剖因素：

- 蜗神经存在并且完整
- 耳蜗管腔开放和完整

这两个因素对本章中将要讨论的病变特别重要，因为蜗神经或耳蜗本身可能会被病变损伤，使得安装人工耳蜗的可能性降低，甚至不可能实现，这将导致听觉脑干植入成为唯一的可能选择。

在颅底和岩骨膨胀性病变中，这两个解剖结构可能会因为病变的位置或类型而发生改变。在颅底病变中，很可能在术中探查清楚解剖状况后，才能决定是行耳蜗植入还是听觉脑干植入。术前听力测试可提供有用的信息，但不能预测预后（纯音测听，电刺激鼓岬ABR）。迷路血供的中断可能会引起骨化性迷路炎，这将影响耳蜗的开放，从长远来看，还会引起螺旋神经元的损失[6-7]。因为血管损伤也会导致耳蜗骨化，所以尽管不是强制性的，但术中应优先选择耳蜗植入术。

特别在非肿瘤性病变中，通畅且完整的耳蜗是非常重要的。由于外伤或活动期骨化性迷路炎造成的骨折可能会引起耳蜗管腔的闭锁。我们认为，由于外伤造成蜗神经从蜗轴上撕脱几乎是不可能的：外力造成这种损伤时，患者已不能存活[1]；此外，也没有双侧蜗神经离断病例的相关报道。因此，在听囊骨折中，蜗神经的完整性是次要考虑的问题[5]。迷路切除术后，骨化性迷路炎通常仅局限于圆窗区域[7]，这是因为与内听道肿瘤切除手术不同，迷路切除术保留了内听道血管的完整性。另外，也保留了蜗神经。

在术前或术中损伤听囊的患者中，损伤所致的骨化性迷路炎可能会导致耳蜗骨化的风险。由于这种风险的存在，所以最好同期行耳蜗植入术（即使有文献报道过最长可延期到18个月的耳蜗植入[8-9]）。

关于耳蜗骨化和骨化性迷路炎更多的信息可参见第11章。

17.3 术中听力测试

只有电极阵列插入之后，才能应用神经反应测试［神经反应映射（NRT）或如神经反应遥测（NRI）］的电镫骨肌反射（ESR）检查和电诱发复合动作电位（ECAP）检查，以及电诱发听觉脑干反应（EABR）检查。因此，在一些情况下，耳蜗植入体既可作为外科医生手术中的安装设备，也可作为诊断工具。尽管蜗神经和蜗核的解剖可能是完好的，但由于颅底病变的挤压，它们的功能可能会受到影响。虽然电鼓岬刺激（EPS）似乎对术前评估神经元的存活程度有用，但目前还没有一种可靠的测试方法可用来评估此问题[10-12]。当EPS结果为阴性时，并不意味着耳蜗植入体不起作用（可能是

假阴性）。因此，它的作用是有限的[13-14]。

Tysome等认为，临时耳蜗内的电极是评估此问题的理想工具[13]。在同一植入体中联合使用脑干电极阵列和耳蜗电极阵列可能是非常有价值的，因为使用其中任何一种方法都可能获得最好的结果。然而，这样的工具或植入体目前只被用于研究项目中，还没有上市。

17.4 适应证

17.4.1 颅底病变

关于这些特殊病例已有零星的文献报道，包括在孤立的前庭神经鞘瘤（VS）、单耳听力及NF2患者中行耳蜗植入[4,7,13,15-17]，以及在岩骨胆脂瘤患者[20]和副神经节瘤患者中行耳蜗植入[21]。

已有报道在髓母细胞瘤患儿[22]及朗格汉斯细胞组织细胞增多症的患者中行耳蜗植入[23-24]。在局部病变手术切除联合放化疗的患者中行耳蜗植入，使得耳蜗植入原有的适应证受到挑战。

肿瘤对蜗神经和耳蜗核的压迫，以及蜗神经和耳蜗核的血供中断或内听动脉痉挛均会影响术后的效果[8]。这些因素可能会导致耳蜗植入术后短期或长期的手术结果不理想，而且这种结果不能被术前预测。既往放疗也会对耳蜗植入/听觉脑干植入手术结果造成不良的影响[25-28]。

从长期来看，病变复发或蜗神经周围的瘢痕组织也会造成术后的不良影响[2,8,29]。然而，在VS患者行耳蜗植入的长期研究中，Neff等认为至少在5年的随访中，未发现这些作用的不良影响[2]。Roehm等报道了一例术后22年复发的病例，这说明在听力恢复方面，耳蜗植入对于VS是一种有价值且有效期可以很长的手术（例如在此病例中持续了22年）[29]。当耳蜗或蜗神经不能被保留的时候，听觉脑干植入是唯一可选择的手术。

遗憾的是，耳蜗和蜗神经解剖上的完整并不能确保它们功能正常，而且目前还没有可以在术中测试其功能的检查。这种评估是非常重要的，因为对于耳蜗植入无效的患者，由于桥小脑角术后和脂肪填塞造成精细解剖结构处纤维化，即使可以再行听觉脑干植入修正手术，其手术也是非常困难的。

在这些侧颅底病变中，手术经常选择经迷路径路的手术方式。此入路会牺牲听力，但可以保留耳蜗；根据术中情况，可以选择耳蜗植入或听觉脑干植入。经迷路径路通常会破坏内听道血管系统，这会造成骨化性迷路炎[7]。

当计划行耳蜗植入手术时，迷路径路通常会联合岩骨次全切除术，以便通过阻塞咽鼓管和消除术腔减少术后脑脊液鼻漏的发生（参见第10章）。在这种情况下，皮下脑脊液肿的概率会有所增加，因为切断外耳道后，肌骨膜层不再完整。

影像学随访既可以识别原发病变的复发，也可以识别在填塞术腔中胆脂瘤的形成，因此术后影像学随访是必要的。CT影像学随访可以分别在术后1年、3年、5年和10年进行。MRI不适合进行耳蜗植入术后的常规随访，因为磁铁和植入体本身都会产生伪影（参见第3章）。

17.4.2 既往放射性治疗

有文献报道当放射治疗造成感音神经性聋时，采用耳蜗植入反应良好[25,28,30-32]。Low等已经证明放射治疗可影响血管纹和带有毛细胞的Corti器，而更高级的听觉通路（脑干、蜗神经）通常可保持功能正常，甚至从长期来看也是这样[27]。恰如其分地告知患者放疗后的可能听力效果是明智的。

放疗妨碍植入的另一个副作用是病理性改变所导致的中耳渗出，如咽鼓管纤维化和慢性分泌性中耳炎。有报道显示，放射性骨坏死可以作为感染的永久性来源[33]，颞骨的软化会增大损伤面神经的可能性。放疗也可以导致蜗内纤维化和骨化[26]、内听道内组织纤维化和瘢痕形成，以及闭塞性动脉内膜炎，而闭塞性动脉内膜炎会影响放射区的血供[32]。此外，由于皮肤也受到放射的影响（放射性皮炎），因此术中应该给予尽可能小的切口和皮瓣设计[32]。由于病变复发或上述提及的原因，在放疗后的患者中，耳蜗植入的长期听力结果有可能进一步下降。因此需要告知患者，其术后预期不能过高。

17.4.3 非颅底病变

听觉植入的非颅底病变适应证

- 听觉植入联合迷路切除术治疗梅尼埃病
- 听觉植入在耳囊骨折中的应用

梅尼埃病的迷路切除术

对梅尼埃病行迷路切除术被认为是对前庭功能控制的最后治疗手段。这一手术只有在多次药物治疗、利尿、生活方式调整及鼓室内庆大霉素注射之后才应该被考虑[34-37]。另外，内淋巴囊减压和选择性前庭神经切断也可作为手术治疗的选择术式。

通过经乳突入路的三个半规管迷路切除术（磨除三个半规管，并去除前庭和壶腹内的所有神经上皮组织），对前庭系统的解剖破坏可以解决93%~100%病例的眩晕发作问题[36]。对手术无反应的病例，通常是双侧耳均患有梅尼埃病。然而，迷路切除术的直接后果就是牺牲了残余听力。因此，这种手术多用于严重听力剥夺的患者。适合迷路切除术的这类患者并不常见，因为仅有10%的梅尼埃病患者平均纯音听阈高于61dB，不到5%的患者高于81dB[38]。双侧梅尼埃病占所有发病的10%~15%到15%~40%之间，而且通常是在单侧梅尼埃病发病后5年内发生。通常首次发作耳的感音神经性听力损失更为严重[17]。当对侧耳也存在严重听力损失时，可以考虑同期行迷路切除和耳蜗植入[35]。此外，双侧梅尼埃病的患者佩戴普通的助听器通常不能获得很好的效果，这是因为患者听力波动而且听阈和非舒适阈之间的听觉区域狭窄，故患者具依从性较差。

因为单纯经乳突迷路切除术未损伤耳蜗血管系统，因此通常不会引起耳蜗广泛的骨化或纤维化[7]。因此，理论上也可以在2期再做植入。然而，联合两种术式（经乳突迷路切除和经标准的面神经隐窝入路耳蜗植入）同期耳蜗植入相对容易和安全。尽管在迷路切除术牺牲了梅尼埃病患者的残余听力，但98%患者的生活质量得到提高[34]。

迷路切除数年后的晚期耳蜗植入可以获得听力改善，但通常没有同期植入的效果好[39]。

关于在梅尼埃病患者中行耳蜗植入的另一个考量是前庭外周病变可能会导致螺旋神经节细胞的数量更少和蜗神经的功能更差。对迷路切除术后骨质的形态学研究发现，大约有10 000个螺旋神经节细胞存活；仅有10%的患者，其螺旋神经节细胞会降低到大约3000个。已经证明即使存活细胞数为3000个左右也足够维持满意的人工耳蜗功能[6,36,39]。基于上述考虑，耳蜗植入联合迷路切除术，其术后听力效果通常是比较好的。

耳囊骨折

颞骨外伤导致的骨折可导致面神经（面瘫）、迷路（眩晕）、颅底（脑脊液漏）、听小骨（传导性聋）及耳蜗损伤（感音神经性聋）[40-42]。尤其在横向骨折时，容易伴发耳囊的损伤（绝大多数是由于枕骨创伤）。骨折引起感音神经性听力损失的几个原因如下：膜迷路破裂伴有内淋巴液和外淋巴液混合、膜性耳蜗完整性缺失伴有耳蜗能量转换功能的丧失、血管损伤或出血，而持续性迷路瘘管或继发性膜迷路积水也是原因之一[43]。螺旋神经节细胞和蜗轴通常完好无损，连接耳蜗的蜗神经通常也完好无损[1]。

对于伴有耳囊骨折的患者而言，在听力恢复方面，耳蜗植入通常会有很好的结果[5]，但是因为受伤后正常听力突然丧失，所以一些患者并不认同手术成功[41]。尽管患者存在心理学上的障碍，但是外伤激发的迷路骨化风险使得紧急植入很有必要。同时，因为外伤造成蜗内纤维组织包裹电极阵列，所以耳蜗植入的听力效果不太完美[44-46]。后期进行植入时（数月后），螺旋神经节细胞骨化或丧失的风险也可能会降低手术效果[45]；随着时间的推移，横向骨折可能导致螺旋神经节细胞不断缺失[47]，从而导致耳蜗植入的效果进行性降低。也有报道异位的骨折线会导致电极插入困难，所以耳蜗植入受到挑战[48]。

组织病理学的研究显示，骨折时耳蜗囊的软骨内成骨部分为纤维组织愈合，而不是新骨愈合，所以存在患脑膜炎的持久风险[46,49]。另一个被报道的并发生症是面神经刺激的高发病率（尤其是在膝状神经节平面），这是由于骨折处的电阻较低引起的[44]。尽管内骨膜层和外骨膜层已经愈合，但它们非常薄弱，而且经常不连续[49]。这就使得即使在没有耳蜗植入的病例中，也需要通过封闭咽鼓管、外耳道和脂肪填塞术腔的岩骨次全切除术隔离外界环境，从而尽可能杜绝罹患可能导致脑膜炎的中耳炎风险[50]。

17.5 听觉植入在颅底外科/神经耳科学中的禁忌证及风险

通常，这类手术的风险是两种手术风险的叠加——植入的风险和手术切除原发病变的风险。植入体的存在，可能增加感染、脑脊液漏、脑膜炎的风险，但是由于报道的病例数有限，所以统计学上可能存在偏倚。

对于这些特殊的病例，耳蜗植入和听觉脑

干植入是可选用的治疗选择。我们应该考虑到如果患者不想继续保持全聋，耳蜗植入或听觉脑干植入有时是这些患者可得到的唯一选择。

似乎没有绝对的禁忌证，但是在咨询中，一些涉及侧颅底手术的较高风险必须仔细考虑。在最终决定之前，需要与患者讨论风险收益率。

病例 17.1　耳蜗植入联合左耳小前庭神经鞘瘤切除（图 17.1.1～图 17.1.13）

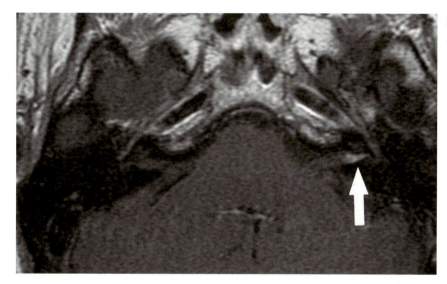

图 17.1.1　术前 MRI 显示左侧颅内前庭神经鞘瘤（箭头）

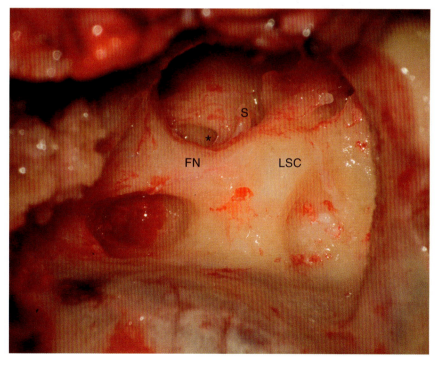

图 17.1.2　开放式乳突根治。清晰可见外半规管（LSC）、面神经（FN）、以及镫骨（S）和圆窗龛（星号）

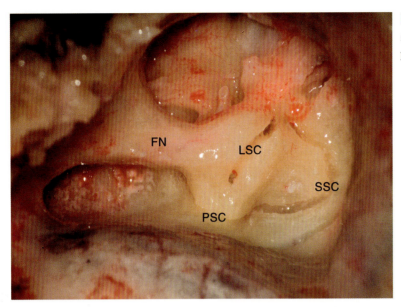

图 17.1.3 打开半规管开始迷路切除。LSC：外半规管；PSC：后半规管；SSC：上半规管；FN：面神经

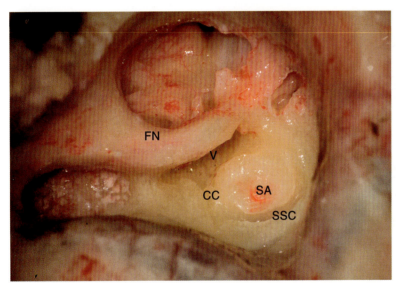

图 17.1.4 去除迷路，打开前庭（V）。注意弓下动脉（SA）位于上半规管（SSC）平面。CC：总脚；FN：面神经

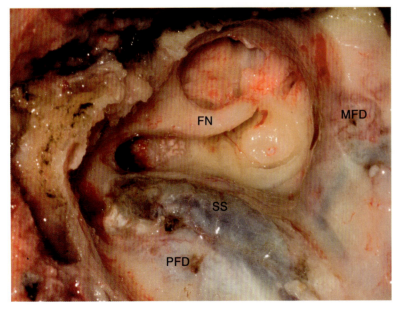

图 17.1.5 清晰显露中颅窝脑膜（MFD）和后颅窝脑膜（PFD）。SS：乙状窦；FN：面神经

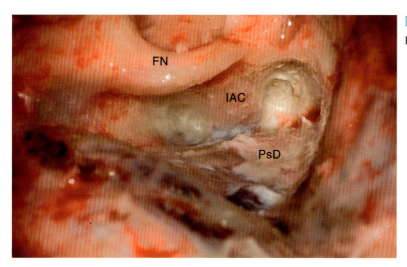

图 17.1.6 辨认和轮廓化内听道（IAC）。PsD：乙状窦前脑膜；FN：面神经

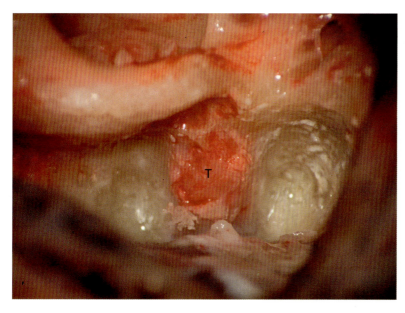

图 17.1.7 去除内听道表面的所有骨质：可见内听道内的前庭神经鞘瘤（T）

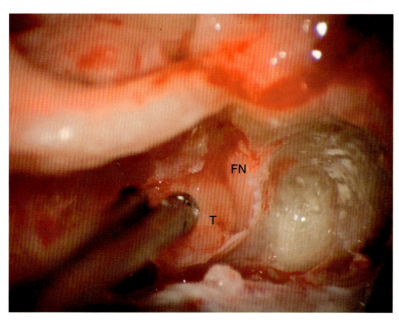

图 17.1.8 后下牵拉肿瘤（T），在内听道底部可辨认面神经（FN）

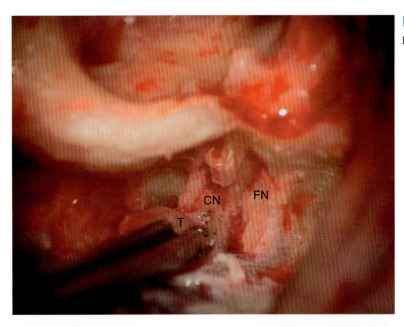

图 17.1.9 可见前下方的蜗神经（CN）。FN：面神经；T：肿瘤

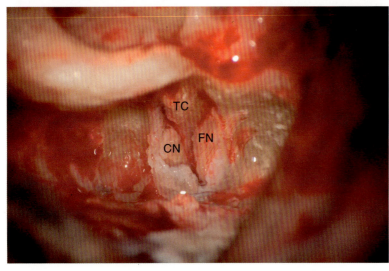

图 17.1.10 完全切除神经鞘瘤后，可见横嵴（TC），以及面神经（FN）颅内段和蜗神经（CN）尾侧端

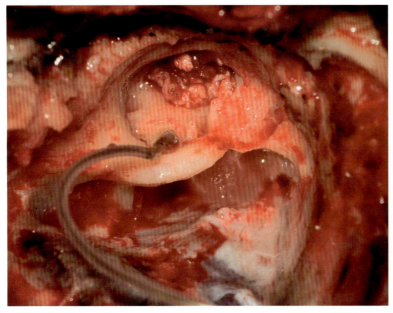

图 17.1.11 圆窗径路行耳蜗植入。高膨胀海绵覆盖内听道

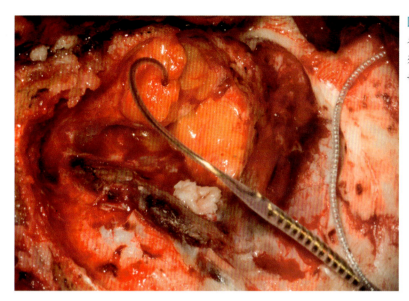

图 17.1.12 首先封闭咽鼓管（此处未显示，参见第 10 章）。用数块筋膜和胶水将电极阵列固定在圆窗龛上，然后用浸有利福平的腹部脂肪封闭术腔

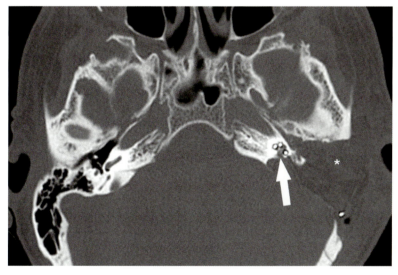

图 17.1.13 术后 CT 成像显示被封闭的术腔（星号）和插入耳蜗内的耳蜗电极阵列（箭头）

病例 17.2 梅尼埃病患者耳蜗植入联合左耳迷路切除术（图 17.2.1~图 17.2.9）

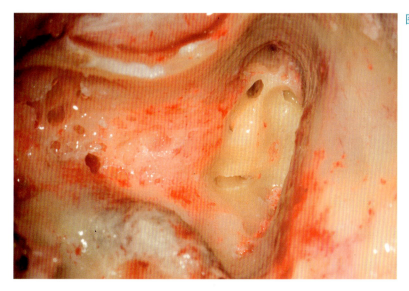

图 17.2.1 使用完壁式径路：打开半规管

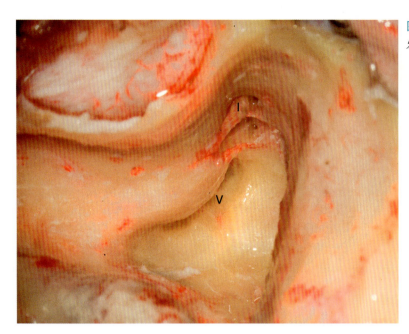

图17.2.2 打开前庭（V），作为对梅尼埃病发作的治疗。可见位于上鼓室的前方砧骨（I）

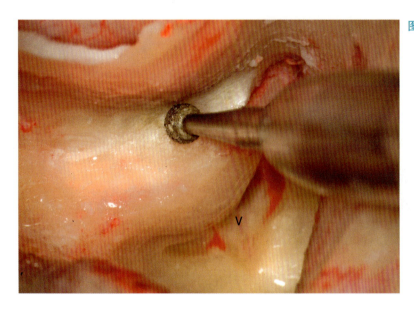

图17.2.3 开始行后鼓室切开术。V：前庭

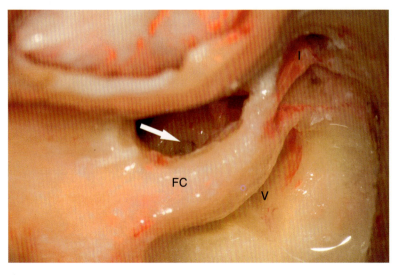

图17.2.4 开放以面神经垂直段、后拱柱、鼓索神经为标志的面神经隐窝，暴露中耳和圆窗龛（箭头）。V：前庭；I：砧骨；FC：面神经管

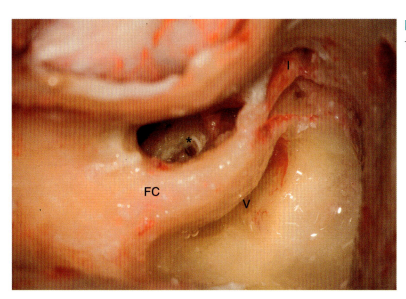

图 17.2.5 去除圆窗龛上的悬骨（星号）。V：前庭；I：砧骨；FC：面神经管

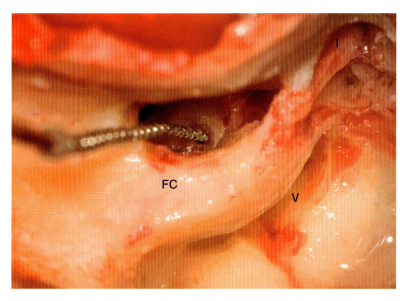

图 17.2.6 通过圆窗将电极阵列插入耳蜗。V：前庭；I：砧骨；FC：面神经管

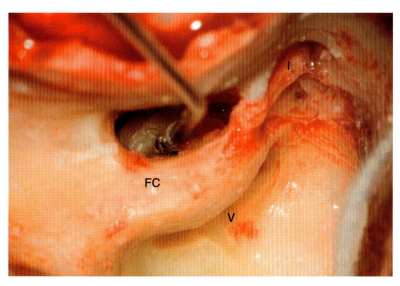

图 17.2.7 电极阵列被完全插入耳蜗。注意电极阵列的方向，它指向耳蜗底转的前下方。无阻力插入电极。V：前庭；I：砧骨；FC：面神经管

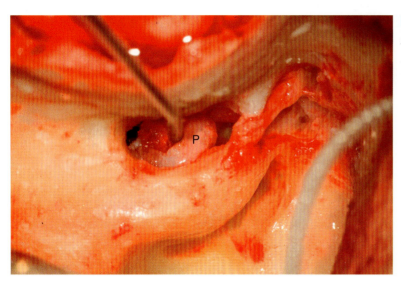

图 17.2.8　用筋膜将电极固定于圆窗龛和后鼓室切开处。随后用骨膜（P）封闭上鼓室，以及用腹部脂肪填塞术腔和前庭腔

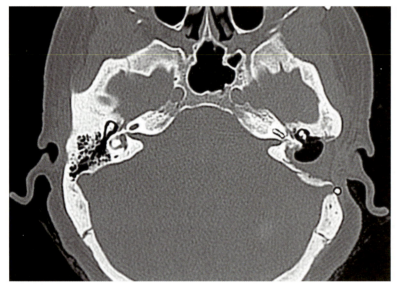

图 17.2.9　术后CT影像可见左耳的电极阵列。注意填塞术腔的脂肪被部分吸收

病例 17.3　双侧耳囊骨折伴双侧耳聋（图 17.3.1~图 17.3.2）

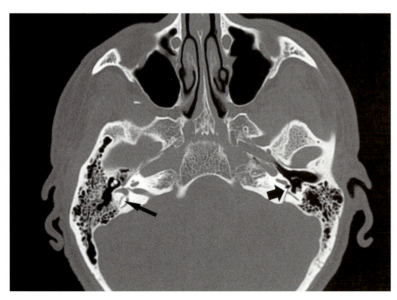

图 17.3.1　双侧岩骨骨折患者的CT成像。术前影像：骨折线横穿右耳前庭（长箭头）和左耳耳蜗（短箭头）

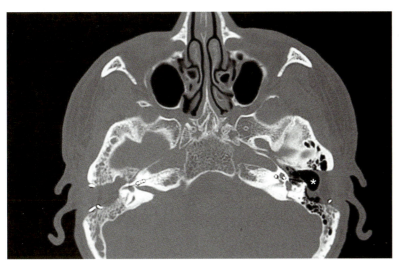

图 17.3.2 双侧耳蜗植入术后的 CT 扫描影像。注意左耳脂肪吸收（星号）。左耳咽鼓管封闭可能不充分

病例 17.4　迷路上型岩骨胆脂瘤：右耳去除胆脂瘤并同期耳蜗植入（图 17.4.1~图 17.4.6）

男性，1946 年生人，眩晕反复发作。

右耳：岩骨胆脂瘤伴有上半规管和内听道上壁侵犯。混合性聋，助听器佩戴中。

左耳：开放式乳突根治术后形成死耳。

手术

右耳：经迷路径路联合岩骨次全切除术（SP）和耳蜗植入。

左耳：岩骨次全切除术联合耳蜗植入。

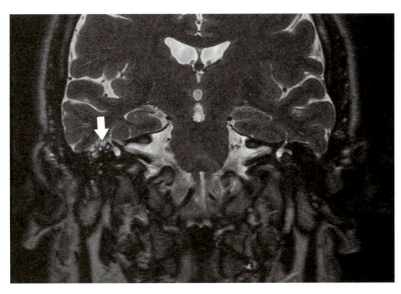

图 17.4.1　冠状 T2 加权 MRI 显示右侧中颅窝脑膜表面的高信号影（箭头）。颞叶和高信号影之间的边界不清。可见上半规管受侵犯

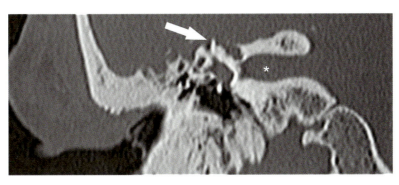

图 17.4.2　冠状位 CT 影像可见侵蚀性病变向内侧的内听道侵犯（星号）。鼓室天盖部分受累，上半规管（箭头）颅内侧受累

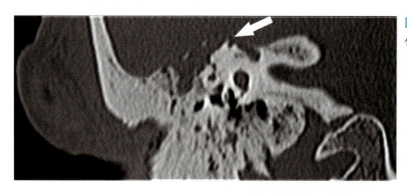

图 17.4.3 再向前的层面,可见相同的病变侵犯。可见上半规管明显受累(箭头)

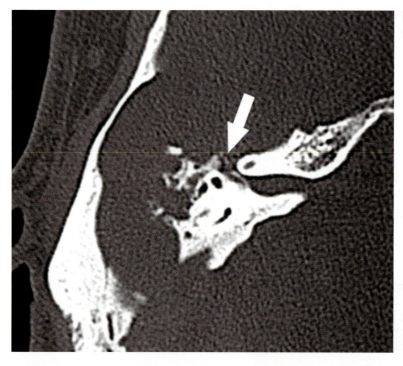

图 17.4.4 面神经迷路段(箭头)与病变紧密接触

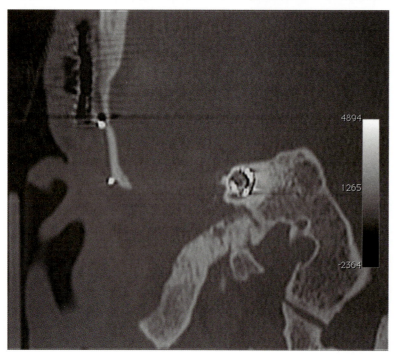

图 17.4.5 岩骨次全切除联合经迷路径路去除岩骨胆脂瘤后,发现耳蜗完整。同期行耳蜗植入。术腔用腹部脂肪封闭,与外部环境隔绝。术后冠状位 CT 影像显示耳蜗内电极阵列在位

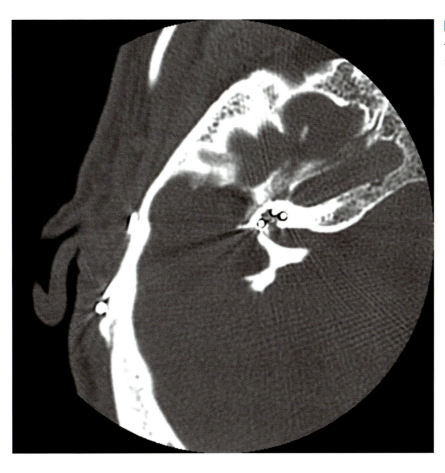

图 17.4.6 相同的术后 CT 影像（水平位）。注意迷路后部缺如，已于术中切除

经验和教训

- 耳蜗植入和听觉脑干植入可用于颅底病变、颞骨广泛性病变，以及一些更罕见的神经性疾病（梅尼埃病、骨折）患者的听力康复。
- 对于适合非标准听觉植入适应证的每一位患者，采取分级计划是很正常的。
- 一般手术风险是两种手术相结合的风险（颅底径路的风险和耳蜗植入/听觉脑干植入的风险）。
- 存在解剖明显改变的患者，可能有更高形成假道的风险，以及对内听道或面神经的非听觉刺激。
- 术前放疗、化疗或栓塞可能会导致更高的感染风险，抑或影响耳蜗植入的效果。
- 在颞骨骨折的患者中，存在假道的风险。
- 采用耳蜗植入或听觉脑干植入的听觉植入将限制 MRI 随访（由于伪影），对于这类病变有时 MRI 随访又是必要的。CT 影像可以显示病变与腹部脂肪两者的差异，可用于术腔的随访（参见第 10 章）。

参考视频

参见视频 17.1。

参考文献

[1] Merkus P, Di Lella F, Di Trapani G, et al. Indications and contraindications of auditory brainstem implants: systematic review and illustrative cases. Eur Arch Otorhinolaryngol, 2014, 271(1):3-13

[2] Neff BA, Wiet RM, Lasak JM, et al. Cochlear implantation in the neurofibromatosis type 2 patient: long-term follow-up. Laryngoscope, 2007, 117(6):1069-1072

[3] Ramsden R, Khwaja S, Green K, et al. Vestibular schwannoma in the only hearing ear: cochlear implant or auditory brainstem implant? Otol Neurotol, 2005, 26(2):261-264

[4] Vincenti V, Pasanisi E, Guida M, et al. Hearing rehabilitation in neurofibromatosis type 2 patients: cochlear versus auditory brainstem implantation. Audiol Neurootol, 2008, 13(4):273-280

[5] Medina M, Di Lella F, Di Trapani G, et al. Cochlear implantation versus auditory brainstem implantation in bilateral total deafness after head trauma: personal experience and review of the literature. Otol Neurotol, 2014, 35(2):260-270

[6] Chen DA, Linthicum FH Jr, Rizer FM. Cochlear histopathology in the labyrinthectomized ear: implications for cochlear implantation. Laryngoscope, 1988, 98(11):1170-1172

[7] Belal A. Is cochlear implantation possible after acoustic tumor removal? Otol Neurotol, 2001, 22(4):497-500

[8] Kveton JF, Abbot C, April M, et al. Cochlear implanting after

transmastoid labyrinthectomy. Laryngoscope, 1989, 99:610-613

[9] Facet GW, Facer ML, Fowler CM, et al. Cochlear implantation after labyrinthectomy. Am J Otol, 2000, 21(3):336-340

[10] Friedman RA, Brackmann DE, Mills D. Auditory-nerve integrity after middle-fossa acoustic-tumor removal. Otolaryngol Head Neck Surg, 1998, 119(6):588-592

[11] Marangos N, Stecker M, Laszig R. Topodiagnosis of deafness: strategy for treatment of neurofibromatosis type 2. J Laryngol Otol Suppl, 2000, (27):3-7

[12] Ramsden RT, Timms MS. Promontory stimulation following labyrinthectomy. J Laryngol Otol, 1991, 105(9): 729-731

[13] Tysome JR, Macfarlane R, Durie-Gair J, et al. Surgical management of vestibular schwannomas and hearing rehabilitation in neurofibromatosis type 2. Otol Neurotol, 2012, 33(3):466-472

[14] Brown CJ. Clinical uses of electrically evoked auditory nerve and brainstem responses. Curt Opin Otolaryngol Head Neck Surg, 2003, 11 (5):383-387

[15] Arístegui M, Denia A. Simultaneous cochlear implantation and translabyrinthine removal of vestibular schwannoma in an only hearing ear: report of two cases (neurofibromatosis type 2 and unilateral vestibular schwannoma). Otol Neurotol, 2005, 26(2):205-210

[16] Di Lella F, Merkus P, Di Trapani G, et al. Vestibular schwannoma in the only hearing ear: role of cochlear implants. Ann Otol Rhinol Laryngol, 2013, 122(2):91-99

[17] Lustig LR, Yeagle J, Driscoll CLW, et al. Cochlear implantation in patients with neurofibromatosis type 2 and bilateral vestibular schwannoma. Otol Neurotol, 2006, 27(4):512-518

[18] Sanna M, Di Lella F, Guida M, et al. Auditory brainstem implants in NF2 patients: results and review of the literature. Otol Neurotol, 2012, 33(2):154-164

[19] Zanetti D, Campovecchi CB, Pasini S, et al. Simultaneous translabyrinthine removal of acoustic neuroma and cochlear implantation. Auris Nasus Larynx, 2008, 35(4):562-568

[20] Hussein ST, Guida M, Negri M, et al. Bilateral cochlear implantation in a patient with petrous bone cholesteatoma in the only hearing ear: case report. J Laryngol Otol, 2011, 125(12):1272-1274

[21] Selivanova O, Gouveris H, Mann W. Cochlear implantation after surgery for bilateral jugular foramen paragangliomas: a case report. Eur Arch Otorhinolaryngol, 2009, 266(3):463-464

[22] Roland JT Jr, Cosetti M, Liebman T, et al. Cochlear implantation following treatment for medulloblastoma. Laryngoscope, 2010, 120(1):139-143

[23] Segel JM, McKinnon BJ. Bilateral cochlear implantation in bilateral Langerhans cell histiocytosis. Cochlear Implants Int, 2013, 14(3): 178-180

[24] Torkos A, Czigner J, Kiss JG, et al. Cochlear implantation for treatment-induced ototoxic deafness in Langerhans cell histiocytosis. A case report. Eur Arch Otorhinolaryngol, 2005, 262(6):496-500

[25] Formanek M, Czerny C, Gstoettner W, et al. Cochlear implantation as a successful rehabilitation for radiation-induced deafness. Eur Arch Otorhinolaryngol, 1998, 255(4): 175-178

[26] Hoistad DL, Ondrey FG, Mutlu C, et al. Histopathology of human temporal bone after cis-platinum, radiation, or both. Otolaryngol Head Neck Surg, 1998, 118(6):825-832

[27] Low WK, Burgess R, Fong KW, et al. Effect of radiotherapy on retro-cochlear auditory pathways. Laryngoscope, 2005, 115(10):1823-1826

[28] Soh JM, D'Souza VD, Sarepaka GK, et al. Cochlear implant outcomes: a comparison between irradiated and non-irradiated ears. Clin Exp Otorhinolaryngol, 2012, 5(Suppl 1):S93-S98

[29] Roehm PC, Mallen-St Clair J, Jethanamest D, et al. Auditory rehabilitation of patients with neurofibromatosis Type 2 by using cochlear implants. J Neurosurg, 2011, 115(4):827-834

[30] Trotter MI, Briggs RJS. Cochlear implantation in neurofibromatosis type 2 after radiation therapy. Otol Neuroto, 2010, 31(2):216-219

[31] Chua DY, Tan HK. Successful rehabilitation with cochlear implant in post-irradiation induced hearing loss in nasopharyngeal carcinoma patient. Ann Acad Med Singapore, 2007, 36(1):74-77

[32] Adunka OF, Buchman CA. Cochlear implantation in the irradiated temporal bone. J Laryngol Otol, 2007, 121 (1):83-86

[33] Leonetti JP, Marzo SJ, Zender CA, et al. Temporal bone osteoradionecrosis after surgery and radiotherapy for malignant parotid tumors. Otol Neurotol, 2010, 31 (4):656-659

[34] Diaz RC, LaRouere MJ, Bojrab DI, et al. Quality-of-life assessment of Ménière's disease patients after surgical labyrinthectomy. Otol Neurotol, 2007, 28(1):74-86

[35] Morgan M, Flood L, Hawthorne M, et al. Chemical labyrinthectomy and cochlear implantation for Ménière's disease—an effective treatment or a last resort? J Laryngol Otol, 1999, 113(7):666-669

[36] Wareing MJ, O'Connor AF. The role of labyrinthectomy and cochlear implantation in Ménière's disease. Ear Nose Throat J, 1997, 76(9):664-666, 668, 671-672

[37] Zwolan TA, Shepard NT, Niparko JK. Labyrinthectomy with cochlear implantation. AmJ Otol, 1993, 14(3):220-223

[38] Watanabe I, Imai S, Ikeda M, et al. Time series analysis of the course of Ménière's disease. Acta Otolaryngol Suppl, 1997, 528: 97-102

[39] Osborn HA, Yeung R, Lin VYW. Delayed cochlear implantation after surgical labyrinthectomy. J Laryngol Otol, 2012, 126(1):63-65

[40] Chung JH, Shin MC, Min HJ, et al. Bilateral cochlear implantation in a patient with bilateral temporal bone fractures. AmJ Otolaryngol, 2011, 32(3):256-258

[41] Vermeire K, Brokx JPL, Dhooge I, et al. Cochlear implantation in posttraumatic bilateral temporal bone fracture. ORL J Otorhinolaryngol Relat Spec, 2012, 74(1):52-56

[42] Zanetti D, Campovecchi CB, Pasini S. Binaural cochlear implantation after bilateral temporal bone fractures. Int J Audiol, 2010, 49(10):788- 793

[43] Lyos AT, Marsh MA, Jenkins HA, et al. Progressive hearing loss after transverse temporal bone fracture. Arch Otolaryngol Head Neck Surg, 1995, 121(7):795-799

[44] Camilleri AE, Toner JG, Howarth KL, et al. Cochlear implantation following temporal bone fracture. J Laryngol Otol, 1999, 113(5):454-457

[45] Shin JH, Park S, Baek SH, et al. Cochlear implantation after bilateral transverse temporal bone fractures. Clin Exp Otorhinolaryngol, 2008, 1 (3): 171-173

[46] Sudhoff H, Linthicum FH Jr. Temporal bone fracture and latent meningitis: temporal bone histopathology study of the month. Otol Neurotol, 2003, 24(3):521-522

[47] Morgan WE, Coker NJ, Jenkins HA. Histopathology of temporal bone fractures: implications for cochlear implantation. Laryngoscope, 1994, 104(4):426-432

[48] Chen ZN, Yin SK. Cochlear implantation in a patient with bilateral temporal bone fractures resulting from temporomandibular joint surgery. Chin Med J (Engl), 2012, 125(22):4160

[49] Pollak AM, Pauw BK, Marion MS. Temporal bone histopathology: residents' quiz. Otogenic pneumococci meningitis after transverse temporal bone fracture during childhood. Am J Otolaryngol, 1991, 12(1):56-58

[50] Free RH, Falcioni M, Di Trapani G, et al. The role of subtotal petrosectomy in cochlear implant surgery—a report of 32 cases and review on indications. Otol Neurotol, 2013, 34(6):1033-1040

延伸阅读

Bendet E, Cerenko D, Linder TE, et al. Cochlear implantation after subtotal petrosectomies. Eur Arch Otorhinolaryngol, 1998, 255(4): 169-174

Berryhill WE, Graham MD. Chemical and physical labyrinthectomy for Meniere's disease. Otolaryngol Clin North Am, 2002, 35(3):675-682

Colletti V, Carnet M, Miorelli V, et al. Cochlear implant failure: is an auditory brainstem implant the answer? Acta Otolaryngol, 2004, 124(4):353-357

Fisch U, Mattox D. Microsurgery of the Skull Base. Stuttgart: Thieme, 1988

Helbig S, Rader T, Bahmer A, et al. A case of bilateral cochlear implantation in single-sided untreated acoustic neurinoma. Acta Otolaryngol, 2009, 129(6):694-696

Kveton JF, Tarlov EC, Drumheller G, et al. Cochlear nerve conduction block: an explanation for spontaneous hearing return after acoustic tumor surgery. Otolaryngol Head Neck Surg, 1989, 100(6):594-601

Linthicum FH Jr, Brackmann DE. Bilateral acoustic tumors. A diagnostic and surgical challenge. Arch Otolaryngol, 1980, 106(12): 729-733

Linthicum FH Jr, Fayad J, Otto S, et al. Inner ear morphologic changes resulting from cochlear implantation. Am j Otol, 1991, 12(Suppl): 8-10, discussion 18-21

Lustig LR, Yeagle J, Niparko JK, et al. Cochlear implantation in patients with bilateral Ménière's syndrome. Otol Neurotol, 2003, 24(3):397-403

Merkus P, Taibah A, Sequino G, et al. Less than 1% cerebrospinal fluid leakage in 1,803 translabyrinthine vestibular schwannoma surgery cases. Otol Neurotol, 2010, 31(2):276-283

Ransom ER, Judy KD, Bigelow DC. Concurrent cochlear implantation with resection of skull base hemangiopericytoma following sudden deafness in all only hearing ear. Skull Base, 2010, 20(4):279-284

Shin YJ, Fraysse B, Sterkers O, et al. Hearing restoration in posterior fossa tumors. Am J Otol, 1998, 19(5):649-653

Toh EH, Luxford WM. Cochlear and brainstem implantation. 2002. Neurosurg Clin N Am, 2008, 19(2):317-329, vii

Wiet RJ, Harvey SA, O'Connor CA. Recent advances in surgery of the temporal bone and skull base. South Med J, 1993, 86(1):5-12

第18章
骨导植入体

骨导植入体可绕过外耳和中耳结构，直接将声音刺激通过颅骨传导至内耳，这种骨导植入体主要分为两类。

- 带有经皮桥基的可植入式装置：即骨锚式助听器（BAHA），其声音处理器可接收并放大声音的振动。声音处理器再与一个与颅骨整合的经皮固定装置相连接，并和该固定装置一起作为一个主动工作单元将声音传导至颅骨。

- 不带有经皮桥基的可植入式装置：其声音处理器通过磁体耦合到与颅骨整合的骨锚式植入体上，声音通过皮肤传导至磁性植入体，从而使磁性植入体被动接受声刺激。

可植入式骨导装置的研发旨在重建经传统手术治疗外耳或中耳疾病后听功能较差（如慢性中耳炎），或有手术治疗禁忌证的患者（如唯一听力耳患有耳硬化或外耳道闭锁）的听力。自从运用于临床，由于术后效果佳，且手术过程相对简单的优势，可植入式骨导装置很快便受到青睐，其手术适应证范围也扩大到单侧耳聋等其他情况。

18.1 适应证

可植入式骨导装置的适应证可分为听力学和耳科学两个方面。

18.1.1 听力学适应证

传导性听力障碍和混合性听力障碍

传导性听力障碍（CHL）和混合性听力障碍（MHL）：骨导平均纯音听阈为 0~45/55dB HL（取决于言语处理器）且言语分辨率 >60%。由于骨导植入体可完全绕过传导性听力损失的影响，故与传统助听器相比，其需要的信号放大率较小；对于平均气导听力损失 ≥ 30dB 的患者尤为如此[1]。

单侧耳聋

单侧耳聋（SSD）：可植入式骨导装置也适用于一侧重度到极重度聋或全聋，而对侧骨导纯音听阈 ≤ 20dB 且言语分辨率 >60% 患者的听力康复。聋侧耳的骨导植入体可降低头部的"影子效应"，并能提高在嘈杂环境中的声音辨别能力[2]。

一般来说，与不带有经皮桥基的可植入式装置相比，带有经皮桥基的可植入式装置效率更高，因其可将声音的振动直接传导至颅骨。

18.1.2 耳科学适应证

耳科学适应证包括患有先天性或获得性中耳或外耳疾病，但又不符合手术恢复听力的适应证或术后听功能恢复较差的耳聋患者。

慢性中耳炎及其后遗症

- 慢性中耳炎（COM）和胆脂瘤手术后遗症，虽经适当的鼓室成形术和听骨链重建术，术后未能恢复正常的中耳含气腔，未能降低/消除气骨导差。

- 根治腔。

植入式骨导装置可避免使用耳内或耳后助听器，降低慢性耳部疾病患者的感染和耳漏风险。有根治腔或曾行开放式鼓室成形术的患者通常伴有扩大的外耳道；这些患者通常需要更高的声音放大率和定制助听器耳模，以及伴发的声反馈啸叫的风险。

耳硬化和鼓室硬化症

可植入式骨导装置为由于多次失败的耳硬化手术或解剖异常等多重原因而不适合手术治疗的耳硬化患者提供了另外一种选择。如果气骨导差 >30dB，可植入式系统可有效替代气导装置，因为它能够更好地改善听力以及避免声反馈产生的啸叫。

慢性外耳道疾病

慢性外耳道疾病（如皮炎、复发性感染）和（或）使用传统助听器依从性较差时（耳痒、耳堵效应），可考虑植入式骨导装置[2]。

耳道闭锁

在儿童中，双侧先天性耳畸形，如先天性耳道闭锁，是骨锚式助听器最常见的适应证。众所周知，对于此类疾病，功能性手术不能获得理想的听力效果，且可能会发生严重并发症[2]。

中耳封闭/岩骨次全切除术

外耳道盲袋闭合的中耳封闭或岩骨次全切除术患者，只要听力学检查显示耳蜗功能良好，即可从可植入式骨导装置中显著受益。

18.2 禁忌证

当言语分辨率 <60%，且骨导纯音听阈（听力较好耳）>55dB 时，则禁用可植入式骨导装置。此外，既往骨质接受过放疗和患有精神疾病也是可植入式骨导装置的禁忌证。不能充分保持卫生者也不宜使用，因为卫生差是皮肤不良反应的常见病因。糖尿病并未增加植入体失灵或皮肤问题的风险。

18.3 带有经皮桥基的可植入装置

分别由 Cochlear 和 Oticon 公司生产的 BAHA 和 Ponto 系统，都属于骨锚式助听器，均由外部的声音处理器和可植入的经皮部件组成。可植入部件由固定于颅骨上的螺钉（固定装置）和可连接声音处理器的桥基组成，两者的长度可在术前根据每个患者的颅骨和皮肤厚度来决定。

18.3.1 术前评估

在可植入式装置，如 BAHA 系统和 Ponto 系统中，外侧部件（声音处理器）可主动地将声音的振动传导至固定于顶颞处骨皮质的固定装置上；可用皮肤耦合器对这种可植入式装置进行术前测试。

特殊的术前评估包括完善的听力学和耳科学评估（如耳显微镜检查、纯音听阈和言语分辨率测试），也可扩大到测试佩戴和不佩戴测试装置下的自由声场纯音听力和言语分辨率，从而允许专业人员和患者都可以客观地评估听功能的变化情况。

可用的皮肤耦合器有多种：

·测试棒：使用时，将与声音处理器连接的小型硬棒放置于乳突尖、前额或切牙上。此测试能使患者迅速评价可能的受益。

·测试带/头带：它们是与声音处理器连接的发带样弹性钢圈。测试带用于术前评估，而较软的头带可将声音处理器用于暂时或永久不宜手术植入固定装置的患者（如颅骨厚度 <3mm）。

·软带：声音处理器也可以安装到束发带样的软带上进行术前测试。此软带可用于 5 岁以下需要恢复听力的儿童（如双侧耳道闭锁者）中。

软带、头带或测试棒的使用提供了一个简单、迅速和客观评估骨导的方法，使得患者可以直接体验骨传导的声音。

需要明确告知患者及其父母，在这些测试中所获得的主观受益会低于使用骨整合固定装置耦合处理器的受益。

可使用标准非增强颞骨 CT 扫描对儿童（>5岁）、再手术及同一部位多重手术的成人进行术前颞顶骨颅骨厚度的评估。

18.3.2 关键部件

参见图 18.1 和图 18.2。

18.3.3 特殊适应证

两种装置的听力学适应证包括：

· CHL 或 MHL，且平均骨导听阈 ≤ 45dB（Ponto Pro Power 和 BAHA BP100）或 55dB（Ponto Pro Power 和 BAHABP110），言语分辨率（SDS）>60%。双耳配戴者需双耳骨导听阈基本对称（0.5kHz、1kHz、2kHz 和 3kHz 双耳平均骨导听阈差值 <10dB，或每个频率双耳骨导听阈差值 <15dB）。

· SSD：可植入式骨导装置也适用于一侧重度到极重度聋或全聋，而对侧骨导纯音听阈 ≤ 20dB 且言语分辨率 >60% 患者的听力康复。

18.3.4 禁忌证

5 岁以下儿童，或颅骨厚度 <3mm 者，不适用于带有经皮固定装置的可植入式骨导装置。

18.3.5 手术方式

自从 1977 年 Tjellstrom 及其同事[3]第一次引进 BAHA 系统以来，手术方式已经得到改良，并且有多个团队报道了他们对手术的改进。手术改进有两个主要的目标——改良骨整合和预防软组织反应。目前，有两种手术方式应用较广泛，一个伴有皮肤（皮下）削薄术，另一个不伴有皮肤削薄术。实施皮肤削薄术，旨在防止植入体周围软组织移动、减少瘢痕组织形成，并提供一个与深部骨质层直接接触的菲薄无毛皮肤区。

第二种手术方式因无须削薄皮肤而更简单直接；近期的研究结果发现随访 2 年后，在皮肤反应和植入体整合方面，不行皮肤削薄术的患者结果更好[4]。

18.3.6 术后处理与随访

术后，对切口采取标准化护理。若术后恢复期无意外发生，4~6 周后，生产厂家的技术人员将激活植入体。

18.3.7 使用皮肤削薄技术安装带有经皮桥基的可植入设备：手术步骤

标记植入体部位

植入体需安装在距耳道约 50~55mm 的部位，以避免声音处理器的下极接触耳廓。我们通常在颞线上标记植入部位。在植入部位前 10mm 并平行发际线标记皮肤切口。然后在切口标记线周围作 40mm×60mm 的椭圆形/矩形区域，用于下一步的皮下组织削薄术（图18.1.1）。

拟定植入部位时，需要考虑到先天性畸形或既往手术所引起的解剖变异，以及未来重建手术的位置。先天性小耳畸形的患者，可能同

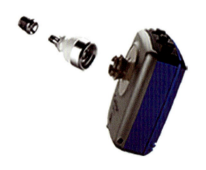

图 18.1 Cochlear 公司的 BAHA 设备：从左至右分别为固定装置、桥基和声音处理器

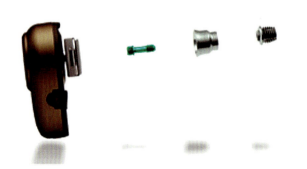

图 18.2 Oticon 公司的 PONTO 设备：从右至左分别为固定装置、桥基、连接桥基和固定装置的螺钉、声音处理器

时伴有乳突缩窄、中颅窝脑膜低位、乙状窦表浅。尽管如此，通常能够找到足够的骨质供植入体的安装。

麻醉

成人手术通常在局麻下进行，而儿童则首选全麻。在标记区域注射利多卡因和肾上腺素进行局部麻醉；通常注入 10ml 以浸润植入部位的皮肤和骨膜。

皮肤切口及软组织切除

做长约 3~4cm 的皮肤切口，切开皮肤和肌肉层，深达骨膜层，但保持骨膜完整（图 18.1.2）。

在皮肤切口周围，在先前标识好的 40mm×60mm 区域内切除皮下组织。使用 22 号大刀片，平行皮肤表面去除皮肤深层及皮下脂肪，从而将毛囊一并清除。切口周围的皮肤厚度应≤1mm（图 18.1.3）。软组织切除是为了获得朝向植入体方向逐渐向下的无张力边缘。

保持骨膜的完整对保护皮瓣愈合所需血供至关重要。

骨膜切开

用经皮穿刺针穿透植入体标记部位的皮肤来识别相对应的骨膜位置。用自持式撑开器撑开切口边缘，在骨膜上做十字形切口。用显微剥离子分离四片三角形的骨膜瓣（图 18.1.4）。

钻磨骨孔

使用高速引导钻（2000 转/分钟）制备植入床，足量冲洗以降温。使用引导钻钻磨骨孔，保持隔圈 3mm，并维持钻头指示器在位（图 18.1.5）。在钻孔过程中，上、下方向移动钻头，从而确保冷却液能达到钻头尖端。当用导钻逐步深入并扩大骨孔时，值得注意的是，不要过度扩大容纳植入体的部位，因为过度扩大可能导致植入体植入初期不稳定。术腔底部需反复检视，并用钝头解剖器具检查基底部骨质，如果骨质厚度足够，可移除垫片，继续向深处钻孔达到 4mm（图 18.1.6）。利用钻头的全长，以同样的方式继续钻孔，以获得埋头钻所需的空间。大部分成人的颅骨厚度足够容纳 4mm 规格的植入体。

在钻孔过程中，有可能钻穿乙状窦壁，或钻破硬脑膜，所以术者必须谨慎操作。

术区冷却对于所有的钻磨过程均非常重要，因转磨引起的高温可损伤骨组织，并影响骨融合。重要的是，需垂直于皮肤表面进行钻孔，因为钻孔方向会影响植入体和桥基的方向。电钻指示器有助于矫正钻磨的方向，因此，在使用引导钻和埋头钻时，均应该使用电钻指示器。

埋头钻钻孔

容纳植入体初始孔准备好之后，下一步就是扩大此孔直到精准匹配固定装置的直径。

根据引导钻所钻的深度，选用 3mm 或 4mm 的埋头钻来进行下一步的手术。应使用高速（2000 转/分钟）钻磨，并上、下移动埋头钻，确保冷却液能够到达钻头尖端。钻头叶片上的骨屑必须不时地加以剔除。当骨表面不平整时，埋头钻可允许纯钛螺旋翼缘最大限度地接触骨表面。

埋头钻的头部是钝性的，因此可最大限度地降低钻孔底部组织（如硬脑膜）的损伤风险，而且，限制挡圈也可防止埋头钻钻磨过深（图 18.1.7）。

植入体定位

用相同的手柄低速运行下安装植入体。要要根据骨质情况调整马达仪表盘上的扭矩最大值。骨皮质骨密度较高，推荐使用 30~40N·cm 的扭矩。松质骨推荐使用 10~20N·cm 的扭矩。

在无菌条件下传递预装有桥基的自攻式固定装置，并用特制的桥基插入器拾取桥基（图 18.1.8）。在植入体安装过程中，也推荐使用电钻指示器。

安装植入体时，为避免植入体末端受到

污染，须待其末端的小凹槽在钻孔内安装妥当之后再行冲洗，然后，在充分冲洗下继续安装植入体。若植入体进入安装孔的轴线方向有误，需让电钻马达反向旋转，退出植入体，然后再循着正确的角度重新放置植入体。此时，电钻指示器也有助于设定正确的植入角度（图18.1.9）。

当植入体边缘接触到骨表面时，电钻会自动停止。然后移除桥基上的桥基插入器。将骨膜瓣复位于植入体基底部附近（图18.1.10）。

皮肤缝合和桥基外置

在桥基之上，逐层缝合皮肤，然后用一个直径为4mm的活检打孔器于桥基正上方精确地打孔（图18.1.11），然后小心地压下皮肤，露出桥基。必要时，可以做两个小切口，方便此步操作。

愈合帽卡到桥基上，用浸有抗生素软膏的纱条松散地环绕包扎在植入体周围。也可使用定制的泡沫材料进行包扎（图18.1.12）。愈合帽应该轻轻地固定敷料在位，从而压迫削薄了的皮肤与骨质紧密接触，从而可以防止血肿形成，并使皮肤层和骨膜层对位良好。

包扎乳突，但通常无须绷带加压包扎。

病例 18.1　骨锚式助听器（图18.1.1～图18.1.12）

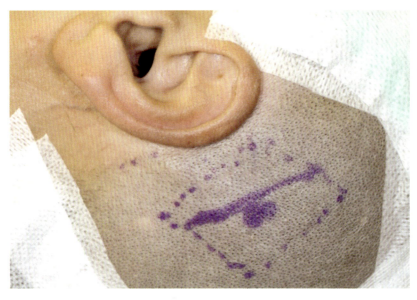

图 18.1.1　男性患者。在植入部位前10mm并平行发际线标记皮肤切口。然后在切口线周围标记40mm×60mm的椭圆形／矩形区域，用于下一步的皮下组织削薄术

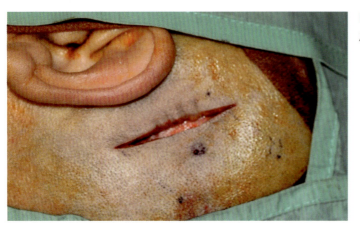

图 18.1.2　做长约3~4cm的皮肤切口，离断皮肤和肌肉层，深达骨膜层，但保持骨膜完整

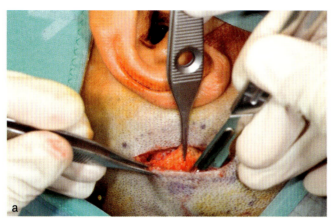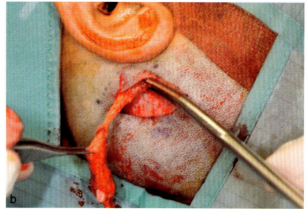

图 18.1.3 a~b a.使用 22 号大刀片刺入皮肤，平行皮肤表面切割，去除皮肤深层及皮下脂肪，直至毛囊。b.切除切口周围 40~60mm 预标识区域的皮下组织

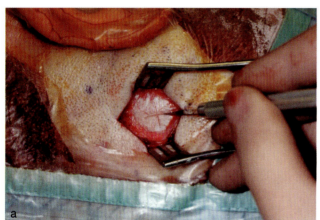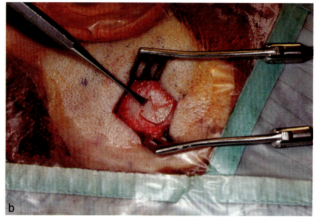

图 18.1.4 a~b a.用经皮穿刺针从标记的植入体部位穿透皮肤来确定相对应的骨膜，然后十字切开骨膜。b.使用显微剥离子小心地分离 4 片骨膜瓣

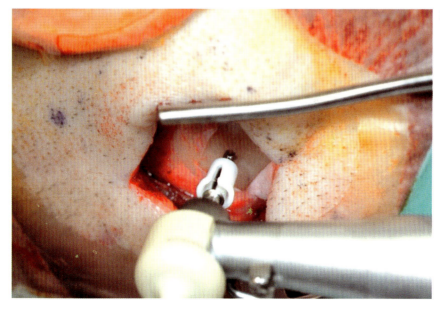

图 18.1.5 使用引导钻钻磨骨孔，使用 3mm 的隔圈，并维持钻头指示器在位

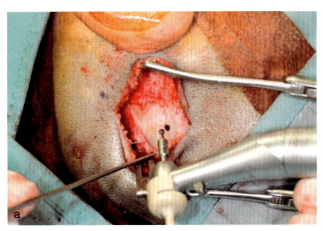
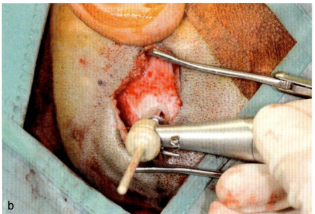

图 18.1.6 a~b 如果骨质厚度足够，可移除垫片，继续向深处钻孔达到 4mm

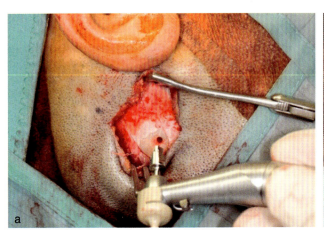
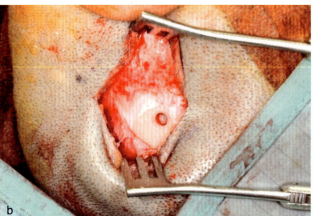

图 18.1.7 a~b 使用埋头钻扩大骨孔直到精准匹配固定装置的直径

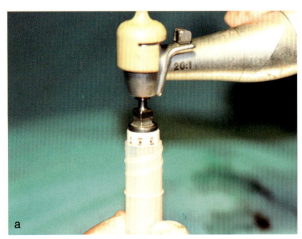
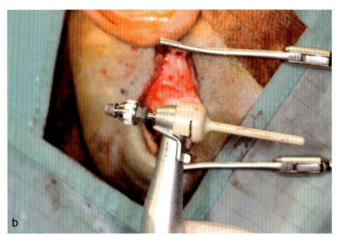

图 18.1.8 a~b 在无菌条件下传递预装有桥基的自攻式固定装置，并用特制的桥基插入器拾取桥基

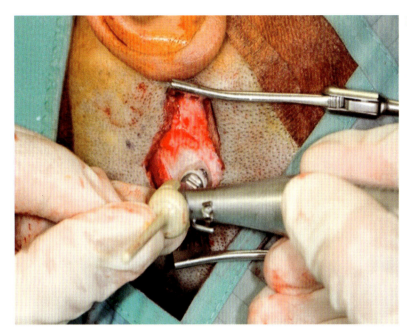

图 18.1.9　安装植入体时，为避免植入体末端受到污染，须待其末端的小凹槽在钻孔内安装妥当之后再行冲洗。电钻引导器有助于获得最佳的植入角度

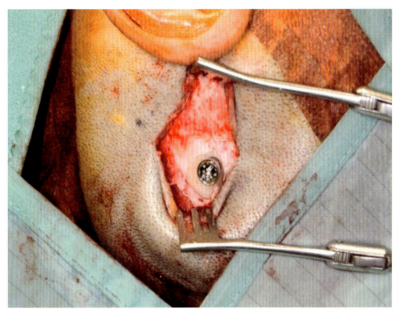

图 18.1.10　用相同的手柄在低速运行下放置植入体；当植入体边缘接触到骨表面时，电钻会自动停止。需要根据骨质情况调整电钻马达仪表盘上的扭矩最大值。骨皮质密度较高，推荐使用 30~40N·cm 的扭矩。将骨膜瓣复位于植入体基底部附近

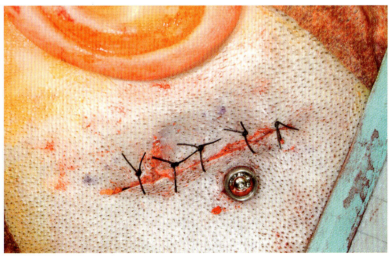

图 18.1.11　在桥基之上，逐层缝合皮肤，然后用一个直径为 4mm 的活检打孔器于桥基正上方精确地打孔

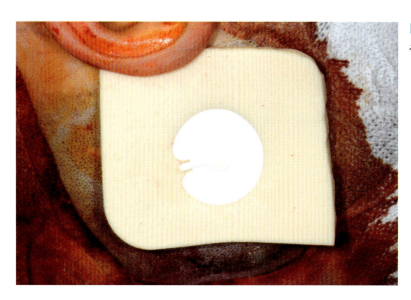

图 18.1.12 将愈合帽卡到桥基上，泡沫包扎材料形以环绕植入体

18.3.8 使用全层皮肤技术安装带有经皮桥基的可植入设备：手术步骤

标记植入部位

与之前所述的皮肤削薄技术一样，植入体需定位在距耳道约 50~55mm 处，以避免声音处理器的下极接触耳廓。我们通常在颞线上标记植入部位。在植入部位前 10mm 并平行发际线标记皮肤切口（图 18.2.1）。在全层皮肤技术中，也可通过切口外置植入体。由于不做皮肤削薄，因此不需要像皮肤削薄技术那样对所谓的皮下削薄区域进行标记。

测量皮肤厚度

当使用这种技术时，测量皮肤的厚度成为该技术的基本步骤。可在注射局部麻醉药物之前用细针进行测量（图 18.2.2）。测量时要避免压迫皮肤。

桥基高度的选择

根据皮肤厚度选择桥基的高度（长度）。使用该技术时，仅在皮肤厚度 >10mm 时，才修剪软组织。为了获得理想的桥基高度，桥基高度应该比所测量的皮肤厚度高 2mm 或 3mm（图 18.2.3）。

麻醉

与之前的技术步骤相同；该技术所需要的麻醉剂量较少。

皮肤切开

与之前的技术步骤相同。

骨膜切开

用经皮穿刺针穿透植入体标记部位的皮肤以确认相对应的骨膜位置。用自动撑开器撑开切口边缘，在骨膜上做十字形切口。用显微剥离子分离掀起四片三角形的骨膜瓣（图 18.2.4）。

钻磨骨孔

与之前的技术步骤相同（图 18.2.5）。

埋头钻钻孔

在生理盐水冲洗降温的情况下，用大小合适的埋头钻（3mm 或 4mm）以 2000 转 / 分钟的转速扩大安装植入体的骨孔。应该避免钻头上骨粉沉积，以防止对周围组织的热损伤。电钻上的限制挡圈可防止埋头钻钻磨过深（图 18.2.6）。

植入体定位

与之前的技术步骤相同（图 18.2.7 和图 18.2.8）。

皮肤切口缝合和桥基外置

在桥基之上，逐层缝合皮肤。用一个直径为 4mm 的活检打孔器于桥基上方精确地打孔并移除圆柱状皮片。然后小心地压下皮肤，露出桥基（图18.2.9）。

将愈合帽卡到桥基上，然后在植入体周围，用浸有抗生素软膏的1cm宽长纱条松散地环绕包扎（图18.2.10）。包扎乳突，但通常不需要绷带加压包扎。

病例18.2　骨锚式助听器（图18.2.1~图18.2.10）

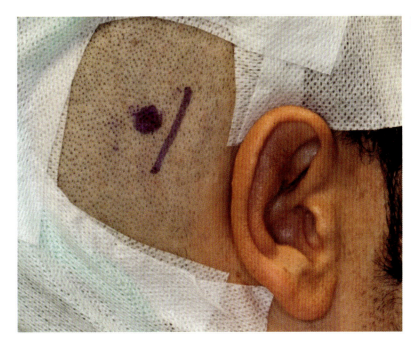

图18.2.1　男性患者。植入体需安装在距耳道约50~55mm处，以避免声音处理器的下极接触耳廓。通常在颞线上标记植入部位。在植入部位前10mm并平行发际线标记皮肤切口。在全层皮肤技术中，也可通过切口外置植入体。由于不做皮肤削薄，因此不需要像皮肤削薄技术那样对所谓的皮下削薄区域进行标记

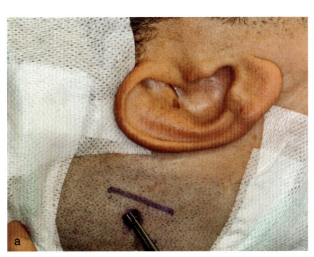

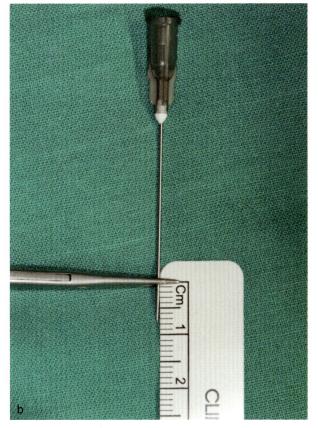

图18.2.2 a~b　在注射局麻药之前用细针测量皮肤厚度

近似的组织厚度	桥基的长度
≤ 3mm	6mm
4~5mm	8mm
6~7mm	10mm
8~9mm	12mm
≥ 10mm	12mm，软组织修剪

图 18.2.3 根据皮肤厚度选择桥基的高度。仅在皮肤厚度 >10mm 时，才修剪软组织。为了获得理想的桥基高度，桥基高度应该比所测量的皮肤厚度高 2mm 或 3mm

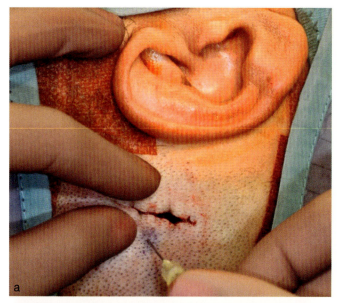

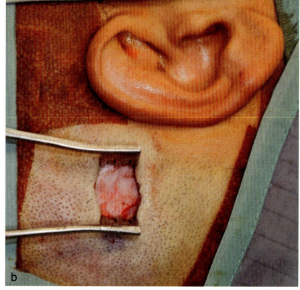

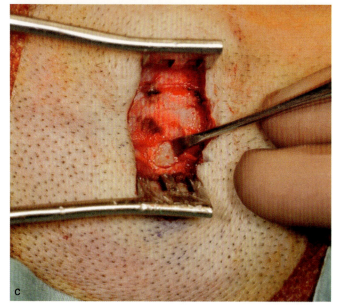

图 18.2.4 a~c 做皮肤切口，并切开皮下组织及肌肉层，深达骨膜层，此时保持骨膜完整。用经皮穿刺针穿透植入体标记部位的皮肤以确认相应的骨膜位置（a）。用自动撑开器撑开切口边缘，在骨膜上做十字形切口（b）。用显微剥离子从骨面上小心剥离四片三角形的骨膜瓣（c）

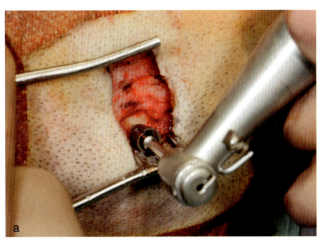 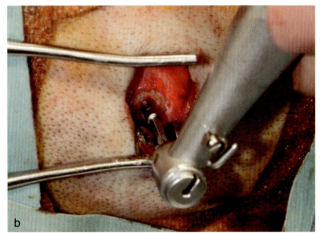

图 18.2.5 a~b　a. 使用引导钻开始钻磨骨孔，使用 3mm 的隔圈。b. 如果骨质厚度足够，可移除隔圈，使用 4mm 长的钻头。使用钝头器械仔细检查基底部骨质

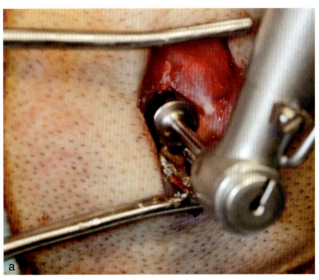 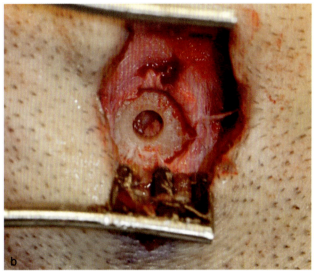

图 18.2.6 a~b　在生理盐水冲洗降温的情况下，用大小合适的埋头钻（3mm 或 4mm）以 2000 转/分钟的转速扩大安装植入体的骨孔（a）。电钻的限制挡圈可防止埋头钻钻磨过深，钻头的双重螺纹在骨质上产生的双重骨环能够更好地匹配桥基（b）

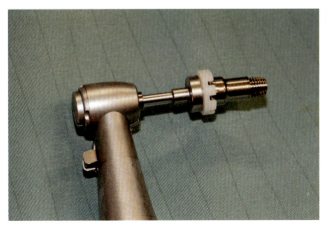

图 18.2.7　在无菌条件下传递预装有桥基的自攻式固定装置，并用特制的桥基插入器拾取桥基

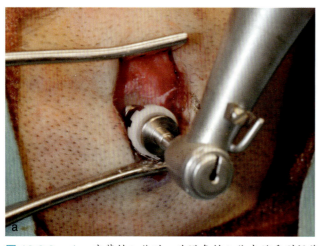
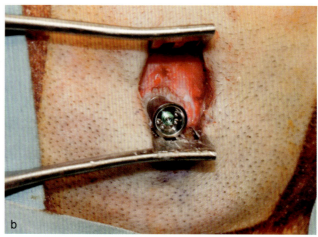

图 18.2.8 a~b 安装植入体时，为避免植入体末端受到污染，须待其末端的小凹槽在钻孔内安装妥当之后再行冲洗。放置植入体时马达低速运行并调节马达仪表盘上的扭矩限制在 30~40N·cm。将骨膜瓣复位于植入体基底部附近

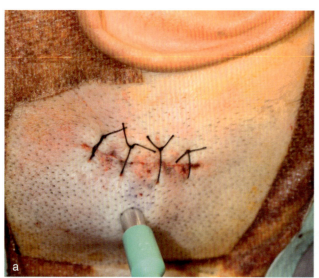
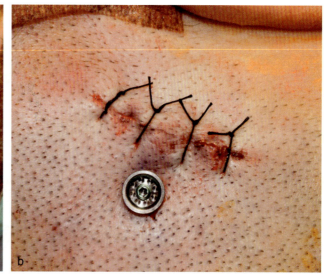

图 18.2.9 a~b 缝合皮肤后，使用 4mm 活检打孔器去除覆盖桥基的盘状皮肤和皮下组织。轻柔地使植入体穿过皮孔并外置

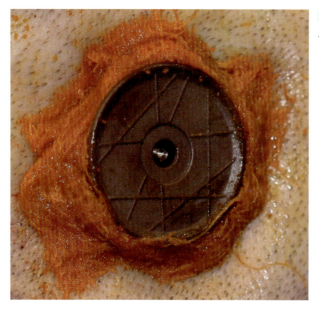

图 18.2.10 将愈合帽卡到桥基上，然后在桥基周围，用浸有抗生素软膏长纱条松散地环绕包扎

18.4 并发症

现行植入固定和骨融合技术的并发症发生率极低。然而，骨锚式助听器最终能否成功主要取决于细致的手术技巧，以及正确的术后桥基卫生维护。

并发症可分为两类：术中并发症和术后并发症。

18.4.1 术中并发症

儿童的术中并发症最为常见，因为大多数儿童患者会伴有颅面畸形。尽管如此，儿童植入的成功率和皮肤不良反应的发生率均与成人相当。

不伴有脑脊液漏的硬脑膜暴露并不是主要的并发症。大约70%的儿童，其安装的植入体会与硬脑膜或乙状窦直接接触，而没有任何不良反应。这种并发症可能会限制可植入固定装置的长度，但不会妨碍骨融合。

术中处理来自表浅乙状窦或板障静脉的出血并不困难。固定装置本身会封闭出血点。很少需要另外使用骨蜡封闭止血。

硬膜表面血肿可能会发生，但极其罕见。

上述并发症可能会限制可植入固定装置的长度，但不会妨碍骨融合。

18.4.2 术后并发症

术后并发症可分为两大类：骨和软组织并发症。这两类并发症并不能截然分开，然而，广泛的软组织并发症可导致植入体脱落，而骨并发症本质上会导致骨融合失败[5]。

已经与骨融合的固定装置从颅骨上脱落是非常严重但很少见的并发症。已有报道外伤可导致固定装置脱落，尤其是在儿童和那些卫生条件较差的患者中。但是，外科医生也不能忽视其他导致骨融合失败的原因，如术中由于冲洗降温不足而导致的骨质热损伤，或植入前，固定装置触碰了其他组织或手套。

另一种可能的并发症分类是根据严重程度将并发症分为主要并发症和次要并发症[6]。主要并发症是指需要住院治疗的并发症，或并发诸如脑膜炎、脑脓肿、骨炎等严重疾病。次要并发症又可分为需要门诊处理和需要进行日间修正手术的并发症。主要并发症极少见，而次要并发症尤其是皮肤反应比较多见。

Holgher 将皮肤反应分为4级：1级，桥基周围的皮肤红斑；2级，皮肤红斑伴渗出物；3级，肉芽组织形成；4级，皮肤炎症或感染，需移除桥基。

18.5 不带有经皮桥基的可植入设备

Med-El公司和Sophono公司生产了两种不同的骨导植入体系统，分别为骨桥和α系统，两者均可通过完整的皮肤层来传导声音信号。

骨桥系统包括外件、声音处理器和可植入部件（即骨导植入体）。骨导植入体安装在乳突和颞区，通过完整的皮肤与声音处理器磁性耦合并由声音处理器驱动。骨导植入体振动，从而将声音传导至颅骨和听觉系统。

α听力系统包括含传统骨导振动子的外部声音处理器。其振动子与一金属片相连接，而该金属片则通过一个垫片固定于头部。该磁性垫片通过磁性植入体固定于头部，而磁性植入体则通过面部使用的电镀螺丝（Otomag, Belle，德国）锚定在颅骨上。该植入体包括密封在一个钛金盒里的两个磁体。植入体是完全被动的，没有电子或移动部件[7]。

两个系统都无须骨融合，一旦切口愈合，即可激活植入体。

18.5.1 术前评估

两个系统都可以在术前和患者沟通中利用软带或头带进行测试；再次强调，无论使用哪一个系统均应明确地告知患者及其父母，手术后使用与植入体耦合的声音处理器所获得的主观感受要优于这些测试中所获得的主观受益。

对计划骨桥植入的所有患者均应行 CT 扫描，以便精确地判断装置植入的位置。

18.5.2 关键部件

骨 桥

参见图 18.3。

α 2 系统

参见图 18.4。

18.5.3 特殊适应证

两种装置的听力学适应证包括：

·传导性或混合性聋，平均骨导听阈介于 0~45dB（取决于言语处理器），SDS>60%。

·单侧耳聋：可植入式骨导装置也适用于一侧重度到极重度或全聋，而对侧骨导平均听阈≤ 20dB 且言语分辨率 >60% 患者的听力康复。

18.5.4 禁忌证

骨桥和 α 系统中，植入体和声音处理器之间的连接是通过磁体经皮耦合实现的。在 Alpha 系统中，骨导植入体会造成 MRI 中的伪影，但装置本身可以安全暴露于 3.0T 的 MRI 磁场中。然而，骨桥不能暴露在 >1.5T 的 MRI 环境中，因为植入体会受到磁场的相互作用而损坏。

由于两种植入体在 MRI 扫描中会产生伪影，所以应避免应用于需要反复进行脑部 MRI 扫描的患者。

α 系统不适用于 5 岁以下患儿，而骨桥不适用于 18 岁以下患儿。

18.5.5 术后处理与随访

术后，对耳后切口采取标准化护理。若术后恢复期无意外发生，4 周后，生产厂家的技术人员将激活植入体。

18.5.6 骨桥系统植入：手术步骤

骨导植入体（BCI）是骨桥系统的可植入部分。通常在窦脑膜角水平安装骨导漂浮质量传感器（BC-FMT），耳后皮下安装接收线圈。

标记植入部位

拟定植入部位时，术者应联合使用公司提供的一次性自带模具（C 型模具或 T 型模具）和 CT 扫描图像。C 型模具可帮助在切开皮肤之前确定植入部位，还可以连接到模拟 BC-FMT 的 T 型模具上，帮助准确画出术区大小的轮廓，还可以当作引导钻，从而确保锚定孔的方向正确。

备皮且术前准备充分后，连接 C 型和 T 型模具并放置于皮肤表面，T 型模具置于窦脑膜角水平，C 型模具放置于后上方近似 45°的位置。用记号笔画出模具外周的轮廓。在耳后沟水平，距模具前缘至少 2cm 处标记皮肤切口，以降低脱出的风险；切口需要足够大，便于钻磨放置 BC-FMT 的骨床。

在耳道闭锁的患者中，为了不妨碍将来的耳廓重建手术，皮肤切口需要更靠后。

麻 醉

在标记区域，注射利多卡因和肾上腺素行

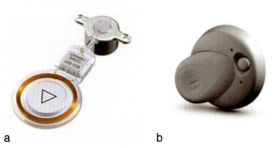

图 18.3 a~b 骨导植入体（BCI）。a. 骨桥的可植入部分。骨导植入体由前置骨导漂浮质量传感器（BC-FMT）和后方接收线圈组成。BC-FMT 为圆柱形，是该系统主动振动的部位。b. Amadé 声音处理器，是骨桥植入体系统的外置部分

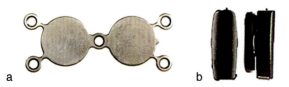

图 18.4 α 系统。a. 钛金密封的磁体是 α 系统的可植入部分，Otomag 型号。b. 主动振动言语处理器 α2，通过完整皮肤磁耦合到植入体

局部浸润麻醉；通常不到 10ml 即可浸润植入部位皮肤和骨膜。

切开皮肤

做长 3~4cm 的耳后皮肤切口，深达颞肌筋膜水平。切开颞肌筋膜，并从骨面上分离肌骨膜瓣（图 18.3.1 和图 18.3.2）。采用装置自带的皮瓣计量器进行测量，软组织的总厚度不宜超过 7mm。必要时，可切除肌骨膜瓣后部并小心地削薄皮肤。但必须留下用于覆盖 BC-FMT 的肌骨膜瓣的前部。

骨性钻磨

BC-FMT 骨床的位置根据 CT 扫描结果确定；在骨膜下分离软组织并暴露颞线和外耳道后壁。在窦脑膜角水平磨出深达 9mm 的骨槽（图 18.3.3）。有时会遇到乙状窦前置和中颅窝脑膜低位；在这些患者中，可用金刚钻尽可能多地磨薄骨质而不损伤这些结构。如果无法磨出 9mm 深的骨床，术者可用钛金垫片。

骨导植入体的安装与固定

在后上方制作骨膜囊袋，用于安装骨导植入体的线圈和解调器（图 18.3.4）。使用 T 型和 C 型模具核实骨床和骨膜囊袋是否合适。在 T 型模具引导下，用公司提供的 1.5mm 钻头在固定点钻孔；使用 T 型模具防止钻孔深度超过 4mm（图 18.3.5）。

然后术者在术区安置骨导植入体，注意切勿触碰手术铺巾、消毒巾或膨胀海绵。此时术区不应该再使用单极电凝，因此推荐骨导植入体开封前彻底止血。

根据需要调整弯曲植入体的连接部位，安装植入体线圈和解调器于骨膜下。磁体的三角形面应朝向皮肤。BC-FMT 安装于之前备好的骨床内（图 18.3.6）。在 BC-FMT 的每个锚孔内置入螺钉；常规的螺钉直径为 2mm，长度为 6mm。然后，使用公司提供的定力矩扳手将螺钉锚定在乳突上；顺时针旋转扳手直至固定牢固；10N·cm 的扭矩已足够（图 18.3.7），勿用超过 30N·cm 的扭矩。

当某个螺钉未达到最佳固定效果时，可使用公司提供的紧急备用螺钉（表面蓝色，直径 2.4mm，长 6mm）。

皮肤缝合

通过肉眼和手动检查确认整个骨导植入体被安装于理想的位置。然后，逐层缝合头皮，在缝合期间，不要碰触 BC-FMT（图 18.3.8）。敷料轻压包扎。

病例 18.3　骨桥（图 18.3.1~图 18.3.8）

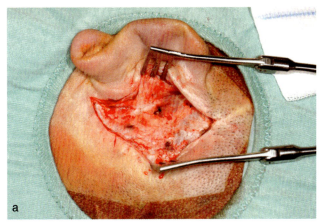 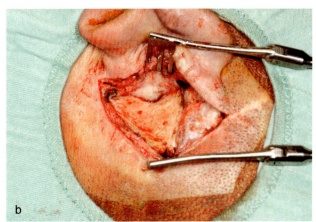

图 18.3.1 a~b　一名男性患者骨桥系统的安装。a. 耳后皮肤切口，深达颞肌筋膜水平。b. 切开颞肌筋膜，并从骨面上分离肌骨膜瓣。暴露外耳道后壁和颞线。软组织的总厚度不应超过 7mm

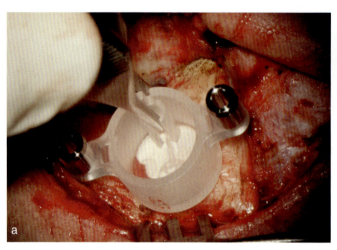
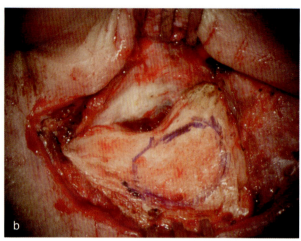

图 18.3.2 a~b 使用 T 型模具核实骨床的拟定位置（a）并在乳突表面画出标识（b）

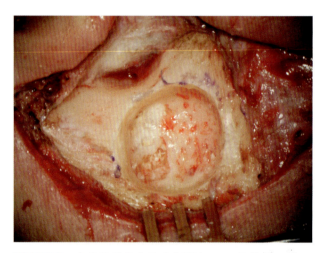

图 18.3.3 在窦脑膜角水平磨出深达 9mm 的骨床

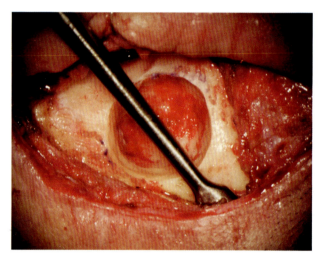

图 18.3.4 在后上方制作骨膜囊袋，用于安装骨导植入体的线圈和解调器

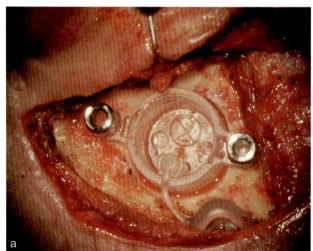
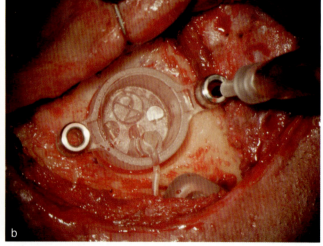

图 18.3.5 a，b T 型模具和 C 型模具的使用。a. 使用 T 型模具和 C 型模具核实骨床和骨膜囊袋是否合适。b. 在 T 型模具引导下，用公司提供的 1.5mm 钻头在固定点钻孔；使用 T 型模具防止钻孔深度超过 4mm

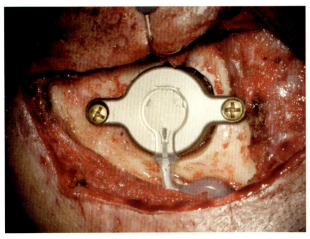

图 18.3.6 BC-FMT 安装于之前备好的骨床内,并根据需要调整弯曲植入体的连接部位,将植入体线圈和解调器安装于骨膜下。在 BC-FMT 的每个锚孔内置入螺钉

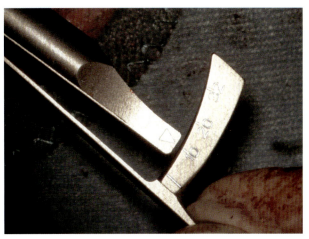

图 18.3.7 使用公司提供的定力矩扳手将螺钉锚定在乳突上;顺时针旋转扳手直至固定牢固;通常 10N·cm 的力矩足够

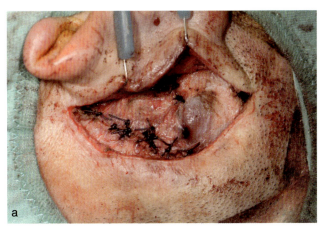

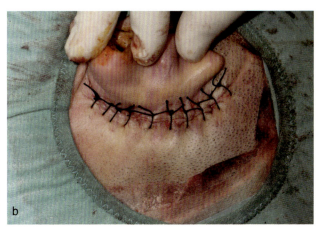

图 18.3.8 a~b 逐层缝合切口

18.5.7 α 系统植入:手术步骤

标记植入部位

术前切口部位剪发备皮。

Otomag 恰当的安装部位位于外耳道后上方 6cm 处并与外耳道成 45°角(图 18.4.1)。皮肤切口位于距外耳道 7.5~8cm 处(距植入体部位 1.5~2cm,因而切口不会直接位于植入体之上)(图 18.4.2)。

通过公司提供的手术模具以手术记号笔标记皮肤有助于术者确认恰当的植入部位。也可以使用定制的硅胶模板。

麻 醉

成人通常在局麻下进行手术,而儿童宜行全麻。标记区域注射利多卡因和肾上腺素行局部麻醉。

切开皮肤和软组织

在皮肤标记线处切开皮肤,并逐层切开皮肤、皮下组织和肌骨膜层。骨膜下分离肌骨膜皮瓣,暴露骨质(图 18.4.3)。

骨性钻磨

植入体厚约 2.6mm,覆盖植入体的最佳组织厚度为 4~5mm。手术模板中配有 6mm 和 4mm 测量子用于确定适合的皮瓣厚度。若覆盖植入体的组织厚度不足 3mm,推荐制作骨床用于放置植入体。

为了制作骨床,在骨面上,使用手术模板

标出植入体磁体的位置并磨出深达3mm的骨床（图18.4.4）。植入体模板有助于确定骨床深度和直径大小。即使少量的骨质（0.5mm）也要从植入体支架安装的区域去除，以便植入体能够平滑地匹配颅骨的轮廓。

Otomag的安装与固定

制作好骨床后，使用特定的螺钉安装磁性植入体，保证植入体"此面向上（the side up）"的标签面朝外。另外，要确保小的基准标识位最前上方的位置。在每个支架孔内都置入螺钉，以便植入体能牢固地固定于颅骨。首先安装中间的螺钉（图18.4.5）。植入体表面应与乳突表面基本平齐（图18.4.6）。

皮肤检查和缝合

若组织瓣厚度超过6mm，则将直接覆盖于植入体表面10mm宽的条形组织削薄至5mm。

逐层缝合切口（图18.4.7a），核实磁体的强度后轻柔地敷料包扎（图18.4.7b）。

病例18.4　磁耦合听力系统（α2系统）（图18.4.1~图18.4.7）

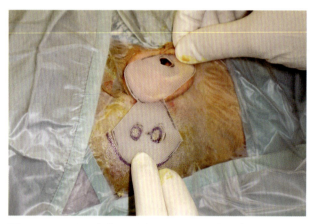

图18.4.1　男性患者。植入体恰当地安装于外耳道后上方6cm处并与外耳道成45°角。使用定制的硅胶模板标记切口位置

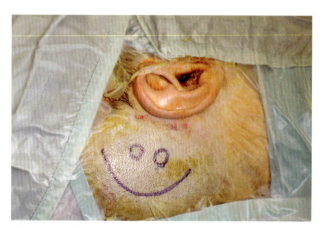

图18.4.2　皮肤切口位于距外耳道7.5~8.0cm处（距植入体部位1.5~2.0cm，因而切口不会直接位于植入体之上）

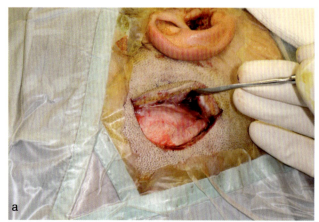

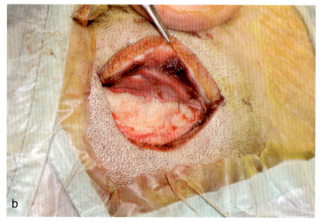

图18.4.3 a~b　在皮肤切口标记线处切开皮肤，并逐层切开皮肤、皮下组织和肌骨膜层（a），在骨膜下平面分离肌骨膜皮瓣，暴露骨质（b）

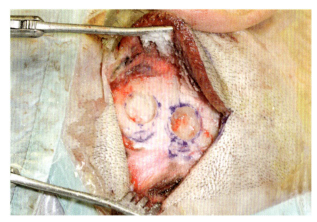

图 18.4.4　为了制作骨床，使用手术模板在骨面上标出植入体磁体的位置，并磨出深达 3mm 的骨床

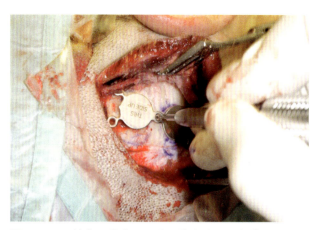

图 18.4.5　制作好骨床后，使用特定的螺钉安装磁性植入体，保证植入体"此面向上（the side up）"的标签面朝外。首先安装中间的螺钉

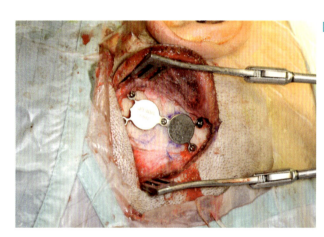

图 18.4.6　在手术末，植入体表面应与乳突表面基本平齐

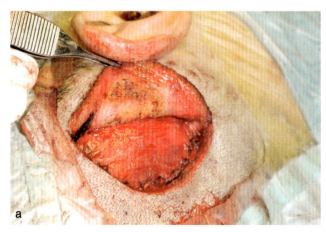

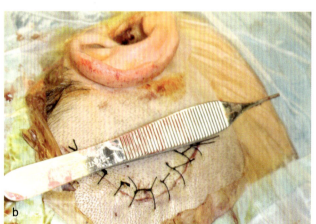

图 18.4.7 a~b　在手术末，逐层缝合切口（a），核实磁体的强度

参考视频

参见视频 18.1 和视频 18.2。

参考文献

[1] Snik AF, Mylanus EA, Proops DW, et al. Consensus statements on the BAHA system: where do we stand at present? Ann Otol Rhinol Laryngol Suppl, 2005, 195:2-12

[2] McLarnon CM, Davison T, Johnson IJ. Bone-anchored hearing aid: comparison of benefit by patient subgroups. Laryngoscope, 2004, 114(5):942-944

[3] Tjellström A, Håkansson B, Granström G. Bone-anchored hearing aids: current status in adults and children. Otolaryngol Clin North Am, 2001, 34(2):337-364

[4] Hultcrantz M. Outcome of the bone-anchored hearing aid procedure without skin thinning: a prospective clinical trial. Otol Neurotol, 2011, 32(7): 1134-1139

[5] House JW, Kutz JW Jr. Bone-anchored hearing aids: incidence and management of postoperative complications. Otol Neurotol, 2007, 28(2):213-217

[6] Wazen JJ, Young DL, Farrugia MC, et al. Successes and complications of the Baha system. Otol Neurotol, 2008, 29(8): 1115-1119

[7] de Wolf MJ, Hol MK, Huygen PL, et al. Clinical outcome of the simplified surgical technique for BAHA implantation. Otol Neurotol, 2008, 29(8):1100-1108

延伸阅读

Alpha (S) & Alpha. (M) Physician Manual-REV B S0479-00 10/2013, download available on www. sophono.com

de Wolf MJ, Hol MK, Huygen PL, et al. Nijmegen results with application ora bone-anchored hearing aid in children: simplified surgical technique. Ann Otol Rhinol Laryngol, 2008, 117(11):805-814

Falcone MT, Kaylie DM, Labadie RF, et al. Bone-anchored hearing aid abutment skin overgrowth reduction with clobetasol. Otolaryngol Head Neck Surg, 2008, 139(6): 829-832

Hobson JC, Roper AJ, Andrew R, et al. Complications of bone-anchored hearing aid implantation. J Laryngol Otol, 2010, 124(2): 132-136

Hol MK, Bosman AJ, Snik AF, et al. Bone-anchored hearing aid in unilateral inner ear deafness: a study of 20 patients. Audiol Neurootol, 2004, 9(5):274-281

Kohan D, Morris LG, Romo T III. Single-stage BAHA implantation in adults and children: is it safe? Otolaryngol Head Neck Surg, 2008, 138(5):662-666

McDermott AL, Williams J, Kuo M, et al. The Birmingham pediatric bone-anchored hearing aid program: a 15-year experience. Otol Neurotol, 2009, 30(2): 178-183

Mylanus EA, van der Pouw KC, Snik AF, et al. Intraindividual comparison of the bone-anchored hearing aid and air-conduction hearing aids. Arch Otolaryngol Head Neck Surg, 1998, 124(3):271-276

第 19 章
主动式中耳植入体：振动声桥

振动声桥（VSB）（Symphonix/Med-El 振动声桥）是一种中耳听觉植入体。其最初的设计目的是固定于砧骨直接放大听小骨的自然运动，但是很快发现，由植入体产生的振动刺激也可通过直接刺激圆窗膜而有效地传导至内耳。

振动声桥由手术可植入部件和外置部件组成（图 19.1）。外置部件，即声音处理器，通过磁体与内植于颞区的接收-解调器或振动人工听小骨（VORP）耦合在一起。声音处理器由麦克风、微处理器和遥测磁性线圈构成，其中微处理器的作用是将传入的听觉刺激转换成电信号。听觉信号在声音处理器内放大和调制，并通过皮肤传递给 VORP。VORP 的接收线圈再解调此信号并通过导线传递给漂浮质量传感器（FMT）。FMT 负责将电信号再转换成机械振动并通过听小骨直接刺激内耳液体。最初研发的 FMT 是通过一体的钛金卡环固定在砧骨长脚上。随后，其他的固定方法应运而生；FMT 可直接放置、固定于圆窗膜，偶尔也固定于镫骨足板或镫骨的残余结构。

FMT 是一种电磁传感器，包含一个内含两个电磁线圈的惯性质量磁体；激活装置时，磁体的振动可引起整个系统单元的振动。FMT 呈圆柱形，长达 2.3mm，直径 1.6mm，质量 25mg[1]。

FMT 的安装位置主要取决于听力损失的类型和听骨链的状况。

19.1 适应证

振动声桥植入的适应证主要有三个，其取决于听力损失的类型和程度，以及患者的中耳状况（图 19.2）。

· 中重度感音神经性听力障碍（SNHL），尤其是高频下降型，在舒适聆听或对话式言语水平，言语分辨率 >50%[2-3]。此听力学适应证与传统助听器适应证相重叠；振动声桥适用于听力稳定的感应神经性聋、中耳功能正常、非蜗后聋、慢性外耳道疾病，和（或）助听器依从性差的患者。某些领域的专业人

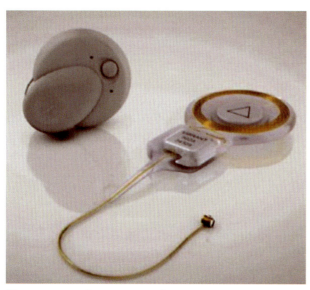

图 19.1 振动声桥系统包括声音处理器和振动人工听小骨两个部分，后者由接收线圈、导线和漂浮质量传感器构成

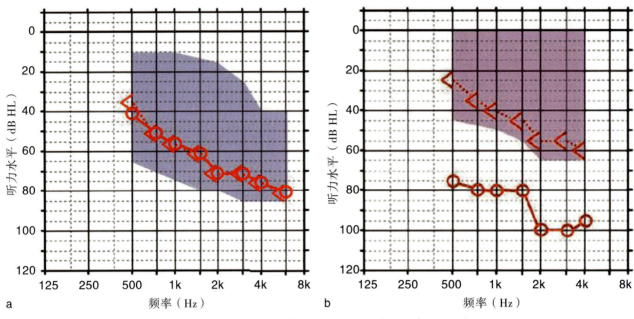

图 19.2 a~b 感音神经性听力障碍（a）和混合性听力障碍（b）适合安装振动声桥的纯音听阈

士（如使用听诊器的医生及音乐家、歌唱家）可能需要开放外耳道。

对于这类患者，可通过后鼓室切开入路将 FMT 安装于砧骨长脚上。

・混合或传导性听力损失，继发于[2,4]：
— 根治腔；
— 中耳封闭/岩骨次全切除术；
— 慢性中耳炎和胆脂瘤术后后遗症，恰当地施行了鼓室成形和听骨链重建，却未能建立正常的中耳含气腔，气骨导差缩小或闭合。

・外耳道闭锁和外耳畸形所致的混合性或传导性听力损失[2,5]。这类患者多为儿童，可以在耳廓整形重建之后行振动声桥植入。如果能恰当、细致地应用皮肤和软组织保护技术以不影响后期的美学重建，甚至可以在耳廓整形重建之前行振动声桥植入。对于耳畸形患者，可使用岩骨次全切除术将 FMT 放置于圆窗膜上。

对于混合性听力损失患者，骨导纯音听阈应低于 40~60dB，气骨导差小于 30~40dB，且言语识别率≥50%。

19.2 禁忌证

寻求诸如振动声桥等中耳植入体以治疗中耳功能正常的感音神经性听力损失的患者，至少应试戴过一段时间的传统助听器。慢性外耳病变以及不能忍受外耳道阻塞的患者，振动声桥的作用明显。

特殊禁忌证包括：

・波动性或急进性感音神经性听力损失或混合性听力损失伴骨导听力下降（即自身免疫性感音神经性听力损失）；
・戴传统助听器有效，且无外耳道疾病；
・内耳畸形；
・患有需要反复行 MRI 评估的疾病；
・既往耳廓重建术不成功，计划行二次手术。

因为 MRI 正在成为一种常用的诊断方法，所有适合手术的人群都应该知道其对植入体可能的影响。可能的副作用包括噪音大、疼痛和（或）耳部压迫感，最严重的并发症是 FMT 脱位而需手术修复、植入体消磁和蜗性听力损失。而且，植入体本身会干扰 MRI，形成伪影，造成诊断困难[6-7]。所以，对于振动声桥植入患者，不建议行 MRI 检查。

19.3 术前评估

应对所有患者的听力障碍进行临床评估和影像学评估，尤其要注意排除耳蜗后疾病及评估中耳情况。感音神经性听力障碍和混合性听力障碍的患者最近 12 个月内的骨导听阈应保持稳定。应行完善的听力学检测，包括听阈和言语分辨测试、声阻抗和颞骨 CT 扫描。也可行 MRI 检查以排除耳蜗后疾病，如前庭神经鞘瘤[2]。

19.4 术后处理与随访

术后，对耳后切口采取标准化护理。若术后恢复期无意外发生，4~6 周后，生产厂家的技术人员将激活植入体。

19.5 砧骨振动声桥成形术：手术步骤

该手术需要行乳突切除术的恰当体位，还需要进行备皮和面神经监测。安装 FMT 无须特殊器械。手术通常在全麻下进行，需行面神经监测，并保持患者和术者的舒适。

> **手术步骤**
> - 切开皮肤
> - 制作肌骨膜瓣
> - 完壁式乳突切除术
> - 后鼓室切开术
> - 暴露砧镫关节
> - 钻磨接收器骨床并固定植入体
> - 将 FMT 放置于砧骨上
> - 术中测试
> - 关闭术腔

19.5.1 皮肤和软组织切开

为了避免植入体脱出和接收 – 解调器充分覆盖，在耳蜗植入术中所描述的皮肤切开原则同样适用于振动声桥植入。与耳蜗植入手术不同，皮肤切口不需要考虑耳背式言语处理器的相对位置。采取标准 Lazy-S 形耳后切口，切开肌骨膜层，辨认乳突外表面。接收器应该安装于切口的后方，从而尽可能减少脱出的可能性。使用生产厂家提供的模具，在乳突后上方的枕顶骨交界处标记接收器骨床区域，并用 Freer 剥离子测量骨膜下囊袋的尺寸。

19.5.2 乳突切除和后鼓室切开术

行单纯乳突切除术，术中既要限制手术范围，又要能够充分辨认行后鼓室切开术所需的主要手术标志。充分暴露鼓窦，直至能够辨认外半规管。暴露砧骨时需要非常小心，钻头要从内侧向外侧移动。

开放面神经隐窝时，要保留砧骨短脚下方小小的骨性后拱柱，以便保护砧骨短脚。

术中要格外注意保护听骨链，因为听骨链医源性断裂不仅会妨碍植入体的放置，还会造成感音神经性听力障碍（SNHL），甚至全聋。磨薄外耳道后壁，但要避免过于薄弱，以免导致外耳道后壁术后骨性萎缩和皮肤内陷。面神经第 3 段的位置依据砧骨、外半规管，以及可见的面神经第 2 段（鼓室段）推测。暴露二腹肌嵴有助于识别面神经，但很少需要这样做。磨薄外耳道后壁可以辨认鼓索神经，留下从内到外且由下到上走形的面神经骨管。这些手术标志构成了以砧骨为底、尖端朝下的三角形区域。钻磨此区域便可打开面神经隐窝，从而暴露中耳及砧镫关节。

为了正确地放置 FMT，有时需扩大面隐窝径路，如切断鼓索神经或轮廓化面神经第 3 段。当扩大后鼓室切开径路时，需注意不要损伤内侧的面神经和外侧的鼓环。

19.5.3 植入体定位

打开面神经隐窝并充分暴露砧骨后，用大号切割钻制作放置接收器的骨床，注意不要暴露硬脑膜。在皮质骨上钻磨制作朝向乳突腔的骨内隧道，便于固定植入体，且为植入体与FMT之间的连接导线以及FMT建立通道。骨膜下囊袋和骨床要能确保植入体固定在位，以避免接收器移位。使用不可吸收的缝线进一步固定植入体。

然后经后鼓室切开径路导入FMT并小心地钳夹在砧骨上。FMT应该能够和听骨链一起无阻力地自由活动，必须在确认FMT位置正确后，方可将其卡环固定夹闭。调整FMT的长轴使其垂直于镫骨底板。

在放置和夹闭卡环时，要小心操作，防止对砧骨长脚或镫骨产生不必要的外力。夹闭的力度应均匀、稳定，以期在FMT和砧骨长脚之间达到最佳的耦合状态。

19.5.4 听力学测试

固定FMT后术中测试听力。听骨链完整时，主要有两种类型的测试：

· 装置完整性测试

· 逆向传导功能测试：这项测试用于检测FMT和砧骨长脚之间耦合的牢固度/稳定性。将麦克风放置于外耳道，并检测由于激发FMT引起鼓膜振动所产生的声音。反应声与刺激声在频率、强度和持续时间方面一致，表明植入部位正确。

19.5.5 术腔关闭

术中测试完成后，逐层缝合肌骨膜瓣、皮下组织和皮肤。头部绷带包扎24h。出院之前，行骨导纯音听阈测试。

病例 19.1 砧骨振动声桥成形术（图 19.1.1~ 图 19.1.7）

患者，女，50岁。听力学评估显示双耳中度感音神经性听力损失，平均骨导纯音听阈为45dB，言语分辨率在60dB时为85%。在试戴传统耳背式助听器的6个月内，患者反复发作外耳道感染，右耳尤其严重。MRI检查未见蜗后病变。

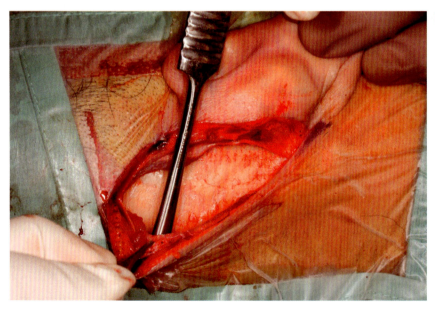

图 19.1.1 切开皮肤和肌骨膜层后，用圆形扁平工具制备放置接收－解调器的骨膜下囊袋

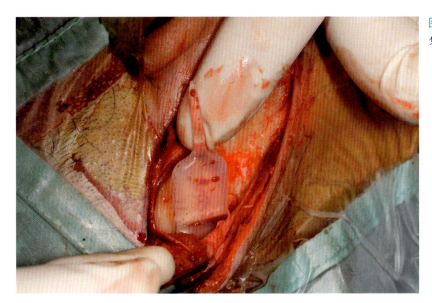

图 19.1.2 使用植入体模具评估骨膜下囊袋的大小

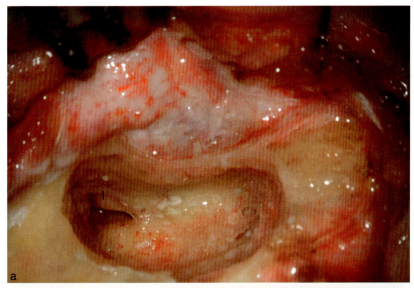

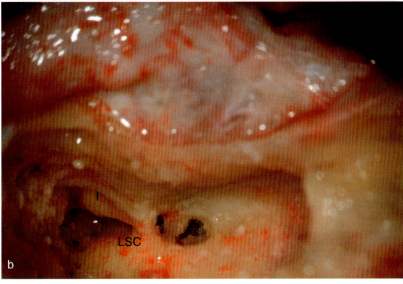

图 19.1.3 a~b a. 行单纯乳突切除术，开放鼓窦，充分磨薄外耳道后壁，暴露外半规管和砧骨短脚，后鼓室切开准备工作就绪。b. 开始后鼓室切开术，保留了骨性后拱柱以保护砧骨。通过后鼓室切开径路可见鼓索嵴。I：砧骨；LSC：外半规管

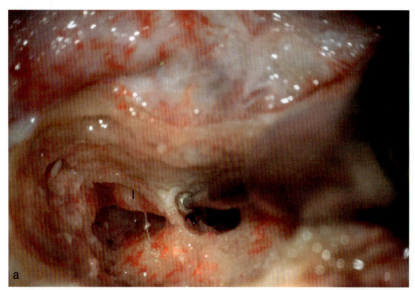

图 19.1.4 a~b a. 用 3mm 钻头仔细扩大后鼓室至完全暴露砧骨长脚，为安装 FMT 创造足够的空间。b. 后鼓室切开径路完成后的情况。I：砧骨

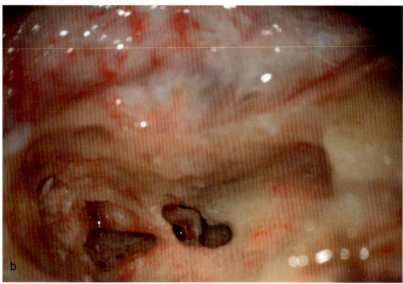

图 19.1.5 钻磨接收器骨床完成后，在骨床和乳突腔之间制作足够大的骨内隧道，便于容纳连接导线和 FMT

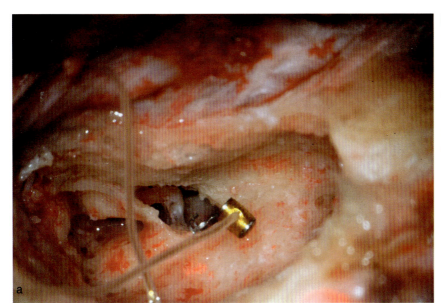

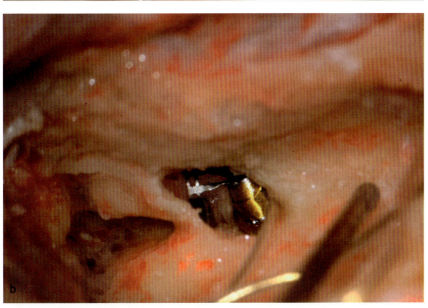

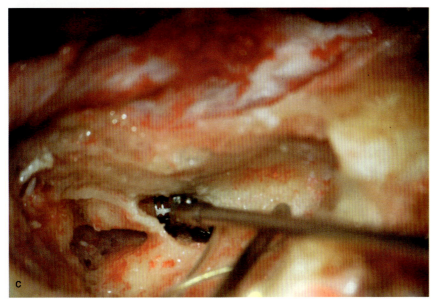

图19.1.6 a~c　a.将导线盘连接在乳突腔内,将FMT放置于后鼓室切开处附近,核实是否需要一步扩大切开后鼓室,以便将FMT放置进入中耳。b. FMT已置入中耳,卡环已固定于砧骨。需注意FMT的方向,其主轴应与镫骨足板垂直。c.使用合适的钳子夹闭FMT的卡

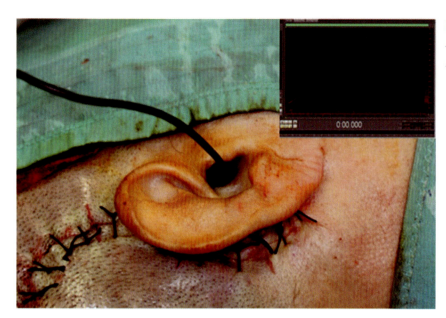

图 19.1.7 缝合软组织和皮肤后，清理外耳道残留血液，耳道内置入麦克风，进行逆向传导功能测试

19.6 圆窗振动声桥成形术：手术步骤

对于既往不成功的中耳手术（完壁式和开放式乳突切除术伴有持续性传导性或混合性听力损失）患者，以及伴有乳突根治腔、岩骨外侧切除/中耳封闭及耳道闭锁的患者，振动声桥可直接安装于圆窗膜上。

对于这些患者，可使用岩骨次全切除术及外耳道盲袋缝合封闭。顽固性慢性疾病（伴或不伴胆脂瘤）可行1期或2期手术。岩骨次全切除术的目的是消除中耳病变，修整乳突切除术腔和充分辨认手术标志，以便安全正确地放置FMT。手术结束，用腹部脂肪封闭术腔。

手术需在持续的面神经监测下进行。

胆脂瘤型中耳炎宜分期治疗：第1期包括清除病灶和为将来的植入体安装做术腔准备。第2期的植入体安装手术至少间隔6个月后进行。

尽管通过完壁式技术行圆窗振动成形术具有技术上的可行性，然而，几乎找不到具有合理理由和有效适应证的病例。

> **手术步骤**
> - 切开皮肤
> - 双层外耳道盲袋封闭
> - 制作肌骨膜瓣
> - 开放式乳突切除术
> - 清除病灶，修整术腔
> - 辨认圆窗
> - 钻磨制作接收器骨床和固定植入体
> - 安装FMT于圆窗上，FMT和圆窗之间插入筋膜并用软骨加固
> - 术中听力学测试
> - 关闭术腔

19.6.1 皮肤和软组织切开

在多次手术后的修正手术中，分离皮肤和肌骨膜层时要特别小心。可在前期手术的瘢痕上做标准的C形或Lazy-S形耳后皮肤切口，如果需要更大的术野暴露，也可以在瘢痕稍后方做皮肤切口。先取一小片颞肌筋膜或结缔组织/瘢痕组织以备后期放置FMT于圆窗膜上时使用。横断外耳道，从耳屏软骨上分离耳道外侧皮肤并外翻。从外侧缝合皮肤后，横断耳屏软骨，并与后方的皮下组织瓣缝合。为了避免植入体脱出和充分覆盖接收-解调器，在耳蜗植入术

中所描述的皮肤切开原则同样适用于振动声桥植入。与耳蜗植入手术不同，皮肤切口不需要考虑耳背式言语处理器的相对位置。

接收器应该安装于切口的后方，从而最大限度减少脱出的可能性。使用生产厂家提供的模具，在乳突后上方枕顶骨交界处标记接收器骨床的位置，并用Freer剥离子测量骨膜下囊袋的尺寸大小。

19.6.2 岩骨次全切除术

Fisch曾描述岩骨次全切除术的手术步骤[8]，相同的表述参见第10章。

- 双层缝合外耳道后，去除外耳道皮肤、鼓膜和残余听小骨。镫骨若存在，则清除其病灶而将镫骨保留在位，切忌残留皮肤。
- 修正术腔，清除所有突出的悬骨，去除所有与原发疾病相关的病变组织。相应地去除气房，完全清除鼓室和乳突内的残余黏膜。
- 用骨膜和骨蜡填塞封闭咽鼓管。
- 取少量腹部脂肪（8~10ml）。
- 根据基础病变的性质，可在此阶段安装植入体，也可于6个月后再行安装。

19.6.3 植入体定位

在乳突后上方用Freer剥离子制作骨膜下囊袋，在枕顶骨交界处钻磨制作植入体骨床。将接收-解调器安装于骨床内并固定。用直剪刀剪断FMT外侧面的卡环。

放置FMT必须特别仔细，要使其与圆窗膜保持稳固接触。应该充分暴露圆窗膜，并可能需要磨掉其后上方的骨质。进行此操作时，应该预料到耳蜗损伤的风险。

在FMT和圆窗膜之间插入一小片颞肌筋膜，以防止损伤圆窗膜[9]，并使两者达到最佳耦合状态。可以在FMT的下方（下鼓室侧）放置小片软骨和（或）筋膜，进一步加固FMT。

当暴露的圆窗膜表面小于FMT直径（即<1.6mm）或钻磨圆窗龛悬骨时会显著增加内耳损伤的风险，此时可以使用圆窗耦合器。它是一个半球形微小"帽"样结构，卡在FMT朝向圆窗的一侧，从而减少传感器的有效直径。

19.6.4 听力学测试

FMT和圆窗膜耦合的术中测试如下：

- 装置完整性检测；
- 耳蜗电图：使用FMT给予刺激，术中耳蜗电图测试可帮助术者正确地放置FMT，以达到与圆窗膜的最佳耦合[10]。

19.6.5 术腔关闭

逐层缝合肌骨膜瓣、皮下组织和皮肤。头部绷带包扎维持24h。出院之前，行骨导纯音听阈测试。

病例 19.2　圆窗振动声桥成形术（图 19.2.1~图 19.2.4）

患者，男，62 岁，左耳慢性中耳炎多次手术史。听力学评估显示左耳中重度混合性听力障碍，平均骨导纯音听阈为 30dB，平均气导纯音听阈为 70dB；右耳为轻度 SNHL，平均骨导纯音听阈为 25dB。

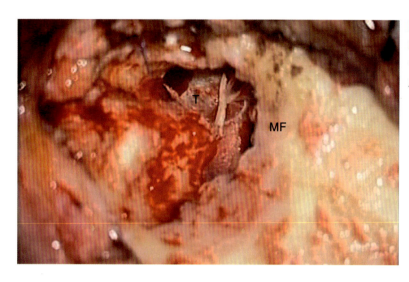

图 19.2.1　外耳道盲袋缝合，依岩骨次全切除的方式修整残余术腔，去除中颅窝脑板和面神经嵴表面所有悬骨。去除残余皮肤、鼓膜和听小骨。T：鼓膜；MF：中颅窝

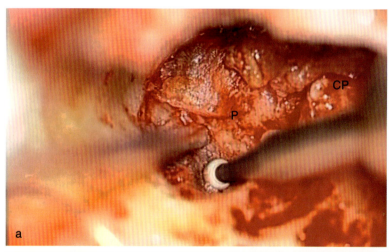

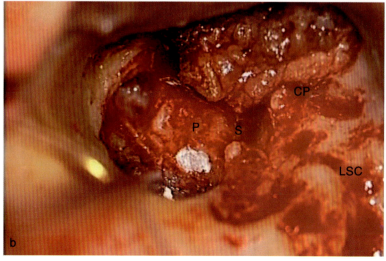

图 19.2.2 a~b　a.用骨膜和软骨填塞封闭咽鼓管，磨除圆窗龛后上骨缘暴露圆窗膜。P：鼓岬；CP：匙突。b.暴露圆窗膜，并用筋膜保护。P：鼓岬；CP：匙突；LSC：外半规管；S：镫骨

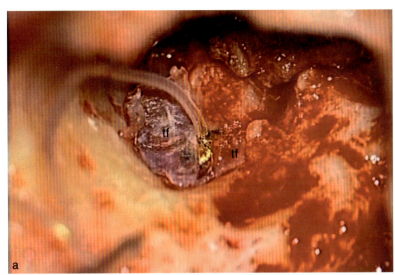
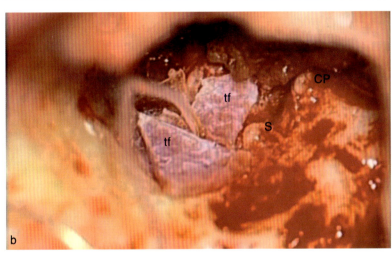

图 19.2.3 a~b　圆窗膜以一小片颞肌筋膜覆盖。此筋膜辅以纤维蛋白胶加固也用于漂浮质量传感器（FMT）固位。尤其要注意传感器下方，如果没有足够的支撑，就有可能发生传感器移位。在某些病例中，可以使用耳屏软骨片支撑FMT。tf：颞肌筋膜；CP：匙突；S：镫骨

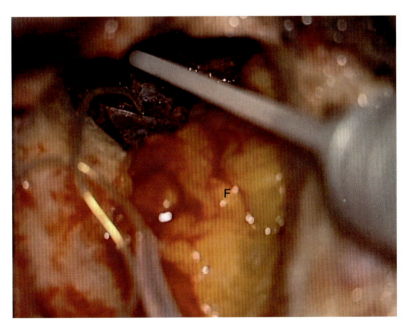

图 19.2.4　固定FMT后，用腹部脂肪（F）和纤维蛋白胶填充术腔

19.7 振动声桥的效果与并发症

据报道，振动声桥植入可显著改善听力。多项回顾性研究证实在骨导听阈和言语识别阈方面，SNHL 患者术后可全频程获益[11]。同样，混合性聋患者在气导和骨导听阈方面均有改善，最大增益位于中频[12-13]。

与振动声桥相关的主要风险是残余听力的下降或消失；然而，尽管存在上述可能性，实践中术前纯音听阈发生恶化不太可能。植入体突然失灵可能是罕见的传感器脱位所致，也可能是 FMT 与圆窗膜耦合不够稳固；CT 扫描确诊后，可手术矫正脱位。其他并发症如感染、植入体脱出和硬件故障较少见[14]。

对需要做 MRI 检查的患者，必须特别小心；尽管研究表明了植入设备在高达 1.5T 的磁场中的安全性，但我们仍不建议做 MRI 检查，除非其有至关重要的诊断意义。

> **经验和教训**
> - 主动式中耳植入体适用于双耳感音神经性听力障碍（SNHL），以及传统助听器有医学禁忌和（或）依从性较差者。
> - SNHL 患者采取手术康复时，采取标准的完壁式入路。后鼓室切开时，要格外小心；为能够通过漂浮质量传感器（FMT），在不损伤下方神经的情况下，后鼓室开窗要足够大。通常需要使用面神经监测。
> - 将 FMT 固定于砧骨时，FMT 主轴应与镫骨足板垂直。固定 FMT 时，要小心防止砧骨脱位。
> - 经传统功能性手术治疗失败或复发/迁延不愈的慢性中耳疾病患者，可采用主动式中耳植入使其混合性听力障碍康复。依据原发病变性质，可采取 1 期或 2 期手术。
> - 圆窗振动声桥成形术中，FMT 与圆窗膜达到最佳耦合状态是必要的，这可以通过在 FMT 和圆窗膜之间嵌插小片颞肌筋膜和用耳甲或耳屏软骨放置于传感器下方进行加固而获得。

参考视频

参见视频 19.1 和视频 19.2。

参考文献

[1] Ball GR. The Vibrant Soundbridge: design and development. Adv Otorhinolaryngol, 2010, 69:1-13

[2] Wagner F, Todt I, Wagner J, et al. Indications and candidacy for active middle ear implants. Adv Otorhinolaryngol, 2010, 69:20-26

[3] Uziel A, Mondain M, Hagen P, et al. Rehabilitation for high-frequency sensorineural hearing impairment in adults with the Symphonix Vibrant Soundbridge: a comparative study. Otol Neurotol, 2003, 24(5):775-783

[4] Colletti V, Soil SD, Carner M, et al. Treatment of mixed hearing losses via implantation of a vibratory transducer on the round window. Int J Audiol, 2006, 45(10):600-608

[5] Frenzel H, Hanke F, Beltrame M, et al. Application of the Vibrant Soundbridge to unilateral osseous atresia cases. Laryngoscope, 2009, 119(1):67-74

[6] Todt I, Wagner J, Goetze R, et al. MRI scanning in patients implanted with a Vibrant Soundbridge. Laryngoscope, 2011, 121(7):1532-1535

[7] Cremers CW, O'Connor AF, Helms J, et al. International consensus on Vibrant Soundbridge® implantation in children and adolescents. Int J Pediatr Otorhinolaryngol, 2010, 74(11): 1267-1269

[8] Coker NJ, Jenkins HA, Fisch U. Obliteration of the middle ear and mastoid cleft in subtotal petrosectomy: indications, technique, and results. Ann Otol Rhinol Laryngol, 1986, 95(1 Pt 1):5-11

[9] Nakajima HH, Dong W, Olson ES, et al. Evaluation of round window stimulation using the floating mass transducer by intracochlear sound pressure measurements in human temporal bones. Otol Neurotol, 2010, 31(3):506-511

[10] Colletti V, Mandalà M, Colletti L. Electrocochleography in round window Vibrant Soundbridge implantation. Otolaryngol Head Neck Surg, 2012, 146(4):633-640

[11] Pok SM, Schlögel M, Böheim K. Clinical experience with the active middle ear implant Vibrant Soundbridge in sensorineural hearing loss. Adv Otorhinolaryngol, 2010, 69:51-58

[12] Bernardeschi D, Hoffman C, Benchaa T, et al. Functional results of Vibrant Soundbridge middle ear implants in conductive and mixed hearing losses. Audiol Neurootol, 2011, 16(6):381-387

[13] Foyt D, Carfrae M. Minimal access surgery for the Symphonix/Med-El Vibrant Soundbridge middle ear hearing implant. Otol Neurotol, 2006, 27(2):167-171

[14] Skarzynski H, Olszewski L, Skarzynski PH, et al. Direct round window stimulation with the Med-El Vibrant Soundbridge: 5 years of experience using a technique without interposed fascia. Eur Arch Otorhinolaryngol, 2014, 271(3):477-482

缩略语

ABI	听觉脑干植入装置	ESR	电镫骨肌反射
ABR	听觉脑干反应	ESRT	电诱发镫骨肌反射阈
AIED	自身免疫性内耳疾病	ETLA	扩大迷路径路
AMI	听觉中脑植入装置	EVA	前庭导水管扩大
ANA	抗核抗体	FAO	极晚期耳硬化症
ANCA	抗中性粒细胞胞质抗体	FDA	美国食品与药品管理局
ANSD	听神经谱系疾病	FMT	漂浮质量传感器
BC-FMT	骨导漂浮质量传感器	FNS	面神经刺激
BCI	骨导植入体	HRCT	高分辨率 CT
ASSR	听觉稳态反应	ICI	下丘植入装置
BAHA	骨锚式助听器	ICNM	术中蜗神经监测
CAP	听觉行为分级	IFNM	术中面神经检测
CHL	传导性听力障碍	IP-1	不完全分隔 1 型
CI	耳蜗植入体	IP-2	不完全分隔 2 型
CISS	稳态构成干扰	LO	骨化性迷路炎
CNAP	蜗神经动作电位	LVAS	大前庭导水管综合征
COM	慢性中耳炎	MHL	混合性听力障碍
CSR	累积存活率	MRI	磁共振影像
CT	计算机断层扫描成像	NASA	美国国家航空航天局
EABR	电诱发听觉脑干反应	NF2	神经纤维瘤病 2 型
EAS	声电刺激	NIH	美国国立卫生研究院
ECAP	电诱发复合动作电位	NIM	神经完整性监护仪
ECochG	耳蜗电图	NRI	神经反应映射
EEG	脑电图	NRT	神经反应遥测
EMG	肌电图	OAE	耳声发射
EPS	电鼓岬刺激	RF	类风湿因子

RS-RL	乙状窦后－迷路后联合	SPL	声压级
RWC	圆窗耳蜗开窗术	SSD	单侧耳聋
RWMC	圆窗缘耳蜗开窗术	TOM	结核性中耳炎
SDS	言语分辨率	TICI	全植入式人工耳蜗
SIR	言语可懂度评分	UCSF	加州大学洛杉矶分校
SOE	兴奋传导	VORP	振动人工听小骨
SP	岩骨次全切除术	VS	前庭神经鞘瘤
SPECT	单光子发射计算机断层扫描	VSB	振动声桥
SNHL	感音神经性听力障碍